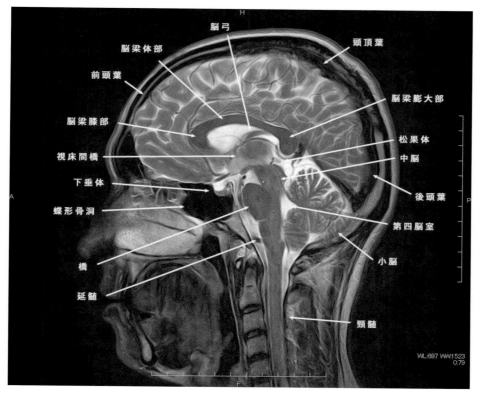

口絵1 頭部MRI（T2強調画像）矢状断

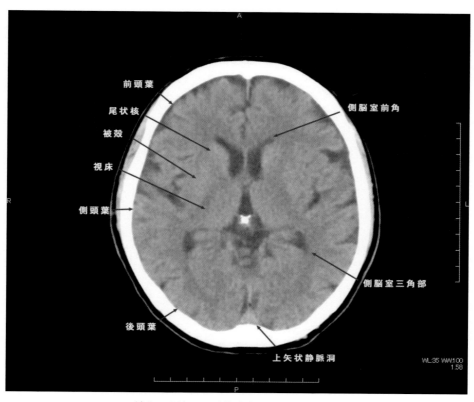

口絵2 頭部CT（基底核レベル）水平断

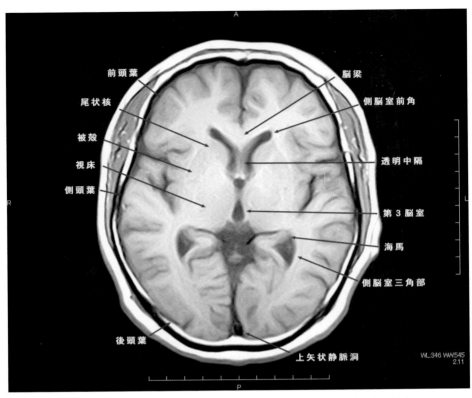

口絵3 頭部MRI（T1強調画像）（基底核レベル）水平断

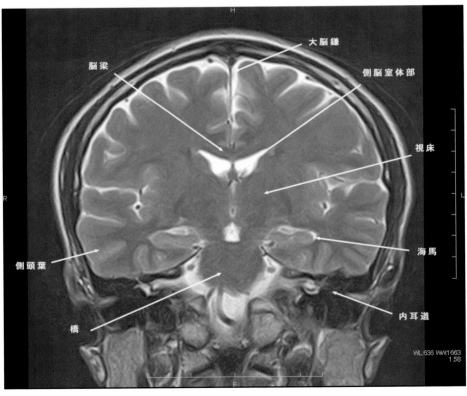

口絵4 頭部MRI（T2強調画像）冠状断

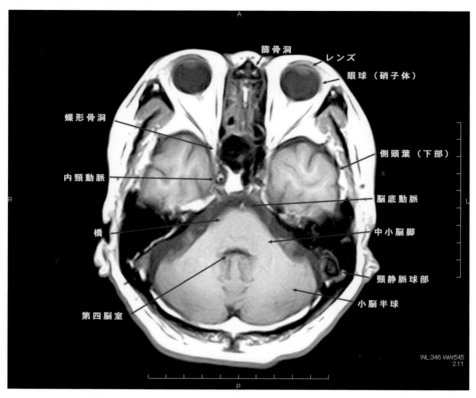

口絵5 頭部MRI（T1強調画像）（眼窩レベル）水平断

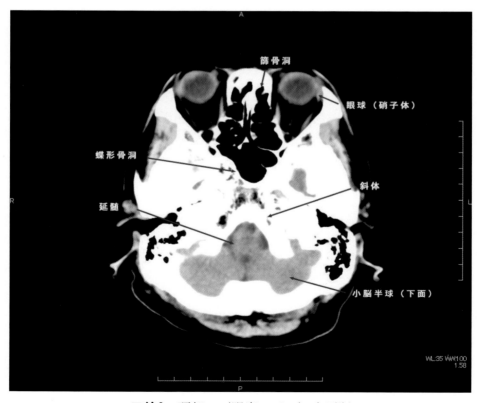

口絵6 頭部CT（眼窩レベル）水平断

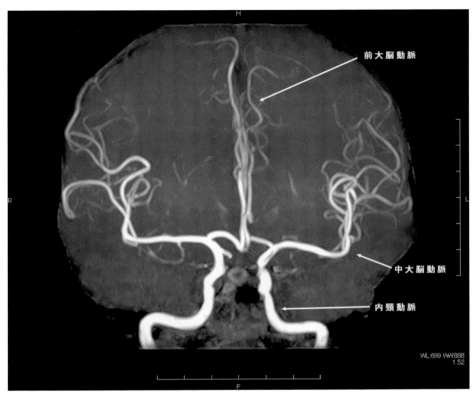

口絵7 頭部MRA（内頸動脈～中大脳動脈）

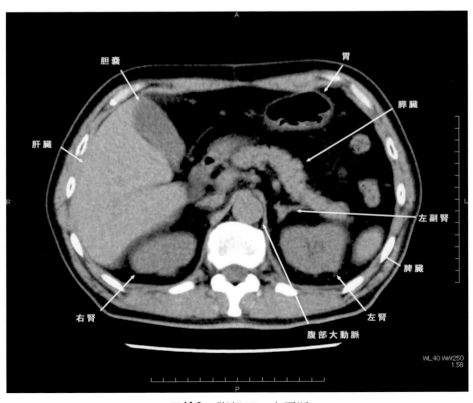

口絵8 腹部CT　水平断

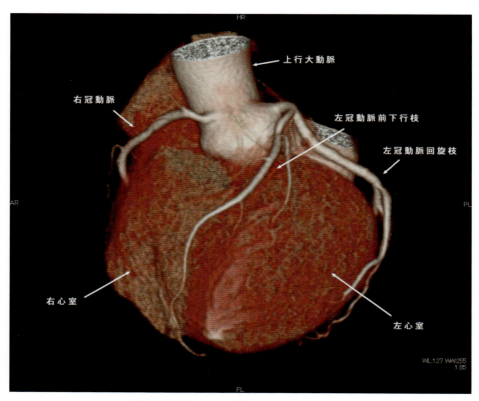

口絵9 冠動脈CTA (Volume vendering)

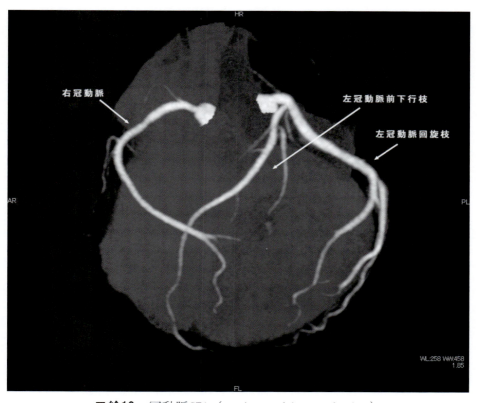

口絵10 冠動脈CTA (angiographic vendering)

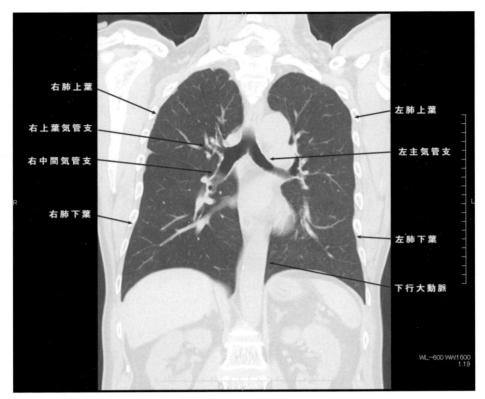

口絵11 肺CT　冠状断

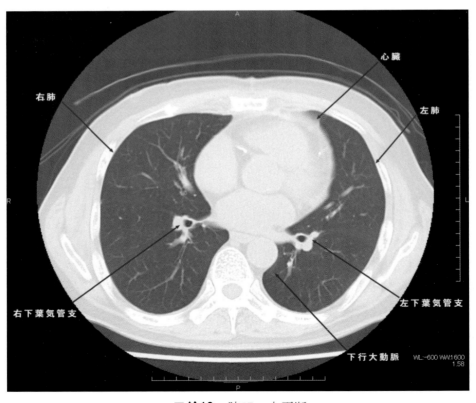

口絵12 肺CT　水平断

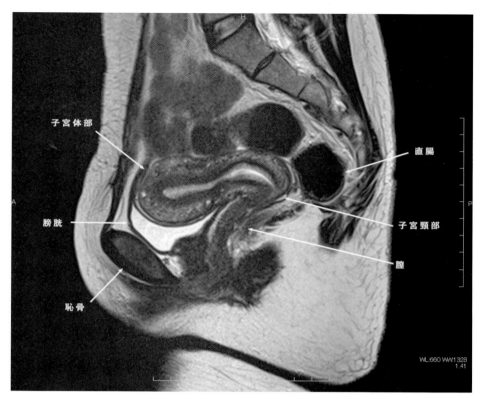

口絵13 骨盤MRI（T2強調画像）矢状断

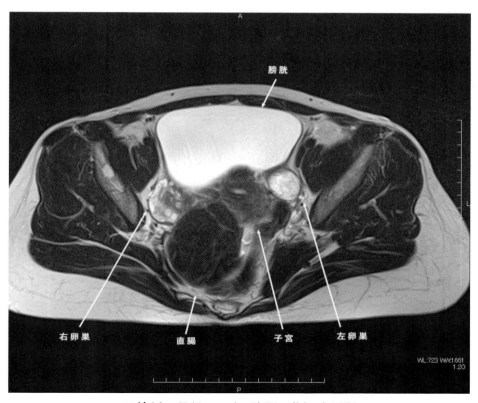

口絵14 骨盤MRI（T2強調画像）水平断

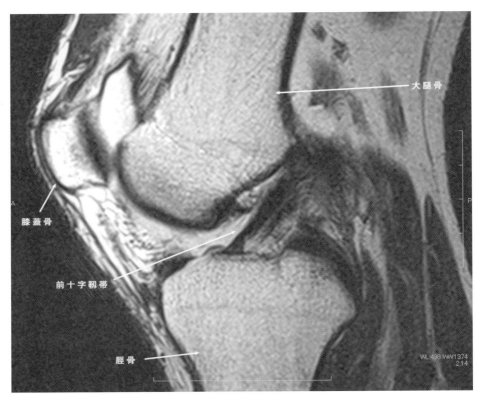

口絵15 膝MRI（T2強調画像）矢状断 ACL

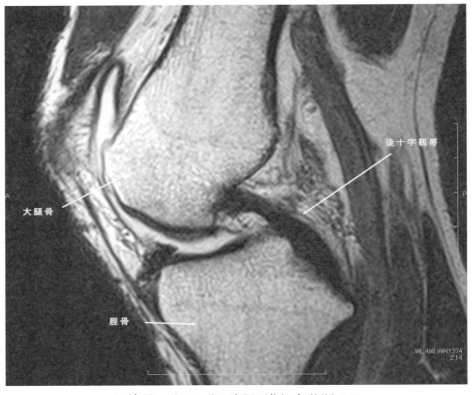

口絵16 膝MRI（T2強調画像）矢状断 PCL

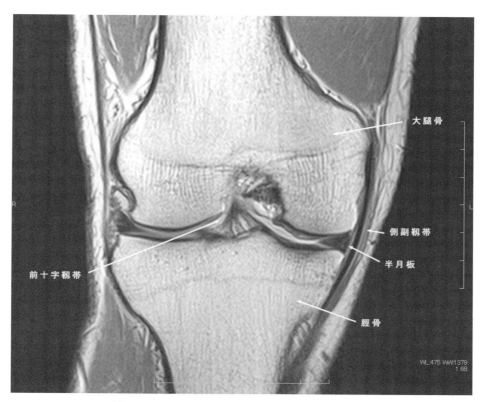

口絵17 膝MRI（プロトン密度強調画像）冠状断

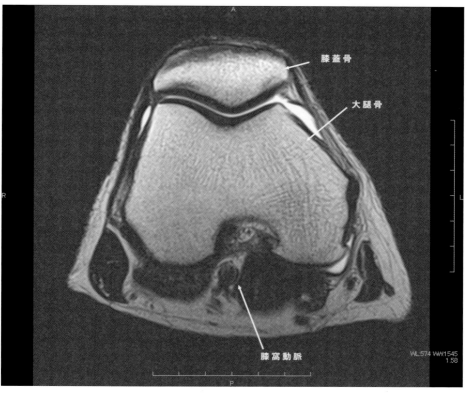

口絵18 膝MRI（T2強調画像）水平断

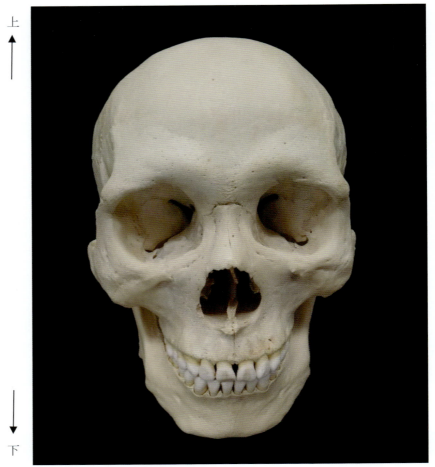

口絵19 頭蓋（前面）　（p. 263　図13.3A）

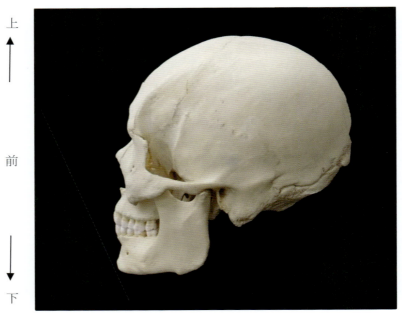

口絵20 頭蓋（左外側面）　（p. 263　図13.3B）

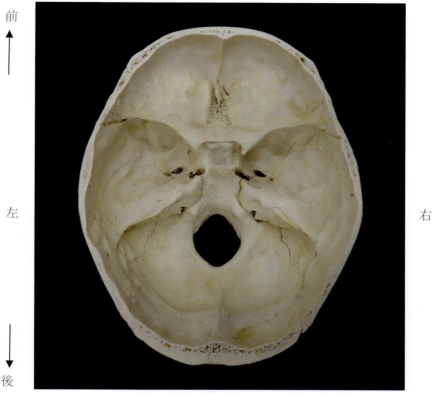

口絵21 内頭蓋底 (p. 264　図13.4A)

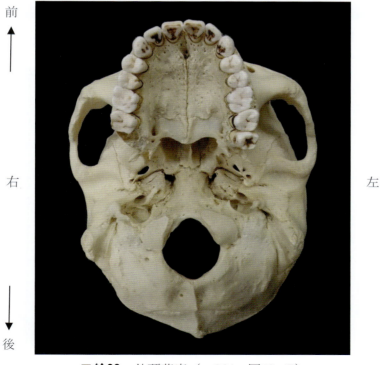

口絵22 外頭蓋底 (p. 264　図13.4B)

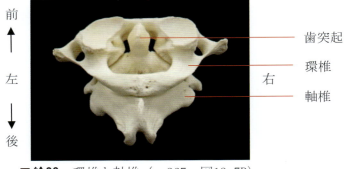

口絵23 環椎と軸椎 (p.267 図13.7B)

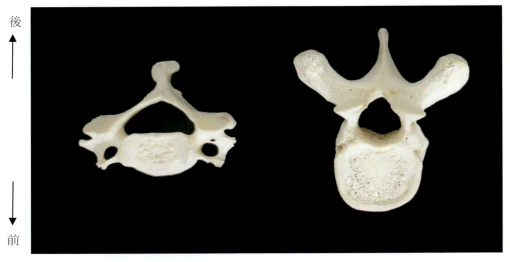

口絵24 頸椎(左)と胸椎(右) (p.267 図13.7A、13.7C)

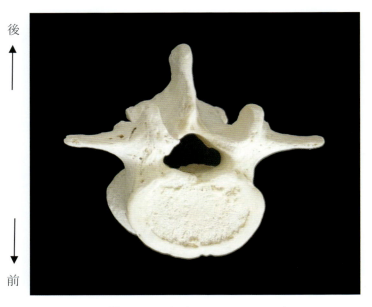

口絵25 腰椎 (p.267 図13.7D)

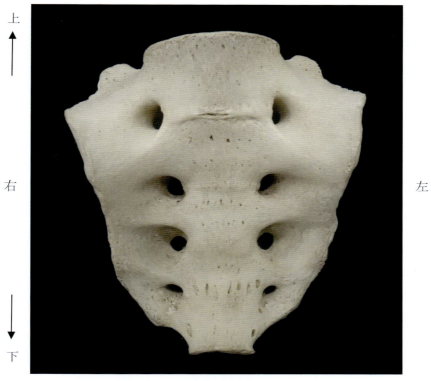

口絵26 仙骨（前面）（p. 269　図13.8）

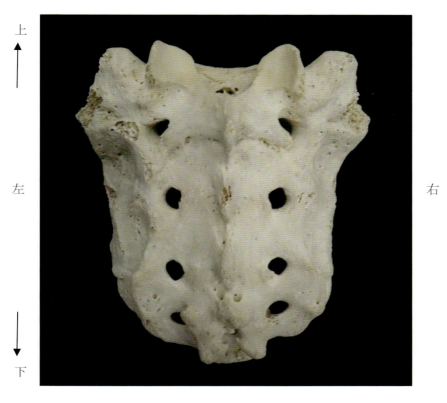

口絵27 仙骨（後面）（p. 269　図13.8）

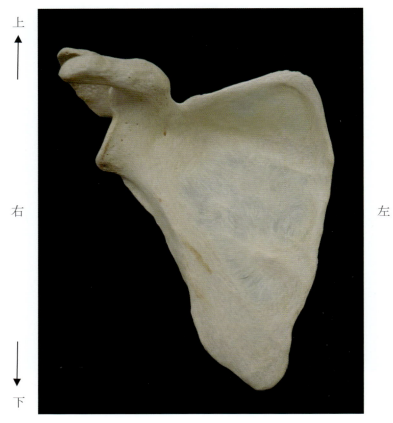

口絵28 肩甲骨(右・前面)(p. 271 図13.12A)

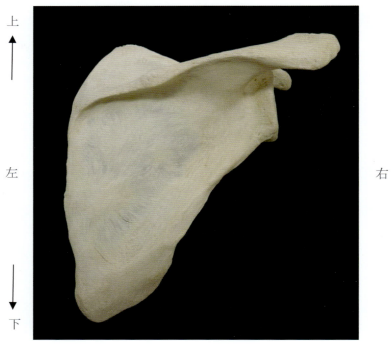

口絵29 肩甲骨(右・後面)(p. 271 図13.12B)

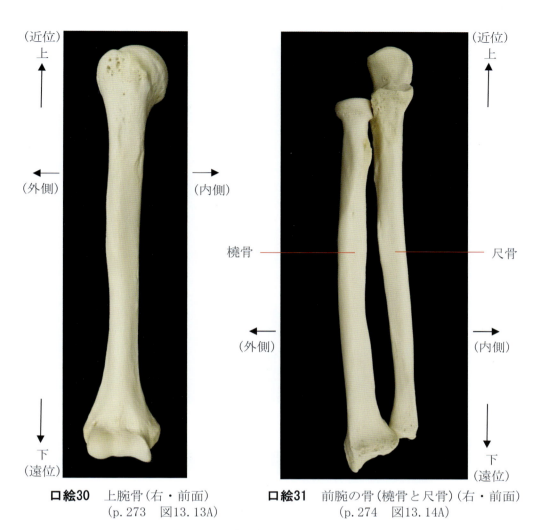

口絵30　上腕骨（右・前面）
　　　　（p.273　図13.13A）

口絵31　前腕の骨（橈骨と尺骨）（右・前面）
　　　　（p.274　図13.14A）

口絵32　手の骨（右・前面）（p.275　図13.15）

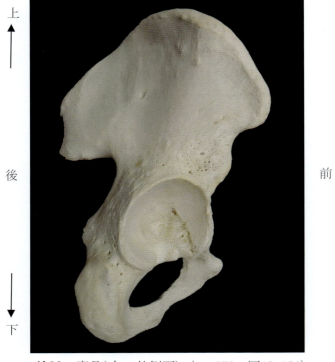

口絵33 寛骨(右・外側面) (p.276　図13.16A)

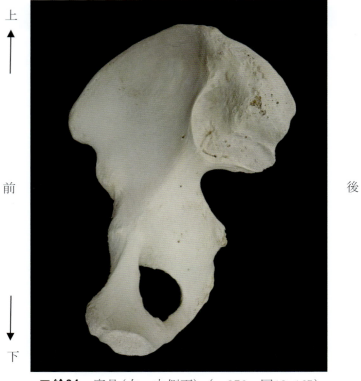

口絵34 寛骨(右・内側面) (p.276　図13.16B)

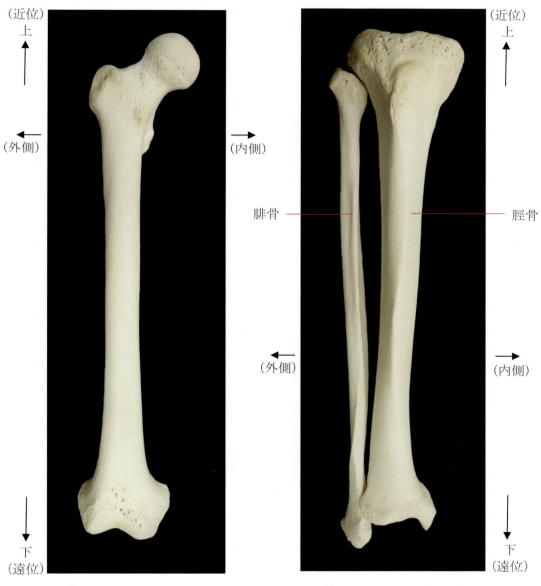

口絵35 大腿骨（右・前面）
（p. 279　図13.19A）

口絵36 下腿の骨（右・前面）
（p. 280　図13.20A）

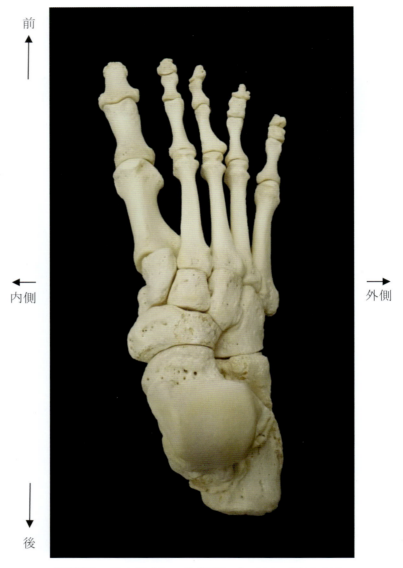

口絵37 足の骨（右・足背面）（p.281　図13.21）

口絵（1〜18（被験者 T.Y、S.M、K.K））の画像を提供して頂きました
医療法人 三良会 村上新町病院 理事長 村上 秀一 氏
弘前学院大学　学長　吉岡 利忠 先生
および口絵（19〜37）の画像を提供して頂きました
目白大学　教授　前島　徹 先生に感謝申し上げます。

コメディカル専門基礎科目シリーズ

解 剖 学

澤田 和彦・坂田 ひろみ 編著

理工図書

コメディカル専門基礎科目シリーズ ── 解剖学

シリーズ監修

大久保一郎	筑波大学大学院　人間総合科学研究科　教授
小池　和子	茨城県立医療大学　名誉教授
	植草学園大学　保健医療学部長　教授
永田　博司	茨城県立医療大学　保健医療学部　教授
吉岡　利忠	弘前学院大学　学長
	聖マリアンナ医科大学　客員教授

解剖学執筆者

50音順　◎印は編著者

伊藤正裕	東京医科大学医学部　医学科　人体構造学分野　教授 （第6章、第9章）
岸本　亨	つくば国際大学医療保健学部　保健栄養学科　教授 （第2章）
齋藤基一郎	茨城県立医療大学　名誉教授 （第10章）
◎坂田ひろみ	徳島大学大学院医歯薬学研究部　医科学部門 機能解剖学分野　准教授 （第3章、第4章、第15章）
佐藤和典	つくば国際大学保健医療学部　理学療法学科　講師 （第1章）
◎澤田和彦	つくば国際大学医療保健学部　保健栄養学科　教授 （第1章、第2章、第11章、第15章）
早川大輔	岐阜大学大学院医学系研究科　解剖学分野　准教授 （第5章、第12章）
馬場　健	茨城県立医療大学保健医療学部　医科学センター　教授 （第13章）
東　伸明	金沢医科大学医学部　医学科　解剖学Ⅰ　教授 （第7章、第8章）
廣瀬美和	茨城キリスト教大学　看護学部　看護学科　講師 （第2章）
前島　徹	目白大学保健医療学部　作業療法学科　教授 （第14章）

コメディカル専門基礎科目シリーズ

シリーズ刊行によせて

　近年、わが国では、超高齢化社会を迎え、保健・医療・福祉の分野の重要性はますます高く、またその連携が強く求められている。とりわけ医療職種間における多職種協同によるチーム医療の重要性は、いかなる臨床の現場においてもその言を待たない。現在、チーム医療を担う医療専門職の教育は各大学、専門学校においてなされ、教育の質の保証が要求されている。各養成校においては、専門職種にふさわしい教科書を選定、教育し、教育水準を保っているが、コメディカルに共通部分の多い専門基礎科目についての教科書シリーズは限られている。そこで今回、それぞれに共通で最新の専門基礎科目における各重要事項の理解を、それらの統合的事項の知識・理解として学習できるように教科書を編集した。

　編集にあたって、この「コメディカル専門基礎科目シリーズ」の特徴を以下のように設定した。
1. 教育カリキュラムに準拠し、養成の教育現場で使用しやすいこと。
2. 他のテキストと異なり、国家試験出題基準も意識した内容とする。
3. 本書の章立ては15回シリーズの講義で使用しやすい単位とする。
4. 学習者の理解を促すために多色刷りで見やすく、多数のイラスト、画像などを配置し、分かりやすい紙面構成とする。
5. 実力を養成するために各章ごとに穴埋め問題および多肢選択あるいは記述式練習問題を多く収載し、到達度の自己評価・自己研鑽を可能にする。

　シリーズ構成は、理学療法学、作業療法学、言語聴覚学、精神保健福祉学そして看護学においても各養成課程で使いやすい専門基礎科目シリーズにしてある。また、これらの目的を達成するために、各巻の編者には医学部、保健医療学部のトップレベルの教授の先生方に、執筆者としては、それぞれ専門の領域で教員として教鞭をとられている若手の実力派教員に参加をお願いしている。

　本シリーズを活用された学生が深い洞察力を備えた十分な知識と問題解決に繋がる実力を身に着け自己研鑽されることを期待してやまない。

2014年春

シリーズ監修者を代表して　小　池　和　子

コメディカル専門基礎科目シリーズ ── 解剖学

はじめに

　近年、医学の進歩と医療の高度化・複雑化により、以前は医師が行っていた医療業務が細分化し、高度な専門知識と技術を持ち合わせた医療専門職（コメディカル）への分業化が進んでいる。医療業務の分業化は、医師を中心としたチーム医療を実現し、高齢化社会を迎えて医療の責務が増大し続ける昨今において、より高度で細やかな医療サービスの提供を可能とした。中でも理学療法士、作業療法士、看護師、助産師、放射線技師、臨床検査技師、管理栄養士、言語聴覚士、救急救命士といったコメディカル専門職は、チーム医療を支える重要な職種で、国家資格を必要とするため、基礎医学や医療倫理、各職種の専門分野において充分な質の教育の確保が必要になる。

　「解剖学」は人体の正常構造を理解する学問で、生理学と並んで医療系分野において基幹をなす学問分野の1つで、大学・短期大学・専門学校におけるコメディカル教育課程では、「人体の構造と機能」を理解することにより様々な疾病と障害の成り立ちとその回復過程の理解を促すための専門基礎科目として位置付けられている。本書では、多くのコメディカル分野の教育プログラムと国家試験出題基準に基づいて、人体の肉眼的・顕微解剖的構造を器官の系統別にまとめ、生理学（人体の機能）や病理学、コメディカル各分野の内科系・外科系専門科目の理解を促せるようにしている。とくに、理学療法士や作業療法士の教育プログラムにも対応できるように、運動器系（骨格系と筋系）、神経系（末梢神経系と中枢神経系）の内容を充実させている。また、ほとんどの章の執筆を医学部の解剖学講座に在籍の先生（あるいは在籍していた先生）にお願いしているため、医師、歯科医師を目指す学生の解剖学入門書としても充分活用できる内容になっている。

　本書はオールカラーの図表を多く採用することで、人体各部の機能に関連した構造の理解を促している。また、効率的な学習を実現するため、各章の冒頭には「到達目標」と「学習のポイント」を提示し、章末には穴埋め式学習問題を設けている。知識の整理に大いに役立てて頂きたい。

　解剖学は、その学問上の性質から"記憶"に頼らざるを得ない部分が多いことは否めることはできない。しかし、医療において様々な疾患と障害の病理・病態を理解する上では必須である。本書を座右に置いて、大学・短期大学・専門学校における教育課程だけでなく、様々な医療分野の専門家として社会で活躍する際にも活用して頂けることを願っている。

2015年1月

編著者　澤田　和彦
　　　　坂田　ひろみ

目 次

第1章　解剖学総論　　1

1　人体の階層性／2
2　器官系／2
　2.1　植物性機能を有する器官／2
　2.2　動物性機能を有する器官／3
3　方向を表す用語／3
4　人体の区分／4
5　人体の腔所／5
6　解剖学的平面／6
7　運動を表す用語（運動を表す解剖学用語と関節可動域）／6
　7.1　屈曲と伸展／7
　7.2　内転と外転／7
　7.3　内旋と外旋／8
　7.4　水平屈曲と水平伸展／8
　7.5　内がえし・外がえし／9
　7.6　挙上と下制／9
　7.7　側屈と回旋／9
　7.8　指の特殊な運動／9
8　椎骨を基準にした各構造の位置／10
　8.1　第6頸椎（C6）の高さ／11
　8.2　第4～5胸椎（T4～5）の高さ／11
　8.3　第8胸椎（T8）の高さ／11
　8.4　第10胸椎（T10）の高さ／11
　8.5　第12胸椎（T12）の高さ／11
　8.6　第1腰椎（L1）の高さ／12
　8.7　第4腰椎（L4）の高さ／12
9　穿刺の指標となる構造／12
　9.1　ヤコビー線／12
　9.2　クラークの点／13
　問　題／13

第2章　細胞組織学　15

1　細胞／16
  1.1　細胞の概観／16
  1.2　細胞小器官／17
  1.3　核と染色体／18

2　器官を構成する組織／19
  2.1　上皮組織／19
  2.2　上皮組織の形態による分類／20
  2.3　線毛上皮／21
  2.4　上皮がつくる特殊な構造／22
  2.5　腺上皮からの物質の分泌様式／22
  2.6　上皮性の膜／23

3　筋組織／24
  3.1　骨格筋／24
  3.2　心筋／24
  3.3　平滑筋／25

4　支持組織／25
  4.1　結合組織（線維性結合組織）／25
  4.2　軟骨組織／25
  4.3　骨組織／26
  4.4　血液／27
  4.5　血球の発生／28

5　神経細胞と神経組織／29
  問　題／30

第3章　呼吸器系　33

1　上気道／34
  1.1　鼻腔／34
  1.2　咽頭／36
  1.3　喉頭／38

2　下気道／40
  2.1　気管／41
  2.2　気管支／41

- 3 肺／43
  - 3.1 肺区域／44
  - 3.2 肺小葉と肺胞／44
- 4 胸郭の構造と呼吸／45
  - 4.1 胸郭／45
  - 4.2 呼吸に関与する筋／46
- 5 胸膜と縦隔／48
  - 5.1 胸膜と胸膜腔／48
  - 5.2 縦隔／49
  - 問　題／50

第4章　消化器系　53

- 1 消化器系の概要／54
- 2 口腔／54
  - 2.1 口腔の構造／54
  - 2.2 舌／55
  - 2.3 唾液腺／56
  - 2.4 歯／57
  - 2.5 咀嚼筋／59
- 3 咽頭／59
  - 3.1 咽頭の部域と構造／59
  - 3.2 咽頭の筋と神経支配／60
- 4 食道／62
  - 4.1 食道の構造／62
- 5 胃／63
  - 5.1 胃の各部の名称と構造／63
  - 5.2 胃腺／65
- 6 小腸／65
  - 6.1 小腸各部の名称と構造／65
  - 6.2 十二指腸／66
  - 6.3 空腸・回腸／67
- 7 大腸／67
  - 7.1 大腸各部の名称と構造／67
  - 7.2 盲腸・結腸／68

目次

   7.3 直腸・肛門管／69

8 肝臓と胆嚢／71

   8.1 肝臓の構造／71

   8.2 肝門脈／72

   8.3 胆汁の生成・分泌と胆嚢／74

9 膵臓／74

   9.1 膵臓の構造／74

   9.2 膵臓の組織構造と機能／75

10 腹膜と腹膜腔／76

   問　題／77

第5章　内分泌系　　79

1 内分泌系の概要／80

   1.1 内分泌の概念とホルモン／80

   1.2 ホルモンの分泌調節／82

2 末梢内分泌器官／82

   2.1 視床下部と下垂体／82

   2.2 甲状腺と上皮小体／85

   2.3 膵臓／87

   2.4 副腎／88

   2.5 生殖腺／90

   2.6 その他の内分泌腺／91

   問　題／92

第6章　生殖器系　　95

1 生殖と生殖器／96

2 性腺／96

   2.1 男性の精巣／96

   2.2 女性の卵巣／97

3 性腺以外の生殖器／99

   3.1 男性生殖器／99

   3.2 女性生殖器／101

   3.3 男性・女性に共通の生殖器関連の解剖／104

   問　題／106

第7章 泌尿器系　　　109

1　泌尿器系の概要／110
2　腎臓／110
　2.1　腎臓の肉眼解剖学的構造／110
　2.2　腎臓の組織学的構造／112
　2.3　腎臓の血管／115
3　排尿路／115
　3.1　尿管／115
　3.2　膀胱／115
　3.3　尿道／117
　問　題／117

第8章 循環器系　　　119

1　循環器系の概要／120
2　血管の構造と種類／120
　2.1　血管壁の基本的構造／120
　2.2　血管の種類／121
　2.3　血管分枝の状態／122
3　心臓／123
　3.1　心臓の外形／124
　3.2　心臓の内部構造／125
　3.3　刺激伝導系／126
　3.4　心臓の動脈と静脈／127
4　肺循環／128
5　体循環／129
　5.1　大動脈とその枝／129
　5.2　頭頸部の動脈／129
　5.3　上肢の動脈／133
　5.4　胸部の動脈／135
　5.5　腹部の動脈／136
　5.6　骨盤の動脈／139
　5.7　下肢の動脈／140
6　全身の静脈（体循環の静脈）／142

目次

- 6.1 上大静脈／142
- 6.2 腕頭静脈／142
- 6.3 硬膜静脈洞／142
- 6.4 上行腰静脈と奇静脈系／143
- 6.5 上肢の静脈／144
- 6.6 下大静脈／144
- 6.7 骨盤腔の静脈／145
- 6.8 下肢の静脈／145
- 6.9 門脈循環／145

7　リンパ系／146
- 7.1 リンパ本幹／147

8　胎児循環／148

問　題／150

第9章　免疫系　　153

1　免疫器官とは／154

2　生体防御機構における免疫器官／155
- 2.1 免疫器官に含まれる主たる細胞／155
- 2.2 一次リンパ器官／156
- 2.3 二次リンパ器官／157

問　題／160

第10章　神経系−末梢神経系　　161

1　神経系の概要／162

2　末梢神経系の構成／163
- 2.1 神経細胞の分類／163
- 2.2 神経系を組み立てている神経細胞とシナプス／165
- 2.3 体性・自律神経系のシナプス連絡／166
- 2.4 神経細胞と効果器のシナプス連絡（運動性）／167
- 2.5 神経細胞と受容器（皮膚・筋・腱・関節）の連絡（感覚性）／168
- 2.6 末梢神経系の種類／168

3　末梢神経系の線維成分／168

4　脊髄神経／171
- 4.1 脊髄神経の構成／171

4.2　脊髄神経の走行と分枝／173
5　脳神経（12対）／182
　　5.1　脳神経の種類／182
　　5.2　鰓弓神経／192
6　自律神経系／194
　　6.1　自律神経の種類／194
　　6.2　自律神経の解剖学的特徴／194
　　6.3　交感神経系の分布とその働き／195
　　6.4　副交感神経系／198
　　問　題／199

第11章　神経系－中枢神経系　　203

1　中枢神経系の構成／204
2　大脳の構造／206
　　2.1　大脳の灰白質／206
　　2.2　大脳の線維連絡／206
　　2.3　脳溝と脳回／207
　　2.4　ブロードマンの分類と大脳皮質の機能局在／208
　　2.5　大脳辺縁系／211
3　間脳／211
　　3.1　視床／211
　　3.2　視床下部／212
4　脳幹／213
　　4.1　中脳／213
　　4.2　橋／214
　　4.3　延髄／216
5　小脳／216
　　5.1　小脳の肉眼解剖的構造／216
　　5.2　小脳の組織構造／217
6　脊髄／218
7　下行性伝導路（錐体路）／219
8　錐体外路系／221
9　上行性伝導路／223
　　9.1　後索－内側毛帯路（長後索路）／223

9.2　脊髄視床路／223

9.3　三叉神経視床路／225

9.4　小脳の求心性投射路および遠心性投射路／227

10　特殊感覚伝導路／227

10.1　視覚伝導路／227

10.2　聴覚伝導路／229

10.3　味覚伝導路／230

10.4　嗅覚伝導路／231

11　髄膜と脳脊髄液／231

11.1　髄膜／231

11.2　脳脊髄液／232

11.3　脳脊髄液の循環経路／233

問　題／234

第12章　感覚器系

1　感覚器系の概要／236

2　皮膚／236

2.1　皮膚の構造／237

2.2　皮膚の付属器／239

2.3　皮膚の感覚受容装置／240

3　眼／240

3.1　眼球壁の構造と眼球の内容／240

3.2　眼球付属器／245

4　耳／247

4.1　外耳／248

4.2　中耳／249

4.3　内耳／250

5　味蕾／254

6　鼻／255

問　題／255

第13章　骨格系

1　骨の形・構造／258

1.1　骨の形、分類／258

1.2 骨の組織構造／259
1.3 骨の発生と成長／260

2 骨格の全体像／260

2.1 頭蓋／260
2.2 脊柱の骨／266
2.3 胸郭の骨／269
2.4 上肢帯の骨／271
2.5 上肢の骨（自由上肢骨）／272
2.6 下肢帯の骨／275
2.7 自由下肢の骨／279

3 骨の連結／282

3.1 連結の分類／282
3.2 頭蓋の連結／286
3.3 脊柱の骨連結／287
3.4 胸郭の骨連結／289
3.5 上肢帯の連結／290
3.6 自由上肢の骨連結／291
3.7 下肢帯の連結／296
3.8 自由下肢の連結／297
問　題／303

第14章　筋系　305

1 骨格筋の構造／306

1.1 骨格筋とは／306
1.2 骨格筋の構造／306
1.3 筋線維（筋細胞）の構造／307
1.4 筋原線維の構造／307
1.5 骨格筋線維の分類／308

2 筋の動作／308

2.1 筋の起始と停止／308
2.2 主動作筋・補助筋・拮抗筋／309
2.3 筋と関節／309
2.4 筋の作用／310

3 骨格筋の形状／310

4　筋の補助装置／310

- 4.1　腱／310
- 4.2　筋膜／310
- 4.3　筋支帯／313
- 4.4　滑液包／313
- 4.5　腱鞘／313
- 4.6　種子骨／314
- 4.7　滑車／314

5　筋の支配神経／314

- 5.1　筋に入る神経／314
- 5.2　筋紡錘の構造／315
- 5.3　腱紡錘（ゴルジ腱器官）の構造／316
- 5.4　運動単位／316

6　全身の筋／317

- 6.1　頭部の筋／318
- 6.2　頸部の筋／321
- 6.3　上肢帯・上肢に作用する体幹の筋／323
- 6.4　固有背筋／326
- 6.5　呼吸に関与する胸郭の筋／328
- 6.6　腹壁と骨盤の筋／329
- 6.7　上肢の筋／332
- 6.8　下肢の筋／346

問　題／366

第15章　発生学　367

1　ヒト発生の概要と初期発生／368

- 1.1　遺伝子、染色体、ゲノム／368
- 1.2　生殖細胞と減数分裂による配偶子の形成／368
- 1.3　卵子の形成／370
- 1.4　精子の形成／370
- 1.5　受精／370
- 1.6　卵割と着床／371
- 1.7　二層性胚盤と三層性胚盤／371
- 1.8　胎盤／373

2　心臓の発生／374

2.1　心臓原基から原始心筒の形成／374

2.2　原始心筒の分割と屈曲／374

2.3　心房中隔の形成／374

2.4　房室管における中隔の形成／375

2.5　動脈幹と心円錐における中隔の形成／376

2.6　心室中隔の形成／376

3　消化器系の発生／376

3.1　前腸から発生する構造／376

3.2　中腸から発生する構造／378

3.3　直腸・肛門管の発生／378

3.4　肝臓と胆嚢の発生／379

3.5　膵臓の発生／379

4　泌尿器・生殖器系の発生／379

4.1　前腎と中腎の発生と退化／379

4.2　後腎（永久腎）の発生／380

4.3　生殖器の発生／381

5　頭頸部の発生／383

5.1　鰓弓から形成される構造／384

5.2　咽頭嚢から形成される構造／384

5.3　鰓溝から形成される構造／385

5.4　舌の発生／385

5.5　甲状腺の発生／385

5.6　顔面の発生／385

5.7　口蓋の形成／385

6　神経系の発生／386

6.1　中枢神経系の発生／386

問　題／389

【問題解答】／390

第 1 章

解剖学総論

到達目標

基本的な解剖学用語を習得する。

学習のポイント

・人体の階層性と器官の系統（各器官系には、どんな器官が属するか？）
・人体の区分、方向を表す用語、解剖学的平面
・運動を表す解剖学用語と関節可動域
・椎骨を基準とした胸腹部内臓の位置

1　人体の階層性

　人体だけでなく、ほとんどの生物において生命の最小単位となるのが**細胞**（cell）である。すべての細胞は同じ形や働きを持っているかというと、そういう訳ではなく、それぞれ別々の働きを持っていて、その働きに応じて形も異なっている。同じ、あるいは似た細胞が集まると、**組織**（tissue）になる。そして、いくつかの働きが異なる組織が集まると、**器官**（organ）になる。器官には、消化管や血管などのように管状（ホース状）の構造をした**中空性器官**と、肝臓や膵臓、脾臓などのように内部が実質で満たされている**実質性器官**がある。器官は人体において、ある特定の役割を担っている。例えば、心臓は全身に血液を送り出すポンプの役割を持っているし、肺は血液中の二酸化炭素を空気中の酸素と交換する働きを持っている。このような特定の役割を担っている器官の集まりを**器官系**（organ system）といい、現在この器官系は、**11系統**あるとされている。そして、11系統の器官系が集まると、個体、すなわち**人体**（human body）をつくる。この教科書では、これ以降のセクションで、細胞組織学と発生学を除いて、この11系統の器官系を個々に取り出し、詳しく説明していく。

2　器官系

　器官の系統は大きく、**植物性機能**（vegetative function）（生命維持システム）と**動物性機能**（animal function）（運動制御システム）の2つに分けられる。

2.1　植物性機能を有する器官

　生命を維持する上で最小限の機能のことをさす。植物性機能を有する器官系として以下があげられる。

　呼吸器系（respiratory system）：肺や気管、気管支など。
　消化器系（digestive system）：胃や小腸、大腸などの消化管と、唾液腺、肝臓、胆嚢などの消化付属器官。
　内分泌系（endocrine system）：下垂体や甲状腺、副腎など。
　生殖器系（reproductive system）：男性では精巣や精巣上体、精管、前立腺など。女性では卵巣や卵管、子宮など。
　泌尿器系（urinary system）：腎臓や尿管、膀胱、尿道など。
　循環器系（circulation system）：心臓や血管など。
　免疫系（immune system）：胸腺や脾臓、リンパ節など。

　器官によっては複数の器官系に属するものもある。例えば、膵臓は消化器系の器官として膵液を分泌するが、内分泌系の器官として血糖値の調節を行うホルモンを分泌する。ま

た、精巣と卵巣は、生殖器系の器官でありながら、性ホルモンを分泌する内分泌系の器官でもある。

2.2　動物性機能を有する器官

動物が動物らしさを発揮できる器官のことをさす。動物性機能を有する器官系として以下があげられる。

感覚器系（sensory system）：眼や耳、皮膚など。

骨格系（skeletal system）：骨や靱帯など。

筋系（muscular system）：骨格筋や腱など。

神経系（nervous system）：神経系はさらに、脳神経と脊髄神経が属する**末梢神経系**（peripheral nervous system）と脳と脊髄が属する**中枢神経系**（central nervous system）に分けられる。末梢神経系には**自律神経系**（autonomic nervous system）（交感神経と副交感神経）が含まれる。

自律神経系は器官系では神経系の一部とみなされるが、植物性機能を有するため、植物性機能を有する独立した器官系として扱われる場合もある。

3　方向を表す用語（図1.1）

解剖学は、人体を地球に例えれば、その地図をつくろうという学問である。地図には通常、東西南北（方角）が示されている。**解剖学の基礎体位**は、手掌を前にして、つま先を

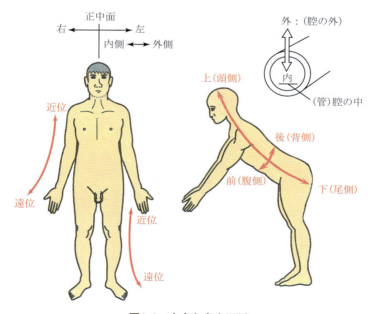

図1.1　方向を表す用語

揃えて立つことをさし、解剖学では、この基礎体位を基準に方向を考えていく。身体を左右に半分に分ける面を**正中面（正中矢状面）**（median plane）という。正中面を中心に右側が**右**（right）、左側が**左**（left）になる。正中面からどちらか片側のみを考えた場合、正中面により近い側が**内側**（medial）、正中面からより遠い側が**外側**（lateral）になる。例えば、耳は顔の外側部にあり、その内側には眼が、さらに内側には鼻がある。また、ある構造を基準とし、その構造に近い側を**近位**（proximal）、遠い側を**遠位**（distal）という。四肢では体幹を基準として、体幹に近い側が**近位**、体幹から遠い側が**遠位**となる。上腕は上肢の近位に、手は上肢の遠位にあることになる。また、消化管ではその入口（口腔）が基準となるので、食道は比較的近位に位置し、その遠位には胃、小腸、大腸などがあることになる。循環器系では、心臓を中心に考えるので、大動脈の近位からは冠状動脈や腕頭動脈などが出て、遠位からは腹腔動脈、上・下腸間膜動脈が出ることになる。

人体において頭のある方向が**上**（superior）（**頭側**（rostral））で、お尻の方向が**下**（inferior）（**尾側**（caudal））、お腹の方向が**前**（anterior）（**腹側**（ventral））で、背中の方向が**後**（posterior）（**背側**（dorsal））となる。ある構造物でより表面に近い側を**浅**（superficial）、中心部に近い側を**深**（deep）という。また、血管や消化管などの腔所を持つ器官では、腔所の中を**内**（internal）、外を**外**（external）という。

4　人体の区分（図1.2）

人体はいくつかの部位に区分され、各部位の間には体表から観察・触察が可能な構造が境界線をつくっている。これは地図において、国が記され、国と国との境界線が示されているのと同じである。人体は大きく**体幹**（trunk）と**体肢**（extremity）に分けられる。体幹はさらに以下の部位に分けられる。

頭部（head）：眉弓（眉の上）から耳のやや後方にある側頭骨の乳様突起、後頭部のほぼ中央にある後頭骨の外後頭隆起を結んだ線より上方の部位。

顔（face）：前面で眉弓から下顎骨下縁までの部位。

頸（cervix）：下顎骨下縁から**鎖骨**（clavicle）と肩甲骨の**肩峰**を結んだ線までの部位。

項（nucha）：頸の後面で、外後頭隆起と乳様突起を結んだ線から肩甲骨の肩甲棘と隆椎（第7頸椎）の棘突起を結んだ線までの部位。

胸（chest）：前面で鎖骨から肋骨下縁にかけての部位。

背（back）：胸の後面で肩甲棘と隆椎の棘突起を結んだ線から肋骨下縁と第12胸椎を結んだ線までの部位。

腹（abdomen）：前面で肋骨下縁の下方から左右の寛骨の上前腸骨棘を結んだ線までの部位。

腰（low back）：腹の後面で肋骨下縁と第12胸椎を結んだ線から寛骨の腸骨稜までの部位。

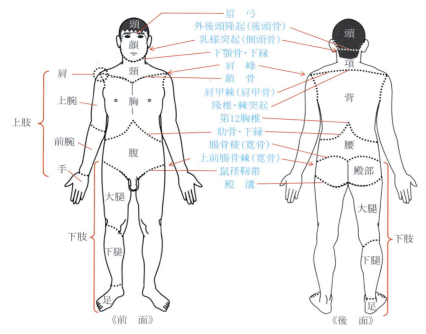

図1.2　人体の区分と境界線

　四肢はさらに**上肢**（upper limb）と**下肢**（lower limb）に分けられる。上肢はさらに肩峰から肘までの**上腕**（arm）、肘から手首までの**前腕**（forearm）、手首より遠位の**手**（hand）に分けられる。手において前面（掌）を**手掌**、後面（手の甲）を**手背**という。上肢において上腕、前腕、手は自由上肢となり、**肩**（shoulder）は自由上肢と体幹をつなぐ**上肢帯**（pectoral girdle）（鎖骨と肩甲骨）に位置する。下肢は前面は鼠径靭帯、後面は殿溝の下方が自由下肢になる。自由下肢は近位から膝までの**大腿**（femur）、膝から足首までの**下腿**（leg）、足首から遠位の**足**（foot）に区分される。足では、足の裏を**足底**、足の甲を**足背**とよぶ。**殿部**（hip）は体幹と自由下肢をつなぐ**下肢帯**（pelvic girdle）に相当し、身体の後面で腸骨稜から殿溝の間に位置する。

5　人体の腔所（図1.3）

　人体内部には腔所があり、さまざまな臓器が入っている。胸部には、心臓や肺などの胸部内臓を入れる**胸腔**（thoracic cavity）が、腹部には肝臓や胃、小腸、大腸など腹部内臓を入れる**腹腔**（abdominal cavity）が、さらにその下には膀

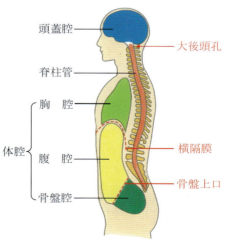

図1.3　人体の腔所

胱や内生殖器などの骨盤内臓を入れる**骨盤腔**（pelvic cavity）がある。胸腔、腹腔、骨盤腔は、まとめて**体腔**（body cavity）とよばれる。体腔には、骨格筋である**横隔膜**（diaphragm）があり、胸腔と腹腔の間を区切る明確な境界線になっている。また、**骨盤上口**（superior pelvic aperture）は腹腔と骨盤腔の境界線となる。

人体には骨に囲まれた腔所もある。頭部の骨のうち**脳頭蓋**（のうとうがい）（neurocranium）に囲まれた腔所は**頭蓋腔**（とうがいくう）（cranial cavity）とよばれ、脳が入る。脊柱には椎骨の椎孔が連なってできる**脊柱管**（vertebral canal）という腔所があり、脊髄を入れる。脊柱管は内頭蓋底に開いている**大後頭孔**（foramen magnum）によって頭蓋腔とつながっている。

6　解剖学的平面（図1.4）

近年、MRIやCTなどの画像診断技術が発達し、その臨床応用も著しく、それに伴って"解剖学的平面"の重要性が高まっている。体を前後に分ける面を**前頭面**（frontal plane）（**冠状面**（coronal plane））といい、体を上下に分ける面を**水平面**（horizontal plane、axial plane）、体を左右に分ける面を**矢状面**（sagittal plane）という。矢状面のうち、正中線を通る面を特に**正中面**（**正中矢状面**）（median plane）という。

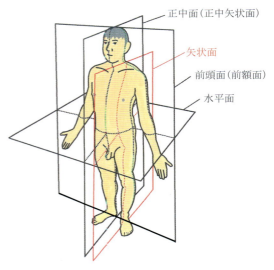

図1.4　解剖学的平面

7　運動を表す用語（運動を表す解剖学用語と関節可動域）

解剖学で扱う運動は基本的に関節を介して生じ、**関節運動**とよばれる。関節運動の多くは水平面、前頭面および矢状面上の運動として定義される。各関節における具体的な関節運動の定義を図1.5〜11に記す。また、基本肢位（自然起立位；いわゆる"気をつけ"の姿勢）[*1]で体幹・四肢の各関節がとる角度を0度とした際の生理的な運動範囲を**関節可動域**（Range of Motion：ROM）といい、関節の異常をみつけるための検査に用いられる。主な関節の可動域および可動域を計測する際の基本軸と運動軸を図1.5〜11に示した。

[*1]：関節可動域の基本肢位は、前腕の回内・回外において手掌面が矢状面にある（手掌が体幹に向いている）点が解剖学的基礎体位と異なる。また、肩の水平屈曲（水平内転）・水平伸展（水平外転）については、例外的に肩の外転位90度を基準（0度）にして可動域を考える。

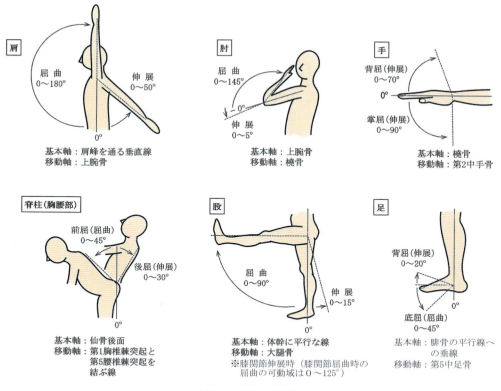

図1.5 屈曲と伸展

7.1 屈曲（flexion）と伸展（extension）（図1.5）

多くは矢状面上の運動で、関節の角度を小さくする運動を屈曲、関節の角度を大きくする運動を伸展とよぶ。ただし、肩関節・脊柱（頸部および胸腰部）、股関節では、前方への動きが屈曲、後方への動きが伸展とされ、脊柱の屈曲は特に**前屈**、伸展は特に**後屈**とよばれる。さらに、手関節・手指では、手掌への動きが屈曲となり、特に**掌屈**（palmerflexion）とよばれ、手背への動きが伸展となり、特に**背屈**（dorsiflexion）とよばれる。足関節・足指においては、足底への動きが屈曲となり、特に**底屈**（planter flexion）とよばれ、足背への動きが伸展となり、特に**背屈**（dorsiflexion）とよばれる。

7.2 内転（adduction）と外転（abduction）（図1.6）

多くは前頭面上の運動である。運動の中心軸に近づく動きを**内転**、運動の中心軸から遠ざける動きを**外転**とよぶ。肩に関しては、上肢を真横に上げる運動が肩の外転、戻す運動が肩の内転となる。股関節の内転と外転も同様で、下肢を開く運動が股関節の外転で、下肢を閉じる運動が股関節の内転となる。

手首（手関節）の外転、すなわち橈側への動きを特に**橈屈**（radial deviation）といい、内

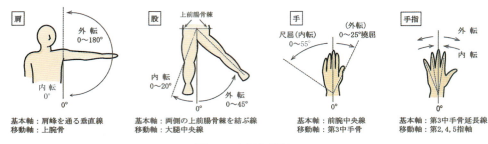

図1.6　内転と外転

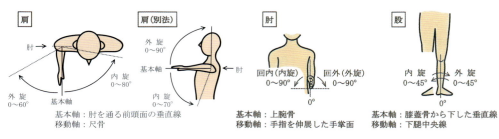

図1.7　内旋と外旋

転、すなわち尺側への動きを**尺屈**（ulnar deviation）という。

　手指については、運動の中心軸が第3指となるので、第3指に他の指を近づける運動が手指の内転、第3指から遠ざける運動が手指の外転になる。

　足指の場合は手指とは異なり、第2指が運動の中心軸になるので、第2指に他の指を近づける運動が足指の内転、第2指から遠ざける運動が足指の外転になる。

7.3　内旋（internal rotation）と外旋（external rotation）（図1.7）

　体の一部の前面を内側へ向ける運動を**内旋**、外側に向ける運動を**外旋**という。肩については、肩をすぼめるようにして肩の前面を内側方へ向ける運動を肩の内旋、胸を張るように肩を外側へ反らす運動を肩の外旋といい、その関節可動域に関しては2種類の計測法がある（図1.7参照）。

　肘については肘を内側へ捻り、手掌を後方へ向ける運動が肘の内旋となり、これを特に**回内**（pronation）という。また、肘を外側へ捻り、手掌を前方へ向ける運動が肘の外旋となり、これを特に**回外**（supination）という。

　股関節については、爪先を内側に向ける運動が内旋で、爪先を外側へ向けるように捻るのが外旋である。

7.4　水平屈曲（horizontal flexion）と水平伸展（horizontal extension）（図1.8）

　肩関節の水平面上の運動である。肩関節90度外転位を起点として、前方への運動を**水平屈曲**、後方への運動を**水平伸展**とよぶ。水平屈曲と水平伸展はそれぞれ**水平内転**（hori-

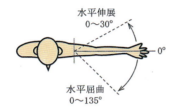
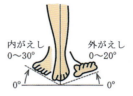

図1.8　水平屈曲と水平伸展　　図1.9　内がえしと外がえし

zontal adduction）、**水平外転**（horizontal abduction）ともよばれる。

7.5　内がえし（inversion）・外がえし（eversion）（図1.9）

距骨下関節での足首の運動をさし、足首を捻り、足底を内側に向ける運動を**内がえし**（内反）といい、足底を外側に向ける運動を**外がえし**（外反）という。

7.6　挙上（elevation）と下制（depression）

肩甲帯や顎などにみられる前頭面上の運動である。上方への運動を**挙上**、下方への運動を**下制**とよぶ。

7.7　側屈（bending）と回旋（rotation）（図1.10）

脊柱の頸部および胸腰部での前頭面上の運動を**側屈**という。また、脊柱を頸部、あるいは胸腰部で捻じる運動を**回旋**という。

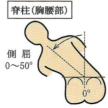

図1.10　側屈と回旋

7.8　指の特殊な運動（図1.11）

示指（第2指）を基本軸として矢状方向への運動で、母指を示指に近づける運動を**掌側内転**（palmar adduction）、遠ざける運動を**掌側外転**（palmar abduction）とよぶ。また、母指と小指の運動で、母指と小指が触れるような運動

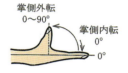

図1.11　掌側内転と掌側外転

第1章　解剖学総論

を**対立**（opposition）とよぶ。母指および小指の対立は、第1および5中手指節関節（MP関節）の外転・屈曲・回旋の複合運動である。

8　椎骨を基準にした各構造の位置（図1.12）

　頸部、胸部、腹部の臓器は、ほぼ決まった位置にあり、その正常な位置（高さ）は椎骨を基準に測られることがある。このような椎骨を基準とした主要構造の位置は、触診やレントゲンなどの画像診断の際に必要な知識となってくる。椎骨は円盤状の複雑な形をした骨で、頸（項）部には7個の**頸椎**（cervical vertebrae）、胸（背）部には12個の**胸椎**（thoracic vertebrae）、腹（腰）部には5個の**腰椎**（lumbar vertebrae）がある。それぞれの椎骨は上位より順に番号が付され、各椎骨の英語名の頭文字と組み合わせて、第1頸椎はC1、第5胸椎はT5、第3腰椎はL3のように表現される[*2]。

　体表から椎骨は、**棘突起**を触れることで確認できる。椎骨の棘突起は靱帯によって覆われていて、第7頸椎より上位の椎骨は**項靱帯**によって、第7頸椎より下位の椎骨は**棘上靱**

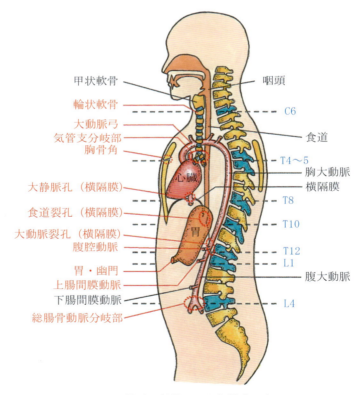

図1.12　椎骨を基準とした各構造の高さ

[*2]：同様の表現は脊髄神経や脊髄でもされる。

帯によってつながれている。項靭帯は上部へいくほど厚くなるため、第5頸椎より上位の頸椎の棘突起は体表から触れることができない。対して棘上靭帯は薄いため、胸椎および腰椎の棘突起は体表から触れることができる。体表から椎骨を同定する際、他の椎骨に比べて棘突起が大きい第7頸椎（**隆椎**（vertebra prominens））を基準とするのがよい。

8.1　第6頸椎（C6）の高さ

この高さには、**輪状軟骨**（cricoid cartilage）がある。輪状軟骨は喉頭（larynx）の下端にあるため、この位置は同時に気管（trachea）の入口に相当する。喉頭の背側には咽頭（pharynx）が、気管の背側には食道（esophagus）がそれぞれあり、咽頭から食道への移行部もC6の高さとなる。また、輪状軟骨の上位には**喉頭隆起**（laryngeal prominence）がある。喉頭隆起はいわゆる『喉仏』のことで、喉仏は甲状軟骨とその上縁を縁取るようにある舌骨からなる。

8.2　第4〜5胸椎（T4〜5）の高さ

この高さには、**胸骨角**（sternal angle）がある。胸骨角は胸骨柄と胸骨体の結合部で、前方に突出しているため体表から触れることができる。胸骨角の側面は第2肋骨が関節（胸肋関節）をつくる場所でもある[*3]。胸腔内では、この高さは**気管支**（bronchus）**の分岐部**に相当し、ここより上に**大動脈弓**（aortic arch）が走る。

8.3　第8胸椎（T8）の高さ

この高さには、横隔膜の**大静脈孔**（opening for inferior vena cava）がある。ドーム状に膨らんだ横隔膜のほぼ頂点にあたり、T8より上に心臓（heart）がある。ちなみに体表から心拍を触れる部位には心臓の**心尖部**がある。心尖部は左の鎖骨中線（鎖骨の中央から正中線に平行した垂線）上の第4〜5肋間隙に位置する。

8.4　第10胸椎（T10）の高さ

この高さには、横隔膜の**食道裂孔**（opening for esophagus）がある。腹腔側の同じ高さには**胃底**（gastric fundus）が突出している。

8.5　第12胸椎（T12）の高さ

この高さには、横隔膜の**大動脈裂孔**（opening for aorta）がある。腹腔側の同じ高さは、腹大動脈から**腹腔動脈**（celiac trunk）が分枝する。

[*3]：第1肋骨は鎖骨の深部に位置しているので、体表から触れることができない。このため、胸骨角は体表から第2肋骨を同定し、肋骨番号を決めるのに重要な指標となる。

第1章 解剖学総論

8.6 第1腰椎（L1）の高さ

この高さでは、腹大動脈から**上腸間膜動脈**（superior mesenteric artery）が分枝する。腹大動脈の前方には、胃や十二指腸、肝臓、膵臓などの消化器系器官があるが、L1の高さには胃の**幽門**（pylorus）や**胆嚢**（gallbladder）が位置する。また、脊柱管内で**脊髄円錐**（脊髄の下端）がこの高さにある。

8.7 第4腰椎（L4）の高さ

この高さで腹大動脈が左右の**総腸骨動脈**（common iliac artery）に分枝する。

9 穿刺の指標となる構造

身体に注射針を刺す（穿刺する）場合、身体内部に存在する血管や神経、臓器を傷つけないように、これらの構造を避ける必要がある。穿刺部位は、骨などの体表から観察可能な構造を目印として設定され、誰が行っても間違いが起こらないようになっている。

9.1 ヤコビー線（Jacoby line）（図1.13）

左右の**腸骨稜**（iliac crest）の頂点を結ぶ線を**ヤコビー線**といい、第3腰椎と第4腰椎の棘突起の間の高さに相当する。脊柱管内で脊髄円錐（脊髄の下端）は第1腰椎の高さにあるが、クモ膜下腔*4は仙骨の上部まで続き、ここには馬尾*5があるのみなので、第2腰椎以下のクモ膜下腔に針を刺しても脊髄は損傷されない。このためヤコビー線は**腰椎穿刺**の目安となっている。

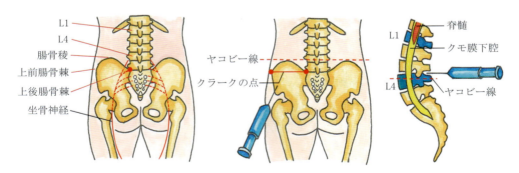

図1.13 ヤコビー線とクラークの点

---

*4：中枢神経系（脳と脊髄）は、外から硬膜、クモ膜、軟膜の3枚の髄膜によって覆われている。これらのうちクモ膜と軟膜の間には空間があり、この空間をクモ膜下腔という。クモ膜下腔には脳脊髄液が循環していて、脳や脊髄の表面を走る動脈はここを通る（詳しくは第11章を参照）。

*5：仙髄、尾髄から出た仙骨神経、尾骨神経は、仙骨の前・後仙骨孔および尾椎の椎間孔から出るまで、馬の尾のような束になっているため、馬尾とよばれる。馬尾は第2腰椎以下の高さの脊柱管内のクモ膜下腔にある。

9.2　クラークの点（図1.13）

　寛骨の**上前腸骨棘**（superior anterior iliac spine）と**上後腸骨棘**（superior anterior iliac spine）を結んだ線の外側1/3を**クラークの点**といい、殿筋注射をする際の目安となっている。殿部の浅層には大殿筋（gluteus maximus muscle）がある。大殿筋下部のやや内側からは**坐骨神経**（sciatic nerve）[*6]が皮下に出てくるため、殿部に注射針を刺す場合、坐骨神経を避ける必要がある。クラークの点は大殿筋の上部やや外側に位置するため、この部位に針を刺しても坐骨神経は傷つかず、その他に大きな血管も神経もないため、殿筋注射に適した部位になっている。

コラム　喉仏

　火葬場で骨を拾う際、火葬場の人が「これが喉仏です」といって骨を示すが、これは喉仏をつくる甲状軟骨でも舌骨でもない。喉仏の近くにある軸椎（第2頚椎）の椎体から上方へ突き出している形が仏様が座っている形にみえるので、軸椎を「喉仏」といって拾うのである。

問　題

下記の文章の（　）に適する語句を入れよ。

(1)　人体の最小単位は（　①　）である。
(2)　心臓が属する器官系は（　②　）である。
(3)　下垂体が属する器官系は（　③　）である。
(4)　膵臓は（　④　）と（　⑤　）の2つの器官系に属する。
(5)　身体を前後に分ける解剖学的平面を（　⑥　）という。
(6)　身体を上下に分ける解剖学的平面を（　⑦　）という。
(7)　身体を左右に分ける解剖学的平面を（　⑧　）といい、正中を通り、身体を左右に分ける解剖学的平面を（　⑨　）という。
(8)　人体内部で（　⑩　）は脳を入れる腔所である。
(9)　人体内部で（　⑪　）は脊髄を入れる腔所である。
(10)　椎骨を基準とすると、輪状軟骨は（　⑫　）の高さにある。
(11)　椎骨を基準とすると、気管支分岐部は（　⑬　）の高さにある。
(12)　関節の角度を大きくする運動を（　⑭　）、小さくする運動を（　⑮　）という。
(13)　四肢などを運動の中心軸に近づける運動を（　⑯　）、遠ざける運動を（　⑰　）という。

[*6]：坐骨神経は人体で最も太い脊髄神経で、その太さは親指の太さくらいある。

第2章

細胞組織学

到達目標

器官を構成する組織の分類と各組織の基本構造について述べることができる。

学習のポイント

- 上皮組織の形態による分類と上皮がつくる特殊な構造
- 支持組織の分類、各支持組織を有する器官の例
- 筋組織の種類と各筋組織の形態的特徴、神経支配、生体内での分布
- 血球の発生と分類

第2章 細胞組織学

　人体をつくる要素としては、構造の上でも機能の上でも、基本的な単位となるのが細胞である。このセクションでは同じ、あるいは似た細胞が集まってつくられる"組織"について説明する。解剖学では各器官系を1つ1つ取り出して、各器官系に属する器官の構造を詳しく勉強することが主になるが、組織学は総論とともに、器官の構造を勉強する上での共通の事項となる。

1　細胞

　細胞（cell）はすべての生物を形づくる基本単位である。人体は神経細胞、筋細胞、上皮細胞、赤血球など多種多様な約200種類の細胞から構成されており、それぞれが特徴的な機能を持っている。ここでは、さまざまな特徴をした細胞における共通した基本的構造について説明する。

1.1　細胞の概観（図2.1）

　人体を構成する細胞は、形態的、機能的に分化し、多様であるが、いずれの細胞も**細胞膜**（cell membrane）、**細胞質**（cytoplasm）、**核**（nucleus）の3つの部分から構成されている。細胞膜は細胞の内と外を隔てる膜であり、細胞の形の維持や、細胞内外あるいは細胞間の物質の移動を調節するなど、多様な機能を持っている。

　細胞質は細胞膜に囲まれた内容物のうち、核を除いた部分であり、小胞体（endoplasmic reticulum）、ゴルジ装置（Golgi complex）、ミトコンドリア（mitochondria）などの**細胞小器官**（オルガネラ（organelle））と、それ以外の部分である**細胞質基質**（サイトゾル（cytosol））

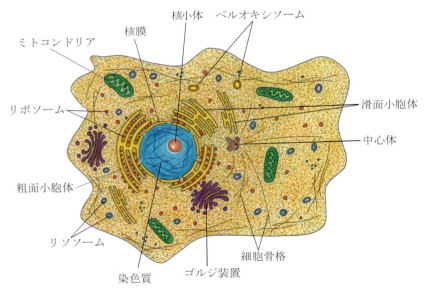

図2.1　細胞の模式図

に分けられる。細胞質基質は細胞質の液体状の部分であり、タンパク質、アミノ酸、脂肪、ブドウ糖などさまざまな栄養素やイオンが溶けている。核は**遺伝子**（gene）の本体である**デオキシリボ核酸**（deoxyribonucleic acid）（略して**DNA**）を含む最も重要な細胞小器官である。

1.2 細胞小器官

細胞内にあって、特定の機能を持つ構造体のことで、ここでは主な細胞小器官の構造と機能について説明する。

（1）　リボソーム（ribosome）

リボソーム RNA とリボソームタンパク質からなる小さな粒子。メッセンジャー RNA から遺伝情報を読み取り、タンパク質を合成する場である。リボソームは小胞体に付着しているものと、細胞質に遊離しているものがある。

（2）　小胞体（endoplasmic reticulum）

膜でできた平らな袋状あるいは管状の構造体で、細胞内で網目状に広がっている。表面にリボソームが付着した**粗面小胞体**と、リボソームを欠く**滑面小胞体**がある。粗面小胞体は核の外膜と連続しており、細胞膜のタンパク質や細胞から分泌されるタンパク質を合成する場である。滑面小胞体は脂肪酸やステロイドなどの脂質を合成する場である。

（3）　ゴルジ装置（Golgi complex）

扁平な袋状の膜が複数枚重なった構造をしている。粗面小胞体で合成された大部分のタンパク質はゴルジ装置に輸送され、糖タンパク質やリポタンパク質に加工される。ゴルジ装置では分泌小胞あるいは輸送小胞が形成され、それらによって加工されたタンパク質は目的の場所に輸送される。

（4）　リソソーム（lysosome）

膜に囲まれた小胞で、内部に多くの加水分解酵素を含んでいる。細胞内に取り込んだ異物や、細胞内の不要な物質、古くなった細胞小器官を分解する。

（5）　ミトコンドリア（mitochondria）

酸素を使って細胞活動に必要なエネルギー（ATP）を産生する。筋や肝臓など活性の高い細胞において多く存在する。ミトコンドリアは外膜と内膜の 2 枚の膜からなり、内膜は内側にヒダ状に張りだし、**クリステ**（cristae）という構造を形成している。また、内膜に囲まれた空間を**マトリクス**（matrix）という。ミトコンドリアのマトリクスには、ミトコンドリア DNA とリボソームが存在し、細胞内で分裂によって増殖する。

（6）　細胞骨格（cytoskeleton）

細胞質基質に存在する繊維状のタンパク質であり、細胞の形の維持や細胞分裂、細胞の運動などに働いている。細胞骨格は構造と太さによって**アクチンフィラメント**（**マイクロフィラメント**ともよばれる）、**中間径フィラメント**、**微小管**の 3 種類に分けられている。

（7）　中心体（centrosome）

一対の中心小体（centriole）とそれを取り巻く周辺物質からなる構造で、核の近くに存

在する。細胞分裂期には中心体は複製され、細胞の両極に分かれ、紡錘体の形や向きを決定することにより、染色体の分配を調節している。

（8） ペルオキシソーム（peroxisome）
膜に囲まれた小さな構造で、内部に種々の酵素を含み、細胞内の毒性物質を分解し無毒化する。

（9） 細胞膜（cell membrane）
細胞膜は流動性のある**脂質二重層**が基本となり、その中にさまざまなタンパク質がモザイク状にはめ込まれた構造（**流動モザイクモデル**）が広く受け入れられている。

細胞膜は物質によって透過性が異なっており、非極性の小さな分子（酸素分子や二酸化炭素分子、極性分子ではあるが水やエタノールなど）は脂質二重層を通過することができるが、グルコースやアミノ酸などの極性のある大きな分子や、イオンや電荷を持った分子（極性分子）などは脂質二重層を通過することはできない。このような脂質二重層を通過できない物質を通過させるために働くのが**チャネル**や**担体**（キャリア）、**ポンプ**とよばれるタンパク質である。細胞膜における物質の輸送には濃度勾配に従い、エネルギーを使わないで物質を輸送する**受動輸送**と、細胞内のATPをエネルギーとして使って濃度勾配に逆らって物質を輸送する**能動輸送**がある。受動輸送は主にチャネル、担体が担い、能動輸送はポンプとよばれるタンパク質が担っている。このような物質の輸送に関わる細胞膜の性質のことを**選択的透過性**（selective permeability）とよぶ。

1.3　核（nucleus）と染色体（chromosome）

核は細胞内で最も大きな細胞小器官であり、**核膜**（nuclear envelope）、**核小体**（nucleolus）、**クロマチン**（染色質）（chromatin）からなっている。ほとんどの細胞において、核は1個だけ含まれているが、赤血球には核がなく、また骨格筋細胞や破骨細胞では複数の核が含まれている。

核には2つの重要な働きがある。1つは遺伝子の本体であるDNAの保存であり、もう1つは細胞の成長、代謝、タンパク質合成や細胞分裂など、生命現象を制御する働きである。

（1） 核膜
内膜と外膜からなる二重膜で、細胞質と核を隔てている。核膜には核膜孔（nuclear pore）という穴がたくさんあり、核と細胞質をつないでいる。核膜の外膜はタンパク質合成の場である粗面小胞体と連続している。細胞が分裂期に入ると核膜は消失するが、細胞分裂が完了すると再び核膜は形成される。

（2） 核小体
膜に囲まれていない小体であり、主成分はRNAとタンパク質であり、さらにリボソームRNA遺伝子が存在する。細胞が分裂期に入ると核小体は消失するが、分裂が完了すると再び現れる。

（3） クロマチン（染色質）

DNA とタンパク質が結合したもので、細胞分裂をしていない細胞において核内に散在している。細胞が分裂期になるとクロマチンはコイル状に凝集し、**染色体**（chromosome）を形成する。

染色体はヒトの細胞1個に46本存在する。うち半数（23本）は父親から、半数は母親から受け継いだものである。染色体のうち、同じ大きさ・形で対になった染色体のことを**相同染色体**といい、22対（44本）あり、これらを常染色体という。**常染色体**は大きさの順に並べて1〜22までの番号が付けられている。残りの1対（2本）を**性染色体**といい、男女の性を決定する染色体であり、XX あるいは XY と表記される。性染色体が XX であれば女性、XY であれば男性となる。

2 器官を構成する組織

器官を構成する組織は、大きく**上皮組織**（epithelial tissue）、**支持組織**（supporting tissue）、**筋組織**（muscular tissue）、**神経組織**（nerve tissue）の4種類に分類される。人体を構成する器官は、これら4種類の組織がいくつか組み合わさってできたものである。

2.1 上皮組織（図2.2）

上皮組織は体表や、消化管、気道などの管腔、胸腔、腹腔などの体腔の表面を覆い、外界から体の内部を保護する働きを持つ。基本的な構造としては、**基底膜**（basement membrane）を足場として並んでいて、この基底膜によって下層の結合組織から隔てられている。また、隣りあった上皮細胞どうしの間が密接になっており、隣りあった上皮細胞は**タイト結合**（tight junction）[*1]や**接着斑**（desmosome）[*2]によってつながっている。

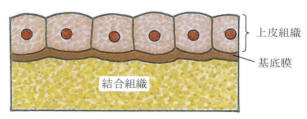

図2.2　上皮組織

[*1] **タイト結合（密着結合）**：多くの上皮細胞でみられる細胞接着装置の1つで、隣りあった細胞の細胞膜をジッパーのように連続的につなぎあわせる。タイト結合により上皮細胞は1枚のシートのようになり、例えば腸管などの中空性器官では、管腔と組織の間を隔てる壁（バリアー）となり、拡散などによる管腔から組織への物質の移動を防いでいる。

[*2] **接着斑（デスモゾーム）**：細胞接着装置の1つで、細胞膜の内側（細胞質側）に存在する。接着斑から細胞膜の外側に向かって出る結合タンパクが、隣の接着斑から出た結合タンパクと結合し、細胞どうしをつなぎあわせている。また、接着斑の細胞質側には中間系フィラメントが集積し、細胞質を横断し反対側の接着斑にまで伸び、組織の構造維持や補強に関与している。

2.2　上皮組織の形態による分類（図2.3）

　上述のように、上皮組織は基底膜を足場としてその上に並んでいる。基底膜の上に上皮細胞が一列に並んでいるものを**単層上皮**といい、二列以上に重なっているものを**重層上皮**という。単層上皮および重層上皮は、上皮細胞の形によってさらにいくつかに分類される。

（1）　単層扁平上皮（simple squamous epithelium）

　基底膜の上に、平べったい、扁平な上皮細胞が一列に並んでいるものを**単層扁平上皮**という。［例：心臓や血管、リンパ管の内皮；漿膜（胸膜、漿膜性心膜、腹膜）；腎臓の集合管］

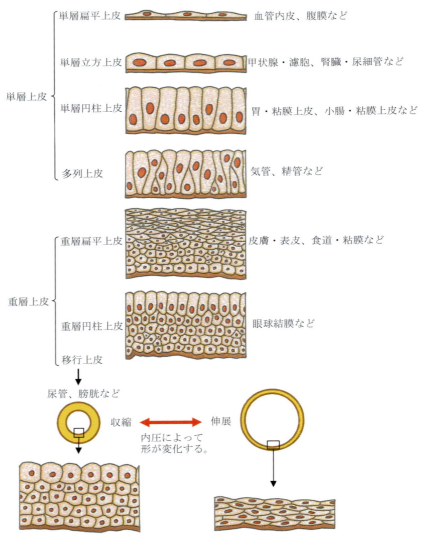

図2.3　上皮組織の形態による分類

(2) **単層立方上皮**（simple cuboidal epithelium）

立方形の上皮細胞が一列に並んでいるものを**単層立方上皮**（simple cuboidal epithelium）という。［例：甲状腺の濾胞；腎臓の尿細管］

(3) **単層円柱上皮**（simple columnar epithelium）

円柱状の上皮細胞が一列に並んでいるものを**単層円柱上皮**という。［例：一部の消化管（胃～直腸）の粘膜上皮；前立腺の上皮；卵管の上皮］

(4) **多列上皮**（pseudostratified epithelium）

単層上皮の中には基底膜の上に並んでいる上皮細胞の丈の高さや形が不均一なため、一見するといくつかに重なってみえるものがある。しかし、よくよく観察するとすべての細胞が基底膜の上に足場をつくっている。このような上皮組織を**多列上皮**とよんでいる。［例：一部の上気道（鼻腔、咽頭下部1/3、喉頭）、下気道（気管、気管支）の上皮；一部の精路（精巣上体、精管、射精管）の上皮］

(5) **重層扁平上皮**（stratified squamous epithelium）

基底膜の上に幾層にも上皮細胞が積み重なっているものが、重層上皮である。重層上皮のほとんどは**重層扁平上皮**の形態をとる。重層扁平上皮は表層へいくほど細胞が扁平な形をしている。多くの重層扁平上皮の表層には角化物（細胞の死骸）がある。［例：皮膚の表皮；一部の消化管（口腔、咽頭上部2/3、食道、肛門管）の上皮；子宮、膣の上皮］

(6) **重層円柱上皮**（stratified columnar epithellium）

重層上皮のうち円柱状の上皮細胞が何層か積み重なったものを**重層円柱上皮**という。［例：眼球結膜］

(7) **移行上皮**（transitional epithelium）

重層上皮の中には、上皮組織が置かれる状況によってその形を変える特殊なものがある。これを**移行上皮**という。［例：腎臓の小腎杯、大腎杯、腎盂の上皮；排尿路（尿管、膀胱、尿道）の上皮］

膀胱の上皮を例として説明すると、まず膀胱の中に尿が入っていない状態、すなわち膀胱が収縮した状態では比較的立方形に近い細胞が何層かに重なってみられる（図2.3）。対して膀胱の中に尿が充満している状態、すなわち膀胱が伸展した状態では中に充満した尿によって膀胱壁が外へ押され、膀胱壁自身が薄くなる。これに伴って上皮組織も尿によって外へと押され、全体的に扁平状に潰れる（図2.3）。このように膀胱の内圧の変化によって上皮細胞が変形する上皮組織を移行上皮という。

2.3 線毛上皮（ciliated epithelium）（図2.4A）

単層円柱上皮や多列上皮は上皮細胞の上部に多数の"線毛"が付いているものがあり、それぞれ**単層円柱線毛上皮**［例：卵管の上皮；一部の消化管（胃～直腸）の上皮］、**多列線毛上皮**［例：一部の上気道（鼻腔、咽頭下部1/3、喉頭）、下気道（気管、気管支）の上皮；一部の精路（精巣上体、精管、射精管）の上皮］とよばれる。

上皮細胞の表面に付いている線毛が運動することによって、組織表面に物質の"流れ"をつくることができる。精路や卵管では精子や卵を移動させたり、上気道、下気道では異物（痰など）を排除するなどの働きを持つ。

2.4 上皮がつくる特殊な構造

上皮組織は上皮細胞が置かれる場所によって特殊な働きをするものがある。例えば小腸や大腸の上皮細胞は、栄養素を吸収する特別な働きを持つため**吸収上皮**（absorptive epithelium）とよばれ、肺胞の上皮はガス交換、すなわち空気中の酸素と血液中の二酸化炭素を交換する働きを持つため**呼吸上皮**（respiratory epithelium）とよばれる。

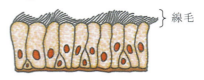
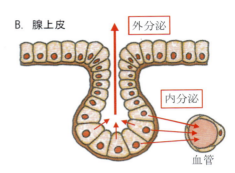

図2.4　線毛上皮と腺上皮

上皮組織の中には図2.4Bのように上皮が落ち込んで、"腺"という構造をつくるものがある。このような上皮組織を**腺上皮**（glandular epithelium）とよぶ。腺の働きとしては物質をつくり、分泌することがあげられる。物質の分泌には大きく分けて2つの概念がある。1つは**外分泌**（exocrine）で、もう1つは**内分泌**（endocrine）である。外分泌は消化液を小腸などの管腔の中に出したり、汗を体表に出したりといった、"**体の外**"に物質を分泌することをさす。対して内分泌は物質を血液中、すなわち血管の中という"**体の中**"に分泌することをさす。また、物質を細胞外を満たしている組織液（間質液；interstitial fluid）に分泌することも広義の内分泌にあたる。組織液を介した内分泌作用には、分泌した物質を近隣の細胞まで運び、作用させる**傍分泌**（paracrine）と、組織液中に分泌した物質を分泌した細胞自身に作用させる**自己分泌**（autocrine）の2つがある。

2.5 腺上皮からの物質の分泌様式

腺上皮からの物質の分泌様式は以下の3つがある。

(1) **開口分泌**（exocytosis）（図2.5A）

ゴルジ装置から分泌物を詰め込んだ分泌小胞が分離し、この分泌小胞が分泌の際に細胞膜と癒合し、細胞の外に向かって開きながら物質を放出する分泌様式である。［例：膵臓、唾液腺］

(2) **ホロクリン**（holocrine）（図2.5B）

細胞が死んで、その細胞自体が分泌物となる分泌様式である。［例：毛包の脂腺］

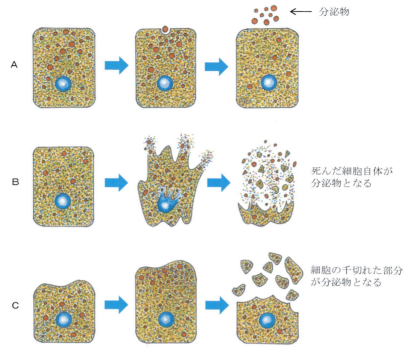

図2.5 腺上皮からの物質の分泌様式

(3) アポクリン（apocrine）（図2.5C）
細胞の一部が千切れ、この千切れた部分が分泌物となる分泌様式である。［例：大汗腺、乳腺］

2.6 上皮性の膜

(1) 粘膜（mucous membrane）
消化管や気道、排尿路、精路・生殖路などの中空性器官の内腔を覆う膜で、粘液によって常に潤っている。

(2) 漿膜（serous membrane）（図2.6）
体腔（胸腔、腹腔、心膜腔など）や器官の表面を覆う膜で、袋状の構造をしている。胸

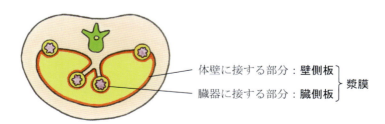

図2.6 漿膜

膜、腹膜、心膜の3種類がある。漿膜の体壁に接する部分を壁側板、臓器に接する部分を臓側板という。

3 筋組織

筋組織は、その性状により**骨格筋**（skeletal muscle）、**心筋**（cardiac muscle）、**平滑筋**（smooth muscle）の3つに分類される。

3.1 骨格筋（図2.7A）

一般に我々が"筋肉"とよんでいるもので、全身に分布している。骨格筋は顕微鏡で観察すると縞状の模様がみえるので、**横紋筋**（striated muscle）の1つである。骨格筋は**一般体性運動神経**（general somatic efferent：GSE）の支配を受ける。すなわち、自分の意志で動かすことができる**随意筋**（voluntary muscle）ということになる。骨格筋の細胞（筋細胞）は長い円柱状の形をしていて、**筋線維**ともよばれる。

3.2 心筋（図2.7B）

心筋は心臓に分布し、その名の通り心臓壁をつくる筋である。骨格筋と同様に顕微鏡で観察すると縞状の模様がみえるので、**横紋筋**の1つである。しかし、心筋は骨格筋と異なり**自律神経**（autonomic nerve；general visceral efferent：GVE）の支配を受けるため、そ

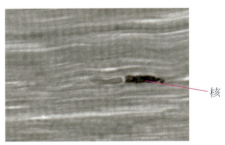

A. 骨格筋

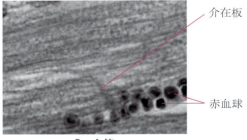

B. 心筋

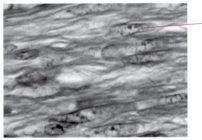

C. 平滑筋

図2.7　筋組織

の運動のコントロールが自分の意志ではできない**不随意筋**（involuntary muscle）になる。心筋細胞は短い円柱状の形をしていて分枝を持ち、隣りあった心筋細胞どうしは**介在板**によって結合している。

3.3　平滑筋（図2.7C）

平滑筋は内臓諸器官や血管の筋層に存在する筋である。平滑筋は骨格筋や心筋と異なり、顕微鏡で観察しても横紋はみられない。平滑筋は心筋と同様に**自律神経**の支配を受けるため、その運動のコントロールが自分の意志ではできない**不随意筋**になる。平滑筋細胞は紡錘状の形をしていて、中央に1個の核を持つ。

4　支持組織

支持組織は広義の結合組織に相当するが、ここでは狭義の結合組織と明確に区別するため、"支持組織"という用語を用いる。支持組織は大きく狭義の**結合組織**（connective tissue）（線維性結合組織）、**軟骨組織**（cartilage tissue）、**骨組織**（bony tissue）、**血液**（blood）に分けられる。

4.1　結合組織（線維性結合組織）

結合組織は豊富な**細胞外基質**（細胞外マトリックス（extracellular matrix））と、その中に散在している固定細胞（線維芽細胞、細網細胞、脂肪細胞など）と遊走細胞（マクロファージ、形質細胞、肥満細胞など）から構成される。結合組織はさらに皮下組織（浅筋膜）などをつくる**疎性結合組織**（loose connective tissue）（図2.8A）、真皮や腱、靭帯などの固い構造をつくる**密性結合組織**（dense connective tissue）（図2.8B）、皮下脂肪や眼窩下脂肪をつくる**脂肪組織**（adipose tissue）（図2.8C）、弾性動脈とよばれる太い動脈の中膜にある**弾性組織**（elastic tissue）（図2.8D）、リンパ節や脾臓、骨髄などで血球を包んでいる網のような**細網組織**（reticular）（図2.8E）に分けられる。これらの結合組織は、それぞれ固有の細胞外基質を持つ。疎性結合組織、密性結合組織、脂肪組織には**膠原線維**（collagen fiber）が、弾性組織には**弾性線維**（elastic fiber）が、細網組織には**細網線維**（reticular fiber）がそれぞれ存在する。これらの細胞外基質の量が多いほど組織は強くなる。例えば、疎性結合組織に比べて固く強靭な密性結合組織は膠原線維を多く含む。

4.2　軟骨組織

軟骨組織は軟骨基質の成分によりさらに**硝子軟骨**、**弾性軟骨**、**線維軟骨**の3つに分類される。

(1)　**硝子軟骨**（hyaline cartilage）（図2.9A）

気管や気管支などの気道の軟骨や、肋軟骨、関節軟骨をつくる。

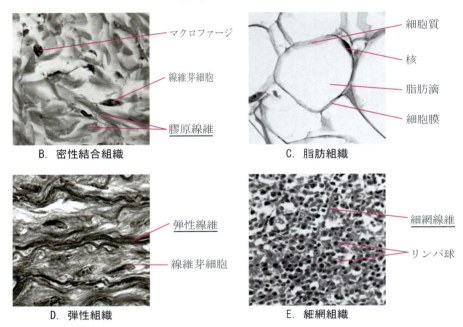

図2.8 結合組織

(2) **弾性軟骨**(elastic cartilage)(図2.9B)
耳介軟骨や喉頭蓋軟骨をつくる。
(3) **線維軟骨**(fibrous cartilage)(図2.9C)
恥骨結合や椎間円板、関節円板や関節半月、関節唇などをつくる。硝子軟骨のところで硝子軟骨からなる軟骨の例として関節軟骨をあげたが、**胸鎖関節**、**肩鎖関節**、**顎関節**の関節軟骨は例外的に線維軟骨からできている。

4.3 骨組織(図2.10)

骨質は表層の**緻密質**(皮質骨(compact bone))とその下層の**海綿質**(海綿骨(spongy bone))からなる。緻密質には縦方向および横方向に格子状につながるトンネルがある。これらは血管や神経が通る管で、縦方向に走る管を**ハバース管**(Haversian canal)、横方向に走る管を**フォルクマン管**(Volkmann canal)という。

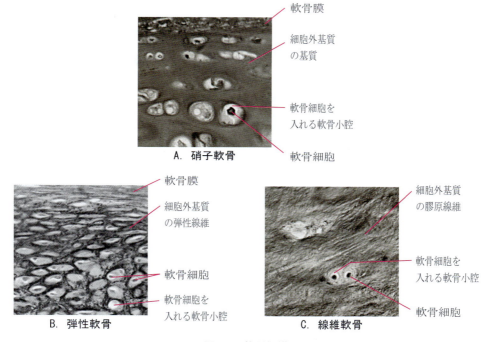

図2.9 軟骨組織

4.4 血液

血液は体重の約8％を占める。血液のうち約55％が**血漿**（plasma）とよばれる液性成分で、残りの約45％が細胞成分である。血漿はそのほとんどが水によってできているが、タンパク質が約7％、脂質が約1％、糖質が約0.1％、その他のものが約0.4％含まれる。血漿の約7％を占めるタンパク質の主なものには、**アルブミン**や**グロブリン**、**フィブリノゲン**などがある。

血液の細胞成分の中で最も数が多いのが**赤血球**（erythrocyte）で、男性では410万〜530万個/mm^3、女性で380万〜480万個/mm^{3}の赤血球が血液中に含まれる（図2.11）。

血液の細胞成分の中で免疫を担当するのが**白血球**（leukocyte）で、血液中に4,000〜8,500個/mm^{3}の白血球が含まれる。白血球はさらに、その形や、染色液への親和性により好酸球、好中球、好塩基球、単球、リンパ球に分けられる（図2.11）。これらのうち好酸球、好中球、好塩基球は血球の中に顆粒がみられるので**顆粒球**（granulocyte）とよばれ、単球とリンパ球は顆粒がみられないため無顆粒球とよばれる（図2.11）。白血球の中で最も数が多いのは**好中球**（neutrophil）で、白血球の60〜70％を占める。次いで多いのがリンパ球で、白血球の20〜25％を占める（図2.11）。

赤血球に次いで数が多いのが**血小板**（platelet）で、血液中に15万〜40万個/mm^{3}の血小板が含まれる。血小板は止血時の一時血栓の形成に働く（図2.11）。

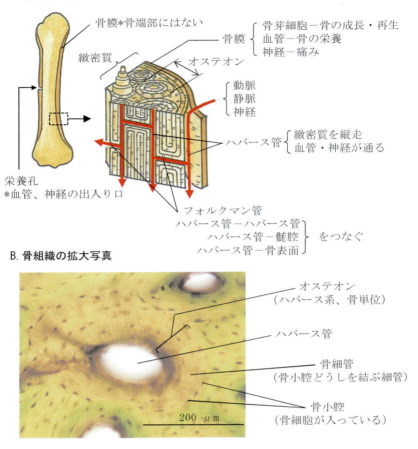

図2.10　骨組織

4.5　血球の発生

　血球は骨の中にある**骨髄**（bone marrow）でつくられる。骨髄の中には**造血幹細胞**（hematopoietic stem cell）という将来、あらゆる血球になることができる細胞がある。造血幹細胞は、まず**骨髄系幹細胞**（myeloid stem cell）と**リンパ系幹細胞**（lymphoid stem cell）に分化する。骨髄系幹細胞は脱核して赤血球になるもの、巨核球となり血小板になるもの、**骨髄芽球**（myeloblast）を経て好酸球、好中球、好塩基球などの顆粒球や単球になるものがある（図2.11）。単球は血管から外に出て組織の間隙にあると、**マクロファージ**（macrophage）とよばれるようになる（図2.11）。

　リンパ系幹細胞は**リンパ球**（lymphoctye）に分化するが、成熟する場所によって分化するリンパ球の種類が異なる。リンパ球が胸腺で成熟すると、T細胞（Tリンパ球（T lymphocyte））となり、脾臓、リンパ節その他で成熟するとB細胞（Bリンパ球（B lymphocyte））やナチュラルキラー細胞（NK細胞（natural killer cell））となる。B細胞が血管から

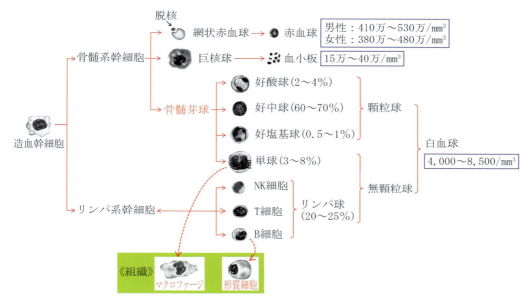

図2.11　血球の成分とその発生

出て組織の間隙にあると、**形質細胞**（plasma cell）とよばれるようになる（図2.11）。

5　神経細胞と神経組織

　神経組織は、その本体となる**神経細胞**（ニューロン（neuron））と、**支持細胞**からなる。神経細胞において遺伝物質であるDNAを含む核の周囲を**細胞体**（perikaryon）という（図2.12）。細胞体から多数出ている突起を**樹状突起**（dendrites）といい、さらに細胞体から伸びる突起のうち、1本が長くなっているものを**軸索**（axon）という（図2.12）。神経細胞は

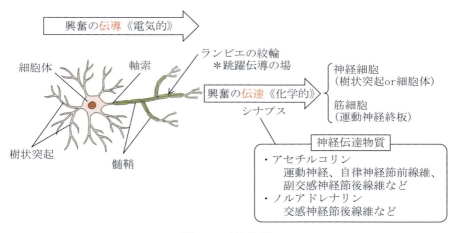

図2.12　神経細胞

細胞内に電気的なシグナルが流れていて、これが細胞内で伝わることを**興奮の伝導**とよぶ。興奮が伝導する方向は一方向性で、必ず樹状突起、細胞体、軸索の順に伝わっていく。軸索の末端を**軸索終末**（axonal terminal）とよび、軸索終末は隣の神経細胞の樹状突起か細胞体、あるいは筋細胞の運動神経終板に対して**シナプス**（synapse）という構造をつくる。シナプスでは、神経細胞が持っている電気的な興奮の情報を**神経伝達物質**（neurotransmitter）という化学物質の情報に換えて、隣の神経細胞、あるいは筋細胞に伝える（**興奮の伝達**）。神経伝達物質の例としては、末梢神経系では、運動神経や自律神経節前線維、副交感神経節後線維などが持つ**アセチルコリン**（acetylcholine）や、交感神経節後線維が持つ**ノルアドレナリン**（noradrenaline）などがあげられる。また、軸索では、神経細胞の興奮は電気的な信号として伝えられる（**興奮の伝導**）。軸索の周りには興奮の伝導効率をよくするため、電気的な絶縁体である**髄鞘**（ミエリン鞘（myelin sheath））という装置が付いている。髄鞘と髄鞘の間にはランビエの絞輪があり、跳躍伝導に関与する。

　支持細胞は神経細胞の働きを補助する役目を持つ細胞で、中枢神経系と末梢神経系でその種類が異なっている。中枢神経系には支持細胞として**グリア細胞**（神経膠細胞（neuroglia））とよばれる細胞がある。グリア細胞はさらに**希突起グリア細胞**（oligodendrocyte）、**星状グリア細胞**（astrocyte）、**小グリア細胞**（microglia）の3種類に分類される。希突起グリア細胞は、神経細胞の軸索の周囲に髄鞘を形成する。星状グリア細胞は、物質の輸送に関与し、小グリア細胞は異物の貪食、すなわち中枢神経系での免疫担当の細胞ということになる。これに対して末梢神経系の支持細胞は、**シュワン細胞**（Schwann cell）という細胞で、シュワン細胞は神経細胞の軸索の周囲に髄鞘を形成する。シュワン細胞がつくる髄鞘を特に**シュワン鞘**（Schwann's sheath）という。

コラム　核磁気共鳴画像法（MRI）

　近年の生体イメージング技術の発展は著しい。中でも MRI は、生きた人間の内部構造をバーチャルな画像として観察することができる"メスを使わない解剖技術"ともいえる。MRI はその原理から強い磁場を用いれば用いるほど、より小さな構造の観察が可能となる（空間分解能が高くなる）。また、造影剤を用いることで MRI 画像がより鮮明になり、従来、顕微鏡標本でしか観察できなかった大脳皮質や嗅球などの神経細胞の層など"組織"を見分けることも可能になっている。近い将来、MRI が顕微鏡を超える時代がくるかもしれない。

問　題

下記の文章の（　）に適する語句を入れよ。
(1)　細胞小器官には、タンパク質合成の場である（　①　）、（　①　）が付着する袋状の

（　②　）、細胞内の不要な物質や古くなった細胞小器官を分解する（　③　）、細胞活動に必要なエネルギーを産生する（　④　）などがある。

(2) 器官を構成する組織は（　⑤　）、（　⑥　）、（　⑦　）、（　⑧　）の4種に大別される。

(3) 上皮組織のうち、組織が置かれる状態によってその形を変えるものを（　⑨　）という。

(4) 胸鎖軟骨や肩鎖軟骨、顎関節の関節軟骨をつくる軟骨組織は（　⑩　）であるが、その他の関節の関節軟骨をつくる軟骨組織は（　⑪　）である。

(5) 筋組織のうち、自律神経の支配を受ける不随意筋は、（　⑫　）、（　⑬　）である。

(6) 髄鞘をつくる支持細胞は、中枢神経系では（　⑭　）、末梢神経系では（　⑮　）である。

(7) 血球のうち、免疫を担当するのは（　⑯　）で、その数は（　⑰　）である。

(8) 血球のうち、血栓の形成に関与するのは（　⑱　）で、その数は（　⑲　）である。

第3章

呼吸器系

到達目標

呼吸器系の構成と構造について機能と関連付けて説明できる。

学習のポイント

- 呼吸器系の構成と解剖学的なつながり
- 鼻腔および副鼻腔の構造
- 喉頭の構造と発声に関与する筋
- 肺および気管支の構造の左右差

第3章 呼吸器系

呼吸器系（図3.1）とは細胞が活動するために消費する酸素（O_2）を空気中から血液に取り込み、細胞が活動した結果生じる二酸化炭素（CO_2）を体外に排出するための器官系である。この血液中へのO_2の取り込みと、血液中からのCO_2の除去は肺の中で行われ、ガス交換とよばれる。呼吸器系は**ガス交換**の他に、血液 pH の調節、匂いの感知（嗅覚）、発声なども行っている。

呼吸器系は**気道**（respiratory tract）と**肺**（lung）によって構成される。気道はさらに鼻腔（nasal cavity）から喉頭（larynx）までの**上気道**と、気管（trachea）から先の**下気道**に分けられる。

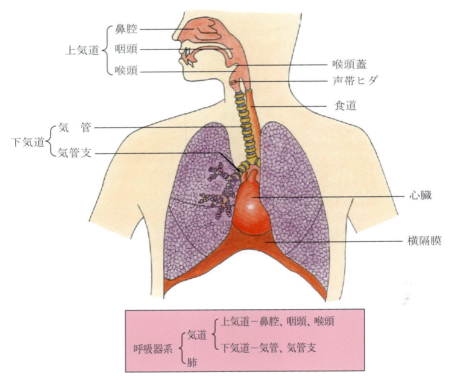

図3.1　呼吸器系の概要

1　上気道

1.1　鼻腔

（1）鼻腔と鼻粘膜

鼻腔は、**外鼻孔**（nostril）から**後鼻孔**（choana）までの空間であり、**鼻中隔**（nasal septum）により左右に分けられている。外鼻孔は外界とつながり、後鼻孔は咽頭（咽頭鼻部）に連なる。外鼻孔から鼻腔に入って1～2 cmの部分は**鼻前庭**（nasal vestibule）とよばれ、顔面の皮膚の続きで覆われるが、それより先の鼻腔の内表面は鼻粘膜で覆われている。鼻粘

膜で覆われる領域は、鼻腔の大部分を占める**呼吸部**と、鼻腔上壁とその周囲の鼻中隔と上鼻甲介の限られた領域である**嗅部**とに分けられる。嗅部の粘膜上皮には嗅覚受容体があり、**嗅上皮**（olfactory epithelium）とよばれる。

（2）鼻甲介と鼻道

左右の鼻腔の外側壁からは3つの鼻甲介（**上鼻甲介**（superior nasal concha）、**中鼻甲介**（middle nasal concha）、**下鼻甲介**（inferior nasal concha））が突出している（図3.2）。上鼻甲介と中鼻甲介は篩骨の一部であるが、下鼻甲介は独立した骨である。空気の通り道となる鼻道は、**上鼻道**（superior nasal meatus）、**中鼻道**（middle nasal meatus）、**下鼻道**（inferior nasal meatus）、および**総鼻道**（common nasal meatus）（図3.2）に分けられるが、上鼻道、中鼻道、下鼻道はそれぞれ上鼻甲介、中鼻甲介、下鼻甲介の下方を通る。総鼻道は鼻甲介と鼻中隔の間である。

（3）血液供給と神経支配

鼻腔には前および後篩骨動脈（←眼動脈←内頸動脈）、蝶口蓋動脈（←顎動脈←外頸動脈）、上唇動脈（←顔面動脈←外頸動脈）、大口蓋動脈（←鼻口蓋動脈）の枝が分布している。鼻中隔の前端部の粘膜は毛細血管が多く集まっており、さらに直下には軟骨があることから

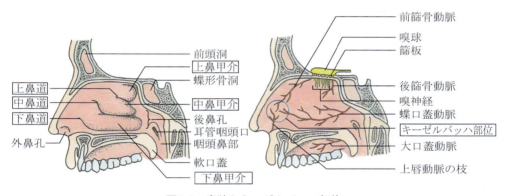

図3.2　鼻腔とキーゼルバッハ部位

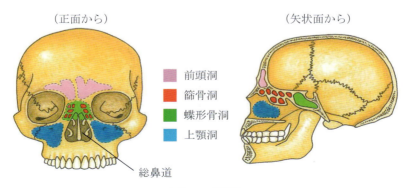

図3.3　副鼻腔

鼻出血を起こしやすい部位になっている（**キーゼルバッハ部位**（Kisselbach area））（図3.2）。

（4）副鼻腔（paranasal sinuses）

頭蓋を形成する骨のうち、上顎骨、前頭骨、蝶形骨、および篩骨には内部に**副鼻腔**（それぞれ**上顎洞**（maxillary sinus）、**前頭洞**（frontal sinus）、**蝶形骨洞**（sphenoidal sinus）、**篩骨洞**（ethmoidal sinus））とよばれる粘膜で裏打ちされた空洞がある（図3.3）。副鼻腔は鼻腔と交通しており、両者の粘膜は連なっている（副鼻腔の鼻腔への開口は図3.4参照）。そのため、鼻腔で生じた炎症は、粘膜を介して副鼻腔内に波及することがあり、その状態を**副鼻腔炎**（sinusitis）という。

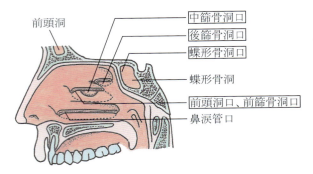

図3.4　副鼻腔の鼻腔への開口部

鼻腔には、副鼻腔の開口部だけでなく鼻涙管（nasolacrimal duct）の開口部である鼻涙管口も存在する。鼻涙管口は下鼻甲介の陰（すなわち下鼻道）の外鼻孔から2〜3 cm後方にあり（図3.4）、鼻涙管ヒダにより囲まれている。

1.2　咽頭

（1）咽頭の構造

咽頭（pharynx）は呼吸器系として扱われる鼻腔と、消化器系として扱われる口腔の両者から連なる構造で、呼吸器系と消化器系の両方に属する。長さは約12 cmで、上方から**鼻部**（nasal part）、**口部**（oral part）、**喉頭部**（laryngeal part）の3つの領域に分けられる（図3.5）。

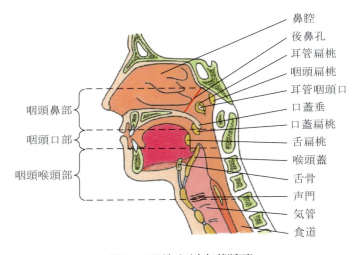

図3.5　咽頭（正中矢状断面）

1）咽頭鼻部

後鼻孔から連なった咽頭の始まり。両側壁は耳管扁桃（tubal tonsil）で囲まれている。耳管（auditory tube またはオイスタヒ管（eustachian tube））の開口部（**耳管咽頭口**（pharyngeal orifice of auditory tube））が存在する。上壁上部の咽頭円蓋の粘膜下には咽頭扁桃（pharyngeal tonsil）が位置する。

2）咽頭口部

口蓋（palatethe roof）から喉頭蓋（epiglottis）までの部分であり、前方は口峡を介して口腔と交通している。

3）咽頭喉頭部

喉頭蓋よりも下方の部位で、喉頭の後方に位置する。遠位端は食道に続く。

(2) 咽頭の筋

咽頭の筋肉には**咽頭挙筋群**（pharyngolaryngeal elevators）と**咽頭収縮筋**（pharyngeal constrictors）の2種に大別される。咽頭挙筋群は咽頭の内側に存在し、咽頭挙上に働く筋の総称で、**耳管咽頭筋**（salpingopharyngeus muscle）、**茎突咽頭筋**（stylopharyngeus muscle）、**口蓋咽頭筋**（palatopharyngeus muscle）が含まれる。咽頭収縮筋は咽頭を輪状に狭める筋で、**上咽頭収縮筋**（superior constrictor of pharynx）、**中咽頭収縮筋**（middle constrictor of pharynx）、および**下咽頭収縮筋**（inferior constrictor of pharynx）がある。下咽頭収縮筋は上部の甲状咽頭筋と下部の輪状咽頭筋に分けられる。後者は括約筋のように働き、咽頭と食道の境界部を取り囲んでいる（第4章 参照）。

(3) 咽頭の病態

咽頭扁桃が肥大すると後鼻孔が塞がれて鼻呼吸が妨げられたり、耳管の開口部を圧迫して聴力障害を起こしたりする。特に、小児では肥大しやすい（アデノイド（adenoids））。また、咽頭鼻部に開口する耳管は中耳（鼓室）に連絡しており、鼓室内の気圧調節をすることで外耳と中耳との気圧差をなくし、鼓膜の感度を保つ役割をしている。耳管および中耳の粘膜は咽頭粘膜と続いているため、咽頭や鼻腔の炎症や、細菌感染は耳管を介して中耳に至ることがある。特に、乳幼児の耳管は短く水平に走るため、**中耳炎**を起こしやすい。

左右の耳管扁桃、左右の口蓋扁桃、左右の舌扁桃、および不対の咽頭扁桃は輪状に配置され、リンパ性咽頭輪（ワルダイエルの咽頭輪）（図3.6）を形成している（第9章 参照）。ワルダイエルの咽頭輪は気道と消化管の入り口部にあることから、鼻腔や咽頭から侵入してきた細菌やウイルスなどの病原体に対する生体防御機能を持つと考えられている。

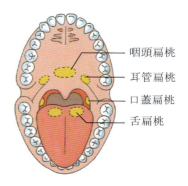

図3.6　ワルダイエルの咽頭輪

1.3 喉頭

喉頭（larynx）は咽頭喉頭部の前方に位置する長さ 5 cm ほどの管状器官で、咽頭と気管をつなぐ。喉頭は気道の一部としてだけではなく、発声装置としても重要な役割を担う。

(1) 喉頭の支柱

喉頭の支柱となっているのは舌骨と軟骨で、これらが靭帯と膜で連結され中空構造を保っている。喉頭の軟骨は無対（各1個）の**輪状軟骨**（cricoid cartilage）、**甲状軟骨**（thyroid cartilage）[*1]、**喉頭蓋軟骨**（epiglottic cartilage）、と有対（各2個）の**披裂軟骨**（arytenoid cartilage）、**小角軟骨**（corniculate cartilage）、**楔状軟骨**（cuneiform cartilage）、**麦粒軟骨**（triticeous cartilage）の7種類11個である（図3.7）。

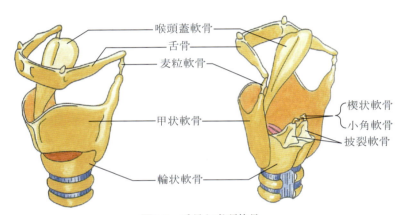

図3.7　舌骨と喉頭軟骨

(2) 発声装置としての喉頭

喉頭の内腔には前後に走るヒダが上下2対あり、上方の1対は**前庭ヒダ**（vestibular fold）、下方の1対は**声帯ヒダ**（vocal fold）とよばれている。この2種類のヒダにより、喉頭腔は前庭ヒダの上部の喉頭前庭、前庭ヒダと声帯ヒダの間の喉頭室、そして声帯ヒダより下方の声門下腔の3つの領域に分けられる（図3.8）。左右の声帯ヒダの間の隙間は**声門**（**声門裂**（rima glottidis））で、この隙間を空気が勢いよく通過することで声帯ヒダが振動し、その振動音が声の元（喉頭原音）となる。この音が咽頭、鼻腔、および副鼻腔での共鳴や、舌、口蓋、唇などの動きにより変化して（構音）、「声（言語音）」として発せられる（図3.9）。

[*1]：甲状軟骨は、いわゆる喉仏（のどぼとけ）に相当し、欧米では Adam's Apple（アダムのりんご）ともよばれる。第二次性徴以降の男性では特に前方に突き出している。

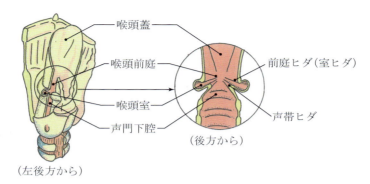

図3.8　喉頭の内腔

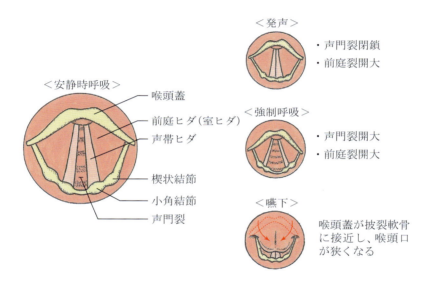

図3.9　呼吸・発声時の喉頭の形態

　喉頭の筋のうち、内喉頭筋（図3.10、表3.1）は声帯を調節して声を変化させるのに働く。これらの筋はすべて**迷走神経**支配（下喉頭神経［反回神経］[*2]または上喉頭神経）である。外喉頭筋（甲状舌骨筋、胸骨甲状筋など）は嚥下の際に働いている。喉頭腔粘膜の感覚を伝える神経は、声門より上の部分は上喉頭神経の内枝（迷走神経の枝）、声門より下の部分は下喉頭神経（迷走神経の枝）である。

[*2]：声帯の筋を支配する神経である下喉頭神経（反回神経）は、気管支や肺のがんなどで侵されることがある。この神経の機能が侵されると嗄声（サセイ；かすれ声）や呼吸困難となることがある。

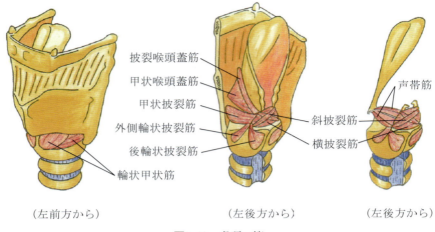

（左前方から）　　　　　（左後方から）　　　　　（左後方から）

図3.10　喉頭の筋

表3.1　喉頭の筋（内喉頭筋）

筋の名称	略称（臨床名）	声帯への作用	声門への作用
輪状甲状筋	前筋	緊張	
甲状披裂筋（声帯筋*）	内筋	弛緩	閉じる
外側輪状披裂筋	側筋	弛緩	閉じる
横披裂筋　斜披裂筋	横筋	弛緩	閉じる
後輪状披裂筋	後筋	緊張	開く
披裂喉頭蓋筋		喉頭口を閉じる	

輪状甲状筋は上喉頭神経外枝（迷走神経）の支配で、それ以外の喉頭の筋はすべて下喉頭神経（←反回神経←迷走神経）支配である。
＊声帯筋は甲状披裂筋の一部で、声帯靱帯に沿って走り、披裂軟骨の声帯突起に停止する。

2　下気道

　気管は筒状の空気の通り道で、食道の前方に位置する。気管は第4～5胸椎（T4～5）の高さで左右に分岐して主気管支（main bronchus）となり、肺に侵入する。その後、葉気管支（lobar bronchus）、区域気管支（segmental bronchus）、細気管支（bronchiole）、終末細気管支（terminal bronchiole）、呼吸細気管支（respiratory bronchiole）と分岐を繰り返す。呼吸細気管支の先は肺胞管（alveolar duct）、肺胞囊（alveolar sac）となるが、この部分は呼吸部とよばれる。

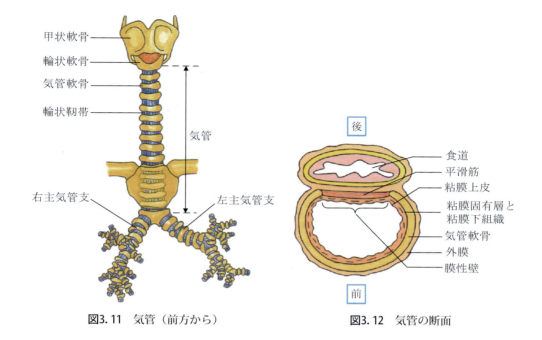

図3.11　気管（前方から）　　図3.12　気管の断面

2.1　気管

　気管は喉頭に続く長さ約13 cm、直径約2.5 cm の筒状の器官である。気管の壁には16〜20個の馬蹄形の**気管軟骨**（tracheal cartilage）があり、気管軟骨どうしは靭帯（輪状靭帯）でつながれている（図3.11）。気管は食道の前方に位置するが、食道と接する側の壁（後壁）は軟骨を欠き、平滑筋を含む膜でできている（膜性壁、図3.12）。このことにより食道内を食物などが通る際に食道がわずかに気管側に拡張することが可能となっている。

2.2　気管支

　気管は第4〜5胸椎の高さで左右に分岐して主気管支、すなわち右主気管支および左主気管支となる。右気管支は左気管支よりも太くて短く、気管からの分岐角度も垂直に近い。このことにより誤飲された異物は左よりも右の気管支に入りやすく、その結果、**誤嚥性肺炎**は右肺で起こりやすい。

（1）　気管支の分岐

　主気管支は、肺に侵入するとより細い気管支に分岐する（表3.2）。まず、左右の主気管支は**葉気管支**に分岐する。葉気管支は各肺葉につき1本ずつ分岐するので、肺葉の数に一致して右側は葉気管支が3本、左側は2本である。葉気管支はさらに細い**区域気管支**（右10本、左8〜9本）に分岐する。各区域気管支の分布領域をもとに肺を分域したものが肺区域である（図3.16参照）。区域気管支より先は、さらに**細気管支**となる。細気管支は肺小葉に入り込み、小葉内でさらに分岐して**終末細気管支**、**呼吸細気管支**となった後、**肺胞**

表3.2 気管支の分岐と組織構成

		分枝数		内径(mm)	軟骨	平滑筋
		右	左			
導管部	主気管支	1	1	10	○	○
	葉気管支	3	2	7	○	○
	区域気管支	10	8〜9	2〜7	○	○
	細気管支			0.5〜2		○
	終末細気管支			0.5		○
呼吸部	呼吸細気管支			0.3		○
	肺胞管			0.1		
	肺胞嚢			―		

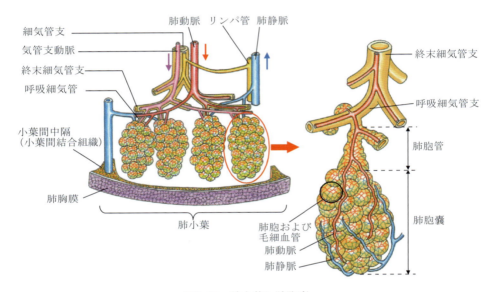

図3.13 肺小葉と肺胞嚢

（alveolus）という袋状構造の集まりである**肺胞嚢**となる。肺胞嚢は**肺胞管**を介して呼吸細気管支とつながっている（図3.13）。肺胞は呼吸細気管支でもまばらに存在するが、肺胞管と肺胞嚢はすべての壁が肺胞から形成されている。

　肺胞はその内面が薄い肺胞上皮で覆われており、そのすぐ外側には肺動脈由来の毛細血管網が配置されている。肺胞はガス交換の場であり、肺胞壁を介して肺胞腔に満たされた外気と毛細血管に流れ込んだ血液との間で酸素と二酸化炭素が交換される。肺胞を持った呼吸細気管支、肺胞管、および肺胞嚢はガス交換に関与しており、下気道の呼吸部に分類されるが、気管から終末細気管支まではガス交換に直接関与しない導管部となる。

（2）気管支の軟骨

　気管と同様、気管支も区域気管支まではその壁に軟骨を有するが、軟骨は次第に小さく、不規則な形と配列をとるようになる。そして細気管支からは軟骨が存在しない膜性気管支となる。

(3) 気管支の平滑筋

気管支壁の平滑筋は呼吸細気管支まで認められ、その量は軟骨の量が減るのに伴い増加する。平滑筋は渦巻き状の束になり内腔を取り囲んでいるが、軟骨を欠く細気管支から先の部分では、筋の痙攣により気道が閉鎖される可能性がある。平滑筋は自律神経により収縮が調節されているが、交感神経は細気管支の平滑筋を弛緩させて気道を拡張する。ヒスタミンなどのアレルギー反応を引き起こす物質（メディエーター）は細気管支の平滑筋を収縮させ、末梢の気道を狭窄させる。

3 肺

肺（lung）は胸腔の中で縦隔を除いたスペースの大部分を占める器官で、左右に1つずつある。それぞれの肺は半円錐型をしており、上方の尖った部分を**肺尖**（apex of lung）、下方の広くなった部分を**肺底**（base of lung）とよぶ（図3.14）。肺表面は**肋骨面**、**内側面**、および**横隔面**に分けられる。肋骨面は胸郭の前部の肋骨に面しており、横隔面は横隔膜（diaphragm）に面している。内側面は縦隔に面しており、その中央部には**肺門**（hilum of lung）とよばれる肺に出入りする管（気管支、気管支動・静脈、肺動・静脈など）が通っている。肺門部にはまたリンパ節も多く存在している。これら肺に出入りする構造物は結合組織で束ねられ、その部分は**肺根**（root of lung）とよばれている。肺の表面を覆う**肺胸膜**（pulmonary pleura）（詳しくは後述）は肺門で反転して肺根をつつみ、さらに壁側胸膜へと移行する。その際、肺の前面と後面からの胸膜は肺門の下方であわさって細いヒダをなす。これを肺間膜とよぶ（図3.15）。

肺は**葉間裂**とよばれる深い切り込みによって、左肺は2葉（上葉、下葉）、右肺は3葉（上葉、中葉、下葉）の肺葉に分けられる（図3.14）。右肺の上葉と中葉を分ける葉間裂は**水平裂**（horizontal fissure または小葉間裂（minor fissure））、中葉と下葉を分けるものは**斜裂**（oblique fissure または大葉間裂（major fissure））とよばれる。左肺には斜裂のみが存在し、上葉と下葉を分けている。肺の内側面には縦隔に含まれる種々の構造物によって押されてできた圧痕が認められる。中でも、心臓によってつくられる心圧痕は最も代表的であり、特に左肺で顕著である。

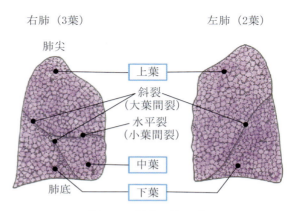

図3.14　肺葉と葉間裂

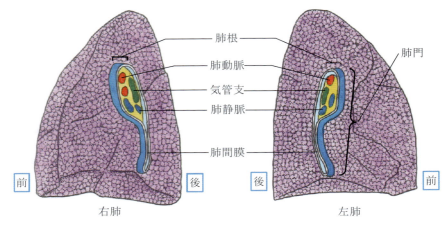

図3.15　肺の内側面

3.1　肺区域

　肺実質は気管支の分岐に対応して区分される。例えば、前述したように左肺は２葉、右肺が３葉の肺葉に分かれているが、これは左の気管支が２本、右が３本の葉気管支に分岐することによる。さらに葉気管支は区域気管支に分岐することで肺葉内を分域し、左肺を８区域、右肺を10区域の**肺区域**に分ける。各肺区域には区域気管支に沿って動脈が侵入しており、肺の基本的構成単位となる。したがって、肺区域を理解することは臨床上きわめて重要である（図3.16）。

3.2　肺小葉と肺胞

　肺区域内で区域気管支はさらに分岐を繰り返して細気管支、さらに終末細気管支、呼吸細気管支となる。各肺区域は**小葉**（**肺小葉**（pulmonary lobule））とよばれる小さな区画に分割される（図3.13）。肺小葉は弾性の結合組織に取り囲まれており、１つの小葉に対し、１本のリンパ管、１本の細動脈、１本の細静脈、１本の終末細気管支からの分枝が分布している。終末細気管支は小葉内でさらに分岐して呼吸細気管支となり、次いでいくつかの肺胞管に分かれたあと、肺胞嚢になる。肺胞嚢の先は行き止まりで、盲端の空間となっている。呼吸細気管支、肺胞管、および肺胞嚢は肺胞という小さな袋状構造を有している。肺胞は呼吸細気管支ではまばらに存在するが、肺胞管と肺胞嚢はすべての壁が肺胞から形成されている。肺胞の内面は薄い肺胞上皮で覆われており、その直ぐ外側は肺動脈由来の毛細血管が網目状に配置され、肺胞壁をはさんだ肺胞腔と毛細血管の間ではガス交換が行われている。

　肺への血液供給には、**気管支動脈**（bronchial artery）と**肺動脈**（pulmonary artery）の２つの系統がある。気管支動脈は気管支と肺組織に酸素と栄養素を供給するための血管である（栄養血管）。肺動脈は右心室から肺へ静脈血を送る血管である（機能血管）。右心室か

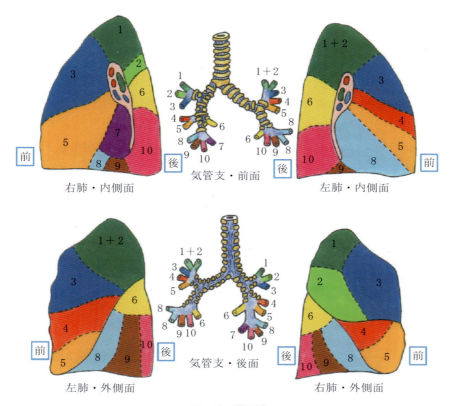

図3.16 肺区域

らは1本の肺動脈幹（trunk of pulmonary artery）が出て、大動脈弓の下で左右の肺動脈に分岐し、それぞれ左右の肺に至る。左右の肺動脈は肺門から肺に侵入し、気管支に沿って枝分かれを繰り返し、細気管支とともに肺小葉に入り、呼吸細気管支の先で毛細血管となって肺胞壁を取り囲む。毛細血管を流れる血液は肺胞内腔の外気との間でガス交換を行い、血液から二酸化炭素が取り除かれ、一方で酸素が取り込まれる。この酸素を多く含む血液はやがて左右それぞれ数本の肺静脈へと集められ、左心房へと注ぐ。肺動脈と肺静脈は肺の機能血管である（図3.13）。

4 胸郭の構造と呼吸

4.1 胸郭（thorax）

胸郭は胸椎、肋骨、そして胸骨が互いに連結することで形成されるカゴ状の骨格であり（広義の胸郭はこれらの骨格をつなぐ筋が含まれる）、胸郭に囲まれた空間を**胸腔**（thoracic cavity）とよぶ（図1.3参照）。胸腔の下口は横隔膜でふさがれており、腹腔と境されている。上口は頸部に開放している（胸郭上口）。胸腔は、正中にある**縦隔**（mediastinum）

（図3.21参照）と左右の**胸膜腔**（pleural cavity）（図3.21参照）の3つの領域に分けられる。胸郭は内臓を保護する役割を持つと同時に、呼吸運動に関与している。呼吸運動は主に胸郭の拡大と縮小、および横隔膜の挙上と下制によって行われる。

4.2 呼吸に関与する筋

最も重要な呼吸筋は**横隔膜**である（図3.17）。横隔膜は胸腔と腹腔の境をなす骨格筋であり、頸神経叢から出る**横隔神経**（phrenic nerve）により支配される。この筋の起始は胸部および腹部の壁（腰椎前面、肋骨弓の内周、胸骨）で、停止は中央部の**腱中心**（central tendon）である。筋が弛緩している時は腱中心が胸腔側に突出してドーム状となり、収縮すると、腱中心が起始部の高さまで引き下げられてフラット状となり、胸腔容積を増大させる（図3.18）。横隔膜には胸部と腹部にまたがって存在する構造物を通す孔が3つ開いている。

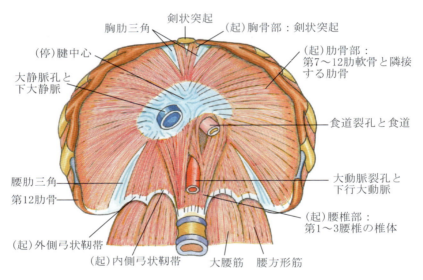

図3.17　横隔膜（下から見た図）

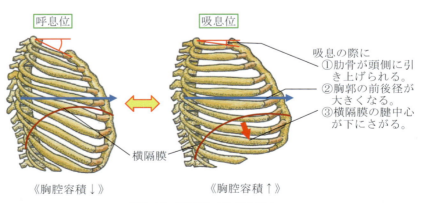

図3.18　呼吸時の胸郭の動き

① 大動脈裂孔（opening for aorta）：下行大動脈、胸管、奇静脈などが通る。
② 食道裂孔（opening for esophagus）：食道、迷走神経などが通る。
③ 大静脈孔（opening for inferior vena cave）：下大静脈などが通る。

外肋間筋（external intercostal muscle）と**内肋間筋**（internal intercostal muscle）（図3.19）は収縮することで肋骨を動かすが、両者ともその収縮は肋間神経（intercostal nerve）に支配されている。外肋間筋は、肋間の筋のうち最表層に存在し、上下の肋骨間を後上方から前下方へと斜めに走行する。したがって、外肋間筋が収縮すると下方の肋骨が引き上げられ、胸郭の左右径と前後径が大きくなって胸腔容積を増大させる（図3.18）。内肋間筋は肋骨間を前下方から後下方へと斜めに走行する（図3.18）。したがって、内肋間筋が収縮すると上位の肋骨が引き下げられ、胸郭の左右径と前後径が小さくなり、胸腔容積が減少する（図3.18）。内肋間筋の中を肋間動脈、肋間静脈、肋間神経が走っている。これらの血管、神経をはさんだ最内側の内肋間筋の部位を特に**最内肋間筋**という（図3.19）。

≪安静時の呼吸≫
安静時の吸息には横隔膜と外肋間筋が作用する。外肋間筋が収縮すると下方の肋骨が引き上げられ、胸腔容積を増大させることで吸息を生じさせる（図3.18）。

一方、安静時の呼息には、通常は筋収縮が関与していない。安静時の呼息は胸壁と肺の弾性収縮力により生ずるとされ、吸息筋が弛緩すると呼息が始まる。

≪努力呼吸・深呼吸≫
努力呼吸や深呼吸の際の吸息には横隔膜や外肋間筋の他に**補助呼吸筋**の収縮も胸腔容積拡大に関与する。補助呼吸筋には**胸鎖乳突筋**（stemocleidomastoid muscle）（胸骨を挙上する）、**斜角筋群**（scalene muscles）（第1、および第2肋骨の挙上）、**小胸筋**（pectoralis minor muscle）（第3～5肋骨の挙上）などがある（表14.4、14.5、14.6、14.8 参照）。

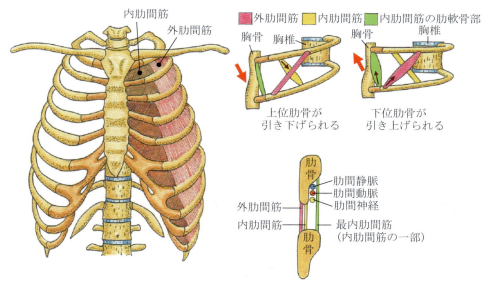

図3.19　肋間筋

運動時や管楽器の演奏のための呼吸は能動的であり、筋収縮を伴う。これに関与する筋は腹部の筋と内肋間筋である。内肋間筋は外肋間筋の深層にあり、上下の肋間を下後方から前上方に走る。肋間神経により支配され、収縮することで上側の肋骨を引き下げ（下制し）、胸腔容積を減少させて肺からの呼息をうながす。腹部の筋の収縮は、下部肋骨を下制し、腹部内臓を圧縮し、横隔膜を上方に押し上げる（呼息の補助に働く；表14.9 参照）。

5　胸膜と縦隔

5.1　胸膜と胸膜腔

肺の表面は、**肺胸膜**（または臓側胸膜）とよばれる薄くて透明な漿膜に覆われている。胸郭壁の内面は**壁側胸膜**（parietal pleura）に覆われているが、壁側胸膜と肺胸膜は肺門部でつながっている。すなわち、壁側胸膜と肺胸膜は袋状をした一続きの膜をなしている。肺胸膜と壁側胸膜に包まれた空間、すなわち肺胸膜と壁側胸膜にはさまれた空間は**胸膜腔**とよばれる閉鎖空間となっている（図3.20）。胸膜腔にはわずかな漿液（胸膜液）が存在し、肺胸膜と壁側胸膜との摩擦を軽減させている。胸膜腔の多くの領域では、肺胸膜と壁側胸膜がほぼ接している状態で、ごくわずかな隙間として存在しているが、肺の前縁と下縁では胸膜腔が広くなっており胸膜洞をなしている。特に肋骨下縁に沿った胸膜洞を**肋骨横隔洞**といい、第9〜10肋骨の高さにある（図3.20）。肋骨横隔洞は胸膜洞が特に広くなった部分でもあるため、第10肋間隙が目安となって**胸腔穿刺**の部位になっている。

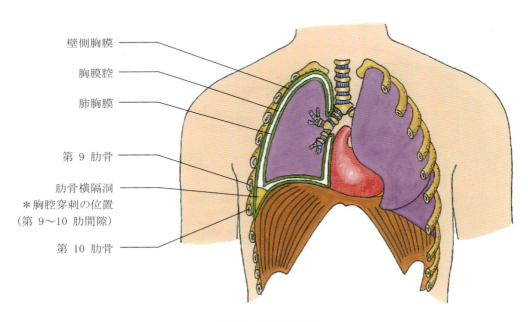

図3.20　肋骨横隔洞

5.2 縦隔

胸腔の中で左右の胸膜腔に挟まれた領域を縦隔という。**縦隔**は胸骨角（胸骨柄と胸骨体の間）より上部の**上縦隔**と、それより下部の**下縦隔**に分けられる。下縦隔はさらに**前縦隔**、**中縦隔**、**後縦隔**に分けられる（図3.21）。縦隔内の臓器のうち、心臓は心膜で覆われている

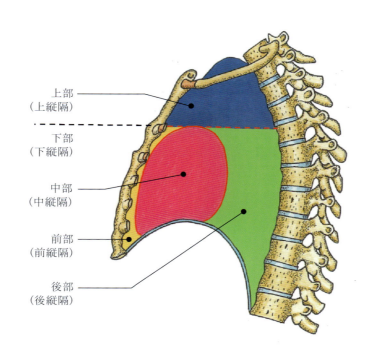

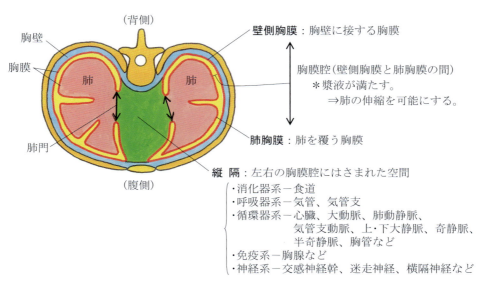

図3.21　縦隔

が、他の多くの臓器は漿膜に覆われておらず、縦隔内で炎症やがんなどが広がりやすい原因となっている。

(1) 上縦隔

胸郭上口から胸骨角平面までの領域。胸腺、気管、食道、大動脈弓とその枝、上大静脈、左右腕頭静脈、奇静脈、胸管などが含まれる。

(2) 下縦隔

1) 前縦隔

胸骨と心臓の間の領域。胸腺の下部を含む。

2) 中縦隔

心臓と心臓に出入りする血管（上行大動脈、上大静脈、下大静脈、肺動脈、肺静脈）などを含む。

3) 後縦隔

心臓と脊椎の間の領域。気管支、食道、胸大動脈、奇静脈、胸管、迷走神経、交感神経幹などを含む。

問　題

下記の文章の（　）に適する語句を入れよ。

(1) 呼吸器系とは細胞が活動するために消費する（　①　）を空気中から血液に取り込み、細胞が活動した結果生じる（　②　）を体外に排出するための器官系である。

(2) 呼吸器系は（　③　）と（　④　）によって構成される。（　③　）はさらに鼻腔から喉頭までの（　⑤　）と、気管から先の（　⑥　）に分けられる。

(3) 鼻腔は（　⑦　）により左右に分けられている。（　⑦　）の前端部にある鼻出血の好発部位は（　⑧　）とよばれている。

(4) 副鼻腔には、（　⑨　）、前頭洞、篩骨洞、蝶形骨洞の4種類がある。

(5) 鼻腔に続く咽頭の部位は（　⑩　）である。

(6) 喉頭の内腔には2対のヒダである（　⑪　）と（　⑫　）がある。左右の（　⑫　）の間を（　⑬　）という。

(7) 葉気管支は右が（　⑭　）本、左が（　⑮　）本である。葉気管支はさらに分岐して（　⑯　）となる。

(8) 肺胞では肺胞上皮のすぐ外側に（　⑰　）由来の毛細血管網が配置されており、肺胞内腔に満たされた外気と毛細血管を流れる血液との間でガス交換が行われる。

(9) 肺の栄養血管は（　⑱　）で、機能血管は（　⑲　）と（　⑳　）である。

(10) 胸郭を構成する骨は、肋骨、胸骨、および（　㉑　）である。

(11) 横隔膜は収縮することで腱中心の高さが（　㉒　）がり、胸腔の容積を（　㉓　）させる。

（12）左右の胸膜腔にはさまれた領域を（　㉔　）という。

参考文献

1）牛木辰男、小林弘祐著「カラー図解　人体の正常構造と機能　Ⅰ呼吸器」日本医事新報社
2）大野忠雄　他共訳「トートラ　人体の構造と機能」丸善株式会社
3）松村讓兒著「イラスト解剖学」中外医学社
4）坂井建雄著「系統看護学講座　専門基礎分野　人体の構造と機能①　解剖生理学」医学書院

第4章

消化器系

到達目標

消化器系の構成と構造について機能と関連付けて説明できる。

学習のポイント

- 消化管、消化付属器官の構成と解剖学的つながり
- 消化管の各部位の長さと内景の違い
- 咽頭の構造
- 肝臓、膵臓の構造(肉眼的・顕微解剖的)と機能
- 腹膜と後腹膜器官

1　消化器系の概要

　消化器系は摂取した食物を消化し、栄養素を吸収するための器官系であり、口（口腔）から肛門まで連なる消化管と、それに付属する器官から構成される。消化管は外界に連絡する中空の管であり、口腔、咽頭、食道、胃、小腸、および大腸が順に連なって構成され、これに唾液腺、肝臓、膵臓などの消化腺が開口している（図4.1）。

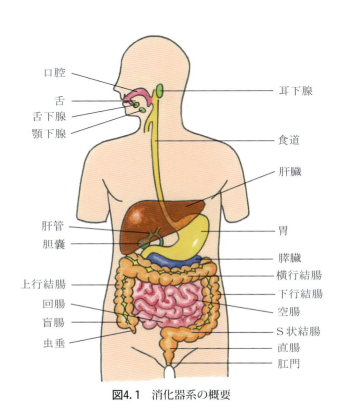

図4.1　消化器系の概要

2　口腔（oral cavity）

2.1　口腔の構造

　口腔の入り口、すなわち消化管の入り口は**口裂**であり、顔面に開口している。咽頭へ連なる口腔の出口は**口腔咽頭口（口峡）**とよばれる（図4.2B）。

　口腔は、上顎と下顎の歯列弓と歯肉によって2つの領域〜**口腔前庭**（oral vestibule）と**固有口腔**（oral cavity proper）〜に分けられる。固有口腔の天井は**口蓋**（palate）であり、口腔と鼻腔を隔てている（図4.2A）。口蓋の前3/4は骨（上顎骨と口蓋骨）を含む**硬口蓋**（hard palate）で、後1/4は筋性の**軟口蓋**（soft palate）となっている（図4.2A）。軟口蓋

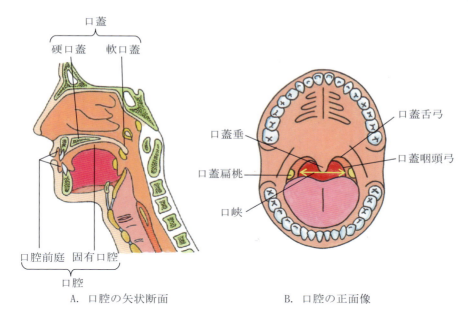

A. 口腔の矢状断面　　B. 口腔の正面像

図4.2　口腔

の後端は自由縁となっていて、正中部には円錐状の突起である**口蓋垂**が垂れ下がっている（図4.2B）。口蓋垂は嚥下の際に軟口蓋とともに後方に引かれ、咽頭鼻部を塞いで飲食物が鼻腔に侵入するのを防いでいる。口腔前庭と固有口腔は、口を閉じた状態でも歯列弓の後方にある**歯後隙**を介して連絡している。開口ができない状況下でも歯後隙から固有口腔に達することができ、臨床的に重要な場所となっている。口蓋垂の基部には、外側に向かって前後2対の筋性のヒダがある。前方のヒダは**口蓋舌弓**、後方のヒダは**口蓋咽頭弓**である。口蓋舌弓と口蓋咽頭弓の間には**口蓋扁桃**がある（図4.2B）。

2.2　舌 (tongue)

舌は舌筋により形づくられており、表面は重層扁平上皮で覆われている。舌の先端は**舌尖**、付け根は**舌根**、舌尖と舌根の間の部分は**舌体**に区分される（図4.3A）。舌の上面は**舌背**とよばれ、正中には**舌正中溝**、舌体と舌根との境界部には**分界溝**が存在する。分界溝の正中部には胎生期の甲状舌管の遺残である**舌盲孔**がある。舌背の表面には**舌乳頭**（**糸状乳頭、茸状乳頭、有郭乳頭、葉状乳頭**）が存在する（図4.3A）。糸状乳頭（触覚に関わる）以外の舌乳頭には味覚の受容器である**味蕾**が備わっている。舌根には多数のリンパ小節が集合した舌扁桃がある（図4.3A）。

舌筋には、舌そのものを構成し、舌の形を変化させる**内舌筋**（上縦舌筋、下縦舌筋、横舌筋、垂直舌筋）と、主に舌の位置を変化させる**外舌筋**（オトガイ舌筋、舌骨舌筋、茎突舌筋、口蓋舌筋）がある。これら8種の舌筋は、それぞれ舌の左右に存在しており、口蓋舌筋（迷走神経支配）を除いたすべてが舌下神経により支配されている。

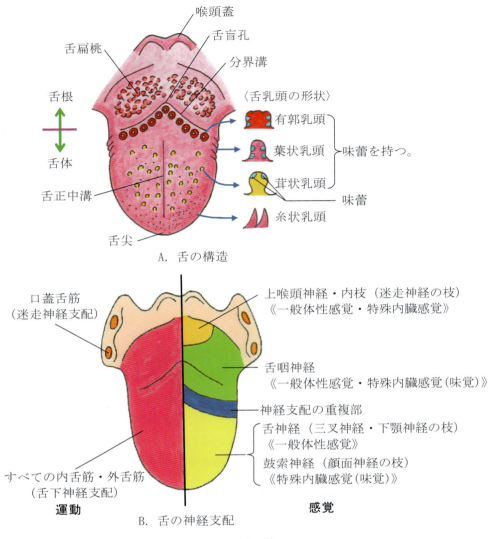

図4.3 舌

　舌の触圧覚や温痛覚といった一般体性感覚は、舌前2/3においては三叉神経（下顎神経の枝である舌神経）に、同領域の特殊内臓感覚（味覚）は顔面神経（鼓索神経）に支配される（図4.3B）。舌後1/3については、一般体性感覚も特殊内臓感覚も舌咽神経により支配されている。また、舌のうち喉頭蓋のすぐ前に位置する部分には迷走神経由来の枝（上喉頭神経内枝）が分布し、一般体性感覚と特殊内臓感覚の両方を伝達するとされる（図4.3B）。

2.3　唾液腺（salivary gland）（図4.4）

　唾液腺には**小唾液腺**と**大唾液腺**がある。口蓋腺、頬腺、口唇腺などの小唾液腺は、口腔

2　口腔（oral cavity）

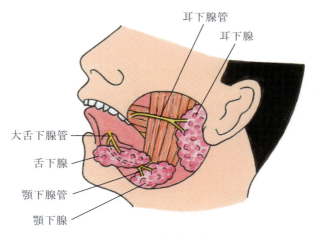

図4.4　大唾液腺と導管

および舌の粘膜に多数存在し、短い導管を介して口腔に開口している。大唾液腺は**耳下腺**（parotid gland）、**顎下腺**（submandibular gland）、**舌下腺**（sublingual gland）の3つで、これらは導管を通じて大量の唾液を口腔内に分泌する。耳下腺は純漿液腺で、耳介の前下方に位置し、3つの大唾液腺のなかで最も大きい。その導管である**耳下腺管**（ステンセン管）は咬筋の表面を横走した後、頬筋と頬粘膜を貫いて口腔前庭に開口し、その開口部は上顎の大臼歯に対向する頬粘膜部にある耳下腺乳頭となっている。顎下腺は、漿液腺優位の混合腺で、下顎骨、顎二腹筋の前腹および後腹によって囲まれる**顎下三角**とよばれる領域に存在する。導管である**顎下腺管**（ワルトン管）は**舌下小丘**に開口している。舌下腺は粘液腺優位の混合腺で、舌下ヒダ内に位置しており、多数の**小舌下腺管**（リビナス管）が舌下ヒダに沿って開口し、**大舌下腺管**（バルトリン管）は舌下小丘に開口する。これらの顎下腺と舌下腺の導管は全て固有口腔に開口している。

　唾液腺は自律神経系の支配を受ける。上頸神経節からの交感神経の節後線維は唾液分泌を抑制し、唾液の粘性を増す作用を持つ。それに対し、副交感神経は唾液の分泌を促進する。副交感神経線維は、耳下腺には舌咽神経を介して、顎下腺と舌下腺には顔面神経を介して分布している。

2.4　歯（tooth）

　歯は上顎骨と下顎骨の歯槽に埋め込まれている。**乳歯**（milk tooth）は生後約6カ月で生え始め、生え揃うと20本となる。すべての乳歯は6〜12歳で抜け落ち、**永久歯**（permanent tooth）に生え代わる。永久歯は通常成人では合計32本である（図4.5A）。

　標準的な歯は、**歯冠**、**歯根**、および**歯頸**の3つの部分に分けられる。歯冠は歯肉より露出している部分である。歯根は1つの歯に対し1〜3つあり、歯槽内に埋もれている。歯頸は歯肉線近くの歯冠と歯根との境界部である（図4.5B）。

第4章 消化器系

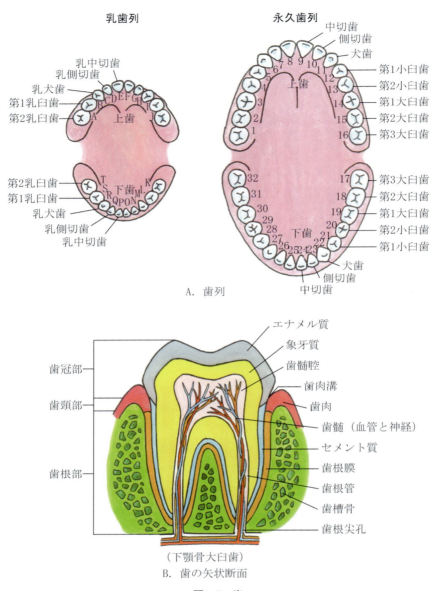

A. 歯列

B. 歯の矢状断面

図4.5 歯

　歯の主要な部分は**象牙質**でできている。象牙質で形づくられた部分は内部に空洞があり、その空洞が拡大した部分は**歯髄腔**で歯冠内部にある（図4.5B）。歯根の象牙質内部には歯髄腔に連なる狭く伸びた空洞である**歯根管**があり、歯根を貫いている（図4.5B）。歯髄腔と歯根管は神経、血管、およびリンパ管を含む歯髄で満たされている。神経、血管、リンパ管は歯根の基部に存在している歯根尖孔から出入りしている。歯冠の象牙質は硬い**エナメル質**で覆われており、象牙質を摩擦や酸から守っている（図4.5B）。
　一方、歯根の象牙質は**セメント質**で覆われている（図4.5B）。歯の感覚は、上顎は三叉神

経の枝である上歯槽神経（上顎神経の枝）、下顎は同じく三叉神経の枝である下歯槽神経（下顎神経の枝）で支配されている。すなわち、歯の感覚は上下ともに三叉神経（Ⅴ）がつかさどっているということになる。

2.5 咀嚼筋

咀嚼筋は咀嚼に働く筋群で、**咬筋**、**側頭筋**、**内側翼突筋**、**外側翼突筋**の4つがある。咀嚼筋は胎生期に生じる構造部である第1鰓弓に由来しているが、この第1鰓弓に分布する神経が下顎神経（三叉神経の第三枝、V_3）であることから、咀嚼筋の支配神経は下顎神経となる（第14章 筋系 6.1 頭部の筋（2）咀嚼筋 参照）。

3 咽頭（pharynx）

咽頭は呼吸器系として扱われる鼻腔と、消化器系として扱われる口腔の両者から連なる構造で、呼吸器系と消化器系の両方に属する。長さは約12 cmで、上方から**鼻部**、**口部**、**喉頭部**の3つの領域に分けられる（図4.6）。

3.1 咽頭の部域と構造

（1） 咽頭鼻部（上咽頭）

後鼻孔から連なった咽頭の始まり。両側壁には耳管隆起（耳管軟骨による粘膜の高まり）で囲まれた耳管の開口部（**耳管咽頭口**）が存在する。咽頭鼻部はこの耳管咽頭口を介して中耳とも交通している。上壁上部の咽頭円蓋の粘膜下には咽頭扁桃（アデノイド）が位置する。

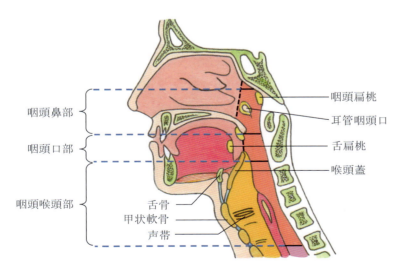

図4.6　咽頭の区分

（2） 咽頭口部（中咽頭）

口蓋と喉頭蓋までの部分であり、前方は口峡を介して口腔と交通している。第2～3頸椎の高さに相当する。

（3） 咽頭喉頭部（下咽頭）

喉頭蓋よりも舌方の部位。喉頭の後方に位置する。遠位端は食道に続く。前壁の上部には喉頭口が開口しており、ここで気体と固体・液体の通路が分別される。

3.2 咽頭の筋と神経支配

咽頭の筋は横紋筋であり、咽頭を輪状に狭める役割を担う**咽頭収縮筋**と咽頭の内層に存在し、咽頭を挙上する作用を持つ**咽頭挙筋**に大別される。咽頭収縮は上から**上咽頭収縮筋**（superior constrictor of pharynx）、**中咽頭収縮筋**（middle constrictor of pharynx）、および**下咽頭収縮筋**（inferior constrictor of pharynx）となっており、咽頭縫線に付く（図4.7）。下咽頭収縮筋の最下部は輪状咽頭筋となっており、括約筋のように咽頭と食道の境界を取り囲んでいる。咽頭挙筋には茎突咽頭筋（stylopharyngeus muscle）、**口蓋咽頭筋**（palatopharyngeus muscle）、**耳管咽頭筋**（salpingopharyngeus muscle）がある（図4.7）。咽頭の筋はそのほとんどが迷走神経支配（咽頭神経叢を介して）と考えられるが、茎突咽頭筋は舌咽神経の支配を受ける。

咽頭の粘膜は鼻部の一部（多列上皮）を除き重層扁平上皮である。咽頭の粘膜からの内臓感覚は大半が舌咽神経支配であるが、喉頭部は迷走神経（上喉頭神経内枝）が支配している。

○嚥下

嚥下は食塊がどこを通過しているかによって、口腔相、咽頭相、食道相の3相に分けら

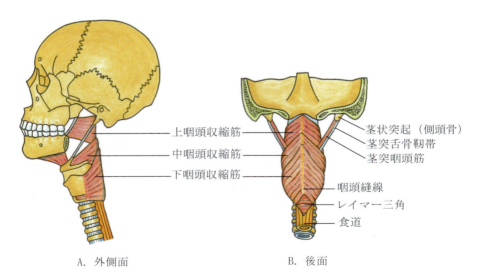

A. 外側面　　　　　　　B. 後面

図4.7　咽頭収縮筋

れる（図4.8）。それぞれの相においては異なる筋が作用している。口腔相は随意運動であるが、咽頭相と食道相は不随意運動であり、嚥下反射によって起こっている。嚥下反射の中枢は延髄に存在する。咽頭は呼吸器と消化器の2つの経路が交叉する部位であるため、嚥下の際は空気の通り道（気道）を閉鎖して食塊が気道に入らないようにしている。

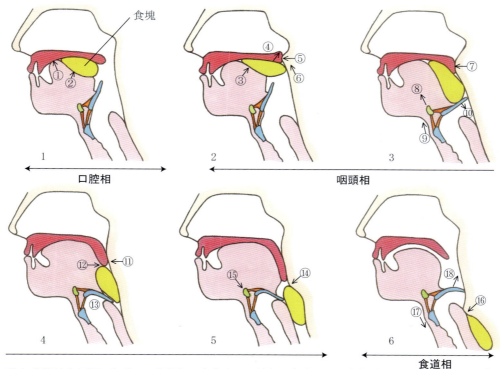

①内舌筋が舌を押し上げて口蓋前部に密着させ、前をふさぐ。このとき舌背には食塊をのせる窪みができる。
②③前方から後方に向かって舌が挙上し、食塊を後方へ送る。
④口蓋筋と咽頭挙筋が軟口蓋を後上方へ引き上げる。
⑤上咽頭収縮筋が収縮することにより咽頭後壁が隆起する。
　（④⑤の結果、鼻咽頭腔は閉鎖される）
⑥咽頭挙筋による咽頭の挙上。
⑦上咽頭収縮筋による隆起は順次下降する。
⑧⑨舌骨と喉頭が挙上する。
⑩喉頭蓋は後方に傾く。
⑪中咽頭収縮筋の収縮と、⑫舌根部、軟口蓋とによって口峡が閉鎖される。食塊は喉頭蓋を乗り越えて梨状陥凹に流れ落ちる。喉頭口と⑬声門は閉鎖する。
⑭下咽頭収縮筋により、食塊は食道に押し出される。
⑮舌骨が下がり始める。
⑯輪状咽頭筋（下咽頭収縮筋の輪状軟骨に付く部分）が食道の入口をふさぐ。上部の咽頭収縮筋は弛緩し、⑰⑱喉頭は元の位置にもどる。こうして気道は再び開通する。

図4.8　嚥下のメカニズム

4 食道（esophagus）

　食道は第6頸椎の高さで始まる咽頭に続く消化管であり、長さ**約25 cm**の筋性の管で、気管の後方に位置する（図4.9A）。その表面は漿膜を欠いており、疎性結合組織からなる外膜でのみ覆われる。このことは、食道がんが周囲に浸潤しやすいことや、気管リンパ節の炎症が食道に波及しやすいといった臨床的事象の要因の1つとなっている。食道は第10胸椎（T10）の高さで横隔膜の食道裂孔を通って腹腔に入り、噴門（第11胸椎（T11）の高さ）で胃に連なる。

4.1　食道の構造

　食道の筋層は消化管の基本的筋層と同様に内輪層と外縦層の二層からなるが、食道の起始部には縦走筋層を欠く部分（レイマー三角）が存在する（図4.9A）。この部位は食道内圧によって膨隆しやすい（ツェンカー憩室）。食道の筋は上部1/3が**横紋筋**、下部1/3が平滑筋であり、その中間部は横紋筋から**平滑筋**への移行部となっている。食道粘膜は非角化重層扁平上皮であるが、下端部（食道胃境界部）では胃上皮特有の単層円柱上皮に移行している。食道粘膜には粘膜腺である食道噴門腺と固有食道腺が備わっているが、後者は粘膜下組織に位置する。

　食道壁内にも他の消化管同様に**アウエルバッハ神経叢**（神経叢筋間神経叢）（Auerbach's plexus）と**マイスネル神経叢**（粘膜下神経叢）（Meissner's plexus）の2種の自律神経叢が存在する（図4.9B）。食道壁のアウエルバッハ神経叢が減少または消失すると、食道下部

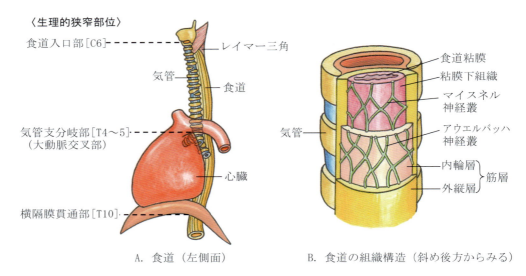

図4.9　食道

の狭窄と、狭窄部の口側の異常拡張が生じる（食道アカラシア）。

食道は周囲の臓器との接触などにより、内腔が狭められている部位（**生理的狭窄部位**）が3箇所ある（図4.9A）。第1狭窄は食道入口部、第2狭窄は大動脈交叉部（気管分岐部）、第3狭窄は横隔膜貫通部である。食道の生理的狭窄部位は食道異物が詰まりやすく、食道がんの好発部位でもある。

食道の上端と下端は通常閉じているが、食塊が通過する時には開く。そのため、これらの部位には括約筋が存在すると考えられている。上食道括約筋は、食道入口部の輪状咽頭筋、下食道括約筋は食道裂孔より1 cmほど上の平滑筋層がこれに相当すると考えられている。下食道括約筋は完全な輪走筋ではないが、機能的括約筋として作用しており、胃内容物の食道への逆流防止に関与している。下食道括約筋の異常な弛緩が胃食道逆流症の原因となり、病的な持続収縮が食道アカラシアの原因となる。

5　胃（stomach）

胃は食道と十二指腸をつなぐ袋状の消化管で、左季肋部から上腹部、および臍部にかけて位置しており、容積は**約1.5 L**である。ある程度の消化やアルコールの吸収などに働くが、主な作用は食物の貯留と小腸における消化吸収の準備である。

5.1　胃の各部の名称と構造（図4.10A）

胃の上口は**噴門**（cardia）、下口は**幽門**（pylorus）である。噴門は第11胸椎（T11）、幽門は第1腰椎（L1）の高さに位置する。胃の上縁は**小弯**（lesser curvature）、下縁は**大弯**（greater curvature）とよばれ、前面と後面はそれぞれ前壁、後壁という。噴門よりも上方にドーム型にふくらんだ部位は横隔膜と接している。この部位は**胃底**（fundus）とよばれ、立位ではここに気体が集まる。そのため、胃底はX線造影像においては**胃泡**（バリウムで満たされず空気が残る）として認められる。胃底部の下は胃の主部をなす**胃体**（gastric corpus）で、幽門部に続く。**幽門部**には、小弯をなぞると**角切痕**（胃切痕）とよばれる切れ込みが認められる。角切痕を頂点とした三角形の領域は**幽門洞**[*1]とよばれ、その右（遠位）にある**幽門管**とともに幽門部をなす。

胃壁は外側から**漿膜**、**筋層**、**粘膜下組織**、**粘膜**の四層からなる。胃の外表面を覆う漿膜（臓側腹膜）は、小弯の辺りで胃の前面を覆っていたものと後面を覆っていたものとが重なってから肝臓の上方まで伸び、**小網**（lesser omentum）とよばれる間膜を形成している。大弯の部分でも同様に臓側腹膜があわさり、エプロン状に垂れ下がった**大網**（greater omentum）を形成している。

他の多くの消化管の筋層は内輪層と外縦層の二層であるのに対し、胃の筋層は**内斜層**、

---

*1：幽門洞はX線像で胃底部ともいう。解剖学用語との混乱に注意が必要である。

中輪層、および**外縦層**の三層からなる。内斜層は噴門付近から胃体にかけてみられるが、幽門に向かうにつれ薄くなり、やがてなくなる。幽門部では中輪層が発達して幽門括約筋が形成されている。これらの筋層の蠕動運動により、胃の内容物が撹拌されて食物と胃液が混ざりあい、また粘膜ヒダによりすりつぶされる。胃の蠕動運動では、まず胃体中部の弱い輪状の収縮が起こり、この輪状収縮の波がしだいに収縮の強さを増しながら幽門部へと向かうことで一部の内容物が幽門から十二指腸へと押し出される。収縮輪が幽門へ達すると、幽門括約筋が収縮し、内容物の多くが押し戻される。これらの蠕動運動は消化管内容物からの直接刺激の他、胃の平滑筋を支配する自律神経（迷走神経由来の副交感神経）、

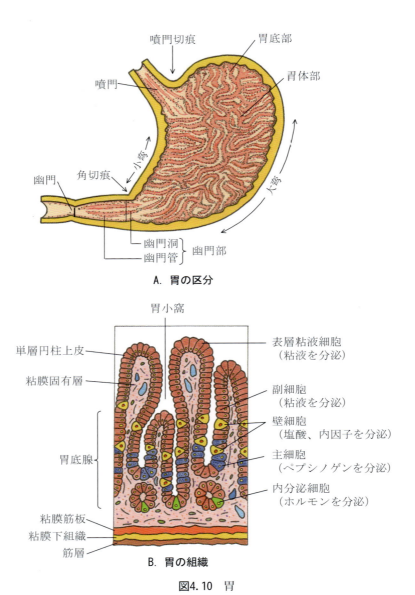

図4.10　胃

および消化管ホルモンなどの調節を受けている。

　粘膜下組織は疎性結合組織により構成されている。粘膜は粘膜固有層と粘膜筋板からなる。粘膜固有層の粘膜上皮には陥入部が多数存在し、胃小窩とよばれている。胃の内腔表面には表層粘液細胞が存在しているが、この細胞は胃小窩の内腔表面も覆い、粘液とHCO_3を分泌することで粘膜表面を保護している。胃小窩の底にはさらに細かい落ち込みがあり、胃腺を形成している。

5.2　胃腺（gastric gland）（図4. 10B）

　胃腺は粘膜固有層にあり、存在部位により**噴門腺**、**胃底腺（固有胃腺）**、および**幽門腺**の3種に分類される。噴門腺と幽門腺は粘液を分泌するのに対し、胃底腺は複数の細胞により構成され、種々の細胞の種類により異なる物質を分泌している。

　胃底腺には**副細胞**、**壁細胞**、および**主細胞**の3種の外分泌細胞が存在する。副細胞は粘液を分泌しており、胃底腺の表層に近く（頸部）に多く存在する。壁細胞は塩酸と内因子を分泌する細胞で、頸部〜底部に散在している。主細胞は体部（頸部と底部の間）と底部に存在し、**ペプシノゲン**を分泌する。ペプシノゲンは胃酸（塩酸）によりタンパク質分解酵素である**ペプシン**に変換される。胃腺の底部には消化管ホルモンを分泌する内分泌細胞も存在している。胃の内分泌細胞としては、**G細胞**（ガストリン分泌）、**D細胞**（ソマトスタチン分泌）、**ECL細胞**（ヒスタミン分泌）、**EC細胞**（セロトニン分泌）などがある。

6　小腸

6.1　小腸各部の名称と構造

　胃に続く消化管である小腸は全体で約6〜7 m（生体では平滑筋が収縮しているため約3 m）の長さがあり、胃に近い方から**十二指腸**（duodenum）、**空腸**（jejunum）、および**回腸**（ileum）に区分される。

　十二指腸は幽門により胃と境界され、十二指腸と空腸は十二指腸空腸曲（duodenojejunal flexure）により区分される。十二指腸空腸曲には平滑筋を含む結合組織の束（**十二指腸提筋、またはトライツ靭帯**）が存在している。空腸と回腸の間には明確な境界はないが、十二指腸空腸曲から約2.5 m（または小腸全長の約2/5）が空腸、そこから回盲口までの**約3.5 m**（または小腸全長の約3/5）が回腸である。

　小腸の壁は、内腔面から順に、粘膜上皮、粘膜固有層、粘膜筋板、粘膜下組織、筋層、漿膜下組織、そして漿膜という層構造からなる。内腔面にはさまざまな突起やヒダがあり、そのことにより表面積が広げられ、効率的に消化・吸収が行われるようになっている。

　小腸内腔には**輪状ヒダ（ケルクリング襞）**とよばれるヒダが幾重にも形成されている。輪状ヒダは空腸で最も発達しており、回腸ではその数が少なく、ヒダの背丈も低い。また、十二指腸では不完全な絨毛ヒダが多数存在している。輪状ヒダの表面には絨毛とよばれる

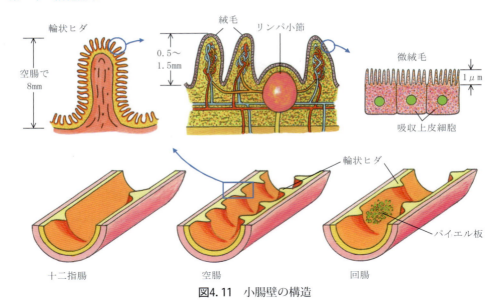

図4.11　小腸壁の構造

無数の突起が存在しており、さらに粘膜上皮を形成する細胞表面からは微絨毛とよばれる構造が存在しており、吸収面積を増大させている（図4.11）。

十二指腸の筋層は他の消化管と同様に内輪層と外縦層の二層となっている。この2つの筋層の間にはアウエルバッハ神経叢（筋間神経叢）が存在する。この神経叢は迷走神経由来の副交感神経が節前線維から節後線維とニューロン交換する場（終末神経節）となっており、節後線維の終末が平滑筋に分布して蠕動運動を調節している。粘膜下組織にはマイスネル神経叢（粘膜下神経叢）が存在し、粘膜筋板の運動や腺分泌を調節している。また、粘膜下組織は輪状ヒダの芯にもなっている。十二指腸の粘膜下組織には粘液腺であるブルンネル腺（十二指腸腺）が存在するが、空腸と回腸にはそれに相当する腺はない。

6.2　十二指腸（図4.12）

十二指腸は胃の幽門から連なる小腸の始まりの領域であり、長さが12横指（**約25 cm**）程度で、C字状の形態を呈している。十二指腸は発達の過程で腸間膜を失って後腹壁に固定された二次的腹膜後器官である。十二指腸は**上部（球部）、下行部、下部（水平部）**、そして**上行部**の4つの領域に分類される。下行部の内腔表面には**大十二指腸乳頭（major duodenal papilla）（ファーター乳頭（Vater's papilla））**とよばれる突出があり、主膵管と総胆管の開口部となっている。この周囲では輪状筋が発達し、**オッディ括約筋（胆膵管膨大部括約筋）**を形成し、胆汁や膵液の排出を調節している。大十二指腸乳頭のやや上方には**小十二指腸乳頭**（minor duodenal papilla）があり、副膵管の開口部となっている。上行部の遠位端は空腸への移行部である**十二指腸空腸曲**となっている。この部分には横隔膜右脚に連なる平滑筋と結合組織からなる索状構造（**十二指腸提筋**または**トライツ靱帯**）が存在し、十二指腸空腸曲を固定している。

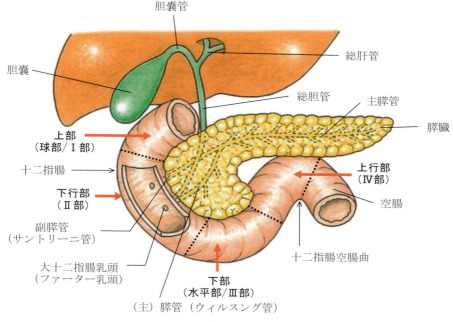
図4.12 十二指腸と胆道

6.3 空腸・回腸

空腸と回腸はともに腸間膜を介して後腹壁と連結しているため、2つをあわせて腸間膜小腸ともよぶ。空腸の始まりは十二指腸空腸曲であり、回腸の終わりは回盲口であるが、空腸と回腸の間に明瞭な区別はない。空腸は小腸全体の約2/5を占め、主に左上腹部に存在する。回腸と比較して直径が大きく、壁が厚い。空腸上部では輪状ヒダが著しく発達しているが、回腸では輪状ヒダは不規則に存在し、大腸に近づくにつれ消失していく（図4.11）。したがって、空腸は回腸の約7倍の吸収面積を持つ。回腸は小腸の約3/5を占め、主に右下腹部に存在している。空腸と比較して壁が薄く、輪状ヒダが少ないが、集合リンパ小節である**パイエル板**（Peyer's patch）が発達していることが特徴となっている（図4.11）。回腸が大腸に連結する部分を回盲部という。この部分の内腔には、回腸から盲腸への開口部である回盲口が存在するが、回盲口が大腸内腔に突出して連結するため、腸壁が**回盲弁**（ileocecal valve）（**バウヒン弁**）とよばれる弁を形成している。

7 大腸

7.1 大腸各部の名称と構造（図4.13）

大腸は小腸に続く消化管であり、消化管の最終部位でもある。大腸は小腸を取り囲むように腹腔の外周に沿って走行し、**盲腸**（cecum）、**結腸**（colon）、**直腸**（rectum）、**肛門管**（anal canal）に区分される。結腸はさらに**上行結腸**（ascending colon）、**横行結腸**

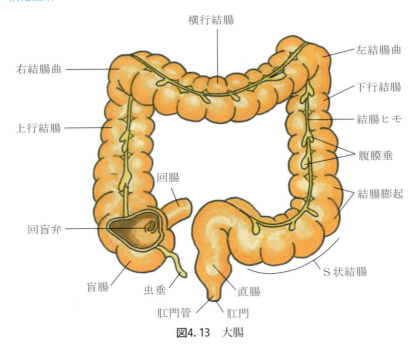

図4.13　大腸

(transverse colon)、**下行結腸**（descending colon）、**S状結腸**（sigmoid colon）に分けられる。横行結腸とS状結腸は間膜（横行結腸間膜およびS状結腸間膜）を介して後腹壁につながっているが、上行結腸と下行結腸は発生の過程で後腹壁に癒着した**後腹膜臓器（二次的腹膜後器官）**である。また、直腸は下1/3が漿膜を欠き、周囲の臓器を直に接している。

7.2　盲腸・結腸

　回腸から大腸への開口部には回盲弁があるが、回盲弁よりも下方が盲腸、それより上が上行結腸である。盲腸は嚢状の構造で、その先には長さ8cmほどで、ねじれたコイル状の形状をした**虫垂**（vermiform appendix）が付いている。虫垂は虫垂間膜によって回腸間膜とつながれており、その内腔は盲腸の後内側面に開口している。

　虫垂ではリンパ小節が発達しており、虫垂全体が**集合リンパ小節**である。その形態的な特徴から、炎症を起こしやすい（虫垂炎）。虫垂炎では腹部を手で圧迫したり、圧迫した手を離したりすると痛みが増強するが、その場合の圧痛点としてマックバーニー圧痛点やランツの圧痛点が知られている。

　上行結腸は、腹腔の右側を上行し、肝臓の下面近くに達すると急激に内側（左）方向に曲がり、**右結腸曲**を形成しながら横行結腸へと移行する。横行結腸は腹腔を右から左へと横断し、脾臓下端部で**左結腸曲**を形成して下方へ曲がり、下行結腸へと移行する。下行結腸は腹腔の左側を下降し、腸骨稜の高さでS状結腸へと移行する。S状結腸は正中に向かって進みながら下行し、第3仙骨の高さ付近で直腸へと移行する。上行結腸と下行結腸は二次的腹膜後器官であり、後腹壁に固定されている。

結腸の壁は、他の消化管と同様に、粘膜、筋層、漿膜からなる。粘膜には粘液を分泌する腸腺が存在する。筋層は内輪層・外縦層の二層になっているが、外縦層は3本のひも状筋束である**結腸ヒモ**（taeniae coli）（間膜ヒモ、大網ヒモ、自由ヒモ）を形成している。これらの結腸ヒモは結腸の長さよりも短いため、結腸ヒモが存在することにより結腸がたぐり寄せられ、外面には壁の膨らみである**結腸膨起**（haustra coli）が、内面には**結腸半月ヒダ**（semilunar folds of colon）が形成されている。また、自由ヒモと大網ヒモには、脂肪組織の突起である**腹膜垂**（epiploic appendix）が付着している。盲腸においても同様に外縦層筋が結腸ヒモを形成している。結腸ヒモ、結腸膨起、腹膜垂は、大腸と小腸を見分ける際の外形的特徴となる。

　盲腸の下端部にある虫垂では外縦層筋が全周を取り囲むため、盲腸からの結腸ヒモが虫垂に向かって集まっているようにみえる。このことは手術などの際に虫垂をみつけるための手がかりとなる。

7.3　直腸・肛門管（図4.14）

　S状結腸に続く消化管である直腸は、**20 cm** ほどの長さで、仙骨・尾骨の前方に位置している。末端の2～3 cmは肛門管とよばれており、その最後尾の開口部が肛門である。直腸は上部では骨盤後壁に接しながら仙骨曲を形成して下行する。骨盤隔膜を貫くところで前方に屈曲して会陰曲を形成し、肛門管へと移行する。直腸下部は膨らみ、**直腸膨大部**（rectal ampulla）となっている。

　肛門管は4 cm程の長さで、通常は周囲の括約筋の作用により内腔が閉鎖している。肛門管の上部は、内腔に**肛門柱**（anal column）とよばれる縦ヒダがある。肛門柱の根元を結

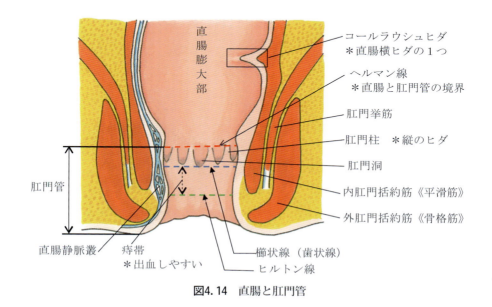

図4.14　直腸と肛門管

ぶ線を**ヘルマン線**（Hermann's line）とよび、直腸と肛門管の境界線をなしている。肛門柱の間は溝になっており、**肛門洞**（anal sinus）とよばれている。肛門柱と肛門洞の下端はギザギザの縁取り構造があり、これを**櫛状線**（pectinate line）**（歯状線）**とよぶ。櫛状線よりも上方（直腸側）は後腸の粘膜、すなわち内胚葉由来であり、下方（肛門側）は皮膚、すなわち外胚葉由来である。また、肛門柱の遠位では、粘膜下に**直腸静脈叢**（rectal venous plexus）が発達している。この部位を**痔帯**（hemorrhoidal zone）といい、痔による出血が起こりやすい部位となっている。

○排便制御機構（図4.15）

腸管内容物（糞便）が直腸膨大部に入ってくると、直腸膨大部の壁が伸展され、この伸展刺激が骨盤内臓神経の求心路（一般内臓感覚神経）を経由して仙髄へと入る。ここで仙髄を起始とする内臓遠心性のニューロンにその刺激が伝達され、骨盤内臓神経遠心路（副交感神経）を経由して**内肛門括約筋**の緊張が解かれる（弛緩させる）。ここまでの機構を**排便反射**とよぶ。求心路によって仙髄に伝達された直腸壁の伸展刺激は大脳皮質にも伝えられる。脳がこの刺激を「便意」として認識できるようになると、排便が可能か否かの状況を判断して、それに応じた指令を脳から出すことができる。すなわち、排便が不適切な状況であれば、**外肛門括約筋**を意識的に収縮させ、排便をこらえ、排便可能な状況であれば、腹圧を高めるとともに外肛門括約筋を弛緩させて排便する。

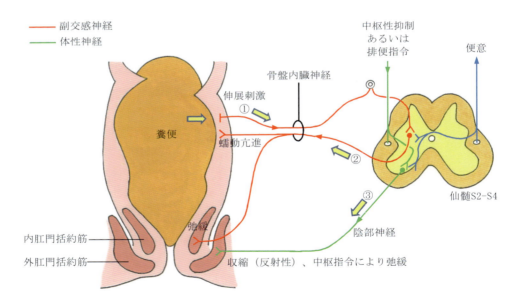

①糞塊による直腸壁の伸展刺激は、骨盤内臓神経の求心路を伝わって仙髄後根に入る。
②興奮は骨盤内臓神経の遠心路に伝わり、直腸の蠕動運動を亢進させ、内肛門括約筋を弛緩させる（排便反射）。この時成人は外肛門括約筋を反射性に収縮させ、排便を中断する。
③排便可能な状況であると判断すると、呼吸を止め、腹圧を上昇させるとともに、中枢からの排便指令が陰部神経に伝わり、外肛門括約筋の収縮を解除する（随意性排便）。

図4.15　排便のメカニズム

8　肝臓と胆嚢

　肝臓は腹腔の右上部で横隔膜の直下に位置する人体最大の実質性臓器であり、重さが1,000〜1,500gで体重の1/45〜1/50を占める。肝臓は肝門脈を介して流入する血液に含まれる物質の代謝や排泄を行っており、①糖質代謝（グリコーゲンの合成または分解）、②血漿タンパク質（アルブミン、フィブリノーゲンなど）の生成、③脂質代謝（コレステロール、中性脂肪などの合成と貯蔵）、④薬物・毒物の分解と解毒、⑤ビタミン類などの栄養素の貯蔵、⑥胆汁の生成、が主な役割である。

8.1　肝臓の構造（図4.16）

　肝臓の上面から前面にかけては横隔膜に接しており、この面を**横隔面**とよぶ。一方、下面は腹部臓器を接していることから**臓側面**とよばれている。

　肝臓は**肝鎌状間膜**により**右葉**（right lobe）と**左葉**（left lobe）に分けられている。下面からみると「H」の形状をした溝が認められるが、この溝により前方の**方形葉**（quadrate lobe）と後方の**尾状葉**（caudate lobe）を区別することができる（両者とも右葉に属している）。「H」の横線に相当する部分は**肝門**（porta hepatis）とよばれており、肝門脈、固有肝動脈、肝管が出入りする部分となっている。Hの右縦線は肝鎌状間膜に一致する溝に、また左縦線は**カントリー線**にあたる。

○機能的右葉・左葉の区分

　肝臓の下面において胆嚢と下大静脈を結ぶ線は**カントリー線**とよばれ、中肝静脈の走行と一致している。このカントリー線により肝臓は機能的右葉と左葉に区分される。この機能的区分は、肝臓に入る血管である肝門脈と肝動脈の右枝・左枝の分布領域を反映したも

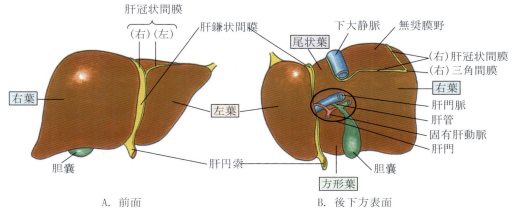

図4.16　肝臓

のである。これに対し、肝鎌状間膜で分けられる右葉と左葉は解剖学的区分である。

　肝臓表面の大部分は腹膜で覆われている。この腹膜（臓側腹膜）は横隔膜の下面で折り返して横隔膜を覆う腹膜（壁側腹膜）に移行する。肝鎌状間膜は横隔膜下面を覆う腹膜があわさってヒダを形成したもので、その下縁には臍静脈の遺残である肝円索を含んでいる。肝鎌状間膜は肝臓上面で左右に分かれて**肝冠状間膜**となる。肝冠状間膜は、左右に分かれ、この左右の端が**三角間膜**を形成している。肝臓を覆う腹膜が、肝冠状間膜を経て横隔膜を覆う壁側腹膜へと折り返す位置が、肝臓の前方と後方とで離れているため、肝臓と横隔膜が漿膜（腹膜）に包まれず、両者が直接接する場所ができる。この漿膜につつまれていない肝臓の表面を**無漿膜野**とよぶ（図4.16）。

　肝臓は**肝小葉**（hepatic lobule）という六角〜多角柱の形態学的単位が集合した構造である。肝小葉は肝細胞の集まりで、真ん中に**中心静脈**（central vein）が配置されている。肝細胞は中心静脈に対して放射状に並び、**肝細胞索**（liver cell cord）を形成している。この肝細胞索の間には、**洞様毛細血管**（類洞）（sinusoid）が走っており、肝動脈と肝門脈からの血液が流入し、中心静脈へと向かう。洞様毛細血管が配置されていない肝細胞索の間では肝細胞の隙間が管状になった毛細胆管が形成されている。すなわち、肝細胞壁が毛細胆管の壁を形成している。肝細胞で生成された胆汁は**毛細胆管**に集まり、**小葉間胆管**へと向かう。毛細肝小葉の周囲は、**グリソン鞘**とよばれる小葉間結合組織で覆われている。肝小葉の角の部分ではグリソン鞘が小葉間動脈、小葉間静脈、および小葉間胆管を含んでいる。この3つの管を**肝（門脈）三つ組み**とよぶ（図4.17）。

8.2　肝門脈（hepatic portal vein）（図4.18）

　肝門脈は消化管で吸収した栄養素を肝臓に輸送するのが主な役割である（肝細胞への酸素供給は門脈血からも行われている）。肝臓内に侵入した肝門脈と肝動脈は枝分かれしながら並走し、グリソン鞘内でそれぞれ小葉間動脈と小葉間静脈とになり、ともに肝細胞間を走る洞様毛細血管へと注ぐ。肝門脈は、通常は上腸間膜静脈と脾静脈との合流部より肝門側の部分をさし、**上腸間膜静脈、下腸間膜静脈、および脾静脈**からの血液が流入する。肝門脈から肝臓に入る血液は、消化管で吸収された栄養素を含み、肝臓でこれらの代謝が行われる。また、脾臓からの血液には赤血球分解によって生じたビリルビンが含まれており、胆汁生成の原料となる。

　中心静脈に流入した血液は、**右、中、**または**左肝静脈**へと向かう。これらの静脈は肝臓後面から肝臓を出るとすぐに、肝臓後面に埋まるように走行している**下大静脈**へと注ぐ。

　肝門脈には以下の3つの側副路がある。①肝門脈→左右の胃静脈→食道静脈→奇静脈；②肝門脈→臍傍静脈→腹壁の皮静脈→上大静脈および下大静脈；③肝門脈→下腸間膜静脈→直腸静脈叢→内腸骨静脈。これらは肝門脈系が閉塞した際に、消化管からの栄養素を含んだ血液を肝臓を通さずに体循環へと送る側副路となる。（図4.18）

8 肝臓と胆嚢

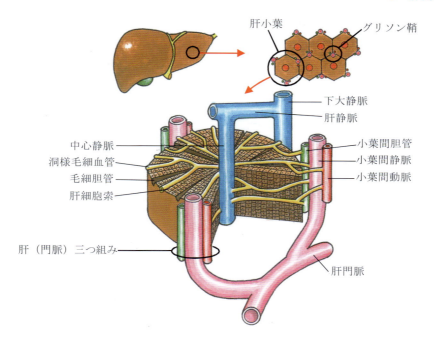

図4.17 肝小葉

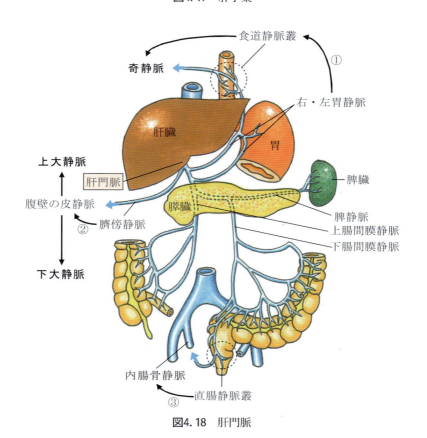

図4.18 肝門脈

8.3 胆汁の生成・分泌と胆嚢

胆汁は脂質の消化や吸収促進に働く物質であり、胆汁酸、胆汁色素（直接ビリルビン）、およびコレステロールやリン脂質を含んでいる。ビリルビンやコレステロールは胆汁の成分となることにより排出されている。

肝臓では1日800〜1,000 mLの胆汁が生成されている。肝臓で生成された胆汁は、毛細胆管を通って小葉間胆管に入り、左または右肝管へと流入したあと、1本の総肝管（common hepatic duct）となり肝臓を出る。胆汁はこのあとに胆嚢管（cystic duct）を通って胆嚢に入り、一時的な貯蔵と濃縮が行われる。

胆嚢（gallbladder）は肝臓の臓側面にある袋状の臓器で、肝臓でつくられた胆汁を貯留・濃縮する役割を持っている。胆嚢内腔の表面は、単層円柱上皮からなる粘膜となっており、粘膜ヒダが存在する。胆嚢壁に含まれる平滑筋が収縮すると、胆嚢に貯蔵されていた胆汁が**胆嚢管**へと放出され、**総胆管**（common bile duct）を経て**大十二指腸乳頭**から十二指腸管腔内へと分泌される（図4.12 参照）。

○腸肝循環

肝臓ではコレステロールを原料として胆汁酸がつくられる。胆汁酸は胆汁として十二指腸管腔内へと分泌され、小腸における脂肪の消化と吸収を促進させる役割を果たしているが、そのほとんどは回腸の末端で血液へと吸収され、肝門脈を経由して肝臓へと運ばれて再利用される。このような仕組みを**腸肝循環**とよぶ。

9　膵臓（pancreas）

膵臓は、消化器系の臓器として消化酵素を含む膵液を分泌し、消化・吸収の促進をしている。一方で膵臓は、インスリンやグルカゴンなどのホルモンを分泌する内分泌器官でもある。

9.1　膵臓の構造（図4.19）

膵臓は重さが60〜70g、長さが12〜15 cm程度、厚さ約2.5 cmの実質性臓器である。胃の大弯部の後方に位置しており、発生の過程で十二指腸とともに後腹壁を覆う壁側腹膜の下層に位置するようになった二次性の腹膜後器官である。膵臓は**膵頭**、**膵体**、および**膵尾**からなる。膵頭はC字型をした十二指腸ループにはまり込んだ状態で、上腸間膜動脈・静脈を取り巻くように後下方に鉤状突起を伸ばす（図4.19）。膵尾は脾臓の脾門まで伸びる。膵頭と膵尾に挟まれた部分が膵体であり、脊椎と腹大動脈の前面を弓状にまたいでいる。

膵臓内には**主膵管**（pancreatic duct）（**ウィルスング管**）と**副膵管**（accessory pancreatic duct）（**サントリーニ管**）の2本の導管が走行している。主膵管には、膵尾から膵頭に向かって走行する間に多くの導管が合流し、副膵管を分岐した直後に下方へと走行の向きを変え

9 膵臓（pancreas）

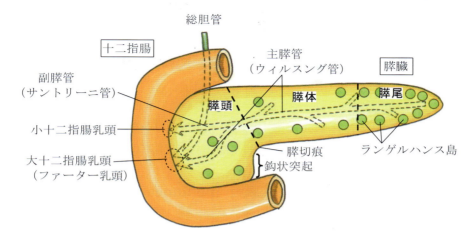

図4.19　膵臓

て鉤状突起内を走行する。主膵管の終末部では、小網内を下降してきた総胆管が合流して共通管となり、**胆膵管膨大部（ファーター膨大部）**となる。膨大部は、胃の幽門括約筋から約10 cm下流の十二指腸下行部にある**大十二指腸乳頭（ファーター乳頭）**、副膵管はその上方約2.5 cmにある**小十二指腸乳頭**のそれぞれ先端部で十二指腸に開口している。大十二指腸乳頭には**オッディ括約筋（胆膵管膨大部括約筋）**が存在している。十二指腸下行部に食物（特に脂肪）が入ってきたことにより分泌されるコレシストキニンの作用により、胆囊が収縮および胆膵管膨大部括約筋が弛緩して、十二指腸管腔内へ胆汁や膵液が分泌される。

9.2　膵臓の組織構造と機能

　膵臓は腺上皮細胞の塊が、被膜から伸びた小葉間結合組織により小葉に分けられた構造である。この小葉は、**腺房細胞（acinar cell）**と**腺房中心細胞（centroacinar cell）**によって形成される**腺房（acinus）**が多数集まったものである（図5.6 参照）。腺房は消化酵素を含む膵液を十二指腸に分泌する外分泌部である。腺房の周囲には、ヘマトキシリン・エオジン染色で淡く染まることにより特徴づけられる**ランゲルハンス島（膵島）(islets of Langerhans)**が散在している。ランゲルハンス島はホルモンを分泌する内分泌部[*2]であり、膵臓のわずか1〜2％の容積を占めるに過ぎない。ランゲルハンス島は膵尾に多く局在している（図4.19）。

　膵臓は1日当たり1,200〜1,500 mLの膵液を産生している。膵液は、水、塩類、炭酸水素ナトリウム、および数種の消化酵素を含む無色透明の液体で、わずかにアルカリ性（pH7.1〜8.2）である。胃を通過し、十二指腸に入ってくる糜粥（びしゅく）は胃酸のため酸性となっ

[*2]：第5章 内分泌系「2.3 膵臓」を参照

ているが、膵液により中和される。膵液に含まれる消化酵素は炭水化物を分解する膵アミラーゼ、タンパク質分解酵素であるトリプシンおよびキモトリプシン、トリグリセリド分解酵素である膵リパーゼ、そして核酸分解酵素であるリボヌクレアーゼおよびデオキシリボヌクレアーゼなどである。

膵島には4種類の内分泌細胞があるが、それぞれ異なるホルモンを分泌しており、**A細胞**（α細胞）はグルカゴンを、**B細胞**（β細胞）はインスリンを、**D細胞**（δ細胞）はソマトスタチンを、PP（pancreatic polypeptid）細胞はポリペプチドを分泌する。

10 腹膜（peritoneum）と腹膜腔（peritoneal cavity）

漿膜とは、体腔の内面を覆う中胚葉性の上皮の総称であり、**胸膜**、**心膜**、および**腹膜**の3種類がある（図2.6 参照）。腹壁の内面および腹部内臓の表面を覆う漿膜が腹膜で、前者を**壁側腹膜**、後者を**臓側腹膜**とよぶ。壁側腹膜と臓側腹膜は直接または腸間膜を介して連続しており、これらの膜で囲まれた空間を**腹膜腔**とよぶ。

腹部内臓のうち、胃、空腸、回腸、横行結腸、S状結腸、脾臓などは、間膜などの存在により腹壁から離れており、器官表面がほぼ完全に腹膜で覆われている。このような器官を**腹膜内器官**とよぶ。一方、腎臓、膀胱、尿管、子宮などは、発生時より腹膜の外にある臓器で、腹膜後器官とよばれる（このうち間膜を持たない器官は腹膜外臓器とよばれることもある）。十二指腸や膵臓、上行結腸、下行結腸は発生の過程で壁側腹膜と癒着し、後腹壁に埋もれるように位置するようになった器官で、**後腹膜臓器（二次的腹膜後器官）**とよばれる。

腹膜腔には30〜40 mLの腹膜液が存在し、潤滑液の役割を果たしている。腹腔は、大腹膜嚢（**大嚢**）と網嚢（小腹膜嚢または**小嚢**）の2区画に大別され、大嚢はさらに結腸上区画と結腸下区画に区分される（図4.20）。網嚢は胃、小網、およびそれらの近接構造の背側に広がった袋状の空間である。網嚢は小網の自由縁の後方にある**網嚢孔**により大嚢と通じている。腹膜腔の底部は、その下方に位置する骨盤臓器の存在により凹凸のある形状となっており（図6.11参照）、男性では直腸と膀胱により**直腸膀胱窩**が形成される。一方女性では、子宮の存在により**膀胱子宮窩**と**直腸子宮窩（ダグラス窩）**の2つが存在する。直腸子宮窩（男性は直腸膀胱窩）は立位や背臥位（仰向け）で低い位置になるため、腹膜腔で生じた膿や浸出液などが貯留しやすい場所となっている。

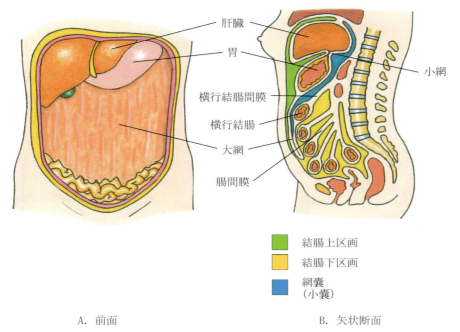

A. 前面　　　　　　　　　　　B. 矢状断面

図4.20　腹膜と腹膜腔

問　題

下記の文章の（　）に適する語句を入れよ。

(1) 固有口腔の天井である口蓋は、前3/4が骨を含む（　①　）で、後1/4が筋性の（　②　）となっている。

(2) 舌の一般体性感覚は、舌の前2/3は（　③　）に、同領域の味覚（特殊内臓感覚）は（　④　）という神経に支配される。舌後方1/3については、一般体性感覚も味覚も（　⑤　）という神経により支配されている。

(3) 大唾液腺は3つ存在するが、最も大きいのは（　⑥　）、顎下三角にあるのが（　⑦　）、舌下ヒダ内にあるのが（　⑧　）である。

(4) 乳歯は生え揃うと（　⑨　）本で、永久歯は通常成人では合計（　⑩　）本である

(5) （　⑪　）は後鼻孔から連なった咽頭の始まりの領域で、両側壁には耳管の開口部である（　⑫　）が存在する。また、上壁上部の咽頭円蓋の粘膜下には（　⑬　）が位置する。

(6) 食道の生理的狭窄部位は（　⑭　）、（　⑮　）、（　⑯　）である。

(7) 胃の入口は（　⑰　）、出口は（　⑱　）である。また、胃の上縁は（　⑲　）、下縁

は（ ⑳ ）とよばれる。
(8) 胃底腺には３種の外分泌細胞が存在するが、粘液を分泌しているのが（ ㉑ ）、塩酸と内因子を分泌しているのが（ ㉒ ）、ペプシノゲンを分泌しているのが（ ㉓ ）である。ペプシノゲンは胃酸によりタンパク質分解酵素である（ ㉔ ）に変換される。
(9) 小腸は、近位から（ ㉕ ）、（ ㉖ ）、および（ ㉗ ）に区分される。
(10) 結腸に特徴的な構造物としては、筋層の外縦層が３本のヒモ状筋束となった（ ㉘ ）、（ ㉘ ）で結腸がたぐり寄せられることで形成された膨らみである（ ㉙ ）と内腔面に形成された（ ㉚ ）、そして脂肪組織が房状にぶら下がった（ ㉛ ）があげられる。
(11) 肝臓は下面からみると「H」の形状をした溝が認められるが、この「H」の横線に相当する部分は（ ㉜ ）とよばれており、（ ㉝ ）、（ ㉞ ）、および（ ㉟ ）が出入りする部分となっている。
(12) 膵臓の主膵管は、小網内を下降してきた（ ㊱ ）と合流して肝膵管膨大部となり、胃の幽門括約筋から約10 cm下流の十二指腸下行部にある（ ㊲ ）の先端部で十二指腸に開口している
(13) 腹腔は、（ ㊳ ）と（ ㊴ ）の２区画に大別される。（ ㊴ ）は胃、小網、およびそれらの近接構造の背側に広がった袋状の空間で（ ㊵ ）により（ ㊳ ）と通じている。

参考文献

1) 塩田浩平　他共訳「グレイ　解剖学」エルゼビア・ジャパン
2) 佐藤達夫、坂井建雄　監訳「臨床のための解剖学」メディカル・サイエンス・インターナショナル
3) 牛木辰男、小林弘祐著「カラー図解　人体の正常構造と機能　I呼吸器」日本医事新報社
4) 大野忠雄　他共訳「トートラ　人体の構造と機能」丸善株式会社
5) 松村讓兒著「イラスト解剖学」中外医学社
6) 河田光博、樋口　隆共著「シンプル解剖生理学」南江堂
7) 坂井建雄編「カラーイラストで学ぶ　集中講義　解剖学」メジカルビュー社
8) 坂井建雄著「系統看護学講座　専門基礎分野　人体の構造と機能①　解剖生理学」医学書院

第5章

内分泌系

到達目標

内分泌系各器官の構造を機能と関連付けて述べることができる。

学習のポイント

- 下垂体の構造と下垂体ホルモンの主な作用
- 甲状腺の構造と甲状腺から分泌されるホルモンの主な作用
- 膵臓の構造とその内分泌機能
- 副腎の構造と副腎から分泌されるホルモンの主な作用

第 5 章　内分泌系

1　内分泌系の概要

内分泌系（endocrine system）は、**自律神経系**（autonomic nervous system）の働きと似ていて、ともに生体内外の環境の変化、すなわちストレスに対して諸器官の機能状態を変化させる働きを持っている。そして、間脳の**視床下部**（hypothalamus）という領域が、内分泌系および自律神経系の共通の高位中枢である。内分泌系は、効果を及ぼす細胞・器官（**標的細胞・器官**（target cell/target organ））まで血液によって運搬される"**ホルモン（hormone）**"によってその効果がもたらされる。これに対して自律神経系は"神経"を介して、標的器官に効果を及ぼす（詳細は第10章 6 自律神経系）。本章では主要な内分泌系器官の構造とその働きについて説明する。

1.1　内分泌の概念とホルモン

細胞が特定の物質を産生して放出することを、**分泌**という。分泌を行う細胞（**腺細胞**）の集合したものが分泌腺であり、人体には外分泌腺と内分泌腺という2種類の分泌腺が存在する。

外分泌腺（exocrine glands）では、産生された物質は導管を通って、体内の特定の部位や身体表面などに運ばれる。胆汁を分泌する肝臓や唾液を分泌する口腔腺（唾液腺）、汗を分泌する汗腺や、皮脂を分泌する皮脂腺などがこれにあたる（第2章 図2.4 参照）。

内分泌腺（endocrine glands）では、これとは対照的に、導管が存在しない。産生された物質（**ホルモン**）は細胞の間に存在する組織液（tissue fluid）（間質液（interstitial fluid））に放出され、毛細血管の中へ取り込まれたあと、血流によって全身に運ばれる（第2章 図

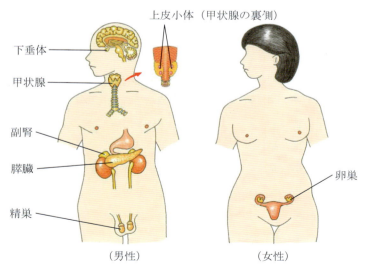

図5.1　全身の内分泌腺

2.4 参照)。ホルモンは全身の細胞に運ばれるが、これに応答するのは、そのホルモンに対する受容体を持ち、それを認識することができる特定の細胞だけである。あるホルモンに応答することのできる細胞（器官）を、**標的細胞（器官）**という。

　内分泌系は神経系と協調して、生命を維持するために身体のさまざまな働きを調節している。一般に、神経系による調節（神経性調節）はすばやく行われ、その効果は即時的であるが、これに対し、内分泌系による調節はゆっくりと行われ、しかもその効果は持続的である。血流によって全身に運ばれたホルモンが標的細胞に認識されてはじめて作用が発揮され、血液中のホルモン濃度が一定以下になるまでその作用が続くことが、この理由である。ホルモンはごく微量で作用を発揮し、分泌量が過剰であっても不足しても、生体に著しい障害を起こす。一般に内分泌腺に分類されるのは、上皮細胞の集団として肉眼的・顕微鏡的に一定の形と大きさを持つものであり、**下垂体**（pituitary gland）、**甲状腺**（thyroid gland）、**上皮小体**（parathyroid gland）、**副腎**（adrenal gland）、**膵臓**（pancreas）、**精巣**（testis）、**卵巣**（ovary）がこれに相当する（図5.1）。このうち膵臓は消化酵素を含む膵液を分泌することから消化器系にも分類され、精巣と卵巣は、精子または卵子をつくり出すことから生殖器系にも分類される。ここにあげた器官の他にも、胃、小腸、肝臓、腎臓、皮膚など、ホルモンを産生する細胞を持つ器官が多く存在する。

　ホルモンは化学構造の違いにより、以下の3種類に分けることができる（図5.2）。

① ペプチドホルモン：アミノ酸がつながったペプチドから構成されるホルモン
② ステロイドホルモン：コレステロールから合成され、化学構造にステロイド核を持つホルモン
③ アミン型ホルモン：化学構造にアミノ基（-NH$_2$）を持つホルモン

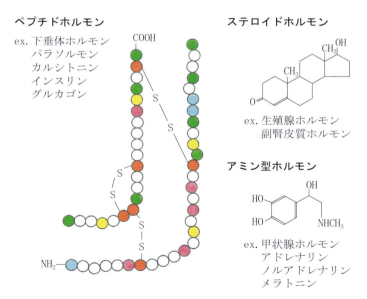

図5.2　ホルモンの種類

第5章 内分泌系

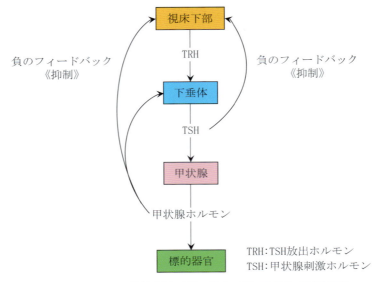

図5.3 ホルモンの分泌調節（例：視床下部-下垂体-甲状腺系）

1.2 ホルモンの分泌調節（図5.3）

ホルモンの分泌調節について、視床下部—下垂体—甲状腺系を例として説明する。視床下部からは甲状腺刺激ホルモン放出ホルモン（TRH）というホルモンが分泌される。TRHは下垂体に作用し、下垂体からの甲状腺刺激ホルモン（TSH）の分泌をうながす。TSHは甲状腺に作用して甲状腺ホルモン（T_3、T_4）の分泌をうながす。これと同時に、TSHは視床下部に、甲状腺ホルモンは視床下部と下垂体に作用して、TRHおよびTSHの分泌を抑制し、甲状腺から過剰に甲状腺ホルモンが分泌されないように調節をしている。これを**負のフィードバック（negative feedback）**といい、この機構によりホルモンの分泌量が適量に保たれている。自己免疫疾患や腫瘍などによりホルモン分泌の負のフィードバック機構が崩れると、さまざまな内分泌疾患が発症する。

2　末梢内分泌器官

2.1　視床下部と下垂体（図5.4）

視床下部は間脳の一部分であり、その名のとおり視床の前下方に位置する。視床下部は大脳皮質、視床、脳幹、脊髄などと連絡を持ち、自律神経系の高位中枢として働く他、体温の調節、摂食の調節、情動行動の調節などを行う（詳細は第11章　3　間脳、3.2　視床下部）。視床下部では、**漏斗核**（infundibular nucleus）および**視索前核**（preoptic nucleus）から下垂体のホルモン分泌の調節（促進または抑制）を行うさまざまなホルモンが産生・分泌され、神経系と内分泌系を結びつける重要な役割を担っている。視床下部から分泌されるこれらのホルモンは、下垂体のホルモン分泌に対する作用に応じて甲状腺刺激ホルモ

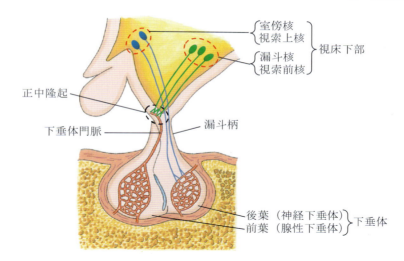

図5.4 視床下部と下垂体

ン放出ホルモンのように、それぞれ名前が付けられている。

　さらに、後述するように、視床下部に細胞体が存在する神経細胞の軸索が下垂体後葉に達していて、この軸索の終末から分泌されるホルモンは下垂体後葉ホルモンとみなされる。

　下垂体は、**漏斗**（infundibulum）とよばれる細い茎のような構造により、視床下部からぶら下げられている。径が 1 cm ほどのやや楕円体を呈する小さな器官で、蝶形骨体の上面にあるトルコ鞍の中央部、すなわち下垂体窩に収まっている。下垂体は**前葉**（anterior lobe）と**後葉**（posterior lobe）とからなり、両者は発生学的にも組織学的にも異なっている。前葉は咽頭の粘膜上皮に由来する上皮細胞の集団であり、**腺性下垂体**（adenohypophysis）ともよばれる。一方、後葉は脳の一部が伸び出した神経組織からなり、**神経下垂体**（neurohypophysis）ともよばれる。前葉と後葉には毛細血管が豊富に分布していて、分泌されたホルモンを受け入れる。

(1) 下垂体前葉

　下垂体の前方を占め、下垂体前葉ホルモンと総称される数種類のホルモンを分泌する。下垂体前葉に分布している毛細血管網は、**下垂体門脈**（hypophysial portal vein）といわれる血管系を介して、視床下部の正中隆起（median eminence）にある毛細血管と連絡している。つまり、視床下部で産生されたホルモンは、視床下部の毛細血管から下垂体門脈を経て下垂体前葉に達し、下垂体前葉ホルモンの合成・分泌を調節する。下垂体前葉には多種類の分泌細胞が存在し、それぞれ異なるホルモンを分泌して標的器官に作用を及ぼす。以下に下垂体前葉ホルモンをあげる。

1) 成長ホルモン（growth hormone：GH）

　身体の細胞の増殖をうながし、成長を促進する。特に、骨端軟骨の形成を促進して骨を成長させることが重要である。肝臓におけるグリコーゲンの分解と血中へのグルコースの放出を増加させ、血糖値の上昇をもたらす作用も持つ。

小児期に成長ホルモンの分泌が不足すると下垂体小人症（低身長症）となり、過剰になると巨人症となる。成人期になってから成長ホルモンの分泌が過剰になると、手足や顎などが肥大する末端肥大症という病態を生じる。

2） 甲状腺刺激ホルモン（thyroid-stimulating hormone：TSH）

甲状腺を刺激して、甲状腺ホルモンの産生・分泌を促進する。このホルモンの分泌が不足または過剰になると、結果的に甲状腺の機能が低下または亢進する。

3） 副腎皮質刺激ホルモン（adrenocorticotropic hormone：ACTH）

副腎皮質を刺激して、ホルモンの分泌を促進する。このホルモンの分泌が不足または過剰になると、結果的に副腎皮質の機能が低下または亢進する。

4） プロラクチン（prolactin：PRL）

産褥期[*1]から授乳期における女性の乳腺に作用して、乳汁の産生・分泌をうながす。

5） 卵胞刺激ホルモン（follicle-stimulating hormone：FSH）

女性では卵巣における卵胞の発育をうながし、男性では精巣における精子形成をうながす。

6） 黄体形成ホルモン（luteinizing hormone：LH）

女性では卵巣における排卵を誘発し、排卵後には卵胞に作用して黄体を形成し、黄体からのプロゲステロン（progesterone）の分泌を促進する。男性では精巣からの男性ホルモン（テストステロン（testosterone））の分泌をうながす。

卵胞刺激ホルモンと黄体形成ホルモンをあわせて性腺刺激ホルモン（ゴナドトロピン（gonadotropin））という。

7） メラニン細胞刺激ホルモン（melanocyte-stimulating hormone：MSH）

メラニン（黒色色素）の合成を促進するホルモンであるが、ヒトではごくわずかしか存在せず、正常レベルでの作用はよく分かっていない。

下垂体前葉は腫大することがある（**下垂体腺腫**）。腫大が著しいと、トルコ鞍の拡大・破壊が生ずることがある。下垂体の周辺には視神経、視交叉、視索があるため、それらが圧迫されることにより、視力障害や視野欠損の起こることがある。

（2） 下垂体後葉

下垂体の後方を占め、視床下部に細胞体を持つ神経細胞の軸索と、その終末が存在している。下垂体後葉ホルモンと総称されるホルモンは、この軸索終末から分泌される物質であり、下垂体後葉はそれを貯蔵・放出するにすぎない。放出されたホルモンは、下垂体後葉に分布している毛細血管に取り込まれ、全身へ運ばれる。以下に下垂体後葉ホルモンをあげる。

[*1]：**産褥期**（さんじょくき）：分娩後、妊娠や分娩による身体（子宮など）の変化が、妊娠前の状態に戻るまでの期間。通常6〜8週間。

1) バソプレシン（抗利尿ホルモン）（antidiuretic hormone：ADH）

腎臓の集合管に作用し、水分の再吸収を促進して尿量を減らす。また、血管の平滑筋に作用し、血管を収縮させることにより血圧を上昇させる。このホルモンの分泌が減少すると、多尿・多飲・口渇感などの症状を呈する（尿崩症）。

2) オキシトシン（oxytocin）

女性において、分娩時に子宮壁の平滑筋を収縮させる。また、新生児による乳首（乳頭）への吸引刺激によりこのホルモンの分泌が促進され、乳腺からの乳汁の射出をうながす。男性における作用は不明である。

2.2 甲状腺と上皮小体

(1) 甲状腺（図5.5）

甲状腺は頸部の前面にあり、甲状軟骨の前下方に位置し、喉頭から気管の上部にかけてそれらに密着して存在する。成人での重さは**約20 g**である。縦長の楕円形を呈する**右葉**（right lobe）と**左葉**（left lobe）、およびそれらの間をつなぐ**峡部**（thyroid isthmus）からなり、H字に近い形を示す。峡部から上方に伸びる過剰な部分が存在することがときどきあり、これを錐体葉（pyramidal lobe）という。

甲状腺の血液供給は、主に上甲状腺動脈（外頸動脈の枝）と下甲状腺動脈（甲状頸動脈の枝）によって行われる。また、甲状腺からの血液は上甲状腺静脈と下甲状腺静脈に集められ、内頸静脈および腕頭静脈に注ぐ。

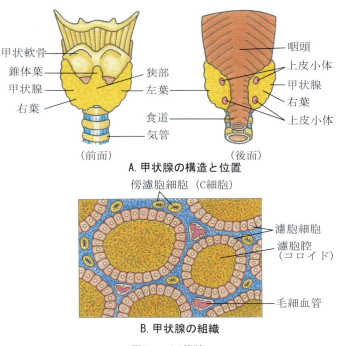

図5.5　甲状腺

甲状腺は、一層の上皮細胞で囲まれた**濾胞**（thyroid follicle）という小さな袋が無数に集合してできている。濾胞を囲む上皮細胞を**濾胞細胞**（thyroid follicular cell）といい、**甲状腺ホルモン**（thyroid hormone）（トリヨードサイロニン（triiodothyronine；T_3）とサイロキシン（thyroxine；T_4）の2種類があり、それぞれヨードを含む[*2]）を分泌する。甲状腺ホルモンの産生・分泌は、下垂体前葉から分泌される甲状腺刺激ホルモン（TSH）により促進される。

　甲状腺ホルモンは、全身のほぼすべての組織に作用し、基礎代謝を亢進させて熱の産生を促進する。また、タンパク質の合成と脂肪の分解を促進するなど、さまざまな働きを持つ。

　甲状腺には濾胞細胞とは異なる、**傍濾胞細胞**（parafollicular cell）（C細胞（calcitonin cell））[*3]とよばれる細胞がわずかに存在する。傍濾胞細胞は**カルシトニン**（calcitonin）というホルモンを分泌する。カルシトニンは破骨細胞の働きを抑制し、骨からカルシウムが血液中に溶け出すことを抑制することにより、血中カルシウム濃度を低下させる。

　甲状腺ホルモンの分泌が過剰である状態を**甲状腺機能亢進症**といい、多くは自己免疫性疾患として起こり、**バセドウ病**とよばれる。甲状腺機能亢進症では甲状腺が肥大し（甲状腺腫）、代謝が亢進して体重が減少したり、心拍数が増加したりするなどの症状がみられる。バセドウ病では、これらに加え、眼窩内に浮腫が生じて眼球の突出がみられる。

　成人の**甲状腺機能低下症**では、粘液水腫とよばれる高度な浮腫が顔面などに生じ、心拍数の減少や低体温、筋力低下などを伴う。また、先天性の甲状腺機能低下症では低身長を呈し、重度の精神発育遅延を生じる。

(2)　上皮小体

　上皮小体は米粒ほどの大きさの内分泌腺であり、副甲状腺ともよばれる。通常は、甲状腺の右葉および左葉の後面に密接して、それぞれ上下1対、合計4個存在する。

　上皮小体からは**パラトルモン**（parathormone：PTH）が分泌される。パラトルモンは、**破骨細胞**の活性を高め、骨から血液中へカルシウムが溶け出すのを促進する。また、腎臓に作用してカルシウムの再吸収を促進する作用と、活性型ビタミンD（**カルシトリオール**（calcitriol））の産生・分泌をうながす作用を持つ。カルシトリオールは、消化管からのカルシウムの吸収を促進する他、腎臓の尿細管に作用してカルシウムの再吸収をうながす。このようにパラトルモンは、骨、腎臓、消化管に直接的、あるいは間接的に作用することにより、血液中のカルシウム濃度を上昇させる。

　甲状腺の切除術の際に、誤って上皮小体を切除するなどの原因により、上皮小体機能低

[*2]：チロシン残基が2つくっついてできた"サイロニン"にヨード（I）が3つくっついているものがトリヨードサイロニン（T_3）、ヨードが4つくっついているものがテトラヨードサイロニン（tetraiodothyronine）、すなわちサイロキシン（T_4）である。T_3は少量しかつくられないが、その反面、生理作用はT_4よりも強い。

[*3]：傍濾胞細胞は、哺乳類では甲状腺に取り込まれているが、哺乳類以外の脊椎動物では、鰓後腺とよばれる独立した器官として存在する。

下症が引き起こされることがある。パラトルモンが不足すると、血中カルシウム濃度が低下して、筋や神経の興奮が亢進し、筋が痙攣する。この症状を**テタニー**という。

2.3 膵臓（図5.6）

膵臓の位置、肉眼的構造などについては、第4章 9 膵臓で述べる。

膵臓は、さまざまな消化酵素を含んだ膵液を産生するが、いくつかのホルモンも産生する。膵液を産生する細胞集団からなる組織を**外分泌部**といい、ホルモンを産生する細胞集団を**内分泌部**という。膵臓の外分泌部は**腺房**（acinus）によって構成され、腺房から分泌された膵液は、膵管によって十二指腸へ運ばれる。これに対し、内分泌部から分泌されたホルモンは、毛細血管に入って全身へ運ばれる。膵臓の組織の大部分は外分泌部（腺房）により占められ、内分泌部を構成する細胞集団は島のように点在している。そのため膵臓の内分泌部は、**膵島**または**ランゲルハンス島**（islets of Langerhans）とよばれる。膵島は膵臓の尾部（膵尾）に比較的多く存在する（図4.19 参照）。

細胞中の色素に対する染色性の違いから、膵島にはいくつかの種類の細胞が区別される。このうち **A細胞**（α細胞）はグルカゴン（glucagon）というホルモンを分泌し、**B細胞**（β細胞）はインスリン（insulin）というホルモンを分泌する。

（1） グルカゴン

肝細胞に作用して、グリコーゲンをグルコースに分解する。グルコースは血液中に放出され、結果的に血糖値（血液中のグルコース濃度）が上昇する。

（2） インスリン

肝細胞でのグルコースからグリコーゲンへの合成促進や、筋細胞などへのグルコースの取り込みをうながす作用を持つ。結果的に血糖値が低下する。またインスリンは、アミノ酸の細胞への取り込みをうながしてタンパク質と脂肪の合成を促進する働きも持つ。

膵臓の内分泌部（膵島）にはA細胞とB細胞の他、**D細胞**（δ細胞デルタ）がわずかに存在する。D細胞からは**ソマトスタチン**というホルモンが分泌され、このホルモンはA細胞とB細胞の機能を抑制する働きを持つ。

《インスリンと糖尿病》

インスリンの分泌量が絶対的または相対的に不足したり、体細胞におけるインスリンの使用ができなかったりすると、**糖尿病**を来す。糖尿病は血糖値が上昇し、全身にさまざまな症状が出現する疾患で、1型糖尿病と2型糖尿病がある。

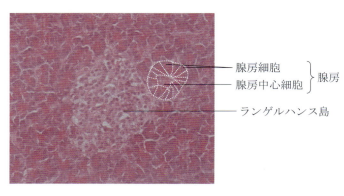

図5.6 膵臓の組織

1型糖尿病は、B細胞の障害によりインスリンの分泌能が低下するものである。自己免疫性の疾患で、若年者に発症する。

2型糖尿病は、肥満や運動不足などによって起こる生活習慣病の代表的な疾患である。通常、B細胞からのインスリンの分泌量は不足しておらず、全身の標的細胞のインスリンに対する感受性が低下することによって発症する。

糖尿病では血管障害が生じ、末梢神経の障害、網膜症、腎症などを合併する。また、インスリンによる体細胞へのグルコースの取り込みが障害されるため、細胞はエネルギーを産生するために脂肪を用いることになる。脂肪酸が分解された結果、ケトンという物質が蓄積され、血液が酸性に傾くケトアシドーシスという状態を引き起こす。

2.4 副腎（図5.7）

副腎は左右1対あり、それぞれ左右の腎臓の上部に近接して存在している。このため、以前は腎上体とよばれていた。腎臓との間には少量の脂肪組織が存在し、副腎と腎臓は結合組織性の被膜によって共通に包まれる。左右の副腎は、それぞれ横隔膜の左脚および右脚に近接している。重さ**約10g**の比較的小さな分泌腺で、三角形ないし半月形を呈する。

副腎に分布する動脈には、上副腎動脈、中副腎動脈、下副腎動脈の3系統がある。上副腎動脈は、腹大動脈から分枝する下横隔動脈の枝である。中副腎動脈は通常、腹大動脈から直接分枝する枝である。下副腎動脈は、腹大動脈から分枝する腎動脈の枝として副腎に向かう。副腎からの血液は副腎静脈に集められるが、左副腎静脈は左腎静脈に流入するのに対し、右副腎静脈は左副腎静脈より短く、下大静脈に直接注ぐ。

副腎は浅層に位置する**副腎皮質**（adrenal cortex）と、深層を占める**副腎髄質**（adrenal medulla）とに区分される。両者は異なる起源から発生し、また、それぞれ異なるホルモンを分泌する。

（1） 副腎皮質

副腎皮質は腎臓と同じく中胚葉から発生する組織である。副腎皮質は三層に区分され、光学顕微鏡の観察による細胞配列の様子から、浅層は**球状帯**（zona glomerulosa）、中間層は**束状帯**（zona fasciculata）、深層は**網状帯**（zona reticularis）とよばれる。それぞれの層からは異なるステロイド

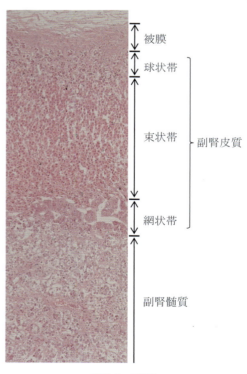

図5.7　副腎

ホルモンが分泌される。球状帯からは電解質コルチコイドと総称されるホルモンが、束状帯からは糖質コルチコイドと総称されるホルモンがそれぞれ分泌され、網状帯からはアンドロゲン（androgen）（男性ホルモン）が分泌される。

1) 電解質コルチコイド（ミネラルコルチコイド）

電解質コルチコイドのうち主要なものは**アルドステロン**（aldosterone）である。アルドステロンは腎臓の遠位尿細管から集合管に作用し、ナトリウムイオンと水の再吸収（血液中への移動）を促進する。その結果、循環血液量が増加し、血圧の上昇がもたらされる。

脱水や出血などによって循環血液量が減少して血圧が低下すると、腎臓の傍糸球体装置（第7章 泌尿器系 2 腎臓 参照）からレニン（renin）というタンパク質分解酵素が分泌される。レニンは、アンギオテンシノゲンという血漿タンパク質の一種を分解して**アンギオテンシンⅠ**（angiotensinⅠ）を産生する。アンギオテンシンⅠは、血管内皮細胞の表面、特に肺の血管に多く存在するアンギオテンシン変換酵素によって活性型の**アンギオテンシンⅡ**に変換され、この物質が副腎皮質に作用して、アルドステロンの分泌を促進する。この一連の反応を**レニン-アンギオテンシン-アルドステロン系**（renin-angiotensin-aldosterone system：RAAS）といい、循環血液量と血圧の調節に重要な役割を演じている。

2) 糖質コルチコイド（グルココルチコイド）

糖質コルチコイドのうち、ヒトの生体内で最も多量に分泌される主要なものは、**コルチゾル**（cortisol）である。コルチゾルをはじめとする糖質コルチコイドは、全身のほとんどすべての細胞に作用し、実に多彩な効果を発揮する。

まず、筋組織におけるタンパク質の分解と、脂肪組織における脂肪の分解を促進することがあげられる。また、これらによって生じた分解産物を材料として、肝臓におけるグルコースの合成が促進される。

また、糖質コルチコイドはさまざまな機序によって抗炎症作用を発揮する。そのため、特に慢性的な炎症性疾患に対して治療薬として利用される。しかし、創傷の治癒を遅らせてしまう短所を持ちあわせる。

さらに、糖質コルチコイドはリンパ球の減少と好中球の働きを抑えるため、免疫機能が抑制される。そのため、感染症による炎症に対しては薬剤として投与してはならない。

その他、中枢神経系に作用して情動に影響を及ぼしたり、いくつかのホルモンの作用を増強したり、ストレスに対する耐性を強めたりする働きを持つ。

3) アンドロゲン（男性ホルモン）

男性・女性ともに、副腎皮質の網状帯からアンドロゲンの一種であるデヒドロエピアンドロステロン（dehydroepiandrosterone：DHEA）が分泌される。男性では精巣から分泌されるテストステロン（testosterone）のほうがアンドロゲンとして強い効果を発揮するため、副腎から分泌されるデヒドロエピアンドロステロンはあまり影響を与えない。一方、女性では腋毛と陰毛の発毛や性欲の発現に関与する。副腎皮質から分泌されるステロイドホルモンの過剰または不足により、さまざまな疾患が生じる。

（ⅰ）クッシング症候群

糖質コルチコイドの過剰により起こる。副腎皮質の腫瘍や、下垂体から分泌される副腎皮質刺激ホルモンの過剰が原因となるが、糖質コルチコイドの大量投与によっても引き起こされる。顔面と肩への脂肪沈着により、満月様顔貌および水牛様脂肪沈着とよばれる特徴的な外見を呈する。また、高血糖、高血圧、疲労感、易感染性などさまざまな症状を伴う。

（ⅱ）アジソン病

副腎皮質の慢性的な機能低下により起こる。自己免疫などによる副腎皮質の細胞の障害が原因となる。糖質コルチコイドの不足により低血糖が起こり、食欲不振、体重減少、悪心、嘔吐などを来す。電解質コルチコイドの不足により血圧低下が引き起こされる。また、アンドロゲンの不足により、低血糖や不整脈が起こり、女性では陰毛の消失がみられる。副腎皮質ホルモンの分泌低下により、下垂体からの副腎皮質刺激ホルモンの分泌が増加するが、このホルモンには黒色色素（メラニン）の合成を促進する働きがあるため、浅黒い皮膚色を呈するようになる。

（ⅲ）原発性アルドステロン症

副腎皮質の腫瘍などによる電解質コルチコイドの分泌過剰の結果、高血圧や低カリウム血症が起こる。

（ⅳ）先天性副腎過形成

アンドロゲンの過剰により、女性におけるヒゲの発毛、陰核の肥大、声の低音化などの男性化が起こる。

（2）副腎髄質

副腎髄質は交感神経の節後線維が変化した細胞からなる。したがって外胚葉に由来する組織である。光学顕微鏡上、副腎髄質を構成する細胞はクロム塩を含む染色液で黄褐色に染色されて観察されるので、**クロム親和性細胞**とよばれる。この細胞には2種類があり、副腎に進入する交感神経による刺激に応じて、それぞれアドレナリン（adrenaline）とノルアドレナリン（noradrenaline）というアミン型ホルモンを分泌する。

アドレナリンとノルアドレナリンは、心拍出量を増加して血圧の上昇をもたらす。また、肝臓におけるグリコーゲンの分解を促進して、血液中へのグルコースの放出を増加させ、血糖値を上昇させる働きを持つ。

副腎髄質に良性腫瘍が生じることがあり、褐色細胞腫とよばれる。褐色細胞腫ではアドレナリンとノルアドレナリンの分泌が過剰となり、高血圧、頻脈、高血糖などの症状が出現する。

2.5 生殖腺

生殖腺（性腺）は精子または卵子を産生する器官であり、男性では精巣、女性では卵巣がこれに相当する。これらは精子・卵子を産生するという働きから生殖器系に分類されるが、それぞれ男性ホルモン・女性ホルモンを分泌する働きがあるため、内分泌系にも分類される。

（1） 精巣

精巣の位置、肉眼的構造、組織などについては、第6章 3.1 男性生殖器で述べる。

精巣には精子を産生する場である精細管がぎっしりとつまっているが、精細管の外を占める組織（間質）には**ライディッヒ細胞**（Leydig cell）（**間細胞**（interstitial cell））という細胞が存在する（図6.1 参照）。この細胞からアンドロゲンの一種である**テストステロン**が産生・分泌される。

テストステロンは胎生期に分泌され、生殖器や中枢神経系などに作用して、それらを男性型に分化させる。思春期にはテストステロンの分泌が再び亢進し、第二次性徴の発現と維持に関わる。すなわち、男性の外陰部を発育させる他、体毛、ヒゲなどの発毛を促進し、骨格筋の発育をうながし、変声（声を低音化）を起こす。頭髪の生え際を後退させる作用もみられる。また、テストステロンは精細管のセルトリ細胞（Sertoli cell）に作用して、精子の形成を促進する働きも持つ。

（2） 卵巣

卵巣の位置、肉眼的構造、組織などについては、第6章 3.2 女性生殖器で述べる。

卵巣の卵胞からは、エストロゲン（estrogen）が、黄体からはプロゲステロンが分泌される。これらは共同して子宮の月経周期をつかさどる。

1） エストロゲン（卵胞ホルモン）

子宮内膜を増殖させ、卵胞を成長させる。また、思春期における第二次性徴の発現に関わり、乳房の発達をうながし、皮下脂肪を沈着させて女性らしい体型を発現する。下垂体前葉から分泌される卵胞刺激ホルモンにより、分泌が亢進する。

2） プロゲステロン（黄体ホルモン）

子宮内膜を分泌期にし、受精卵が着床しやすい状態にする。さらに、妊娠を維持して、乳腺における乳汁の分泌を準備する。プロゲステロンは体温を上昇させる作用があるため、排卵後、黄体が形成されてプロゲステロンが分泌される時期に、基礎体温の上昇がみられる。

2.6　その他の内分泌腺

上述した一定の形と大きさを持つ典型的な内分泌腺の他、ホルモンを分泌する細胞を持つ器官が多く存在する。以下にそれらを簡単に述べる。

（1） 松果体（pineal body）

間脳の第三脳室の後上壁の正中部に突出する、松かさ状を呈する分泌腺である。小豆大ほどの小さな器官であり、松果体細胞とよばれる細胞と神経膠細胞（グリア細胞）が存在する。松果体細胞からは**メラトニン**（melatonin）というホルモンが分泌される。メラトニンの分泌は日内リズムを示し、夜間に多く分泌され、明るい日中には減少する。これにより、体内におけるさまざまな機能の日内リズムをつかさどっている。

（2） 消化管

胃の幽門腺から**ガストリン**（gastrin）というホルモンが分泌され、これは胃腺にある壁細胞からの胃酸の分泌を促進する。

十二指腸からは**セクレチン**（secretin）および**コレシストキニン**（cholecystokinin：CCK）*4 というホルモンが分泌される。セクレチンは電解質に富んだ膵液の分泌を促進し、コレシストキニンは消化酵素に富んだ膵液の分泌を促進する他、胆嚢の収縮をうながして胆汁の放出を増加させる。

これらの他にも胃抑制ペプチド、グルコース依存性インスリン分泌刺激ペプチド、ソマトスタチンなどさまざまなホルモンが分泌される。

（3） 腎臓

エリスロポエチン（erythropoietin：EPO）というホルモンが分泌され、赤血球の産生を促進する。血液中の酸素濃度が低下すると分泌が促進される。

（4） 心臓

心房壁が伸展されると、**心房性ナトリウム利尿ペプチド**（atrial natriuretic peptide：ANP）というホルモンが分泌される。このホルモンはアルドステロンとバソプレッシンの分泌を抑制することで、腎臓でのナトリウム分泌と水の排泄（利尿）を促進する。この結果、血液量が減少し、血圧が低下する。

（5） 胎盤

胎盤は妊娠中に子宮内に形成される器官であり、ここから**ヒト絨毛性ゴナドトロピン**（human chorionic gonadotropin：hCG）とよばれるホルモンが分泌される。このホルモンは黄体に作用し、黄体の退行を防いでプロゲステロンの分泌を促進する。hCG は妊娠初期に尿中に出現するため、妊娠の判定に用いられる。

問　題

下記の文章の（　）に適する語句を入れよ。
(1) 内分泌腺には（　①　）がなく、産生された物質は分布する（　②　）に取り込まれて全身に運ばれる。
(2) あるホルモンに応答することのできる特定の器官を（　③　）器官という。
(3) ホルモンによる身体機能の調節は、一般に神経系による調節よりも（　④　）く行われ、その効果は（　⑤　）的である。
(4) ホルモンは化学構造の違いにより（　⑥　）ホルモン、（　⑦　）ホルモン、（　⑧　）ホルモンに分類される。

---

*4：コレシストキニンは主膵管と総胆管の十二指腸への共通の開口部である大十二指腸乳頭にあるオッディ括約筋を弛緩させることにより、膵液および胆汁の排出をうながす。

(5) 下垂体は視床下部から（ ⑨ ）という細い構造によってぶら下げられ、蝶形骨体の上面にある（ ⑩ ）のくぼみに収められている。

(6) 下垂体前葉は（ ⑪ ）下垂体ともよばれ、下垂体後葉は（ ⑫ ）下垂体ともよばれる。

(7) 視床下部で産生されたホルモンは、（ ⑬ ）という血管を経てすみやかに下垂体前葉に運ばれる。

(8) 小児期に成長ホルモンが過剰になると（ ⑭ ）という症状が生じ、成人になってから過剰になると（ ⑮ ）という症状が生じる。

(9) 下垂体前葉から分泌される性腺刺激ホルモンには、（ ⑯ ）ホルモンと（ ⑰ ）ホルモンがある。

(10) 下垂体後葉からは、水の再吸収を促進して尿量を減らす（ ⑱ ）と、乳腺からの乳汁の射出をうながす（ ⑲ ）という2種類のホルモンが分泌されるが、前者の分泌が過剰になると（ ⑳ ）という疾患を引き起こす。

(11) 甲状腺は右葉と左葉、および両者をつなぐ（ ㉑ ）からなる。

(12) 甲状腺ホルモンの分泌は、下垂体前葉から分泌される（ ㉒ ）ホルモンによって促進される。

(13) 甲状腺の傍濾胞細胞から分泌される（ ㉓ ）というホルモンは、血中カルシウム濃度を（ ㉔ ）させる。

(14) 上皮小体は（ ㉕ ）個あり、これから分泌されるホルモンは血中カルシウム濃度を（ ㉖ ）させる。

(15) 膵臓の内分泌部は（ ㉗ ）とよばれ、A細胞は（ ㉘ ）を分泌し、B細胞は（ ㉙ ）を分泌するが、後者は血糖値を（ ㉚ ）させる。

(16) 右副腎静脈は（ ㉛ ）静脈に注ぎ、左副腎静脈は（ ㉜ ）静脈に注ぐ。

(17) 副腎皮質は（ ㉝ ）胚葉に由来し、副腎髄質は（ ㉞ ）胚葉に由来する。

(18) 副腎皮質は浅層から（ ㉟ ）、（ ㊱ ）、（ ㊲ ）の三層が区別され、それぞれの層から（ ㊳ ）、（ ㊴ ）、（ ㊵ ）が分泌される。

(19) 副腎髄質から分泌されるホルモンには（ ㊶ ）と（ ㊷ ）とがあり、それらを産生する細胞は、その染色性から（ ㊸ ）細胞とよばれる。

(20) 精巣の（ ㊹ ）細胞から分泌される男性ホルモンは（ ㊺ ）とよばれる。

(21) エストロゲンは卵巣の（ ㊻ ）から分泌され、プロゲステロンは排卵後に形成される（ ㊼ ）から分泌されるが、後者には基礎体温を（ ㊽ ）させる作用がある。

(22) 松果体からは（ ㊾ ）というホルモンが分泌されるが、日中の明るい時にはその分泌量が（ ㊿ ）する。

第6章

生殖器系

到達目標

男性および女性の内・外生殖器の構成と構造について機能と関連づけて説明できる。

学習のポイント

・男性生殖器の構成と精路
・卵巣周期における卵巣組織の変化
・月経周期における子宮内膜の変化とそのホルモン支配
・会陰の構造

第6章 生殖器系

1 生殖と生殖器

　生殖とは、**精子**（sperm）と**卵子**（ovum）が融合して、それぞれの遺伝情報の混ざった新しい個体を生み出すことであり、それをつかさどるのが生殖器である。生殖器は後腹膜で発生したのちに下降する**生殖腺（性腺（gonad））（精巣（testis）と卵巣（ovary））**と骨盤腔で発生する**生殖路（精子および卵子の通路）**があわさって構成される。この発生学的違いから、**精巣動脈**（testicular artery）・**卵巣動脈**（ovarian artery）は左右とも**腹大動脈**から分枝し、**精巣静脈**（testicular vein）・**卵巣静脈**（ovarian vein）は、右は**下大静脈**に直接入り、左は**左腎静脈**を経て下大静脈へと入る。一方、その他の生殖器は**内腸骨動・静脈**の枝（精管動・静脈、子宮動・静脈、内陰部動・静脈、下膀胱動・静脈など）の支配を受けている。精巣・卵巣には、下垂体の前葉から分泌される**卵胞刺激ホルモン**（follicle stimulating hormone：FSH）と**黄体形成ホルモン**（luteinizing hormone：LH）が作用する。卵胞刺激ホルモンは、卵巣では卵胞の発育と**エストロゲン**（**卵胞ホルモン**（estrogen））の分泌をうながし、精巣では精子形成を促進する。黄体形成ホルモンは、卵巣では排卵を誘発し、排卵後の黄体形成と**プロゲステロン**（**黄体ホルモン**（progesterone））の分泌をうながし、精巣では**テストステロン**（testosterone）の分泌をうながす。卵胞刺激ホルモンと黄体形成ホルモンをあわせて**性腺刺激ホルモン**（**ゴナドトロピン**（gonadotropin））とよぶ。

2 性腺

2.1 男性の精巣（図6.1）

　精巣は**精子形成**（spermatogenesis）と**アンドロゲン**（androgen）（男性ホルモンの総称）の分泌を行う器官である。精巣は、精子をつくる**曲精細管**（convoluted seminiferous tubule）および精細管と、精細管の間を埋める**精巣間質**（interstitial tissue of testis）および精巣をおおう**精巣白膜**（tunica albuginea testis）で構成される。曲精細管は、**生殖細胞**（germ cell）と生殖細胞を栄養・支持する**セルトリ細胞**（Sertoli cell）からなる。精子の幹細胞である**精祖細胞**（spermatogonium）は、胎生期から思春期までは少数を保っているが、思春期以降は、**精祖細胞→精母細胞**（spermatocyte）**→精子細胞**（spermatid）**→精子**の順に老年期まで活発に曲精細管で増殖・成熟を続け、毎日数千万単位の精子が産生される。精巣内を複雑に迂曲する曲精細管で産生された精子は、やがて直精細管（straight tubule）を経て精巣網（rete testis）に集まり、精巣を離れて、**精巣輸出管**（ductulus efferentes）**→精巣上体管**（ductus epididymidis）**→精管**（vas deferens）**→射精管**（ejaculatory duct）**→尿道**（urethra）という生殖路を通って体外に排出される。精巣間質にはアンドロゲンを分泌する**ライディッヒ細胞**（Leydig cell）（別名：**間細胞**）やマクロファージが多く存在する。アンドロゲンはライディッヒ細胞で主につくられるが、副腎皮質[*1]でも微量がつく

2 性腺

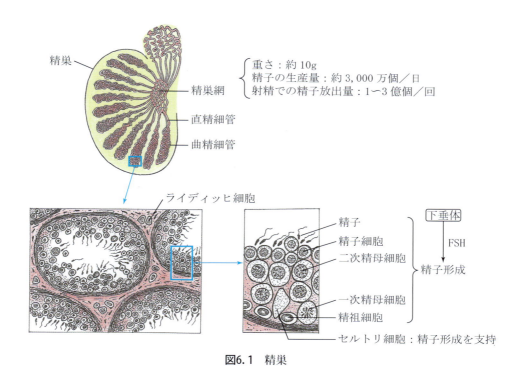

図6.1　精巣

られる。精巣での精子形成は内臓の体温（約37℃）より低い34℃くらいでないと行われない。したがって、胎児期に陰嚢（scrotum）まで下降せずに腹腔内に放置された精巣（停留精巣（cryptorchidism））は精子をつくれなくなる。また将来、精巣がんになる危険性もある。

2.2　女性の卵巣（図6.2）

卵巣は**卵子形成**（oogenesis）と**エストロゲン**（estrogen）（女性ホルモンの総称）の分泌を行う器官である。成熟した卵子は、約28日周期で卵巣を覆う腹膜を破って一度腹膜腔に出る。これを**排卵**（ovulation）という。卵子の成熟は**卵祖細胞**（oogonium）→**卵母細胞**（oocyte）とそれを包む一層の卵胞上皮からなる**原始卵胞**（primordial follicle）→卵母細胞と多層の卵胞上皮細胞からなる**二次卵胞**（secondary follicle）→卵胞に内腔のできる**胞状卵胞**（vesicular follicle）→成熟卵胞である**グラーフ卵胞**（Graafian follicle）の順に進む。このような卵胞の成熟は、下垂体から分泌される**卵胞刺激ホルモン**によりうながされ、さらに卵胞刺激ホルモンの刺激により卵胞細胞からはエストロゲンが分泌され、エストロゲンは下垂体に作用して一時的に**黄体形成ホルモン**の分泌を急上昇させる（**正のフィード**

＊1：副腎皮質の網状帯では、デヒドロエピアンドロステロン（DHEA）というアンドロゲンが産生・分泌される（5章 2.4 副腎 (1)副腎皮質 3)アンドロゲン 参照）。

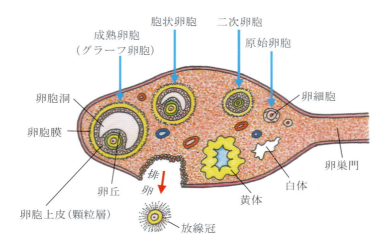

図6.2　卵巣

バック（positive feedback））。

　このようにして分泌された黄体形成ホルモンはグラーフ卵胞の内圧を高め、卵巣の表層に盛り上がりをつくり、ついには中の卵母細胞（卵子）が卵胞と卵巣表層の膜を破って排卵される。排卵された卵子は、卵管（oviduct；Fallopian tube）を通り子宮（uterus）に到達するが、妊娠しなければ子宮内膜に吸収され、**月経**（menstruation）として膣（vagina）から出る。卵巣は、胎生期には数百万個の卵祖細胞を含むが、新生児期には約100万個前後の原始卵胞へと減り、その後も卵巣内でどんどん減り続け、ほとんどの卵胞は発達の途中の段階で退化してしまう（卵胞閉鎖）。原始卵胞は月経が始まる思春期以降もさらに減り続け、閉経時にはなくなる。生涯でグラーフ卵胞より排卵される卵子の数は約400個にすぎない。

　したがって、思春期以降に毎日数千万単位の精子をつくり続ける精巣とは大きく異なり、卵巣は少数の卵子を周期的に成熟させる**卵巣周期**（ovarian cycle）を持ち、これが女性に**月経周期**（menstrual cycle）をもたらすことになる。また、卵巣には精巣網→精巣輸出管のような管構造がないため、排卵直後の卵巣の膜は破れ、残された卵胞内には生理的な出血が起こり、**赤体**（corpus rubrum）が形成される。その後、出血は吸収されて主にプロゲステロンを分泌する内分泌細胞で卵胞内は満たされ、**黄体**（corpus luteum）が形成される。黄体は妊娠しないと退縮して**白体**（corpus albicans）となるが、妊娠すると**妊娠黄体**（corpus luteum of pregnancy）としてさらに大きくなり分娩時まで維持される。

3 性腺以外の生殖器

3.1 男性生殖器（図6.3）

（1）陰嚢（図6.3）

精巣・精巣上体をつつみ込む薄い皮膚と皮下の肉様膜という平滑筋でできた嚢状器官である。陰嚢には皮下脂肪がない。精巣が34℃くらいの低い温度に保たれるのは陰嚢に脂肪がないからである。陰嚢を出入りする精管、精巣動脈、精巣静脈（蔓状静脈叢）、神経、リンパ管、精巣挙筋をあわせて**精索**（spermatic cord）という。精巣は後腹膜で発生し、胎生期に**鼠径管**（inguinal canal）を通り陰嚢内へと精巣下降が起こる。精巣下降の際に、腹膜の一部が、鞘状突起として陰嚢に入り、腹膜腔から離断されて、精巣鞘膜腔として残る（15章 4.3（3）生殖腺（精巣・卵巣）の下降 参照）。

（2）精巣上体（図6.4）

精巣とともに陰嚢内に収まる器官で、精巣からきた精子を受け入れ、より成熟させる場となり、**頭部**、**体部**、**尾部**の3つに区分される。精巣からで出る複数の**精巣輸出管**は頭部の精巣上体管にまず連結し、その後、体部および尾部の精巣上体管を経て、精管へと精子を輸送する。精巣上体管は精巣上体の中を蛇行しながら走行するため、その全長は約5mもある。

（3）精管（図6.3）

精巣上体の尾部の終末部より始まり、精索の中を走り、浅鼠径輪から鼠径管に入り、深鼠径輪より骨盤腔に入る管で、全長が40～50 cmあり、精子の輸送をつかさどる。骨盤腔を走る精管は、尿管の上をまたいでから膀胱後面を走り、終末部は**精管膨大部**（ampulla of vas deferens）として膨らみ、再び細くなって精嚢（seminal vesicle）と合流して終わる。射精前の精子の貯留部位が精管膨大部である。**射精**は交感神経の興奮で精管膨大部の平滑

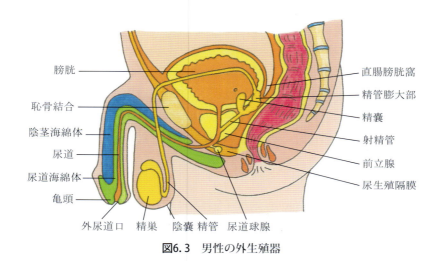

図6.3　男性の外生殖器

（4） 精囊（図6.3）

膀胱の背後で精管に開口する左右1対の袋状の外分泌器官である。アルカリ性液を分泌し、フルクトース（果糖）を供給して精子の運動をうながす。

（5） 射精管（図6.3）

精管と精囊の導管が前立腺に進入する直前に合流して前立腺を貫くのが射精管である。尿道前立腺部の後壁にある**精丘**に開口する。ここで初めて左右の精巣で産生された精子が合流することになる。

（6） 前立腺（図6.3）

膀胱底に続く尿道の起始部と射精管を取り囲み、前立腺液を前立腺小管か

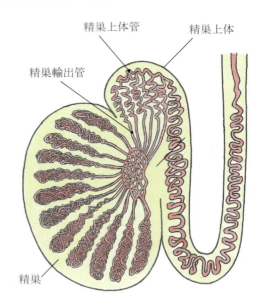

図6.4 精巣上体

ら分泌するクリの実のような形状をした外分泌器官である。直腸の腹側に接する器官なので直腸指診で触れることができる。尿道前立腺部を取り巻く内腺と、内腺の外側にある外腺とに分けられる。前立腺肥大は内腺より、前立腺がんは外腺から発生する。したがって、前立腺肥大になると尿道狭窄を起こしやすく排尿困難になりやすい。

（7） 尿道球腺（bulbourethral gland）（カウパー腺（Cowper's gland））（図6.3）

尿生殖隔膜に含まれる一対のエンドウ豆大の器官で、射精前の陰茎勃起の段階で尿道を湿らすのが尿道球腺の粘液であり、性的興奮により分泌が刺激される。

（8） 尿道（図6.3）

尿道は大きく前立腺部、隔膜部、海綿体部の3部に分けられる。前立腺部には精丘という隆起があり、その中央には子宮の名残である前立腺小室という小さな陥凹がある。前立腺小室の両側に左右の射精管が開口し、精丘の両側には多数の前立腺小管が開口している。尿道が尿生殖隔膜を貫く隔膜部には、尿道を輪状に取り巻く骨格筋である尿道括約筋が発達しており、海綿体部では陰茎の尿道海綿体の中を尿道は貫く。したがって、射精管より末梢の尿道は尿路であると同時に精路である。尿道を通る**精液**（semensperm）は、精管膨大部の精子＋前立腺液＋精囊液＋尿道球腺液からなるが、前立腺液と精囊液が最も量が多い。

（9） 陰茎（図6.5）

1対の**陰茎海綿体**（corpus spongiosum penis）と無対の**尿道海綿体**（corpus spongiosum）の合計3本のスポンジのような血管性組織とそれを包む皮膚で構成される。陰茎は陰囊と同様にメラニン色素を多く含み、皮下の脂肪組織は欠如している。副交感神経の興

奮によって海綿体に血液が充満して陰茎は勃起する。陰茎海綿体に分布する動脈は**陰茎深動脈**（deep artery of penis）（内腸骨動脈の枝である内陰部動脈の終末）である。陰茎の先端は、**陰茎亀頭**（glans penis）とよばれる尿道海綿体の終末部からなる。

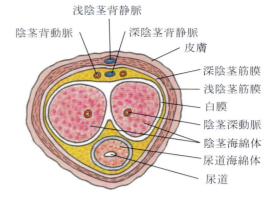

図6.5　陰茎体の断面

3.2　女性生殖器（図6.6）

(1)　卵管

卵巣側（外側）から子宮側（内側）に向かって、**卵管采**（fimbria）→**卵管漏斗**（ifundibulum）→**卵管膨大部**（ampulla）→**卵管峡部**（isthmus）→**卵管子宮部**（ovisac）となる長さ約10 cmの管である。精子と卵子の結合する受精は、**卵管膨大部**で起こるのが一般的である。受精卵および未受精卵は卵管の繊毛運動と筋収縮により子宮側へと4、5日かけて運搬される。受精卵は卵割を繰り返しながら卵管から子宮へと向かい、受精後約1週間で子宮内膜に着床する。精子は精巣から尿道までの一連の管を通るため腹膜腔内を出ることはないが、卵巣と卵管采の間は分かれて両者の間に腹膜腔が存在するので、卵子は腹膜腔に排卵されてから**卵管采**に入る。卵管は腹大動脈から分枝する**卵巣動脈**と内腸骨動脈の枝の**子宮動脈**（uterine artery）との吻合血管で支配される。

(2)　子宮

受精卵が着床し、胎児が成長する平滑筋の発達した中空器官である。上側（頭側）から下側（尾側）に向かって、**子宮底**（uterine fundus）→**子宮体**（uterine body）→**子宮峡部**（isthmus of uterus）→**子宮頸部**（uterine cervix）→**子宮膣部**（vaginal portion of cervix）

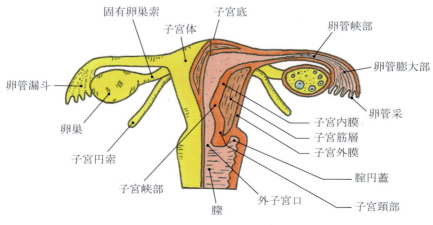

図6.6　女性生殖器

となり、正常では**前傾前屈**の状態にある。子宮壁の構造は、内腔から外側に向かって、子宮内膜（endometrium）→子宮筋層→子宮外膜で構成される。子宮内膜は子宮の粘膜であり、表層の**機能層**（functional layer of endometrium）（月経の際に剥離する）と深層の**基底層**（basal layer of endometrium）（月経の際に残留する）に分かれる。子宮筋層は平滑筋組織であり、子宮外膜は子宮をつつむ腹膜のことである。

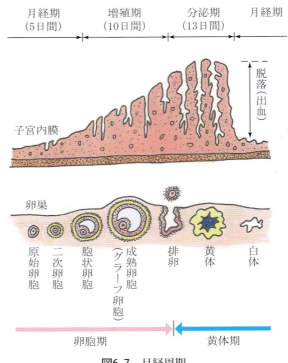

図6.7　月経周期

《子宮の月経周期》（図6.7）

下垂体の影響を受けて卵巣から分泌される**エストロゲン**と**プロゲステロン**の両者が協働して子宮に月経周期をもたらす。子宮内膜の周期的変化は、**増殖期（10日間）**→**分泌期（13日間）**→**月経期（5日間）**の3期に分かれる。子宮内膜の増殖期には、下垂体からの卵胞刺激ホルモンが卵巣内の卵胞を成熟させ、成熟した卵胞より分泌されるエストロゲンが子宮内膜を増殖させる。子宮内膜の増殖期の最期には、下垂体からの黄体形成ホルモンの急激な増加（LHサージ）によって排卵が引き起こされ、それに続く黄体形成が卵巣内で起こる。子宮内膜の分泌期には、下垂体からの黄体形成ホルモンの影響のもとに黄体よりプロゲステロンとエストロゲンが分泌され、プロゲステロンの影響で、子宮内膜の血管と分泌腺がさらに発達する。子宮内膜はグリコーゲンを含んだ分泌液で湿ることによって着床できやすい状態となる。

しかし、着床が起こらなかった場合、子宮内膜の月経期へと移行し、黄体からのプロゲステロンとエストロゲンの減少により、子宮内膜が脱落し、出血とともに膣から排出され、黄体は退縮して白体となる。一方、着床が行われ、妊娠が成立すると黄体は妊娠黄体としてさらに大きくなり、子宮内膜の分泌期が続く。

(3)　子宮を支える組織

1)　**子宮広間膜**（broad ligament of uterus）

子宮の前面と後面を覆う腹膜が、子宮の両側縁で重なって左右の骨盤側壁に向かう一対の腹膜の広いヒダである。子宮広間膜の二層間を子宮動・静脈が走る。

2) 子宮頸横靭帯（transverse cervical ligament）（基靭帯（cardinal ligament））
子宮頸から左右の骨盤側壁に至る一対の靭帯で、子宮広間膜の二層間を走る子宮動・静脈がこの靭帯の中を通って子宮に出入りする。

3) 仙骨頸靭帯
仙骨下部から直腸を経由して子宮頸に至る左右一対の靭帯である。

4) 恥骨頸靭帯
恥骨後面から膀胱を経由して子宮頸に至る左右一対の靭帯である。

5) 固有卵巣索（proper ligament of ovary）
卵巣と子宮を結ぶ索状物で左右一対ある。子宮広間膜の二層間を走る。

6) 子宮円索（round ligament of uterus）
子宮の上外側部で卵管が始まるすぐ下から起こり、子宮広間膜の二層間を走行して鼠径管に入り、浅鼠径輪を出て大陰唇の皮下に放散する索状物で左右一対ある。子宮の前傾を支持している。

7) 尿生殖隔膜（urogenital diaphragm）と骨盤隔膜（pelvic diaphragm）
恥骨、坐骨、尾骨の間を張る骨格筋とその筋膜で構成され、下から子宮を支持し、その下垂を防ぐ。

これら1)から7)の支持組織が脆弱になると子宮頸が膣より外にでてしまうことがある。これを子宮脱（uterine prolapse）といい、経産婦に起こりやすい。

その他に、直接的に子宮を支えるものではないが、**卵巣提索**という卵巣と骨盤側壁を結んで卵巣を吊り上げている左右一対の索状物がある。もともと発生学的に卵巣提索→（卵巣）→固有卵巣索→子宮円索は上下に連続するひとつの線維束であり、胎生期の卵巣下降に関わる**卵巣導帯**の遺残である。

(4) 膣（図6.8）
子宮の下に連なる産道の最終路であり、月経血の排出路となる。性交時には陰茎を受け入れる。長さは約7 cmあり、前後に圧平されている。膣の上端は子宮頸をつつみ込む膣円蓋（vaginal fornix）を形成している。内腸骨動脈の枝である**子宮動脈**と**膣動脈**（vaginal artery）の支配を受ける。前者は男性の**精管動脈**に相当し、後者は男性の前立腺や精嚢を栄養する**下膀胱動脈**に相当する。

(5) 大陰唇（labia majora）と小陰唇（labia minora）
恥丘から下後方に走る左右の皮膚の縦ヒダが大陰唇であり、子宮円索の終末部を含む。男性の陰嚢に相当し、思春期以降に陰毛が生える。左右の大陰唇にはさまれるようにあるヒダが小陰唇であり陰毛や脂肪はない。

(6) 膣前庭（vaginal vestibule）
左右の小陰唇の間にある裂隙である。膣前庭には**外尿道口**（external urethral orifice）、**膣口**（vaginal opening）および**大前庭腺**（major vestibular gland）（バルトリン腺（Bartholin's gland））の導管が開いており、前方には男性の陰茎（ペニス（penis））に相当する女性の**陰**

第6章　生殖器系

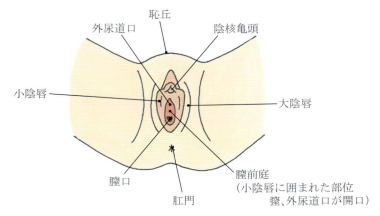

図6.8　女性の外陰部

核（**クリトリス**（clitoris））がある。陰核は一対の**陰核海綿体**（corpus cavernosum clitoridis）で構成され、陰茎海綿体と同様に血液の充満により勃起する。大前庭腺は性的興奮により粘液を分泌し、男性の尿道球腺に相当する。膣前庭の左右にある海綿体組織を**前庭球**（vestibular bulb of vagina）といい、男性の尿道海綿体にあたる。男性の尿道は尿路と生殖路を兼ねるが、女性は尿路と生殖路がそれぞれ独立している。

3.3　男性・女性に共通の生殖器関連の解剖

（1）　乳腺（mammary gland）（図6.9）

汗腺と同様に皮膚腺の一種である。乳房内には脂肪組織につつまれた20葉ほどの乳腺葉からなり、女性で非常に発達している。男性でも、エストロゲンの投与を受けた場合、または、肝硬変などによるホルモン代謝異常により、乳腺が異常に発達することがある（女性化乳房（gynecomastia））。妊娠中は下垂体からのプロラクチン、卵巣や胎盤からのエストロゲンやプロゲステロンが乳腺をより発達させる。分娩後、乳児が乳頭にしゃぶりつくと、それが刺激となって下垂体後葉よりオキシトシンが分泌され、乳管の平滑筋を収縮させて乳汁を放出させる。オキシトシンは分娩後の子宮を収縮させてもとのサイズにもどす作用もある。

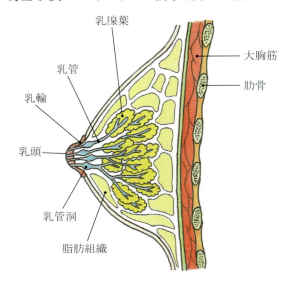

図6.9　乳腺

(2) 会陰（perineum）（図6.10）

会陰とは骨盤下口の菱形領域で、**恥骨結合、左右の坐骨結節、尾骨先端**によって仕切られる。また、左右の坐骨結節を結ぶ直線によって前方の**尿生殖三角**（urogenital triangle）と後方の**肛門三角**（anal triangle）とに区分される。したがって、尿生殖三角と肛門三角をあわせた菱形が会陰である。尿生殖三角には**深会陰横筋**（transversus perinei profundus muscle）とその筋膜からなる**尿生殖隔膜**があり、男性では尿道が、女性では尿道と膣がそれを貫く。肛門三角には**肛門挙筋**（levator ani muscle）、尾骨筋（coccygeus muscle）およびこれらの筋膜で構成される**骨盤隔膜**（pelvic diaphragm）がある。会陰部の神経支配は**陰部神経**（pudendal nerve）（S2-4）であり、血管支配は内腸骨動脈の枝である**内陰部動脈**（internal pudendal artery）と大腿動脈の枝で伏在裂孔から出る**外陰部動脈**（external pudendal artery）である。

男性の尿生殖三角には**陰嚢**と**陰茎**が、女性のそれには**大陰唇、小陰唇、膣前庭**が体表よりみえる。このように外よりみえる生殖器を**外生殖器**（外性器）といい、外生殖器のある部位を**外陰部**とよぶ。一方、体表よりみえない子宮や前立腺などを**内生殖器**（内性器）という。

(3) 鼠径管

鼠径靭帯（inguinal ligament）に沿ってそのすぐ上方を走る長さ4～5 cmほどの管である。浅鼠径輪という皮下への開口部と深鼠径輪という骨盤腔への開口部との間をつなぐ管で、男性では精索、女性では子宮円索が通る。鼠径管より腸が脱出することを鼠径ヘルニア（inguinal hernia）という。

(4) ダグラス窩（pouch of Douglas）（図6.11）

女性における直腸と子宮の間の窪みの**直腸子宮窩**（rectouterine pouch）のことである。男性には子宮がないので、**直腸膀胱窩**（rectovesical pouch）のことをダグラス窩と便宜上よぶ（図6.3参照）。ダグラス窩は、立位における腹膜腔の最下部となるので、腹膜炎やがんの腹膜転移時に、血液、膿、がん細胞がたまりやすい。ここを穿刺して検査することを**ダグラス窩穿刺**という。

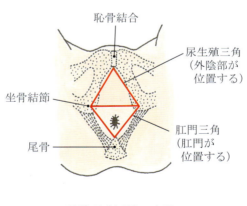

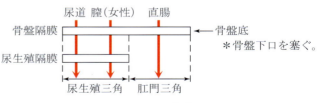

図6.10　会陰

第 6 章　生殖器系

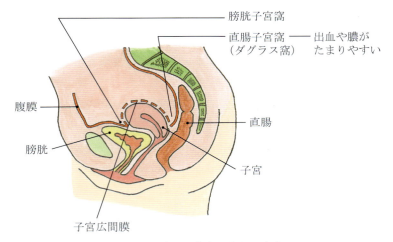

図6.11　膀胱子宮窩と直腸子宮窩

コラム

　前立腺肥大で排尿困難になり膀胱が緊張している男性患者、子宮脱の既往のある女性患者、鼠径ヘルニアの既往のある患者において腹筋を収縮させて腹圧を上げるような運動には注意が必要である。前立腺がんは全身の骨に転移しやすい性質があるので、病的骨折を誘発しないよう注意が必要である。さらに、各種がんの放射線治療や化学療法による副作用で性腺障害が起こり不妊症に陥る患者がしばしばいるので、精神的ダメージを与えるような言動は避けたい。また、背髄損傷、脳卒中、糖尿病、脳性麻痺などで、陰茎勃起ができない患者や思うように性行為を行う姿勢がとれない患者は心理的負担を抱えている場合が多い。適切な肢位、運動による痛みの軽減、補助具の使用の指導なども重要となる。

問　題

下記の文章の（　）に適する語句を入れよ。
(1)　精子は、精巣→精巣輸出管→（　①　）→精管→射精管→尿道を通る。
(2)　精液は、精子および精嚢、（　②　）、尿道球腺からの分泌液で構成される。
(3)　浅鼠径輪→鼠径管→深鼠径管を男性では（　③　）が通る。
(4)　陰茎の海綿体組織には一対の陰茎海綿体と1本の（　④　）からなる。
(5)　精子のおおもとになる細胞は（　⑤　）である。
(6)　精巣内の男性ホルモン分泌細胞は（　⑥　）である。
(7)　曲精細管内で精子の成熟に直接的に関わる細胞は（　⑦　）である。

(8) 内腺と外腺で構成される男性生殖器は（ ⑧ ）である。

(9) 会陰に分布する動脈は内腸骨動脈の枝の（ ⑨ ）である。

(10) 射精とは（ ⑩ ）の平滑筋の収縮によって起こる。

(11) 卵胞が発達の途中の段階で退化してしまう現象を（ ⑪ ）という。

(12) 卵管は、卵巣側より、卵管采→卵管漏斗→（ ⑫ ）→卵管峡部→子宮部からなる。

(13) 子宮の粘膜である子宮内膜は、表層の（ ⑬ ）と深層の基底層に分かれる。

(14) 左右の小陰唇の間にある裂隙を（ ⑭ ）という。

(15) 恥骨結合と左右の坐骨結節を結んでできるのが（ ⑮ ）である。

(16) 子宮内膜の月経周期は、増殖期→（ ⑯ ）→月経期の3期に分かれる。

(17) 精巣動脈と卵巣動脈は（ ⑰ ）から分枝する。

(18) 左の精巣静脈および卵巣静脈は（ ⑱ ）に注ぐ。

(19) 立位における腹膜腔の最下部の窪みを（ ⑲ ）という。

第7章

泌尿器系

到達目標

泌尿器系各器官の構造を機能と関連付けて説明できる。

学習のポイント

- 腎臓の肉眼解剖学的構造
- ネフロンの構成と構造
- 尿道の構造とその性差

第7章 泌尿器系

1 泌尿器系の概要

泌尿器系（urinary system）は、体内で生じた有害な代謝産物を含む血液を濾過して尿をつくり、排泄する器官系で、尿をつくる**腎臓**（kidney）とそれを体外に導出する尿路（**腎盂**（renal pelvis）、**尿管**（ureter）、**膀胱**（urinary bladder）、**尿道**（urethra））からなる（図7.1）。

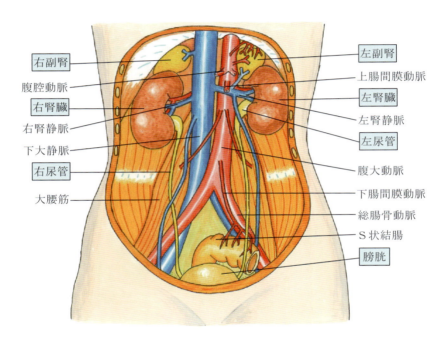

図7.1　泌尿器系の概要

2 腎臓

2.1 腎臓の肉眼解剖学的構造（図7.2）

腎臓は、後腹壁を覆う壁側腹膜の後方に位置する**腹膜後器官**である。第11胸椎から第3腰椎（T11〜L3）の高さに椎体をはさんで左右1対あり、右腎臓は、肝臓（右葉）があるため左腎臓に比べやや下位に位置する。外形は、大きさが平均的に長さ10 cm、幅5 cm、厚さ3 cmで、重さが**100〜150 g**、ソラマメ状を呈している。第1腰椎の高さの腎臓内側縁中央部にある陥凹部を**腎洞**（renal sinus）とよび、腎洞には、腎杯がいくつか集まって尿管が漏斗状に広がった**腎盂（腎盤）**や血管がある。**腎門**（hilum kidney）は、腎洞の出入口にあたり、前方から順に腎静脈、腎動脈、尿管が出入りし、他にもリンパ管、自律神経など

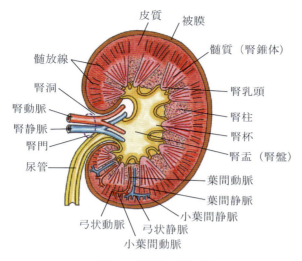

図7.2　腎臓の前額断

が出入りする。

　腎臓は、三層の被膜で覆われ、腎臓実質の表面は、暗赤色を呈し、最も深層の線維性結合組織からなる**線維被膜**（fibrous capsule）によって覆われている。その周囲を脂肪組織からなる**脂肪被膜**（perirenal fat capsule）が覆い、腎門から出入りする血管、尿管、リンパ管、神経の間の腎洞もこの被膜の脂肪組織によって埋められている。さらに脂肪被膜の周囲を薄い**腎筋膜**（renal fascia）が覆っている。この腎筋膜は、腎臓の前面と後面を覆う前葉と後葉に分かれて覆っている。さらに、腹腔との間には、壁側腹膜の漿膜が覆っている（図7.3）。

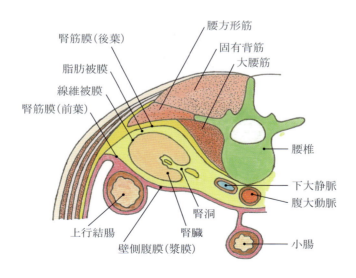

図7.3　腎臓の被膜

第7章　泌尿器系

　左腎臓は、左副腎、胃、膵臓、脾臓、横行結腸などと接し、右腎臓は、右副腎、肝臓、十二指腸、右結腸曲などと接している（図7.4）。

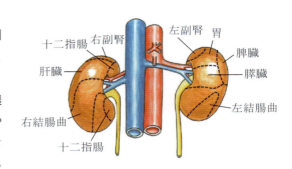

図7.4　腎臓の隣接臓器

　腎臓の縦断面は、表層部の赤味が濃い皮質（renal cortex）と深層部のやや薄い髄質（renal medulla）に区別できる（図7.2）。皮質は、血液を濾過する**腎小体**（renal corpuscle）と曲がりくねって走行する**曲尿細管**（convoluted tubule）からなり、髄質は腎洞に向かって直行する直尿細管と集合管からなり、錐体状を呈するところから**腎錐体**（renal pyramids）とよばれる。腎錐体は一側の腎臓に6〜15個があり、腎錐体の間を**腎柱**（renal column）とよび、皮質の組織で埋められている（図7.2）。腎錐体先端は、**腎乳頭**（renal papilla）とよばれ、その中を集合管の続きである**乳頭管**（papillary ducts）が通り、**乳頭孔**（openings of papillary ducts）から**腎杯**（renal calyces）に尿を排泄する。さらに、この腎杯が集まって尿管が漏斗状に広がった**腎盂**を形成する（図7.2）。

2.2　腎臓の組織学的構造

　ネフロン（腎単位）（nephron）は、腎臓の機能的単位であり、1つの**腎小体**（マルピギー小体）とそれに続く1本の**尿細管**からなる。ネフロンは、一側の腎臓に約100万個あるとされる。腎小体は皮質にあり、血液を濾過して原尿（一次尿）をつくり出している。尿細管は、腎小体のある皮質に始まり髄質を通り、再び皮質にもどる。尿細管は集合管に続き、集合管を介して腎乳頭から腎杯に尿（二次尿）を排泄する。1日に濾過される原尿は、170〜200Lとされ、尿細管と集合管でその99％が再吸収される。したがって、1日の排泄尿量は、約2Lたらずということになる。

（1）　腎小体（図7.5）

　腎小体は、直径約0.2mmの大きさで、皮質にあり、**糸球体**（glomerulus）と**ボーマン嚢**（Bowman's capsule）（**糸球体嚢**（glomerular capsule））からできている。

　糸球体は、細動脈間に枝分かれして形成された毛細血管の糸だま状の構造で、糸球体に侵入する血管を**輸入細動脈**（afferent glomerular arteriole）、糸球体から出て行く血管を**輸出細動脈**（efferent glomerular arteriole）とよぶ。これらの細動脈は、腎小体の**血管極**（vascular pole）から出入する。ともに内皮細胞の周囲に平滑筋細胞が存在するが、輸入細動脈壁には二、三層の傍糸球体細胞が取り囲むことから、両者を区別することができる。この傍糸球体細胞は、血圧上昇に関わるレニンを分泌する。

　ボーマン嚢は、糸球体を取り囲む単層扁平上皮からなる袋状を呈し、内葉と外葉からな

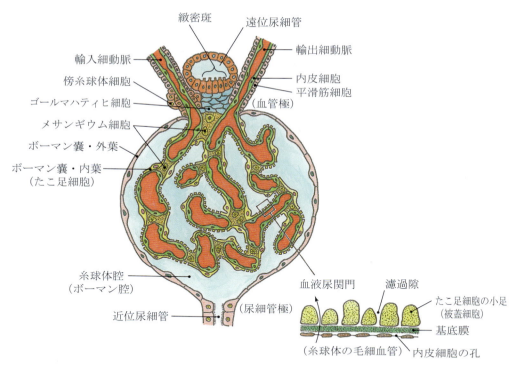

図7.5　腎小体（糸球体とボーマン嚢）

る。内葉の細胞は、糸球体の毛細血管（有窓型毛細血管）の基底膜外面に接して覆い、核を中心にいくつかの突起を持つため、**たこ足細胞（被蓋細胞）**（podocyte）とよばれる。外葉は、毛細血管を覆った内葉が腎小体の血管極で翻転して始まり、糸球体全体を覆い、さらに血管極と対側にある**尿細管極**（urinary pole）で近位曲尿細管の上皮に移行して終わる。内葉と外葉の隙間を糸球体腔（ボーマン腔）とよび、糸球体から濾過された原尿で満たされ、原尿は、順次、近位曲尿細管へ流れて行く。血液から原尿をつくる濾過膜は、糸球体の有窓型毛細血管の内皮細胞の小孔と基底膜とボーマン嚢内葉の被蓋細胞の突起の隙間の三層がその機能を果たし、中でも基底膜が重要な働きをしており、**血液尿関門**（blood-urine barrier）とよばれる。この関門は、血球やタンパク質など大きな粒子や分子を通過させず、水分、グルコース、アミノ酸、電解質（ナトリウム、カリウム）や体内の不要産物（尿素、尿酸）などの小分子の物質を原尿として通過させる。

（2）　尿細管（図7.6）

尿細管は、腎小体の尿管極から始まり、皮質を曲がりくねって走行するものを**近位曲尿細管**（proximal convoluted tubule）という。近位曲尿細管は比較的太く、その上皮細胞は丈が高く基底部に丸い核を持ち、遊離面にある刷子縁の発達がよく、隣接する細胞との境界が不鮮明であることが特徴である。近位曲尿細管に続く尿細管は、皮質から髄質にまっすぐ下行する下行脚とUターンして上行する上行脚によって再び皮質に向かい遠位曲尿

細管に移行する。この近位曲尿細管と遠位曲尿細管の間で皮質と髄質にまたがる上行脚と下行脚からなる直尿細管を**ヘンレ係蹄**（Henle's loop）（近位直尿細管→中間尿細管→遠位直尿細管）とよび、細い部分（中間尿細管）と太い部分（近位直尿細管と遠位直尿細管）がある（図7.7）。細い部分は、扁平上皮で刷子縁はみられない。太い部分は、立方上皮で隣接細胞の境界は不鮮明で、核が丸く中央にみられ、基底線条が発達している。**遠位曲尿細管**（distal convoluted tubule）は、近位曲尿細管と同じ皮質に混在して存在する。遠位曲尿細管は、近位の曲尿細管に比べ管径が細く、丈も低く、細胞質が明るく染まり、尿細管の中で基底線条が最も発達しており、遊離面に刷子縁がなく、隣接の細胞境界明瞭であることから両者を容易に区分できる。この遠位曲尿細管は、腎小体の血管極に必ず隣接して走行し、そこに丈の高い円柱上皮が密集した**緻密斑**（macula densa）が認められる。この緻密斑と糸球体の血管極との間は、扁平な核を持つ**メサンギウム細胞**（mesangial cell）によって埋められている。この緻密斑、メサンギウム細胞と先に述べた輸入細動脈壁の**傍糸球体細胞**（juxtaglomerular cells）をあわせて**傍糸球体装置**（juxtaglomerular apparatus）

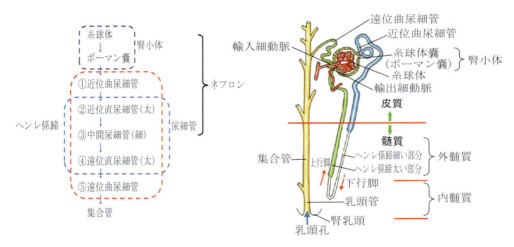

図7.6　ネフロン（腎単位）

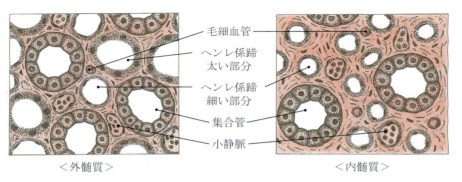

図7.7　髄質の組織像

とよび、尿細管や輸入細動脈の情報を糸球体にフィードバックし、糸球体濾過（原尿生産）の調節に関与している。**集合管**（collecting tube）は、遠位曲尿細管に続く導管系で尿の濃縮に関与し、上皮細胞の境界は、明瞭な単層立方上皮ないし円柱上皮で髄放線、腎錐体を通り、乳頭管となり、腎杯に開口する。また、原尿の水分と電解質は、その99％が尿細管などで再吸収され、その75％が近位曲尿細管、5％がヘンレ係蹄、15％が遠位曲尿細管、4％が集合管で再吸収される。（図7.6）

2.3　腎臓の血管

腎動脈（renal artery）は、腎門から入り**葉間動脈**（interlobar arteries）となり、腎錐体の間を通り皮質と髄質の境界部に達し、数本の**弓状動脈**（arcuate arteries）に分かれる。弓状動脈は、さらに枝分かれして皮質内の髄放線と髄放線の間を被膜に向かって走行し、途中いくつもの腎小体の糸球体に輸入細動脈として侵入し、再び輸出細動脈として出ていく。その間、糸球体内では細動脈間に介在する毛細血管となって血液を濾過して原尿産生を行うことは、すでに述べた。輸出細動脈は、分枝しながら再び毛細血管網となり皮質の腎小体周囲に分布し、一部は、**直細動脈**（straight arteriores）として髄質のヘンレ係蹄や集合管に毛細血管となって分布する。静脈は、ほぼ動脈と伴行し、**直細静脈**（straight venules）と毛細血管網が**小葉間静脈**（interlobular veins）となり、**弓状静脈**（arcuate veins）、**葉間静脈**（interlobar veins）を経て、**腎静脈**（renal vein）として腎臓から出ていく。

3　排尿路

排尿路は、腎臓でつくられた尿を体外に排泄する一連の導出路であり、**尿管**、**膀胱**、**尿道**などの中空性器官からなる。

3.1　尿管

左右の尿管は、腎臓でつくられた尿を腎盂から膀胱まで運ぶ長さ**20〜25 cm**ほどの腹膜後器官である。尿管には生理的狭窄部位があり、尿管結石が引っ掛る部位として臨床上重要な意味を持つ。その**第1狭窄部**は、尿管起始部で、腎盂が尿管に移行する部位である。**第2狭窄部**は、総腸骨動脈との交叉部である。**第3狭窄部**は、膀胱壁を貫く部位で膀胱の尿管口である。尿管の上皮は、移行上肢で粘膜筋板はなく、消化管の筋層と異なり、内縦走筋と外輪走筋の二層からなる。

3.2　膀胱

膀胱は、左右の尿管から尿を受け、一時的に貯留する嚢状の中空性器官で、一定量に達すると尿意を感じ、これを排泄させる器官である。通常の容量は350〜400 mLで、最大800 mLとされる。膀胱は、骨盤腔の最も前方に位置し、恥骨結合と接するところから膀胱の

第7章 泌尿器系

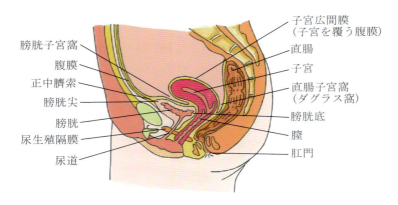

図7.8 女性の排尿路

前面を除いて大部分は、腹膜の続きの漿膜で覆われている。膀胱の後ろは、男性は直腸、女性は子宮が位置しており、それぞれの臓器間の漿膜の凹みを**直腸膀胱窩**（rectovesical pouch）（第6章 図6.3 参照）、**膀胱子宮窩**（rectouterine pouch）（図7.8）とよぶ。

膀胱の前上部を**膀胱尖**（apex of bladder）（図7.8）、後下部を**膀胱底**（fundus of bladder）（図7.8）とよび、その中間部を**膀胱体**（body of bladder）として、不明瞭ではあるが3部に分ける。膀胱尖は、胎生期の尿膜管の遺残物である正中臍索（図7.8）が付着しており、その腹膜のヒダを正中臍ヒダとよぶ。膀胱底の内面は、左右の**尿管口**と尿道に移行する**内尿道口**の三孔があり、それらに囲まれた部位を**膀胱三角**（trigone of bladder）とよぶ。この部位は、粘膜はヒダがなく平坦で、筋層も強く結合するため尿量の増減により三孔の位置が影響を受けない構造になっている。膀胱粘膜は、粘膜ヒダを持ち、**移行上皮**からなり、尿量の変化に対応し、伸縮できる構造になっている。また、筋層も内縦走、中輪走、外縦走の三層構造を

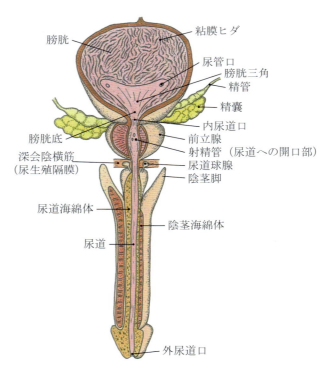

図7.9 男性の排尿路

持っており、とくに内尿道口の周囲には平滑筋組織からなる内尿道括約筋が取り囲んでいる。

3.3 尿道（図7.9）

尿道は、膀胱内の尿を体外に運び出す内尿道口から外尿道口までの管である。男女により著しく異なり、男性の尿道は、同時に精液の通路を兼ね、約16〜18 cmくらいで、走行部位によって次の3部に区分けできる。前立腺内の①前立腺部、尿生殖隔膜を貫く②隔膜部、尿道海綿体および亀頭内の③海綿体部の3部である。女性の尿道は、男性に比べ短く、3〜4 cmの純粋な尿路で、内尿道口から始まり、尿生殖隔膜を貫き、膣前庭の外尿道口に開口する。男女ともに、内尿道口の周囲には、平滑筋組織からなる内尿道括約筋が、尿道が尿生殖隔膜を貫く部位（男性では隔膜部）には、骨格筋組織からなる外尿道括約筋がある。これらの尿道括約筋によって排尿が調節される。

問 題

下記の文章の（　）に適する語句を入れよ。

(1) ネフロン（腎単位）は、皮質にある（　①　）とそれに続く（　②　）からなる。
(2) 腎小体の血管極にある（　③　）という動脈は、傍糸球体装置に取り囲まれている。
(3) 糸球体で濾過された原尿は、その99％が（　④　）と集合管で再吸収される。
(4) 膀胱と子宮の間の漿膜の凹を（　⑤　）という。
(5) 膀胱壁の中で尿量の増減によって変化を受けない粘膜の部位を（　⑥　）という。
(6) 尿管の生理的狭窄部位は腎盂から尿管への移行部と（　⑦　）交叉部と膀胱壁貫通部の3箇所である。
(7) 膀胱内面の上皮は、（　⑧　）上皮からなる。
(8) 泌尿器系器官は、尿の流れる順に腎臓、腎盂、（　⑨　）、膀胱、（　⑩　）から構成されている。
(9) 腎門から出入りするもののうち最も前方に位置するものは、（　⑪　）である。
(10) 集合管は、乳頭管を通り（　⑫　）に開口する。

第8章

循環器系

到達目標

心臓の構造の詳細、栄養血管、支配神経について説明できる。
末梢循環系の構成と分布について説明できる。

学習のポイント

・心臓の構造（4つの部屋と弁の構造）
・心臓の刺激伝導系（解剖学的側面から）
・体循環と肺循環の相違
・大動脈の枝と各枝の支配域
・頭部に分布する主な動脈（内頸動脈、外頸動脈、椎骨動脈）の枝とその支配域
・下大静脈の側副循環
・肝門脈とその側副路
・胎児の血液循環（成人の体循環、肺循環との相違）
・髄膜と硬膜静脈洞
・人体におけるリンパ管の分布とリンパ循環の働き

第 8 章　循環器系

1　循環器系の概要

循環系（circulatory system）は、酸素や二酸化炭素、栄養物や老廃物、ホルモンや抗体などを運ぶ器官で、心血管系とリンパ管系から構成される。

心血管系（cardiovascular system）は、血液を心臓から送り出し、再び心臓にもどす閉鎖循環を行っており、心臓、動脈、毛細血管、静脈の4部に分けられる。**心臓**（heart）は、規則正しく、収縮、拡張を繰り返すことによって絶えず一定方向へ血液の流れをつくり出すポンプの働きをしている。**動脈**（artery）は、心臓から末梢へ血液を送り出す血管である。**毛細血管**（capillary）は、動脈と静脈の間を結ぶ最も薄い壁を持つ血管で、物質交換の場と

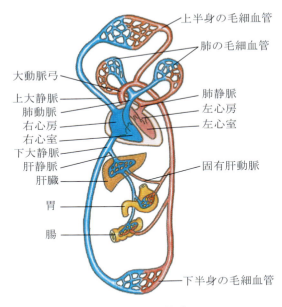

図8.1　心血管系

して重要な働きをしている。**静脈**（vein）は、末梢から心臓へ血液をもどす血管である（図8.1）。

成人の血液量は、体重の1/13で、約5Lである。安静時、心臓が収縮した時の1回の拍出量は、約60 mLで、1分間の心拍出量は約4L（60 mL×心拍数）とされ、これら血液が心血管系を介して全身を循環している。

リンパ管系（lymphoid system）は、細胞間にある組織液（細胞外液）の一部が**毛細リンパ管**（lymphatic capillary）を介して取り込まれたあと、合流して太くなった**リンパ管**（lymphatic duct）を通り、途中、防御装置の**リンパ節**（lymph node）を通過し、**リンパ本幹**（lymphatic trunks）と**胸管**（thoracic duct）を介して左右の**静脈角**から静脈系に取り込まれる一連の循環系である。

2　血管の構造と種類

2.1　血管壁の基本的構造（図8.2）

血管壁の基本的構造は、**内膜**（tunica intima）、**中膜**（tunica media）、**外膜**（tunica externa）の三層構造である。

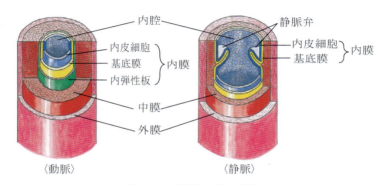

図8.2 血管壁の基本構造

(1) 内膜

血液の流れる内腔は、単層扁平上皮の**内皮細胞（内皮）**（endothelium）で覆われ、その基底部は基底膜で覆われている。その深層は内皮下層とよばれる少量の結合組織からなり、中膜との間には弾性線維からなる**内弾性板**（lamina elastica interna）がある。

(2) 中膜

輪走する平滑筋線維（平滑筋細胞）と弾性線維、膠原線維からなる。

(3) 外膜

中膜との間に弾性線維からなる**外弾性板**（lamina elastica externa）があり、その深層は、疎性結合組織からなり、脈管の血管（vasa vasorum）、脈管の神経などがみられる。

2.2 血管の種類

(1) 動脈（図8.3）

心臓からで出た直後の動脈が最も太く、そのあと枝分かれを繰り返しながら徐々に太さを減じていき、毛細血管に至る。動脈は、その太さと構造の相違によって次の3種類に分

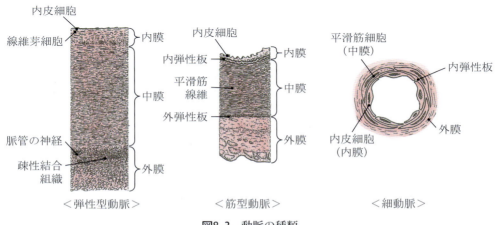

図8.3 動脈の種類

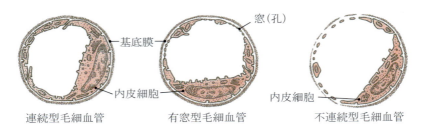

図8.4　毛細血管の種類とその断面

け る。

1) **弾性型動脈**（elastic artery）

心臓に近い太い大動脈、腕頭動脈、鎖骨下動脈などがこれに属し、内膜と外膜の内弾性板と外弾性板の発達は悪く、中膜は、弾性線維が有窓板を形成するなど弾性線維が発達している。

2) **筋型動脈**（muscular artery）

上腕動脈、腹腔動脈、外腸骨動脈など比較的太い動脈から組織内で特に名称が付いていない細い動脈まで多くの動脈がこれに属し、中膜は平滑筋線維が多くみられ、内膜と外膜の内弾性板と外弾性板の発達がよい。

3) **細動脈**（arteriole）

組織内にみられる名称が付いていない動脈で、中膜には一〜二層の平滑筋線維が取り囲む動脈がこれに属する。この平滑筋が強く収縮し、血管内腔を閉鎖させることにより、血圧上昇を来すなど血圧調整に深く関わる動脈である。

(2) **毛細血管**（図8.4）

最も壁の薄い血管で、内皮細胞と基底膜からなり、この２つの層を透して血液と組織の間に物質交換が行われる。この毛細血管は、構造と物質の透過性の違いによって、**連続型毛細血管**（筋、肺、中枢神経）、**有窓型毛細血管**（腎糸球体、内分泌腺、腸）、**不連続型毛細血管**（肝臓、脾臓）、などの種類がある。

(3) **静脈**

静脈は、太さによって**細静脈**、**中等大の静脈**、**大静脈**に分けられるが、動脈に比べ、三層構造は明確ではなく、やや外膜の発達がよいのが特徴である。また、静脈には、内膜によってつくられる静脈弁を有する。

2.3　血管分枝の状態

血管と血管がつながるものを**吻合**（anastomosis）といい、一般に動脈と動脈が交通するものが多くみられる。これら吻合が網状になったものを**動脈網**（arterial plexus）とよび、関節などにみられる。細動脈と細静脈の吻合を**動静脈吻合**（arteriolovenular anastomosis）とよび、毛細血管を介さない短絡路で指先、唇、陰茎などにみられる。同じ分布領域に本幹と平行して走行する血管を**側副血管**（collateral vessel）とよび、側副枝と本幹が吻合することにより、本幹が中断しても血流が保たれることを側副循環という。

一方、このような側副枝を持たないものを**終動脈**（terminal arteries）といい、大脳皮質、肺、脾臓、腎臓などにみられる。血流の中断は、分布領域の壊死を起こすことになる。静脈は、血液の逆流を防ぐため内膜がひだをつくる**静脈弁**（venous valve）がみられる（図8.2）。皮下を走る皮静脈は動脈と並走することはないが、上、下肢の深静脈は動脈と並走することが多く、**伴行静脈**（vena comitans）という。通常、1本の動脈に2本の伴行静脈がみられる。

3　心臓

心臓壁は、内腔から①**心内膜**（endocardium）②**心筋層**（myocardium）③**心外膜**（epicardium）の三層構造からなる。心内膜は、血管の内膜の続きで、心臓内の弁を形成する。心筋層は、心房に比べ心室が厚く、両者の筋線維の交通は刺激伝導系の線維を除きみられない。心室の心筋層の厚さは、左心室が右心室の3倍あり、らせん状に走行し、心渦で内層の筋層に反転移行する。心外膜は、漿液性心膜（臓側板）に一致し、心膜腔に面している（図8.5）。

内腔は、心房と心室に分けられ、心房は、心臓に血液をもどす静脈が開口し、その血液を受け取り、心室は、送り出す動脈が開口し、心室から受け取った血液を心臓から送り出す。さらに**心房中隔**（interatrial septum）と**心室中隔**（interventricular septum）によって左右に分けられるため、**右心房**（right atrium）、**右心室**（right ventricle）、**左心房**（left atrium）、**左心室**（left ventricle）の4室になる。心房と心室を隔てる壁を房室壁というが、右房室壁は左房室壁に比べて、若干高い位置にある。このため心室中隔は、左房室壁までと、左房室壁から右房室壁までの2部に区分される。前者は、心筋組織からできているた

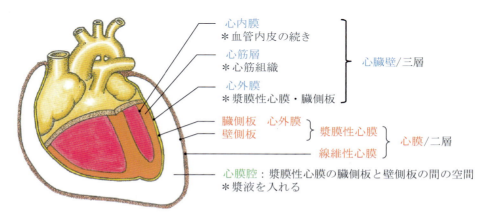

図8.5　心臓壁と心膜

第8章 循環器系

め**心室中隔筋性部**（muscular part of interventricular septum）とよばれ、後者は、心筋組織を欠くため**心室中隔膜性部**（membranous part of interventricular septum）とよばれる。

　心臓内は、胎生期を除き、左右の血液が混ざることはない。また、心房と心室の間の房室口には**房室弁**（atrioventricular valve）があり、心室から血液を送り出す動脈口には**動脈弁**（aortic valve）がある。ともに心収縮、拡張に伴い血液の逆流を防ぎ、一定方向の血流をつくっている。

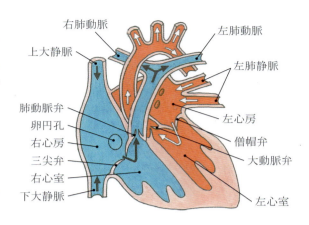

図8.6　心臓内の血液の流れ

　右心系は静脈血が流れ、全身からもどってきた静脈血を上大静脈、下大静脈、冠状静脈洞から右心房、右心室、肺動脈の順に肺へ送り、左心系は動脈血が流れ、肺からもどってきた動脈血を肺静脈から左心房、左心室、上行大動脈の順に全身に送り出している。このことから心臓は、右心系（静脈血）と左心系（動脈血）によって、全身の血液を一定方向に循環させる2つのポンプの働きをしている（図8.6）。

3.1　心臓の外形（図8.7）

　心臓は、中縦隔に位置する**約200～300 g**の中空性器官で、手拳大で円錐形をしている。前胸壁の位置でみると胸骨角のやや下方の第2肋間から第5肋間の高さに位置している。円錐形の底面にあたる右後上方を**心底**（base of heart）といい、大血管が出入りしていて固定されている。左前下方の尖った部位を**心尖**（apex of heart）という。心尖は心膜腔内に存在し、固定されていない。心底から心尖に向かう斜めの長軸を心軸という。心臓の約2/3が正中線より左の胸腔に位置していて、心尖は左の鎖骨中線（鎖骨の中央から正中線に

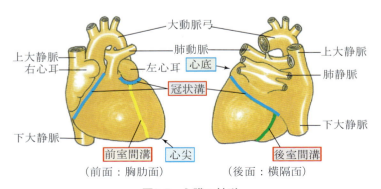

図8.7　心臓の外形

平行した垂線）上の第4〜5肋間隙に位置するため、ここで心拍を触れることができる。心臓の前面を胸肋面、後面を横隔面、両側を肺面という。心房と心室を分ける溝を**冠状溝**（coronary sulcus）といい、左右の冠状動脈と冠状静脈洞が走る。左右の心室を分ける前面を縦に走る溝を**前室間溝**（arteior interventricular sulcus）といい、左冠状動脈の前室間枝と大心静脈が通り、後面を縦に走る溝を**後室間溝**（posterior interventricular sulcus）といい右冠状動脈の後室間枝と中心（臓）静脈が通る。

3.2　心臓の内部構造（図8.8）

（1）　右心房

後上部に位置し、外側部に前内側に向かって内腔が突出する袋状の**右心耳**（right auricle）があり、内部に心筋線維束が隆起した櫛状筋がみられる。心房中隔には**卵円窩**（fossa ovalis）という陥凹部がある。これは、胎生期に左右心房が交通していた**卵円孔**（foramen ovale）の遺残物である。上壁に上大静脈、後下壁に下大静脈、下大静脈口直下に冠状静脈洞など、右心房に静脈血が流入する静脈口が開口する。下方には、右房室口があり、右心室に連なる。

（2）　右心室

右房室口には房室弁として**三尖弁**（tricuspid valve）があり、右心房から右心室への血流を容易にするとともに逆流を防いでいる。三尖弁は、**中隔尖**、**前尖**、**後尖**の3枚の尖弁からなり、その遊離縁と右心室壁の乳頭筋（papillary muscles）を結ぶ**腱索**（tendinous cords）によって下方の乳頭筋に固着されている。肺動脈口には、**肺動脈弁**（pulmonary valve）があり、静脈血を肺に送る肺動脈からの逆流を防いでいる。肺動脈弁は、**前半月弁**、**右半月弁**、**左半月弁**とよばれる3枚のポケット状の半月弁からなる。

（3）　左心房

後上部に位置し、外側部に前内側に向かって内腔が突出する**左心耳**（left auricle）があ

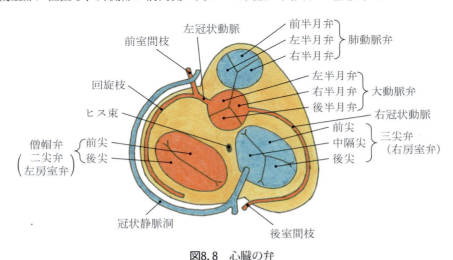

図8.8　心臓の弁

り、内部に心筋線維束が隆起した櫛状筋がみられる。左右2対（4本）の肺静脈が開口し、肺から動脈血を受け入れる。下方には、左房室口があり、左心室に連なる。

（4） 左心室

左房室口には房室弁として**僧帽弁（二尖弁）**（mitral valve）があり、左心房から左心室への血流を容易にするとともに逆流を防いでいる。僧帽弁は、**前尖、後尖**の2枚の尖弁からなり、その遊離縁と左心室壁の乳頭筋を結ぶ腱索によって下方に固着されている。大動脈口には、**大動脈弁**（aortic valve）があり、動脈血を全身へ送る上行大動脈からの逆流を防いでいる。大動脈弁は、後半月弁、右半月弁、左半月弁とよぶポケット状の3枚の半月弁からなる。

3.3 刺激伝導系（conducting system of heart）（図8.9）

心臓は、自発的に一定のリズムで拍動を繰り返している。これをつかさどっているのが**洞房系**と**房室系**からなる**刺激伝導系**である。この刺激伝導系は、通常の心筋線維と異なり**特殊心筋線維**からできている。洞房系は、右心房の上大静脈開口部にある**洞房結節**（sinu-atrial node）に始まり、右心房に放散して終わる。洞房結節は、ペースメーカーとして規則正しい拍動の発信地である。房室系は、**房室結節**（atrioventricular node）（**田原の結節**（Tawara's node））と**ヒス束**（His bundle）（**房室束**（atrioventricular bundle））からなる。房室結節は、右心房の冠状静脈洞付近にあり、ヒス束は、三尖弁の中隔尖付着部の深層を通り、心室中隔で右脚と左脚に分かれ、左右心室の心内膜直下を下行し、**プルキンエ線維**（Purkinje's fibres）として放散して心室壁全体および乳頭筋に達する。

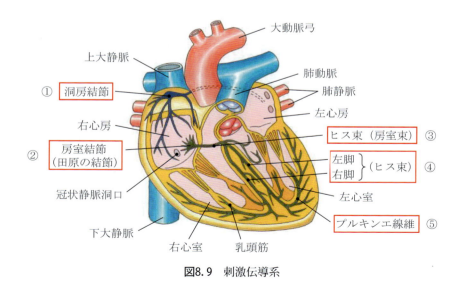

図8.9 刺激伝導系

3.4 心臓の動脈と静脈（図8.10）

心臓壁の動脈系は、左右の冠状動脈である。**右冠状動脈**（right coronary artery）は、上行大動脈の**大動脈洞**（aortic sinus）（**バルサルバ洞**（sinus of Valsalva））にある大動脈弁の右半月弁基部から起こり、右心耳の下方の冠状溝を右に廻り、**後室間枝**（posterior interventricular branch）となり後室間溝を下行して、左右心室の後壁に分布し、心尖に達する。**左冠状動脈**（left coronary artery）は、上行大動脈の大動脈洞（バルサルバ洞）にある大動脈弁の左半月弁基部から起こり、**前室間枝**（anterior interventricular branch）と**回旋枝**（circumflex branch）に分かれ、前室間枝は前室間溝を下行して、左右心室の前壁に分布し、心尖に達する。回旋枝は、冠状溝を左に廻り、心臓後面に至り、左心房、左心室後部に分布する。

心臓壁の静脈系は、多くは**冠状静脈洞**（coronary sinus）に集められ、心臓後面で左心房直下の冠状溝を左から右に走り、下大静脈口直下の右心房に注ぐ。冠状静脈洞に集まる心臓の静脈には、次のようなものがある。

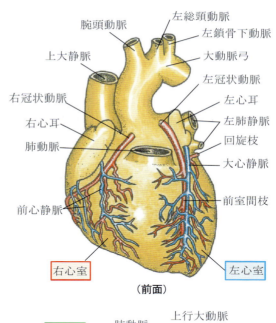
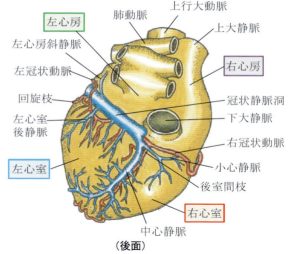

図8.10　心臓壁の血管

① **大心（臓）静脈**（great cardiac vein）：心尖部から前室間溝を上行する。
② **左心室後静脈**（posterior vein of left ventricle）：左心室後面を上行する。
③ **左心房斜静脈**（oblique vein of left atrium）：左心房後面を斜走する。この静脈は、胎生期の左上大静脈の遺残物であり、マーシャル（Marshall）の静脈ともよばれる。
④ **中心（臓）静脈**（middle cardiac vein）：心尖部から後室間溝を上行する。
⑤ **小心（臓）静脈**（small cardiac vein）：右心室後面を上行する。

その他、冠状静脈洞に入らず、直接右心房に注ぐ枝として、右心室前面を上行する前心

（臓）静脈と心房壁、心房中隔を走行する細小心（臓）静脈がある。

4　肺循環

　肺循環（小循環） は、全身から集めた静脈血を右心房、右心室を介して**肺動脈**（pulmonary trunk）から肺に送り、肺の肺胞壁の毛細血管でガス交換（外呼吸）を行い、動脈血となった血液を再び**肺静脈**（pulmonary veins）を介して左心房にもどす循環をいう。

　肺動脈は、肺動脈弁付近では肺動脈洞を形成し、心臓の最も前方に位置していて、上行後、左右の肺動脈に分かれる。右肺動脈は、大動脈弓の後方を通り、肺門に至り、左肺動脈は、大動脈弓の前方を通り、肺門に至る。この左右肺動脈の分岐部付近と大動脈弓の下壁間に**動脈管索**（ligamentum arteriosum）がある。これは、胎生期の**動脈管（ボタロー管）**（ductus arteriosus）の生後遺残物である。

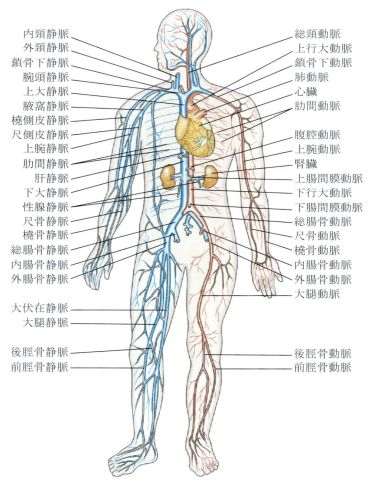

図8.11　動脈と静脈の全景

肺静脈は、左右2対あり、肺門から出て、直ちに4本（2対）の肺動脈が左心房に侵入する。

5　体循環

体循環（大循環）は、肺からもどった動脈血を左心房、左心室を介して上行大動脈から全身に送り、末梢の毛細血管でガス交換（内呼吸）を行い、静脈血となった血液を再び上大静脈、下大静脈を介して右心房にもどす循環をいう。

5.1　大動脈とその枝（図8.12）

大動脈（aorta）は、①**上行大動脈**（ascending aorta）、②**大動脈弓**（aortic arch）、③**下行大動脈**（descending aorta）の3部からなり、さらに

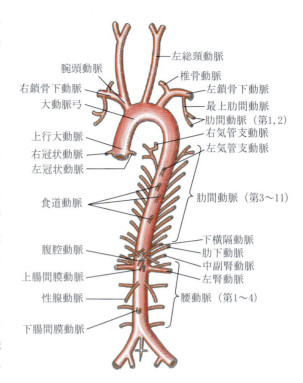

図8.12　大動脈とその枝

下行大動脈は横隔膜の大動脈裂孔を境に**胸大動脈**（thoracic aorta）と**腹大動脈**（abdominal aorta）に分けられる。**上行大動脈**は、大動脈弁から腕頭動脈の分枝部までをさし、ほぼ心嚢に包まれており、心臓壁に分布する左右の冠状動脈（coronary artery）が分枝する。大動脈弓は、上行大動脈と下行大動脈の間に位置し、ほぼ正中の気管支分岐部の前面から左胸腔へ向けて右肺動脈と左気管支を前から左後方に越えて走行する彎曲部で、第4～5胸椎（T4～5）より上位の部位をいう。大動脈弓は、近位から順に**腕頭動脈**（brachiocephalic trunk）、**左総頸動脈**（left common carotid artery）、**左鎖骨下動脈**（left subclavian artery）の3枝を分枝し、これらの動脈は主に頭頸部と上肢に分布する。胸大動脈は、大動脈弓に続いて左胸腔を下行し、胸部内臓の肺（気管支動脈（bronchial artery））と食道（食道動脈（esophageal artery））ならびに胸壁（posterior 肋間動脈（intercostal artery））に動脈の枝を出す。その後、横隔膜の大動脈裂孔を通過して腹大動脈になると、正中の腰椎体前面を走行し、腹部内臓と腎系臓器ならびに腹壁に動脈の枝を出し、第4腰椎体（L4）の高さで左右の総腸骨動脈が分枝して終わる。

5.2　頭頸部の動脈（図8.13）

頭部の動脈は、主に**総頸動脈**（common carotid artery）と**椎骨動脈**（vertebral artery）が分布する。**右総頸動脈**（right common carotid artery）は、大動脈弓の第一枝である腕頭

動脈から分枝し、**左総頸動脈**は、第二枝として大動脈弓から直接分枝する。左右の総頸動脈は、側頸部の頸動脈鞘内を上行し、頸動脈三角で、外頸動脈と内頸動脈に分岐する。**外頸動脈**（external carotid artery）は、主に顔面と頭蓋の外と前頸部に分布し、一部頭蓋内に入り、硬膜に分布する。**内頸動脈**（internal carotid artery）は、頸動脈管を通って頭蓋内に入り、大脳側から脳に分布する。また、左右の椎骨動脈は、鎖骨下動脈の第一枝で、第6頸椎で横突孔に侵入し、環椎までの**頸椎横突孔**を上行して環椎後弓の上方を内側に横走し、大後頭孔から頭蓋に入る。左右

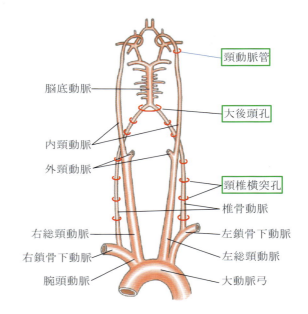

図8.13　頭頸部の動脈

の椎骨動脈は、脳底部で吻合して**脳底動脈**（basilar artery）となり、小脳および脳幹側から脳に分布する。

(1) 外頸動脈の枝（図8.14）

1) **上甲状腺動脈**（superior thyroid artery）

頸部を下行し、甲状腺に分布する。

2) **舌動脈**（lingual artery）

舌に分布し、顔面動脈と共同幹を持つことがあり、その場合、舌顔面動脈とよぶ。

3) **顔面動脈**（facial artery）

脈拍を触れる動脈であり、顎下三角を通り、口角外側から内眼角に達し、内頸動脈の枝の眼動脈と交通する。

4) **上行咽頭動脈**（ascending pharyngeal artery）

咽頭、扁桃、硬膜後部、耳管、鼓室などに分布する。

5) **胸鎖乳突筋枝**（sternocleidomastoid branch）

胸鎖乳突筋に分布する。

6) **後頭動脈**（occipital artery）

後頭部、頭頂部に分布する。

7) **後耳介動脈**（posterior auricular artery）

耳介後部に分布する。

8) **浅側頭動脈**（superficial temporal artery）

外頸動脈の浅い方の終枝で、耳介前方を上行し、側頭部に分布し、外耳孔前方で脈拍が

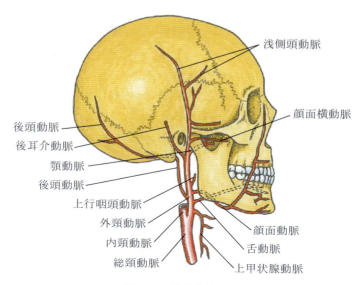

図8.14　外頸動脈の枝

触れる。

9）顎動脈（maxillary artery）

外頸動脈の深い方の終枝で、顎関節内側面、側頭下窩、翼口蓋窩などで多数の枝を出す顔面深部の主要な動脈である。

(2) 内頸動脈の枝（図8.15、16）

1）眼動脈（ophthalmic artery）

視神経管の後ろで内頸動脈から分枝し、視神経管を通って眼窩に至り、鼻背動脈となっ

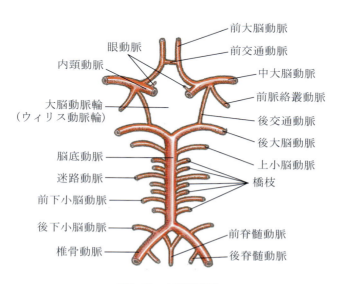

図8.15　大脳動脈輪

て外頸動脈の枝である顔面動脈と交通する。

2） 前大脳動脈（anterior cerebral artery）

視交叉のやや前方の大脳縦裂前下端から脳梁に沿って走行し、前頭葉と頭頂葉の内側面の大脳皮質に分布する。

3） 前交通動脈（anterir communicating artery）

視交叉のやや前方を横走し、左右の前大脳動脈の交通枝である。

4） 中大脳動脈（middle cerebral artery）

内頸動脈の終枝で、最大の動脈で大脳の外側溝を後外側に走り、外側溝の壁と大脳半球外側面の大部分に分布する。

5） 前脈絡叢動脈（anterior choroidal artery）

数本の小枝からなり、側脳室脈絡叢に分布する。

6） 後交通動脈（posterior communicating artery）

蝶形骨トルコ鞍の両側を走行し、中大脳動脈と後大脳動脈と交通する。

(3) 椎骨動脈および脳底動脈の枝

1） 後下小脳動脈（posterior inferior cerebellar artery）

小脳後下部に分布する。

2） 前脊髄動脈（anterior spinal artery）

左右椎骨動脈から分枝し、脊髄の前正中裂に沿って下行し、脊髄に分布する。

3） 前下小脳動脈（anterior inferior cerebellar artery）

脳底動脈から分枝し、小脳前下面に分布する。

4） 橋枝（pontine arteries）

脳底動脈から分枝し、橋に分布する。

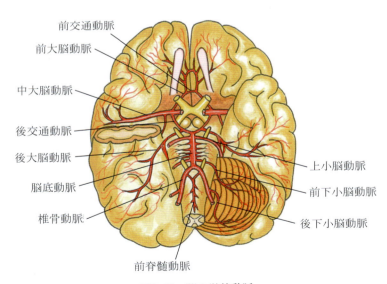

図8.16　脳の栄養動脈

5) 上小脳動脈（superior cerebellar artery）
脳底動脈から分枝し、小脳テントの下を後外側に向かい、小脳上面に分布する。

6) 後大脳動脈（posterior cerebral artery）
椎骨動脈の終枝で小脳テントの上を後外側に向かい、大脳半球後部に分布する。また、内頸動脈の枝の後交通動脈と交通する。

（4）ウィリス動脈輪（arterialcircle of Willis）
脳底部で内頸動脈由来の前大脳動脈と中大脳動脈、さらに椎骨動脈由来の後大脳動脈が交通枝によって互いに吻合し、輪っか状の構造をつくる。これを**ウィリス動脈輪（大脳動脈輪**（cerebral arterial circle））とよぶ。ウィリス動脈輪から出る前大脳動脈、中大脳動脈、後大脳動脈によって大脳に流れるすべての血液が供給される。また、ウィリス動脈輪は内頸動脈と椎骨動脈由来の動脈を結ぶ構造でもあるため、一部の動脈が遮断されても脳への血液供給が行われる側副路として働いている。

5.3 上肢の動脈（図8.17）

頸部の動脈は、先に述べた外頸動脈と鎖骨下動脈の枝が分布する。中でも鎖骨下動脈の枝は、頭部、頸部、体幹に広く分布するが、その主枝は腋窩動脈（axillary artery）、上腕動脈（brachial artery）へ移行する一連の動脈である。

鎖骨下動脈は、胸鎖関節の後方で右が腕頭動脈、左が直接大動脈弓から分枝し、ともに斜角筋隙を通り、第1肋骨外側縁で腋窩動脈になり、大胸筋下縁で上腕動脈となり、肘窩で**橈骨動脈**（radial artery）と**尺骨動脈**（ulnar artery）の2つの終枝に分かれる。

（1）鎖骨下動脈の枝

1) 椎骨動脈
鎖骨下動脈の第一枝で第6頸椎の横突孔に入って上行し、環椎横突孔を通って大後頭孔から頭蓋内に入り、脳底で左右が合して脳底動脈を形成し、脳に分布する。

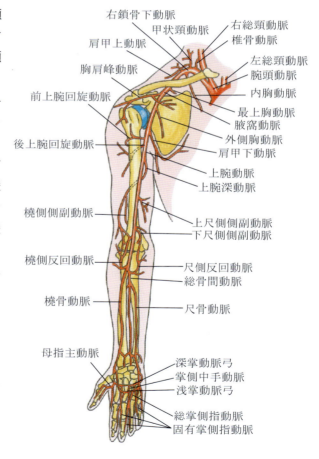

図8.17　上肢の動脈

2) 内胸動脈（internal thoracic artery）

胸骨外側の内面を下行し、各肋間動脈と合しながら心膜横隔動脈を分枝し、胸肋三角を通り、上腹壁動脈となる。その後、腹直筋内を下行し、外腸骨動脈の枝の下腹壁動脈と交通する。このことにより、大動脈の側副循環路としての意義を持つ。

3) 甲状頸動脈（thyrocervacal trunk）

斜角筋隙内で直ちに下甲状腺動脈、上行頸動脈、頸横動脈、肩甲上動脈を分枝する。下甲状腺動脈は、総頸動脈の後を通り、甲状腺に分布する。また、この動脈は下後頭動脈の外に咽頭、食道、気管にも細枝を出す。上行頸動脈は、横隔神経に沿って、頸椎横突起前結節前面を上行し、後頸筋、脊髄に細枝を出す。頸横動脈は、大鎖骨上窩を横走し、肩甲挙筋、棘上筋に行く浅枝と前鋸筋、菱形筋に行く深枝に分かれる。また、頸横動脈は、鎖骨下動脈から直接起こることもある。肩甲上動脈は、鎖骨後方を外側に横走し、肩甲切痕にある肩甲横靭帯直上を通り、棘上筋、棘下筋に分布する。

4) 肋頸動脈（costocervical trunk）

分枝後、直ちに深頸動脈と最上肋間動脈に分かれ、深頸動脈は、脊柱の後方を上行し、最上肋間動脈は、肋椎関節側の肋骨前面を通り、第1、第2肋間動脈になる。

(2) 腋窩動脈の枝

1) 最上胸動脈（superior thoracic artery）

不定の細枝で小胸筋、前鋸筋に分布する。

2) 胸肩峰動脈（thoraco-acromonial artery）

鎖骨下窩を通り、肩峰、三角筋、大胸筋、小胸筋に分布する。

3) 外側胸動脈（lateral thoracic artery）

前鋸筋の表面を下行し、前鋸筋、乳腺に分布する。

4) 肩甲下動脈（subscapular artery）

肩甲骨外側縁を通り、広背筋と前鋸筋に分布する胸背動脈と、内側腋窩隙を通り棘下筋に分布する肩甲回旋動脈の2枝に分かれる。

5) 後上腕回旋動脈（posterior circumflex humeral artery）

外側腋窩隙を通り、上腕骨外科頸を後ろから前に廻り、上腕骨頭、三角筋に分布する。

6) 前上腕回旋動脈（anterior circumflex humeral artery）

上腕骨外科頸を前から後ろに廻り、上腕骨頭、三角筋に分布する。

(3) 上腕動脈の枝

1) 上腕深動脈（profunda brachii artery）

橈骨神経溝を通る橈骨神経に沿って下行し、橈側側副動脈と中側副動脈に分かれ、肘関節動脈網に入る。

2) 上尺側側副動脈（superior ulnar collateral artery）

尺骨神経に沿って下行し、肘関節動脈網に入る。

3) 下尺側側副動脈（inferior ulnar collateral artery）
上腕動脈下部から起こり、肘関節動脈網に入る。

（4）橈骨動脈と尺骨動脈の枝
上腕動脈は、肘窩で2終枝である橈骨動脈と尺骨動脈に分かれる。

1) 橈骨動脈
橈骨動脈は、直ちに橈側反回動脈を出し、肘関節動脈網に入る。その後、腕橈骨筋に内側を下行し、手根部となる橈骨下端の茎状突起（橈骨）内側で屈筋支帯の浅層を通るため、脈拍を触知しやすくしばしば用いられる。この手根部で浅掌枝を分枝し、尺骨動脈との間に**浅掌動脈弓**（superficial palmar arch）を形成する。さらに長母指外転筋と短母指伸筋の停止腱の深層から手背の解剖学的嗅ぎタバコ入れを通り、母指主動脈と尺骨動脈と交通する**深掌動脈弓**（deep palmar arch）の枝に分かれる。

2) 尺骨動脈
尺骨動脈は、円回内筋の後で肘関節動脈網に入る尺側反回動脈と総骨間動脈を出し、次に浅指屈筋と深指屈筋の間を下行し、豆状骨の橈側で手根部の掌側に出て、**浅掌動脈弓**を形成し、さらに深掌枝は、**深掌動脈弓**を形成する。一方、総骨間動脈は、肘窩深層に達し、前腕骨間膜の前と後を下行する前骨間動脈と後骨間動脈に分かれる。

5.4　胸部の動脈（図8.12、18）
胸部の動脈は、浅層および前胸壁は、鎖骨下動脈、腋窩動脈の枝が分布することを先に述べた。ここでは、**胸大動脈**から起こる壁側枝と臓側枝を説明する。

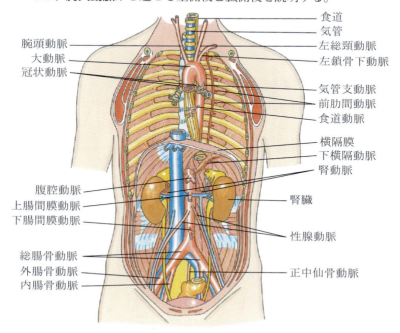

図8.18　胸・腹部の動脈

(1) 壁側枝
1) （第3〜11）肋間動脈（posterior intercostal arteries）
　胸大動脈背側から左右に有対性に起こり、内肋間筋と最内肋間筋の間で肋骨下縁を走行し、胸骨両側内面を縦走する内胸動脈と交通する。肋間動脈は、脊髄、背筋、背側皮下に分布する背枝と、同肋間の肋骨上縁を走行する側副枝と、側胸壁から皮下に出る外側枝を出す。

2) 肋下動脈（subcostal artery）
　第12肋骨の下縁を走行する。

3) 上横隔動脈（superior phrenic arteries）
　上面から横隔膜に分布する。

(2) 臓側枝
1) 気管支動脈（bronchial arteries）
　気管支壁および肺実質に分布し、特に右気管支動脈は、胸大動脈から起こる上位肋間動脈から起こることがある。

2) 食道動脈（esophageal arteries）
　胸部食道に分布する。

3) 縦隔枝（mediastinal branches）
　後縦隔のリンパ節、胸膜に分布する。

4) 心膜枝（pericardial branches）
　心膜後壁に分布する。

5.5 腹部の動脈（図8.12、18）

(1) 壁側枝
1) 下横隔動脈（inferior phrenic arteries）
　大動脈裂孔直下の腹大動脈前面から有対性に起こり、横隔膜の下面に分布する。この動脈は、上副腎動脈を分枝する。

2) 腰動脈（lumbal arteries）
　肋間動脈に相同の動脈で、腹大動脈後壁から4対起こり、大腰筋の後方を通り、後腹壁に分布する

3) 正中仙骨動脈（median sacral artery）
　総腸骨動脈分岐部から起こり、仙骨正中部を走行する。

(2) 臓側枝（図8.19）
1) 腹腔動脈（celiac trunk）
　大動脈裂孔を通過直後の腹大動脈前壁から無対性に起こり、直ちに左胃動脈、脾動脈、総肝動脈の主要3枝に分岐する。腹腔動脈の分布範囲は、発生学的には前腸の領域の消化管（食道下部、胃、十二指腸前半部）とその領域から形成される消化腺器官（肝臓、膵臓）

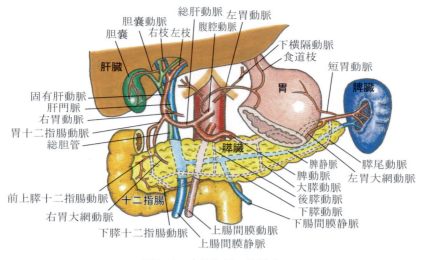

図8.19　上位腹部の動脈系

と脾臓に分布する。腹腔動脈の主要3枝の走行とそれぞれの枝は次の通りである。

2）左胃動脈（left gastric artery）

胃の噴門側から小弯部に分布する。途中、**食道枝**（esophageal branches）を分枝し、大動脈裂孔を越え食道下部に分布する。

3）脾動脈（splenic artery）

膵臓の背側上縁を蛇行しながら左方に走行して脾門に至る。途中、膵臓に**後膵動脈**（dorsal pancreatic artery）、**大膵動脈**（greater pancreatic artery）、**膵尾動脈**（caudal pancreatic artery）を分枝し、これら3枝は、膵臓の背側下縁を走る**下膵動脈**（inferior pancreatic artery）に交通する。また、胃には、後面に**後胃動脈**（posterior pancreatic artery）、胃底に**短胃動脈**（short gastric arteries）、大弯に**左胃大網動脈**（left gastro-epiploic artery）が分布する。

4）総肝動脈（common hepatic artery）

膵頭部を右方に小網内を走行し、**胃十二指腸動脈**（gstroduodenal artery）を分枝し、**固有肝動脈**（hepatic artery proper）となる。固有肝動脈は、肝十二指腸間膜内を上行し、右枝と左枝に分岐して肝門に至り、右枝は、**胆嚢動脈**（cystic artery）を分枝する。途中、固有肝動脈は、胃の幽門側から小弯部に分布する**右胃動脈**（right gastric artery）を分枝する。右胃動脈は、左胃動脈と小弯で吻合する。胃十二指腸動脈は、幽門の背側を下行し、**右胃大網動脈**（right gastro-epiploic artery）と**上膵十二指腸動脈**（superior pancreaticoduodenal artery）に分枝する。右胃大網動脈は、大弯に沿って左方に走行し、胃の大弯部と大網に分布し左胃大網動脈と大弯で吻合する。上膵十二指腸動脈は、膵頭部と十二指腸に分布し、前後の上膵十二指腸動脈に分かれ、上腸間膜動脈の第一枝である下膵十二指腸動脈が前後に分かれた枝とそれぞれ膵頭部で吻合する。この交通枝は、腹腔動脈と上腸間膜動

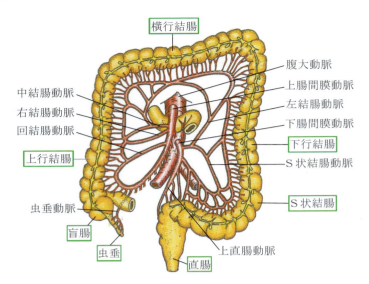

図8.20 下位腹部の動脈系

脈を連絡する側副循環路として意義がある。

5) **上腸間膜動脈**（superior mesenteric artery）（図8.20）

腹腔動脈の分枝部直下の腹大動脈の前壁から無対性に起こり、腸間膜根に沿って右下方に走行する。上腸間膜動脈は、膵臓の一部と発生学的に中腸の領域から形成する消化管（十二指腸後半部、空腸、回腸、盲腸、上行結腸、横行結腸近位2/3）に分布する。上腸間膜動脈の枝は、派出部から末梢に向かって同動脈の左壁から消化管の流れに沿って、第一枝の**下膵十二指腸動脈**（inferior pancreatico duodenal artery）を分枝し、膵頭部と十二指腸後半部に分布し、**空腸動脈**（jejunal arteries）、**回腸動脈**（ileal arteries）が十数本の枝を出し、遠位部で**回結腸動脈**（ileocolic artery）となり、回盲部に分布する。**虫垂動脈**（appendicular artery）は、この動脈から分枝する。末梢から派出部に向かって同動脈の右壁から消化管の流れに沿って、**右結腸動脈**（right colic artery）、**中結腸動脈**（middle colic artery）を分枝する。

6) **下腸間膜動脈**（inferior mesenteric artery）

第3腰椎の高さの腹大動脈前壁から無対性に起こり、後腹壁を左下方に走行する。下腸間膜動脈は、発生学的に後腸の領域から形成する消化管（横行結腸遠位1/3、下行結腸、S状結腸、直腸上1/3）に分布する。下腸間膜動脈の枝は、**左結腸動脈**（left colic artery）、**S状結腸動脈**（sigmoid arteries）、**上直腸動脈**（superior rectal artery）である。

7) **中副腎動脈**（middle suprarenal artery）

腹大動脈から有対性に起こり、左右の副腎に分布する細枝である。

8) **腎動脈**（renal artery）

第2腰椎（L2）の高さで腹大動脈外側から有対性に起こり、左は左腎静脈の後方を横走し腎門に至る。右は下大静脈と右腎静脈の後方を横走し腎門に至る。

9）性腺動脈（精巣動脈、卵巣動脈）（testicular、ovarian arteries）

精巣動脈は男性で、卵巣動脈は女性でそれぞれみられる。腎動脈と下腸間膜動脈の間の腹大動脈の前壁から有対性に起こり、精巣動脈は小骨盤上縁を前方へ走行し、鼠径管を通り、精巣、精巣上体に分布する。卵巣動脈は、外腸骨動脈の前方を交叉して子宮広間膜を通り、卵巣に分布する。

10）総腸骨動脈（common iliac artery）

第4腰椎体（L4）の高さの腹大動脈から左右に分かれ、さらに仙腸関節の前で**内腸骨動脈（internal iliac artery）**と**外腸骨動脈（external iliac artery）**に分かれる。内腸骨動脈は、主に骨盤内臓に、外腸骨動脈は、主に下肢に分布する。

5.6 骨盤の動脈（図8.21）

（1）内腸骨動脈

内腸骨動脈は、骨盤内臓、骨盤壁、殿部、外陰部に分布する。

（2）壁側枝

1）腸腰動脈（iliolumbar artery）

大腰筋の後方を通り、腸腰筋に分布する。

2）外側仙骨動脈（lateral sacral artery）

前仙骨孔内側の仙骨前面を下行し、前仙骨孔から入り、脊髄枝を出し、さらに後仙骨孔を出て、仙骨後面の筋と皮膚に分布する。

3）閉鎖動脈（obturator artery）

内閉鎖筋の表面に沿って前方に進み、閉鎖管を通り、外閉鎖筋および内転筋群に分布し、大腿骨頭に至る。

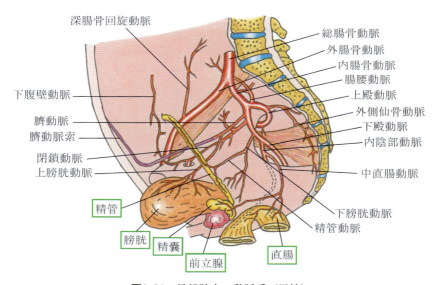

図8.21 骨盤腔内の動脈系（男性）

4) 上殿動脈（superior gluteal artery）

梨状筋上孔を通り、大殿筋、中殿筋、小殿筋のそれぞれの間を通り、これらの筋に分布する。

5) 下殿動脈（inferior gluteal artery）

梨状筋下孔を通り、大殿筋下部と付近の大腿の筋に分布する。

(3) 臓側枝

1) 臍動脈（umbilical artery）

胎生期は、膀胱の外側を通り、前腹壁を上行し臍に至り、大部分の静脈血を胎盤にもどす血管であったが、生後、遠位部は、臍動脈索となる。また、近位部は、上膀胱動脈、尿管枝として膀胱、尿管に分布する。

2) 下膀胱動脈（inferior vesical artery）

膀胱底の他、男性では精嚢、前立腺に、女性では膣上部に分布する。

3) 精管動脈（artery to ductus deferens）

精管動脈は男性でみられ、臍動脈、下膀胱動脈の枝として起こり、精管に沿って分布し、鼠径管を通って精巣に向かう。

4) 子宮動脈（uterine artery）

子宮動脈は女性でみられ、子宮広間膜内を内前方に進み、卵管、卵巣、膣に分布する。

5) 中直腸動脈（middle rectal artery）

直腸中部と肛門挙筋などに分布する。

6) 内陰部動脈（internal pudendal artery）

梨状筋下孔を出て、アルコック管を通り、小坐骨孔から再び骨盤腔内に入り、下直腸動脈、会陰動脈、陰茎球動脈（膣前庭球動脈）、尿道動脈、陰茎（陰核）深動脈、陰茎（陰核）背動脈などを出す。

5.7 下肢の動脈（図8.22）

(1) 外腸骨動脈

筋の内側に沿って走り、血管裂孔を通り、大腿動脈となり、下腹壁と下肢に分布する。

(2) 下腹壁動脈（inferior epigastric artery）

前腹壁の外側臍ヒダをつくり、腹直筋後面を上行し、内胸動脈の枝である上腹壁動脈と吻合する。この吻合により、大動脈の側副循環路としての意義を持つ。

(3) 深腸骨回旋動脈（deep circumflex iliac artery）

腸骨稜に沿って後方に進み側腹壁下部に分布する。

(4) 大腿動脈（femoral artery）

鼠径靭帯から大腿三角、内転筋管を通って内転筋腱裂孔に至る動脈で、その後、膝窩に出て、膝窩動脈となる。大腿動脈には次の枝が出る。

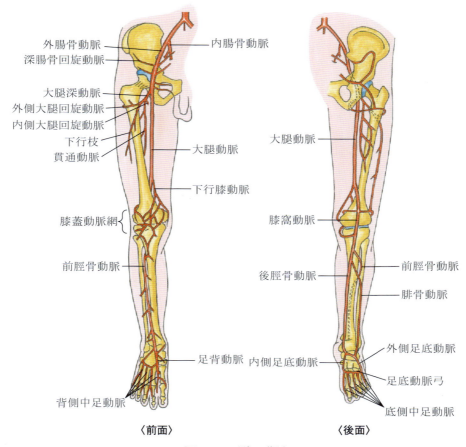

図8.22 下肢の動脈

1) **浅腹壁動脈**（superficial epigastric artery）

前腹壁下部の皮下に分布する。

2) **浅腸骨回旋動脈**（superficial circumflex iliac artery）

鼠径靭帯の浅層を外側に走行し、外側の腹壁下部に分布する。

3) **外陰部動脈**（external pudendal arteries）

陰嚢または大陰唇前部へ分布する。

4) **大腿深動脈**（deep femoral artery）

大腿動脈の後方から分枝し、内転筋の間を下行し、その途中、大腿骨頸部付近に分布する内側大腿回旋動脈と外側大腿回旋動脈や大内転筋を貫く貫通動脈を分枝する。

5) **下行膝動脈**（descending genicular artery）

膝関節前面の動脈網へ入る。

6) **膝窩動脈**（popliteal artery）

内転筋腱裂孔に始まり、膝窩の正中部を下行して膝窩筋の後ろを通り、膝窩周囲の筋お

よび膝関節動脈に関わる内側および外側上膝動脈、内側および外側下膝動脈、中膝動脈、腓腹動脈の枝を出した後、ヒラメ筋の後方で前脛骨動脈と後脛骨動脈の２終枝に分かれる。

7) 前脛骨動脈（anterior tibial artery）

下腿骨間膜の上端を貫き、前面を下行し、足背動脈となる。

8) 後脛骨動脈（posterior tibial artery）

ヒラメ筋の深層を下行し、内果後方を通り、足底で内側足底動脈と外側足底動脈に分岐する。

6　全身の静脈（体循環の静脈）

体循環の静脈は、右心房に注ぐ冠状静脈洞、上大静脈（superior vena cava）、下大静脈（inferior vena cava）の３主幹静脈からなる。冠状静脈洞は、すでに心臓の静脈として説明しているので省略する。上大静脈と下大静脈は、発生過程の一時期に左右有対性に出現し、左側が退化傾向を示し、右側が残る形で形成されるため、一般に正中線より、右側を走行することになる。

上大静脈と下大静脈に注ぐ静脈は、体の深部にある深静脈と皮下にある皮静脈がある。深静脈は、１本の動脈に対し、伴行静脈として２本存在することが一般的である。これに反し、皮静脈は、動脈に伴行しない。

6.1　上大静脈

頭頸部からの内頸静脈と上肢からの鎖骨下静脈の合流部を静脈角といい、そこから左右の合流部までを腕頭静脈とよび、さらに右心房に入るまでを上大静脈という。途中、上大静脈は、胸壁からの奇静脈を合流する。

6.2　腕頭静脈（brachiocephalic vein）（図8.23）

右腕頭静脈は、右肺尖の内側を下行し、左腕頭静脈は、大動脈弓の前面をほぼ水平に走行し、左右腕頭静脈は、右第１肋軟骨の後方で合流する。

腕頭静脈に流入する静脈には、下甲状腺静脈、椎骨静脈、深頸静脈、内頸静脈、最上肋間静脈などがある。

6.3　硬膜静脈洞（dural venous sinuses）（図8.24）

静脈壁の構造が他の静脈とは異なり、脳硬膜の内外２葉の間隙にできている。頭蓋内部の静脈血を集めて多くは内頸静脈に注ぎ、上矢状静脈洞、下矢状静脈洞、直静脈洞、横静脈洞、S状静脈洞、海綿静脈洞がある。

6.4　上行腰静脈 (ascending lumbar vein) と奇静脈系 (azygos vein) (図8.23)

奇静脈系は、胸壁からの静脈血を集める肋間静脈が合流し、胸椎体の両側を縦走する静脈系で、奇静脈、半奇静脈、副半奇静脈からなり、上大静脈に流入する。上行腰静脈は、腹壁からの静脈血を集める4対の腰静脈が合流し、腰椎体の両側を縦走する静脈系で、右

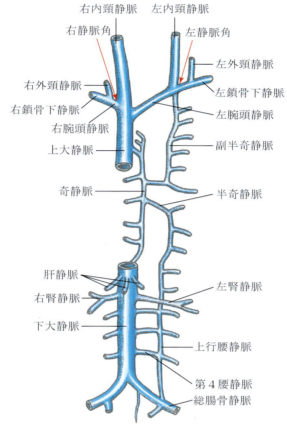

図8.23　奇静脈系と上大静脈、下大静脈

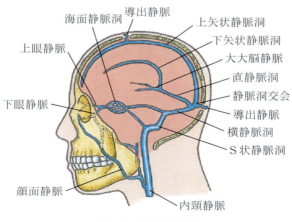

図8.24　硬膜静脈洞

は奇静脈に、左は半奇静脈に接続する。また、腰静脈が下大静脈に流入するところから上行腰静脈と奇静脈系は、直接心臓にもどる上大静脈と下大静脈の側副路となる。

6.5 上肢の静脈

動脈と伴行する深静脈は、橈骨静脈、尺骨静脈、上腕静脈、腋窩静脈、鎖骨下静脈がある。皮静脈は、皮下組織内を走り、動脈と伴行せず、上肢ではよく発達している。手背静脈網から始まり、橈側皮静脈は、前腕橈側を上行し、外側上腕二頭筋溝、三角胸筋溝を通り、腋窩静脈に注ぎ、尺側皮静脈は、前腕尺側を上行し、内側上腕二頭筋溝を通り、上腕静脈に注ぐ。前腕前面の皮静脈は、前腕正中皮静脈となり、肘正中皮静脈によって、橈側および尺側皮静脈に流入する（図8.25）。

上肢の皮静脈の中でも、その走行に個人差が少ないものは静脈注射の穿刺に用いられる。通常、**前腕正中皮静脈**か**肘正中皮静脈**のいずれかが、静脈注射の穿刺に用いられる。

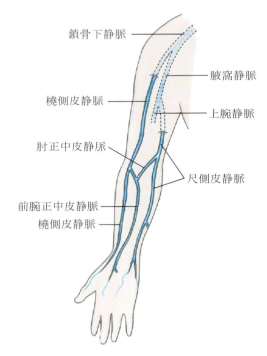

図8.25 上肢の皮静脈

6.6 下大静脈（図8.23）

第4、5腰椎体前面の、総腸骨動脈の後面で左右の総腸骨静脈が合流して始まり、腹大動脈の右側を上行し、肝臓の後方を通り、横隔膜の大静脈孔を貫き、右心房に至る。下大静脈は、次の静脈が流入する。

(1) **下横隔静脈**（inferior phrenic veins）

横隔膜下面から大静脈孔直下の下大静脈に注ぐ。

(2) **腰静脈**（lumbar veins）

4対あり、腰動脈に伴行する。腰静脈を縦に結ぶ上行腰静脈は、上方は奇静脈系、下方は総腸骨静脈と交通する。

(3) **肝静脈**（hepatic veins）

門脈系と固有肝動脈から肝臓内に入った血液は、肝小葉内の毛細血管を通り、大静脈溝の部位で右肝静脈、中肝静脈、左肝静脈の3本の静脈として肝臓から出て下大静脈に注ぐ。

(4) **腎静脈**（renal veins）

腎門から出た数本が合して腎静脈となり横走して下大静脈に入る。下大静脈が正中線よ

り右側を走行するところから、左腎静脈は右より長く、上腸間膜動脈分枝部直下の腹大動脈の前面を横走する。

(5) 副腎静脈（suprarenal veins）

右側が下大静脈に注ぐのに対し、左側が左腎静脈に注ぐ。

(6) 性腺静脈（精巣静脈、卵巣静脈）（testicular, ovarian veins）

男性では精巣静脈が、女性では卵巣静脈がそれぞれみられる。右側が下大静脈に注ぐのに対し、左側が左腎静脈に注ぐ。

6.7 骨盤腔の静脈

内腸骨静脈（internal iliac vein）は、骨盤壁と骨盤内臓の静脈血を集め、**総腸骨静脈**（common iliac vein）に注ぐ。骨盤壁からの静脈には、上殿静脈、下殿静脈、閉鎖静脈、外側仙骨静脈があり、骨盤内臓からは内陰部静脈のみで、末端の静脈は陰部静脈叢、膀胱静脈叢、子宮膣静脈叢、直腸静脈叢を介して内陰部静脈に注ぐ。

6.8 下肢の静脈

外腸骨静脈（external iliac vein）は、血管裂孔から内腸骨静脈合流部までをいい、下腹壁静脈、深腸骨回旋静脈が直接注ぐ他、下肢と下腹部および外陰部の一部の静脈血を集める。

下肢の深静脈には、大腿静脈、膝窩静脈、前および後脛骨静脈がある。皮静脈には、浅腹壁静脈、浅腸骨回旋静脈、外陰部静脈、**大伏在静脈**などがあり、大腿静脈に注ぐ。また、**小伏在静脈**は膝窩静脈に注ぐ（図8.26）。

6.9 門脈循環（図8.27）

大循環、小循環は通常、心臓から出た血液が心臓にもどるまでに末梢で毛細血管を1回通過するのに対して、門脈循環は腹大動脈の枝である腹腔動脈、上・下腸間膜動脈の分布領域の腹部消化器官（胃、小腸、大腸、膵臓、胆嚢）と脾臓に分布し、1度目の毛細

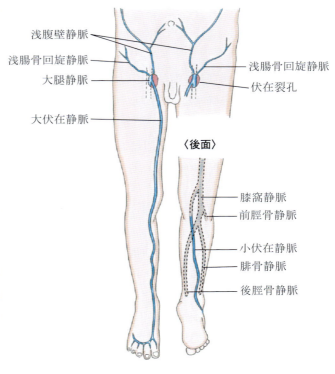

図8.26 下肢の皮静脈

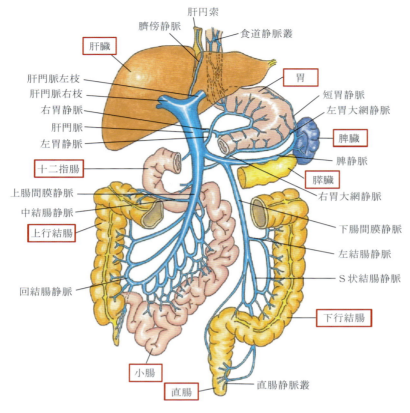

図8.27 肝門脈系

血管を通った後、再び静脈血が集められ、肝門から肝臓内に入り、2度目の毛細血管を通り、再び集められ肝静脈として肝臓から出て、下大静脈に注いで、心臓にもどる。このように2つの毛細血管を通る循環を門脈循環とよび、門脈循環は他にも数カ所（下垂体、腎臓など）にみられるが、一般に門脈という場合、肝門脈のことをいう（肝門脈の詳細は、第4章 8.2 参照）。

7　リンパ系（Lymphoid system）

リンパ系は、リンパ管とリンパ性器官からなる。末梢の毛細血管から滲出した組織液（間質液）の一部は、**毛細リンパ管**（lymphatic capillary）に取り込まれ、リンパとよばれるようになる。毛細リンパ管は、いくつかのリンパ節を通りながら太さを増し、最終的には**胸管**（thoracic duct）や**リンパ本幹**（lymphatic trunks）となる（後述）。リンパ循環は末梢で毛細血管と直接連絡を持たず、末梢端が組織内で盲状に閉鎖されており、原則的に血管内の閉鎖循環系の血液循環と異なる。リンパ管の構造は、壁が薄いが血管に類似し、毛細リンパ管は内皮細胞一層の構造で、太いものでは三層構造を有し、弁を持ち逆流を防いでい

7 リンパ系（Lymphoid system）

る。リンパ節は全身に広く分布し、リンパ管とリンパ管の間に存在するリンパ液の濾過装置であるとともに、リンパ球が増殖成熟し、細菌や異物に対する抗体産生を行う生体防御装置でもある。

7.1 リンパ本幹（図8.29）

全身のリンパ管は、いくつかのリンパ節を通って合流しながら太さを増し、リンパ本幹となる。右上半身では、**右頸リンパ本幹**（right jugular trunk）、**右鎖骨下リンパ本幹**（right subclavian trunk）、**気管支縦隔リンパ本幹**（bronchomediastinal trunk）などが**右リンパ本幹**（right lymphatic duct）に集められて右静脈角に注ぐ。一方、下半身は**腸リンパ本幹**（intestinal trunk）、**腰リンパ本幹**（lumbal trunk）が第1、2腰椎体の前面にある**乳ビ槽**（cisterna chyli）を経由して**胸管**（thoracic duct）となり、胸椎体前面を上行て左頸部で**左頸リンパ本幹**（left jugular trunk）、**左鎖骨下リンパ本幹**（left subclavian trunk）を合流して左静脈角に流入する（図8.28）。

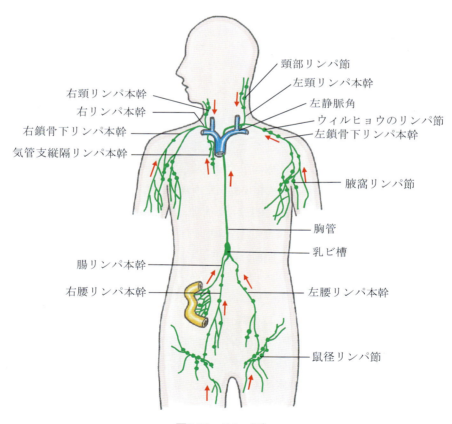

図8.28　リンパ系

第8章 循環器系

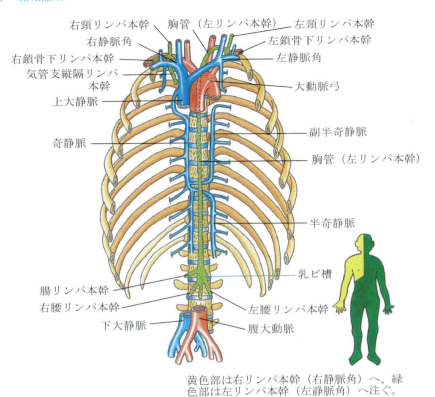

黄色部は右リンパ本幹（右静脈角）へ、緑色部は左リンパ本幹（左静脈角）へ注ぐ。

図8.29　胸管とリンパ本幹

8　胎児循環

　成人では酸素と二酸化炭素のガス交換は、呼吸器系の肺で行い、栄養物と老廃物などの物質交換は、消化器系の消化管や泌尿器系の腎臓などで行われ、ともに血液を介する。しかし、胎児のガス交換や栄養物と老廃物の物質交換は、母体子宮壁にある**胎盤**（placenta）の絨毛内の毛細血管（胎児血）と絨毛間腔（母体血）間で行われている。すなわち、毛細血管の内皮細胞と絨毛間腔を覆う栄養膜合胞体細胞層を介して双方の血液間で物質交換が行われるため、胎児血と母体血は、胎盤内で直接混ざることがない。また、胎盤の胎児血液は、**臍動脈**（umbilical artery）によって胎児から送られ、**臍静脈**（umbilical vein）によって胎児にもどされる。胎児は、成人と異なり、このように胎盤でガス交換や物質交換を行うため、肺循環がほとんど機能しておらず、胎児内でも特徴的な構造を有し、特殊な血液循環を行っている（図8.30）。胎児の血液は、動脈血と静脈血がはっきり分かれておらず、臍静脈を除き、すべて混合血が循環している。しかし、胎児の上半身と下半身の発達をみても分かるように、上半身に、酸素や栄養が豊富な血液が循環するような構造になっている。

　胎児循環の特徴について、成人の体循環との相違は以下の5つになる。

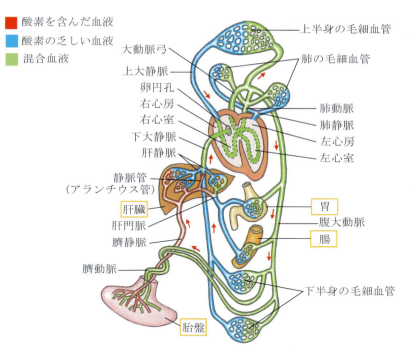

図8.30　胎児循環

① **動静脈の混合血が循環する**：胎児は呼吸をしていないため、酸素は胎盤でのガス交換により供給される。動脈血は1本の**臍静脈**を通って胎児の体に入る。臍静脈はそのあと、**静脈管**（ductus venosus）となり、**下大静脈**に合流する。また、臍動脈は、肝門脈にも合流する。下大静脈は下半身からの静脈血を集め、心臓にもどす血管なので、動脈血は臍静脈、静脈管を通って胎児に入るとすぐに静脈血と混ざり、動静脈血の混合血となる。

② **肺への血液循環がほとんどない**：肺動脈および肺静脈が未発達であるため、肺への血液循環がほとんどない。これは肺呼吸をしていないことに起因している。

③ **肺動脈が動脈管により胸大動脈とつながる**：血液は心臓の右心室から肺動脈へ流れるが、肺動脈が未発達なため、肺には血液が循環せず、代わりに**動脈管**（ductus arteriosus）を通って肺動脈から胸大動脈へ血液が流れる。

④ **卵円孔によって右心房と左心房が連絡している**：肺動脈および肺静脈が未発達であること、肺動脈が動脈管により胸大動脈と直接つながっていることから、肺静脈を介して左心房に戻ってくる血液がほとんどなくなる。しかし、左心房に血液が送られないと、動脈管の胸大動脈との連絡部位より近位、すなわち頭部および上肢には血液が送られないことになる。これを解消するために、右心房と左心房を連絡する**卵円孔**（foramen ovale）が開いていて、左心房にも血液を送れるようになっている。

⑤ **臍動脈により胎盤へ血液を送る**：左右の総腸骨動脈からそれぞれ1本、計2本の**臍動**

脈が出ていて、胎盤へ向かって送る。
　胎児循環を考える際、胎児の心臓を中心に動脈と静脈を考えるということに注意すべきである。すなわち、胎盤から動脈血を運ぶのは**臍静脈**で、胎児から胎盤へ血液を運ぶのは、**臍動脈**ということになる。胎生期のこれら特徴的構造は、出生時に臍帯の血液が止まり、肺に空気が入ることにより、生後の遺残物に置き換えられていく。その特徴的構造とその生後の遺残物は、次の通りである。

【特徴的構造物】　　　　【生後の遺残物】
1．臍静脈　　　　　　　肝円索
2．臍動脈　　　　　　　動脈管索
3．卵円孔　　　　　　　卵円窩
4．動脈管（ボタロー管）動脈管索
5．静脈管（アランチウス管）静脈管索

問　題

下記の文章の（　）に適する語句を入れよ
(1) 胸管が静脈系に取り込まれる部位は、（　①　）である。
(2) 下肢のリンパ液が静脈系に取り込まれる部位は（　②　）である。
(3) 右上肢のリンパ液が静脈系に取り込まれる部位は（　③　）である。
(4) 弾性線維を多く含む中膜を持つ動脈を（　④　）とよぶ。
(5) 内弾性板、外弾性板の発達のよい動脈を（　⑤　）とよぶ。
(6) 心臓の弁で動脈血が通る弁は、（　⑥　）と（　⑦　）である。
(7) 心臓の弁で静脈血が通る弁は、（　⑧　）と（　⑨　）である。
(8) 腱索で乳頭筋に固定されている弁は、（　⑩　）と（　⑪　）である。
(9) 心収縮期に動脈血が通過する弁を（　⑫　）という。
(10) 心収縮期に静脈血が通過する弁を（　⑬　）という。
(11) 心臓の冠状溝を通る静脈の名を（　⑭　）という。
(12) 大心静脈の通る部位は（　⑮　）である。
(13) 中心静脈の通る部位は（　⑯　）である。
(14) 大血管が出入りする心臓の部位を（　⑰　）という。
(15) 心嚢内で固定されない心臓の部位を（　⑱　）という。
(16) 心臓の最も前方に位置する弁は（　⑲　）である。
(17) 後半月弁、左半月弁、右半月弁を持つ弁は（　⑳　）である。
(18) 大動脈弓の枝のうち、心臓側から２番目の枝は（　㉑　）である。
(19) 胸大動脈の臓側枝には（　㉒　）、（　㉓　）がある。
(20) 腹大動脈の枝のうち消化器系器官に分布する動脈は（　㉔　）、（　㉕　）、（　㉖　）

である。
(21) 腹腔動脈の主要な3枝は（ ㉗ ）、（ ㉘ ）と（ ㉙ ）である。
(22) 食道下部から十二指腸中央部までの消化管に分布する動脈は（ ㉚ ）である。
(23) 十二指腸中央部から横行結腸左1/3までの消化管に分布する動脈は（ ㉛ ）である。
(24) 横行結腸左1/3から直腸上1/3までの消化管に分布する動脈は（ ㉜ ）である。
(25) 左右の腎静脈のうち、長いのは（ ㉝ ）である。
(26) 左腎静脈は、大動脈の（ ㉞ ）位置を走行する。
(27) 左副腎静脈の注ぐ静脈は（ ㉟ ）である。
(28) 奇静脈が注ぐ静脈は（ ㊱ ）である。
(29) 下大静脈は、腹大動脈の（ ㊲ ）の位置を走行する。

第9章

免疫系

到達目標

免疫系各器官の構成と構造、末梢循環系との関連について説明できる。

学習のポイント

・免疫系器官および組織の構造と分布、所有するリンパ球の種類

1 免疫器官とは

免疫のはたらきは、自己でないもの（＝非自己）を排除することである。それに関わる重要な器官が、免疫担当細胞が常在する**骨髄**（bone marrow）、**胸腺**（thymus gland）、**リンパ小節**（lymphoid nodule）、**リンパ節**（lymph node）、**脾臓**（spleen）、**扁桃**（tonsil）、**虫垂**（vermiform appendix）、**パイエル板**（Peyer's patch）などの免疫器官である（図9.1）。

リンパ管は、血液の血漿の一部が毛細血管より漏れ出て組織液（間質液）になったものを集めて再び血液にもどす管であり、それを流れるリンパは、液体成分と白血球（主にリンパ球やマクロファージ）からなり、赤血球を含

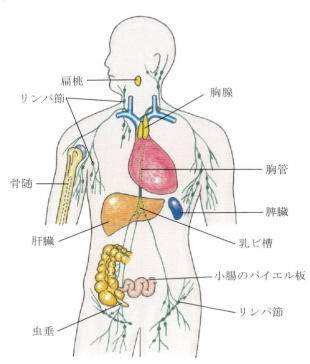

図9.1 免疫器官

まないので白い。したがって、毛細リンパ管がつながるリンパ小節、リンパ節、扁桃なども同様に白い。一方、骨髄と脾臓は多くの赤血球系細胞を含むので赤色または赤紫色を呈している。リンパ系の役割には、毛細血管で回収できなかった組織液を再び血液にもどし、腸管より吸収された脂肪や脂溶性ビタミンなどを運搬するだけでなく、組織中の異物や老廃物の非特異的除去と**リンパ球**（lymphocyte）（**T細胞、B細胞、NK細胞**など）や**マクロファージ**（macrophage）（単球が血管外に出た細胞）による有害な細菌の特異的排除という重要な働きがある。

骨髄は未熟なT細胞（T lymphocyte）やB細胞（B lymphocyte）を含めたあらゆる血液細胞を産生し、胸腺は骨髄からやってきた未熟なT細胞をさらに成熟させる場で、両者とも免疫反応や炎症反応は通常起こさない。このようなリンパ球を育てる場である骨髄と胸腺を**一次リンパ器官**（primary lymphoid organ）とよぶ。

一方、全身のリンパ節、咽頭にある扁桃、小腸のパイエル板、大腸の虫垂、消化管・呼吸器・泌尿生殖器などの中空器官の粘膜下にある多くのリンパ小節、および左上腹部にある脾臓などは、異物の非特異的な排除から特異的な排除をつかさどる免疫反応・炎症反応の主たる場となり、**二次リンパ器官**（peripheral lymphoid organ）とよぶ。特に、脾臓が二

次リンパ器官の中で最も大きい。

2 生体防御機構における免疫器官

　身体に有害な微生物（細菌は一般に酸性に弱い）の侵入を防ぎ、また、侵入した際はその排除に働く機構を**生体防御**という。生体防御は大きく**非特異的防御**と**特異的防御**に分けられる。非特異的生体防御機構には、まず皮膚（酸性化した皮脂による殺菌）や**粘膜**（強酸性である胃酸による殺菌、リゾチームなどの酵素による殺菌、気道上皮細胞の線毛運動による細菌の排泄、尿による細菌の洗浄・排泄、膣の常在菌であるデーデルライン菌による粘膜酸性化による殺菌）という物理的・化学的バリアーが異物を排除する。

　次に、皮膚・粘膜を乗り越えて有害物が侵入した際には、**顆粒球**（好酸球、好中球、好塩基球）、原始的なリンパ球である**ナチュラルキラー細胞（NK細胞）、マクロファージ、肥満細胞（別名：マスト細胞）**などの白血球群が共同して、体内に侵入したウイルスや細菌の排除、ウイルスに感染した細胞、老化した細胞およびがん細胞などの破壊を行う（自然免疫）。

　顆粒球やマクロファージを主体とした非特異的生体防御はやがて**T細胞**と**B細胞**を主役とした特異的生体防御機構（獲得免疫）へと移行する。T細胞が主体となる生体防御反応を**細胞性免疫**（cell-mediated immunity）とよび、B細胞主体の反応を**液性免疫**（humoral immunity）とよぶ。リンパ球は、他の血液細胞と同じように、一次リンパ器官である骨髄の造血幹細胞（hematopoietic stem cell）から分化するが、そのあと、もう1つの一次リンパ器官である胸腺や二次リンパ器官であるリンパ節や脾臓などに血流でたどり着いてからも、さらに増殖や成熟を続けるところが他の白血球と異なる。

2.1　免疫器官に含まれる主たる細胞

（1）　マクロファージ

　好中球と同じく貪食作用を持つ細胞で、血管内では単球とよばれ、白血球の約5％を占めるが、血管外の組織に出るとマクロファージとなる。好中球との違いは、ただ異物を貪食するだけでなく、異物である抗原タンパクを情報としてリンパ球に伝える**抗原提示能**を有し、寿命も数カ月に及ぶ。したがって、マクロファージは非特異的生体防御とそれに続く特異的生体防御の両者に関わる。また、貪食能は乏しいが高い抗原提示能を持つ**樹状細胞**（dendritic cell）というマクロファージの近縁とされる細胞も免疫器官に多く存在する。

（2）　リンパ球

　T細胞、B細胞、ナチュラルキラー細胞（NK細胞）などからなり、抗原に対して特異的な免疫反応を起こす。他の白血球と異なり、骨髄でつくられ、末梢のリンパ器官で成熟したあとも、抗原の刺激などにより、幼若化して骨髄外で分裂・増殖を起こすことができ、寿命は長いものは数十年に及ぶ。特に、リンパ組織内の胚中心という場でリンパ球が増殖

を繰り返している。T細胞の増殖と分化をうながす胸腺からは、B細胞を活性化する**ヘルパーT細胞**（helper T cell）、感染細胞などを直接破壊する**細胞傷害性T細胞**（cytotoxic t cell）、ヘルパーT細胞の働きを抑制する**制御性T細胞**（regulatory T cell）、サイトカインを分泌してマクロファージなどを集めて組織を傷害する遅延型過敏症に関わる**遅延型T細胞**など多くの種類がつくられる。抗原刺激されたT細胞によって活性化されたB細胞は、異物成分である外来性抗原を特異的に捉えるタンパクである**免疫グロブリン**（immunoglobulin）をつくる形質細胞へと分化する。

2.2 一次リンパ器官

（1） 骨髄

骨の中にある腔所や海綿骨の小柱骨の間の小腔を満たす組織であり、血液細胞とそれを支持する間質細胞とで構成されていて、未分化なリンパ球を産生する。造血機能を営んでいる骨髄は赤色を呈するため**赤色骨髄**（red bone marrow）とよばれ、造血機能を失い脂肪化している骨髄は**黄色骨髄**（yellow bone marrow）とよばれる。造血を行う赤色骨髄は幼児期には全身の骨に存在するが、加齢とともに減少し、学童期より長骨の骨髄は黄色骨髄へと徐々に置き換わる。成人の赤色骨髄は主に頭蓋、椎骨、肋骨、腸骨および胸骨にのみ残存する（図9.2）。

（2） 胸腺（図9.3）

T細胞の増殖・分化に関与する器官で、左右の二葉からなる。胸骨の背側、心臓の上腹側に位置

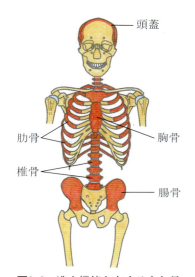

図9.2 造血機能を有する主な骨

する。思春期前が最も大きく30〜40 gに達する。思春期に入り、より多くのステロイドホルモン（性ホルモンおよび副腎皮質ホルモン）に曝露されると、胸腺は、急速に退縮し、脂肪組織へと置き換わっていく。胸腺の近くには横隔神経や反回神経が通る。内部構造は、外側の皮質と内側の髄質に分けられる。**皮質**（thymic cortex）は胸腺上皮細胞が形成する網目構造の中に未熟なT細胞が密集したかたちで詰まっている。対して**髄質**（thymic medulla）は上皮間が疎で、皮質よりも明らかに密度の低いT細胞が存在する。骨髄から血流でやってきたT細胞の前駆細胞は、まず皮質に集まり、増殖・成熟が行われるなか、その多くが細胞死を起こすが、生き残ったT細胞は、髄質に移動し、さらに成熟して、そこより血管系へと出て胸腺を離れる。髄質には**ハッサル小体**という胸腺上皮細胞が変性したものが散在している。

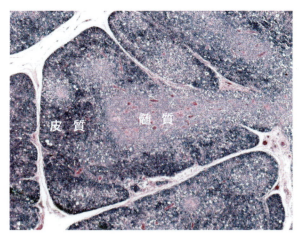

図9.3　胸腺の組織

2.3　二次リンパ器官

(1)　リンパ小節

リンパ球、マクロファージおよび樹状細胞が球状に集合したものであり、**リンパ濾胞**（lymph follicle）ともよばれる。リンパ小節は、刺激によりその中心部に大型のリンパ球が集まって胚中心（germinal center）ができる（図9.4）。胚中心を持たないリンパ小節を**一次リンパ小節**（primary lymphatic nodule）、胚中心を持つリンパ小節を**二次リンパ小節**（secondary lymphatic nodule）とよぶ。器官内でリンパ小節が単独で存在するものを**孤立リンパ小節**（solitary lymphatic nodule）とよび、呼吸器、消化器、泌尿器などの中空性器官の粘膜下に多数認められる。また、多数のリンパ小節が密集したものを**集合リンパ小節**（aggregated lymphatic nodules）とよび、下記のリンパ節、脾臓、扁桃、虫垂、パイエル板などに含まれる。

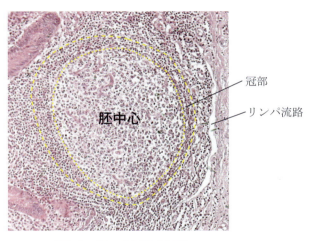

図9.4　リンパ小節（虫垂）

(2)　リンパ節

リンパ管がリンパを静脈にもどす途中に介在する結節で、異物・病原菌・毒素などが血管系に入り込んで全身に循環してしまうのを防ぐ楕円形の豆のようなかたちの器官であり、頸部、腋窩、鼠径部に多く存在する。個々のリンパ節の大きさは数ミリの米粒大から

3 cmのソラマメ大であり、細網組織からなるリンパ洞とリンパ球・マクロファージの充満する多数のリンパ小節からなる。リンパ小節が密集する部分を皮質、それより内側を髄質という。各リンパ節は、末梢側から複数の輸入リンパ管を受け入れ、心臓側へ少数の輸出リンパ管を出す。特に、胸管の静脈への流入口である静脈角付近の左鎖骨上部にあるリンパ節を**ウィルヒョウのリンパ節**（Virchow's lymph node）とよんでいる。ウィルヒョウのリンパ節にがん細胞が転移し増殖すると、鎖骨上に大きなしこりとしてそれを触れることがある（図8.28 参照）。

（3） 脾臓（図9.5）

左の上腹部にあり、頭側は横隔膜に接し、内側は左腎臓や膵臓尾部と近接し、前方には胃がある。人体最大のリンパ器官であり、大きさは長さ10〜12 cm、幅5〜8 cm、厚さ4〜6 cm程度で重量は100〜200 g程度である。老人では萎縮して小さいことが多い。脾動脈は腹腔動脈より分かれ、脾静脈は肝門脈に入り肝臓へと流入する。肝硬変などで門脈圧が高くなると脾臓が徐々に大きくなり、脾腫（splenomegaly）という状態に

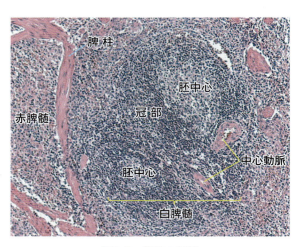

図9.5　脾臓の組織

なる。脾臓の組織はリンパ小節が充満した**白脾髄**（splenic white pulp）と赤血球が充満した**赤脾髄**（splenic red pulp）からなる。白脾髄も赤脾髄も多くのマクロファージを含んでおり、特に赤脾髄のマクロファージは約4カ月の寿命を終えた老化赤血球の貪食を行う。破壊赤血球由来のヘモグロビンは脾静脈より肝門脈に流れ、肝臓に回収される。ヘモグロビンは処理され、鉄と遊離ビリルビン（間接ビリルビン）に分解される。鉄は骨髄で赤血球産生のために再利用され、ビリルビンは肝臓より胆汁として排泄される。脾臓の働きをまとめると、①白脾髄を中心とした**免疫機能**および②赤脾髄を中心とした**老化赤血球の破壊**（老化赤血球は脾臓だけでなく肝臓のマクロファージであるクッパー細胞にも貪食される。）、③骨髄で造血が始まるまでの胎生期における**造血機能**、④大量出血や骨髄機能が抑制された状態で再び起こる**髄外造血**（骨髄以外での造血）、⑤**血液の貯蔵**である。

（4） 扁桃

口腔や鼻腔から吸引した異物が咽頭より奥に至る前に粘膜上皮直下で免疫応答するリンパ小節の密集組織であり、口蓋舌弓と口蓋咽頭弓の間の陥没に位置する左右の**口蓋扁桃**（palatine tonsil）、舌根にある左右の**舌扁桃**（lingual tonsil）、口腔と鼻腔の裏門を取り囲む配置で咽頭円蓋に位置する**咽頭扁桃**（pharyngeal tonsil）、耳管咽頭口周囲粘膜下にある左

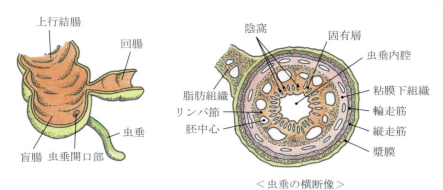

図9.6　虫垂

右の**耳管扁桃**（eustachian tonsil）からなる。これらの扁桃は咽頭内で輪を形成するように配置されているので**ワルダイエルの咽頭輪**（Waldeyer's ring；Lymphoepithelial ring of pharynx）（図3.6参照）とよばれる。ワルダイエルの咽頭輪は、病原微生物に対する防御機能を持つと同時に、病原微生物の標的になる感染器官でもある。

（5）虫垂（図9.6）

右下腹部にあり、大腸の一部である**盲腸**（cecum）の端から細長く飛び出している突起物である。内部に細い管腔を持っており、その粘膜下にリンパ小節が密集している。上腸間膜動脈の枝である虫垂動脈で栄養される。3本の結腸ひもの集まったところに位置し、長さは5〜7 cmくらいで、管腔がなんらかの原因で閉塞すると虫垂炎が起こる（図9.6）。

（6）パイエル板

パイエル板は小腸の粘膜固有層にリンパ小節が平面状に数多く集合したものであり、**回腸**の腸間膜付着部と反対側の腸壁のところどころに絨毛が乏しい20〜30個の楕円形の少し厚ぼったく盛り上がった領域として存在する（図9.7）。パイエル板はほとんどが回腸にあるが、特に遠位側の大腸との境界の回盲弁近くに密集している。空腸ではパイエル板のような集合リンパ小節でなく、孤立リンパ小節として出現する。パイエル板の免疫機能で重要な働きをするのが**M細胞**（microfold cell）である。M細胞は、腸管の上皮細胞の一部で、腸管内腔側から細菌などの抗原を取り込み、粘膜下に控えているリンパ球やマクロファージに提示する。

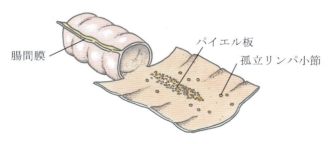

図9.7　回腸の粘膜面

第9章　免疫系

> **コラム**
>
> 本来バクテリアやウイルスなどの異物タンパクを排除するために働く免疫機構が自分自身の身体（自分のタンパク）を攻撃してしまう自己免疫疾患という病態がある。滑膜炎から始まり関節の変形・拘縮を引き起こす関節リウマチ、全身性強皮症、皮膚筋炎などでは薬物療法とともに理学・作業療法が大切になる。しかし、患部を冷やすのか温めるのか、運動療法を積極的に行うべきか安静を保つべきかは、その自己免疫疾患の状態で異なってくるので注意が必要である。また、自己免疫疾患の患者はステロイド治療を受けていることが多く、その副作用であるうつ症状や躁症状などの精神症状を呈することがあるので、精神的ケアも必要となる。

問　題

下記の文章の（　）に適する語句を入れよ。

(1)　脾臓は赤血球が充満している赤脾髄と集合リンパ小節からなる（　①　）からなる。
(2)　脾動脈は腹腔動脈の分枝であり、脾静脈は（　②　）に注ぐ。
(3)　胎生期の脾臓は（　③　）機能を有している。
(4)　リンパ球の増殖と分化の場である骨髄や胸腺を（　④　）とよぶ。
(5)　咽頭のリンパ器官は（　⑤　）という。
(6)　回腸の集合リンパ小節は（　⑥　）という。
(7)　盲腸の先端にある集合リンパ小節を（　⑦　）という。
(8)　ワルダイエルの咽頭輪は、舌扁桃、（　⑧　）、耳管扁桃および咽頭扁桃からなる。
(9)　リンパ器官内の主たる細胞はリンパ球と（　⑨　）である。
(10)　造血機能を失い脂肪化している骨髄を（　⑩　）という。
(11)　（　⑪　）やリンパ節は外層の皮質と内層の髄質に分けられる。
(12)　リンパ小節は、呼吸器・消化器・泌尿器などの中空性器官の（　⑫　）に多く存在する。
(13)　左静脈角付近の鎖骨上部にあるリンパ節を（　⑬　）とよぶ。
(14)　マクロファージの近縁であるが、より貪食能が乏しく、より抗原提示能が高い細胞を（　⑭　）という。
(15)　大量出血や骨髄抑制により骨髄以外の脾臓などで造血が誘導されることを（　⑮　）という。
(16)　虫垂を栄養する虫垂動脈は（　⑯　）の枝である。
(17)　パイエル板にある（　⑰　）は腸間内腔側の抗原を取り込んで粘膜下にあるリンパ小節に渡す働きを持つ。
(18)　リンパ節は全身に分布するが、頸部、腋窩および（　⑱　）に特に多い。
(19)　胸腺内の上皮細胞が変性したものを（　⑲　）という。
(20)　成人の赤色骨髄は頭蓋、椎骨、胸骨、肋骨および（　⑳　）に残存する。

第10章

神経系－末梢神経系

到達目標

　末梢神経の種類と分布、機能の概略について述べることができる。

学習のポイント

・脊髄神経（31対）の末梢分布とその働き
・頸神経叢、腕神経叢、腰神経叢、仙骨神経叢の構成
・脳神経（12対）の末梢分布とその働き
・鰓弓（さいきゅう）神経とは何か？
・交感神経と副交感神経の解剖学的相違
・交感神経幹の構造と交感神経幹を通る神経の走行
・頭部の自律神経支配と副交感神経節
・頸・胸・腹部内臓の自律神経支配

1　神経系の概要（図10.1）

　神経系は**中枢神経系**（central nervous system）と**末梢神経系**（peripheral nervous system）に分けられる。中枢神経系は**脳**（brain）と**脊髄**（spinal cord）からなり、それぞれ頭蓋腔と脊柱管に納められている。**末梢神経系**として、脳からは12対の**脳神経**（cranial nerve）が、脊髄からは31対の**脊髄神経**（spinal nerve）が出る。末梢神経のその一端は中枢枝として脳と脊髄に接続し、もう一端は末梢枝として**効果器**（effector）と**受容器**（receptor）に分布する。

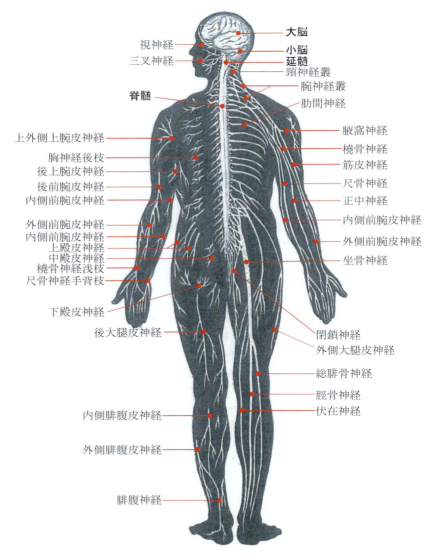

図10.1　神経系の概観

2 末梢神経系の構成

　神経系を構成するものは神経組織である。これは2種類の細胞からなり、**神経細胞**（ニューロン（neuron））と**グリア細胞**（神経膠細胞（neuroglia））である。神経細胞は神経組織の中で**刺激**を伝えるために軸索突起がよく発達している。神経細胞は機能的、構造的に独立した最小単位であり、**シナプス**（synapse）を介して、別の神経細胞や他の組織（筋や分泌腺など）と化学的に連絡している。神経細胞の形態はさまざまであるが、細胞体と突起のあることが共通している。神経細胞体は**核**とそれを取り囲む**細胞質**の2つの部分からなり、細胞体は代謝の中心である。細胞質にはミトコンドリア、粗面小胞体、滑面小胞体、ゴルジ装置、リソソームなどの細胞小器官が多数詰まっており、活発な代謝活動を営んでいる。

　神経細胞の突起には**樹状突起**（dendrites）と**軸索**（axon）の2種類がある。樹状突起は多数あり、細胞体と同じく、刺激を受容する場所である。軸索は刺激を伝導するために発達した長い突起であり、通常は1本である。大きな神経細胞の軸索は太くて長く、髄鞘（myelin）によって覆われているものが多い。髄鞘は神経細胞の成分ではなく、神経膠細胞の細胞膜（脂質からなる）が突起として伸び、軸索を取り巻いたものである。末梢神経系では**シュワン細胞**（Schwann cell）が、中枢神経系では**希突起グリア細胞**（oligodendrocyte）がその役割をなす。軸索の遠位末端には髄鞘がない。その先端は分枝して膨らみ、神経伝達物質を含むシナプス小胞を貯える**神経終末**（terminal bouton）となり、次の細胞にシナプスを介して神経伝達物質を放出して、刺激を化学的に伝える。1本の軸索は多くの神経膠細胞の取り巻きからなるもので、軸索の髄鞘で覆われていない部分を**ランビエの絞輪**（node of Ranvier）という。細い軸索の周りは膠細胞で覆われているが、髄鞘をとらない無髄線維もある。軸索と周りの構造をあわせて**神経線維**といい、その神経線維の集まったものを単に神経とか神経束という。髄鞘のある神経線維を**有髄線維**（myelinated nerve fiber）（直径3μm以上）といい、髄鞘のない神経線維を**無髄線維**（unmyelinated nerve fiber）（直径1μm以下）という。有髄線維は太くなるほど伝導速度が速くなる。

2.1 神経細胞の分類

　神経元とは神経回路を構成し、構造的にも、機能的にも独立した最小単位としての神経細胞、つまり高度の多様性を持ちながら相互の関係では驚くほど組織化されている神経細胞（ニューロン）のことをいう。細胞体の大きさはさまざまであるが、脊髄の前角にある**α運動細胞**の直径は50～100μm、小型の**介在細胞**の直径は10～30μmほどである。

　ヒトの眼の分解能の限界は200μm（0.2mm）だから、神経細胞を肉眼でみることはできない。神経細胞は神経突起の数によって形態学上、3種類に分類できる（図10.2）。

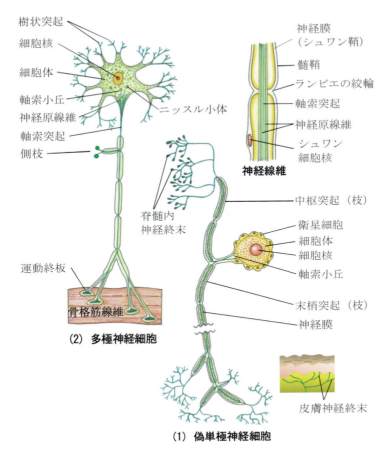

図10.2 神経細胞の構造

(1) 偽単極神経細胞

　細胞体から1本の突起を出し、まもなくT字形に分かれ、1本は**末梢枝**となって受容器に分布し、もう1本は**中枢枝**となって脳と脊髄に入る。一次感覚神経細胞（例：脊髄神経節細胞、膝神経節細胞、三叉神経節細胞または半月神経節細胞）がその例である。一次感覚神経細胞の細胞体は丸みを帯び、脳や脊髄に入る直前の末梢部で、細胞体が集合して**感覚神経節**（sensory ganglion）をつくる。

(2) 多極神経細胞

　運動神経細胞ともいうが、多数のよく発達した樹状突起と1本の長い軸索突起からなり、中枢神経系の下位運動神経細胞（脊髄前角の運動神経細胞、舌下神経核の運動神経細胞、外眼筋支配の運動神経細胞）がその代表的な例である。樹状突起の広がりと大きな神経細胞体は多数の興奮性と抑制性シナプス刺激を受け取るために、広い受容野を持っていることがその特徴である。

(3) 双極神経細胞

細胞体の両極から突起を出し、1本は感覚器に分布し、他の1本は脳に入る。嗅覚系の嗅細胞や、視覚系の網膜細胞、内耳ラセン器と前庭器官内の神経細胞などがその例である。

なお、末梢神経系には**神経節**（ganglion）という名称が出てくるが、構造的にも機能的にも2つの異なる神経節がある。1つは**感覚神経節**（sensory ganglion）で、既に述べた。2つ目は**自律神経節**（autonomic ganglion）または**内臓神経節**（visceral ganglion）である。ここは自律神経系における節後線維を出す神経細胞体が集積する場所で、節前線維が節後細胞に刺激を伝えるところなので、**シナプス**は豊富である。

自律神経には、体性神経と同じように運動と感覚をつかさどる2種類の成分がある。**一般内臓運動神経**は内臓と心臓に分布して、血管の運動と腺の分泌をうながす。**一般内臓感覚神経**は、一般体性感覚神経と同じように、一次感覚細胞は、脳神経節と脊髄神経節の中に含まれている。感覚神経細胞の末梢枝は内臓と心臓、血管などにある感覚器（受容器）に分布し、その感覚を脊髄や脳へ伝える。脊髄や脳などの上位中枢は、それらを統合し、一般内臓運動神経を通して内臓の活動を調節する。これによって、身体は内・外環境のバランスを自動的、自律的に保ち、正常な調和のとれた生命活動を維持することができる（ホメオスタシス）。

脳神経節（cranial ganglion）からの内臓感覚線維は顔面神経（Ⅶ）、舌咽神経（Ⅸ）、迷走神経（Ⅹ）に合流して頭、頸、胸、腹部の臓器に分布し、その感覚を脳幹の**孤束核**（nucleus of solitary tract）に伝える。

脊髄神経節（spinal ganglion）からの内臓感覚線維は脊髄神経を通り、内臓と血管に分布し、内臓の感覚を脊髄の**後角**に伝える。孤束核と脊髄の後角からの線維は、脊髄と脳幹を上行して、その感覚を大脳皮質に伝え、内臓感覚が知覚される。

2.2 神経系を組み立てている神経細胞とシナプス

神経系を構成する主要構造物は神経細胞（ニューロン）である。19世紀の初め、神経細胞の全体像が硝酸銀を使った鍍銀染色法により明らかにされると、神経系について、対立する2つの学説が発表された。1つの考え方は、神経系はきわめて細い神経突起で複雑に絡み合っていたので、神経突起によって神経細胞どうしは、お互いに直接的につながり、連続した網目構造をつくっているとするものである（**網状説**）。もう1つは、神経細胞が直接的につながるのではなく、2種類の突起（樹状突起と軸索突起）を持ち、膨大な数の**シナプス**を介してお互いに連絡し、**神経回路網**をつくっており、**神経細胞（ニューロン）**が神経組織を構成する構造的かつ機能的な**最小単位**であるとする考え方である（**ニューロン説**）。その当時は細い神経突起が複雑に絡み合っていたので、神経系が神経突起でお互いにつながり、連続した網目構造をしているとする網状説が有力であった。しかし、鍍銀染色によって、神経細胞はそれぞれ独立した細胞として、1つの神経細胞体とそこから出る2種類の突起（樹状突起と軸索突起）からなる機能的にも、形態的にも独立した単位であ

り、膨大な数のニューロンがお互いにシナプスを介して神経回路網をつくり、連絡しており、**ニューロン**が神経組織の**最小単位**であることが明らかとなった（ニューロン説）。

　通常、神経細胞体と樹状突起は他のニューロンからの刺激を**化学伝達**によって受け取り、軸索突起はその情報を遠く離れた場所にある他のニューロン、または末梢にある効果器に電気的に伝導（conduction）する。この場合、シナプスでは軸索突起の遠位末端が膨らんで**神経終末**となり、神経伝達物質を放出し、**シナプス**を介し細胞間情報を化学的に伝達（transmission）する。

2.3　体性・自律神経系のシナプス連絡

　神経細胞、すなわちニューロンは形や働きの上で1つの単位になっており、樹状突起と細胞体で刺激を受け取り、軸索、次いで神経終末を経て、次のニューロンに刺激を**化学的**に伝える。このように、多数のニューロンが立体的な連鎖をつくって神経回路網を構成し、神経組織を組み立てているとする考えが、「ニューロン説」である。この学説では、接触による連絡とインパルスの伝わる方向の2つがその根幹にある。

　すでに、カハールの弟子であるロレント・ドノウ（1935）は、ゴルジ鍍銀染色法で神経細胞間のシナプス結合を調べ、生理学的基礎となるインパルスの伝わる方向に重きを置き、大脳皮質の簡単な神経回路図を興奮ニューロンの連絡のみで描いていた。当時は**抑制ニューロン**の存在が知られていなかった。

　1897年、反射学の父といわれる生理学者シェリントンが、初めて神経細胞どうしの接触部位に**シナプス**という言葉を用いた。そこは、神経細胞が機能的にも、形態的にも、連結が行われているところとして、「ニューロン説」にもとづき徹底的に分析し、シェリントンは**脊髄反射学**の理論を確立させた。一般的には、神経細胞と他の神経細胞との接触（結合）部位で、インパルスの伝達が行われる場所をシナプス部としている。しかし、必ずしも神経細胞どうしではなく、末梢神経系では神経細胞と他の細胞（例えば、骨格筋細胞、平滑筋細胞、腺の分泌細胞）との接合部もシナプスとよばれている。ノーベル賞を受賞したエックルスは、シナプス部とは「一方向に**興奮**、または**抑制作用**が伝達されるために機能的に分化した接触部位」であるとした。これまでの「ニューロン説」では、ニューロンとニューロンの興奮伝達は、興奮かゼロの伝達のみであるとして説明されていた。しかし、エックルスは興奮性伝達以外に、抑制的に働く**シナプス**があることを初めて発見し、1963年、この業績によりノーベル医学生理学賞を受賞した。シナプスには、神経細胞の活動を興奮させる働きを持つものと、抑制する働きを持つものとがあることが分かった。甲殻類の末梢神経系でもこの現象が観察されている。

　1つの神経細胞体に生じた活動電位は軸索に沿って**伝導**される。有髄線維の軸索では**ランビエの絞輪**が次々と電気的に興奮し、刺激は遠位の神経終末に向かって伝導していく。これを**跳躍伝導**（saltatory conduction）という。軸索末端の神経終末のシナプスでは神経伝達の中でも最も重要な局面である**化学的伝達**の過程が生じている。このシナプス部で

は、シナプス前後の細胞膜がほとんど接触するばかりに対峙し、一部は肥厚している。シナプス膜は前膜と後膜でお互いに融合することはなく、非常に狭い170〜200Å前後の**シナプス間隙（溝）**によってシナプス前膜とシナプス後膜の2枚の膜に隔てられている。

インパルスが軸索末端部に到着する瞬間に、神経終末内のシナプス小胞（直径500Å）内に貯えられていた**神経伝達物質**とよばれる特殊な化学物質が、この間隙に放出される。次いで、放出された神経伝達物質はシナプス間隙を通過して、シナプス後膜側の**受容体**と結合し、次の神経細胞を**興奮**ないし**抑制**する。これを**神経伝達**という（図10.3）。

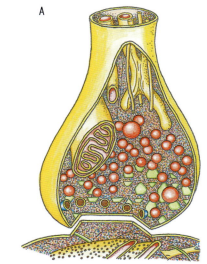
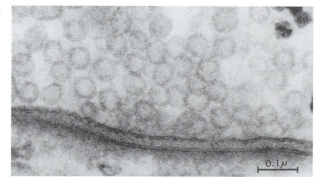

A 神経終末の内部構造とシナプスの立体模型図
B シナプス小胞（S型）、シナプス溝に注目。

図10.3　電子顕微鏡によるシナプスの超微細構造

2.4　神経細胞と効果器のシナプス連絡（運動性）

末梢神経系の軸索遠位末端は骨格筋、平滑筋および心筋などの**効果器**に終末し、**神経-筋接合部**（neuro-muscular junction）を形成したり、また**神経-腺接合部**を介して、効果器に自律性反応を引き起こす。筋に分布し、その運動を支配する末梢神経を**筋枝**とよぶ。

前根はα運動線維、γ運動線維と自律神経の節前線維つまり、遠心性神経線維（運動性線維）からなる。脊髄神経は**前根**と**後根**に分かれてから**椎間孔**を出ると**前枝**と**後枝**に分かれる。これらは機能的には運動性と感覚性の線維が入った**混合性**であり、group Ia, Ib, C, などの求心性線維も含まれている。すべての骨格筋は運動神経細胞からの遠心性神経の支配を受けている。これらの神経線維は目的の筋線維に近づくと、筋の中で次第に枝分かれして、その末端は膨らみ、神経終末となり、筋細胞の表面に終わり、骨格筋細胞の膜とともに**運動終板**（motor end-plate）を形成する。この運動終板内には、多数の球形シナプス

小胞（直径500 Å）とミトコンドリアが存在する。運動終板をつくる神経終末を入れる窪みの底面は、筋細胞の細胞膜で、神経終末の鋳型に相当した顕著な深い襞をつくっている。

運動性神経線維の終末部の末端（筋枝）から放出される神経伝達物質はすべて**アセチルコリン（Ach）**であり、筋線維の細胞膜上に**受容体**がある。平滑筋細胞には無髄の細い自律神経系の節後線維が終わっているが、運動終板のような形態を示さず、単純な膨大部か、それが連なった数珠状の終末部を示す。神経終末内にはシナプス小胞とミトコンドリアが豊富に含まれ、シナプス小胞に芯を持った含粒小胞（コァードベジクル）が混在する。

2.5　神経細胞と受容器（皮膚・筋・腱・関節）の連絡（感覚性）

皮膚感覚の受容器は表在性の刺激（痛覚、触覚、圧覚、温度覚など）を受け止めるものであって、自由終末、マイスネル小体（触覚小体）、ファーテル・パチニ小体（層板小体）などの形態を示す。全身の皮膚感覚の受容部位は点状かつ不均一に分布しているが、その中でも痛点が最も多く、温点は最も少ない。

身体各部の位置と運動の状態、筋の緊張度や重量感などは、筋、腱、関節の中にある**筋紡錘**、**腱紡錘**などの深部感覚受容器を通じモニターされており、その刺激を求心的に小脳へ伝える。筋紡錘はすべての骨格筋の中に認められるが、特に細かな運動をつかさどる指筋などに多い。

皮膚や関節に分布して、その感覚をつかさどる末梢神経線維をそれぞれ**皮枝**、**関節枝**とよぶ。

2.6　末梢神経系の種類

末梢神経は**神経線維束（神経）**と**感覚神経節**、**自律神経節**、**自律神経**などの神経が複雑に絡み合った**神経叢**と**神経終末**や**シナプス**からなる。これらの末梢神経を介して、身体に分布する**受容器**が感覚刺激を中枢に求心的（afferent）に送り込み、中枢神経でこれを統合し、そこから発した運動指令は末梢神経を介して遠心的（efferent）に**効果器**に伝達され、体性運動と内臓運動を表現する。つまり、外界および内界と中枢神経系を相互に連絡する伝導路が**末梢神経系**である。それ故に、中枢神経系の脊髄と脳に連絡する末梢神経を、それぞれ**脊髄神経**と**脳神経**、また、身体に広く分布する**自律神経**（交感神経と副交感神経）の3種類に分けられる（図10.4）。

3　末梢神経系の線維成分（表10.1）

末梢神経系はその機能によって**体性神経**と**内臓神経**に分けられる。体性神経と内臓神経のそれぞれには、**運動性**（遠心性；efferent）のものと**感覚性**（求心性；afferent）のものがある。また、頭頸部に固有の機能に関連する特殊神経と、頭頸部以外の機能に関与する一般神経がある。これらを踏まえると、末梢神経は以下の7つの神経要素に分類すること

3　末梢神経系の線維成分（表10.1）

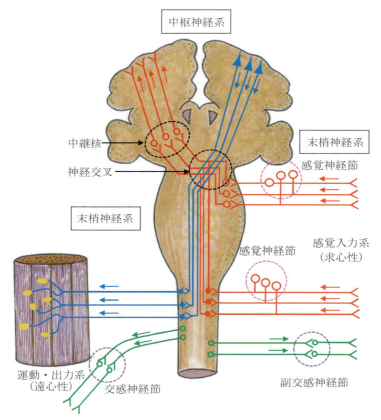

求心性入力は、末端の受容器（感覚）から感覚神経節細胞を通じて中枢神経系（C.N.S）に入る（右）。遠心性出力は、運動神経細胞を通じて末梢の効果器へ直接至る（左）。自律神経系では、自律神経節内にある節後細胞とのシナプスを2つ介して、効果器に至る。

図10.4　神経系の基本構成モデル

表10.1　末梢神経系の構成

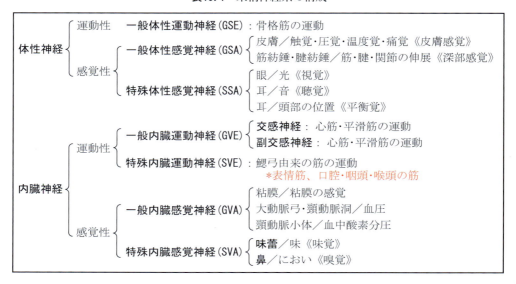

ができる（表10.1）。

(1) 一般体性運動神経（general somatic efferent：GSE）

体性神経の運動性のもの、いわゆる運動神経のことで、鰓弓由来の骨格筋を除く全身の骨格筋の運動をつかさどる。

(2) 一般体性感覚神経（general somatic afferent：GSA）

全身で感じ取ることができる体性感覚を中枢に伝える神経のことをさす。すなわち皮膚で感じ取った皮膚感覚（触覚、圧覚、温度覚、痛覚）と、筋や腱にある筋紡錘、腱紡錘で感じ取った深部感覚（筋や腱の伸展の度合い）を中枢に伝える神経のことである。

(3) 一般内臓運動神経（general visceral efferent：GVE）

内臓神経の運動性のものは**自律神経**で、**交感神経**と**副交感神経**がある。ともに平滑筋と心筋、すなわち不随意筋の運動をつかさどっている。しかし、交感神経と副交感神経の働きは異なっていて、緊張した状態では交感神経が働き、リラックスしている状態では副交感神経が働く。

(4) 一般内臓感覚神経（general visceral afferent：GVA）

内臓全般の感覚を中枢神経に伝える神経をさす。消化管などの粘膜で感じる漠然とした感覚、すなわち**粘膜感覚**や、大動脈弓や頸動脈洞で感じる**血圧**、頸動脈小体とよばれる受容装置で感じ取られる**血液中の酸素分圧**など、内臓機能に関連した感覚を中枢へ伝えるのが一般内臓感覚神経である。

(5) 特殊体性感覚神経（special somatic afferent：SSA）

頭部に存在する固有の体性感覚、すなわち眼で感じ取る**視覚**、耳で感じ取る**聴覚**と**平衡覚**を中枢へ伝える神経をさす。

(6) 特殊内臓感覚神経（special visceral afferent：SVA）

舌や口蓋、喉頭蓋にある味蕾で感じる**味覚**や、鼻で感じる**嗅覚**など、頭部に固有に存在する内臓機能に関連した特殊な感覚を中枢へ伝える神経のことをさす。

(7) 特殊内臓運動神経（special visceral efferent：SVE）

発生学的に『鰓弓』という構造に由来した骨格筋の運動をつかさどる神経のことをさす。鰓弓由来の骨格筋は主に顔面下半から頸部にかけて存在し、口腔や咽頭、喉頭の筋などである（第15章　5　頭頸部の発生　参照）。

コラム　運動神経と感覚神経

運動性（遠心性）とか感覚・知覚性（求心性）という表現は、中枢神経（脳と脊髄）に出入力する神経線維束についての表現であり、末梢神経系の神経線維の構造に機能的な相違があるわけではなく、神経細胞から出る長い軸索突起の有髄神経束のことを意味している。

4 脊髄神経

4.1 脊髄神経の構成

脊髄神経は脊髄と連絡する末梢神経系で、脊髄の両側から**31対**出る。脊髄は分節により頸髄、胸髄、腰髄、仙髄、尾髄の5部に分けられ、それぞれの分節からは対称性に**頸神経**（cervical nerve）が**8対**、**胸神経**（thoracic nerve）が**12対**、**腰神経**（lumbar nerve）が**5対**、**仙骨神経**（sacral nerve）が**5対**、**尾骨神経**（coccygeal nerve）が**1対**出る（図10.5）。脊髄の前外側溝からは**前根**（ventral root）が、後外側溝からは**後根**（dorsal root）がそれぞれ出て、これらがあわさり**脊髄神経**となり、**椎間孔**から脊柱管の外へ出る（図10.5, 6）。

（1） 前根

前根には、脊髄前角から起こる一般体性運動神経（GSE）と、脊髄側角から起こる一般内

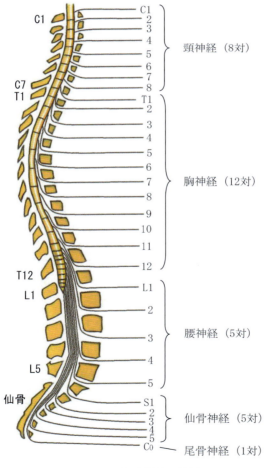

図10.5 脊髄神経の種類

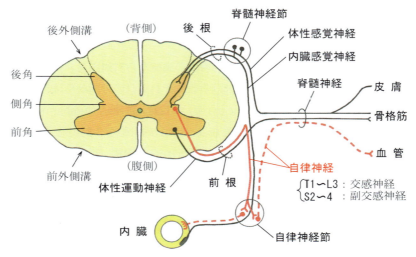

- 神経線維の通路
  - 運動性神経：**前根を通る**
  - 感覚性神経：**後根を通る**
  } ベル・マジャンディーの法則
- 神経細胞体の所在
  - 運動性神経：中枢神経系の**中**
  - 感覚性神経：中枢神経系の**外** *神経節をつくる

図10.6　脊髄神経の基本構成

臓運動神経（GVE）が通る（図10.6）。一般体性運動神経には脊髄前角にある大型の神経細胞（α-motoneuron）から発する**α運動線維**と、小型の神経細胞（γ-motoneuron）から発する**γ運動線維**がある。α運動線維の末端は**運動終板**（motor endplate）となって骨格筋を支配し、γ運動線維は筋紡錘と腱紡錘に分布し、これらを緊張させてその感受性を高め、筋の**伸展反射（伸長反射）**に関与する（第14章 5.2 筋紡錘の構造、5.3 腱紡錘の構造）。また、脊髄側角から起こる一般内臓運動神経（GVE）には、**第1胸髄〜第3腰髄（T1〜L3）**から発する**交感神経**と、**第2〜4仙髄（S2〜4）**から発する**副交感神経**がある。

(2) 後根

後根には一般体性感覚神経（GSA）と一般内臓感覚神経（GVA）が通り、これらの神経細胞体は、脊椎の両側に31対ある**脊髄神経節**（spinal ganglion）に存在する（図10.6）。一般体性感覚神経の**末梢枝**（樹状突起）は皮膚、骨格筋、関節に分布し、**中枢枝**（軸索）は脊髄を介して、皮膚感覚（細い線維）と深部感覚（太い線維）を脳へ伝える。

ここで、脊髄神経を構成する神経要素の走行を比べてみると、ある一定の法則性がみられる。1つ目が神経線維の通り道で、体性神経も内臓神経も**運動性**の神経は、**前根**を通って脊髄を出る。これに対して**感覚性**の神経は**後根**を通って脊髄の中へ入る。このことを**ベル・マジャンディーの法則**という（図10.6）。2つ目は、神経細胞の所在で、体性神経も内

臓神経も運動性の**神経細胞体**は脊髄灰白質の中、すなわち**中枢神経系の中**に存在する。しかし、**感覚性**の神経細胞体は脊髄の外に集まって、**神経節**をつくる。また、骨格筋を支配する脊髄神経は**混在性**で、約60％を一般体性運動神経が占め、残りの約40％を一般体性感覚神経が占めている。

4.2　脊髄神経の走行と分枝（図10.5, 6, 7）

　脊髄神経のうちで、第1頸神経は後頭骨と環椎との間から、第8頸神経は第7頸椎と第1胸椎との間から出る。第2〜7頸神経は同名の椎骨上の**椎間孔**から出る。胸神経と腰神経は同名の椎骨下の椎間孔から出る。脊髄神経は椎間孔を出ると、**前枝**（anterior ramus）と**後枝**（posterior ramus）、**交通枝**と**硬膜枝**に分かれる。

　脊髄神経の前枝と後枝は、脊髄神経が出る高さとほぼ水平に走行しているので、図10.7のような体位をとると、その支配域が図のような横縞状になる。骨格筋に分布する運動性の脊髄神経、すなわち筋枝の縞状の神経支配を**筋分節**（myotome）という。皮膚に分布する感覚性の脊髄神経、すなわち皮枝の縞状の神経支配を**皮膚分節**（dermatome）という。

（1）前枝
　この枝は横突起の間隙を通って前方に走り、頸部と体幹の腹側および外側部と四肢の筋

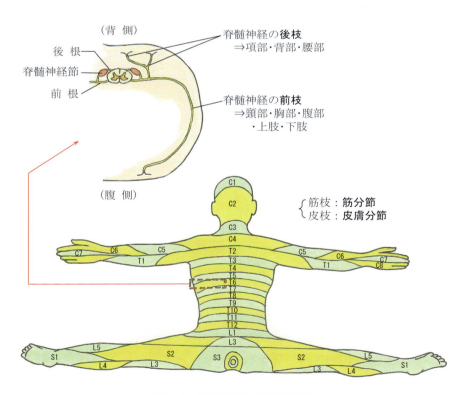

図10.7　脊髄神経の分節性支配

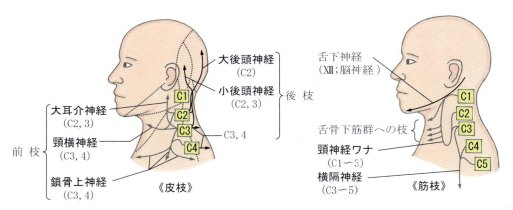

図10.8　頸神経叢

と皮膚に分布する。後枝より発育がよい。胸神経以外の前枝は複雑に絡み合い**脊髄神経叢**（spinal plexus）をつくる。この神経叢から枝分れした神経束が下行し、上肢、体幹、下肢など遠位部のそれぞれの筋の支配領域に分布する。

（2）後枝

前枝よりも細く、椎骨の横突起の間隙を通って後方に向かい、頸部と体幹の背面に至り、背部の筋（**固有背筋**）とその付近の皮膚に分布する。第2頸神経の後枝は太く**大後頭神経**（greater occipital nerve）といい、感覚神経であり、後頸部と後頭部の皮膚に分布する。

（3）交通枝

脊髄神経と交感神経幹とを結ぶ細い枝である。脊髄から交感神経幹に至る枝を**白交通枝**（white communicating branch）（有髄線維）、交感神経幹から脊髄神経に至る枝を**灰白交通枝**（gray communicating branch）（無髄線維）という（図10.23）。

（4）硬膜枝

椎間孔から脊柱管にもどって脊髄の髄膜に分布する。

脊髄神経の前枝および後枝がつくる神経叢には以下のものがある。

1）頸神経叢（cervical plexus、C1〜4）（図10.8）

第1〜4頸神経の前枝が吻合してできる**頸神経叢**は、胸鎖乳突筋に覆われ、中斜角筋と肩甲挙筋の前方にある。皮枝と筋枝に分かれる。

（I）皮枝

（i）小後頭神経（lesser occipital nerve）

胸鎖乳突筋の後縁に沿って上がり、後頭部と耳介の上部に分布する。

（ii）大耳介神経（greater auricular nerve）

胸鎖乳突筋に沿って上がり、耳介の下半分と耳介近傍の皮膚に分布する。

（iii）　頸横神経（transverse cervical nerve）

胸鎖乳突筋を横切って前頸部の皮膚に分布する。

　（iv）　鎖骨上神経（supraclavicular nerves）

数本からなり、鎖骨の前面を下行し、肩、側頸部、胸の上部の皮膚に分布する。

（II）　筋枝

深頸筋、肩甲挙筋、舌骨下筋群、横隔膜を支配する運動性の神経線維である。
その主な枝を以下にあげる。

　（i）　横隔神経（phrenic nerve）（C3〜5）

前斜角筋の前面を斜めに上外方から内側下方に横切る。そのあと、鎖骨下動・静脈の間を通って、胸腔に入り、肺根の前方で胸膜と心外膜との間を通って横隔膜上面に達し、多くの枝に分かれて**横隔膜**に終わり、その運動をつかさどる。

　（ii）　頸神経ワナ（ansa cervicalis）（C1〜3）

上根と下根からなり、上根の線維は舌下神経[*1]に合したのち、再びこれと分かれて下行する。頸神経ワナから出た枝は、舌骨下筋群に分布する。

2）　**腕神経叢**（brachial plexus）（C5〜8、T1）（図10.9）

第5〜8頸神経（C5〜8）の前枝と第1胸神経（T1）の前枝からなる。

腕神経叢は前斜角筋と中斜角筋との間隙を下外側方に走り、鎖骨の後ろを通って腋窩に至り、上肢帯と自由上肢の筋および皮膚に分布する。

C5とC6は吻合して**上神経幹**（superior trunk）を、C7は**中神経幹**（medial trunk）を、C8とT1は吻合して**下神経幹**（inferior trunk）をつくる。3つの神経幹はそれぞれ前部と後部の2枝に分かれ、3本の後部は吻合して**後神経束**（posterior cord）をつくり、その終枝は**橈骨神経**（radial nerve）と**腋窩神経**（axillary nerve）になる。上神経幹と中神経幹の前部が吻合して**外側神経束**（lateral cord）となり、下神経幹の前部は**内側神経束**（medial cord）となる。内側神経束と外側神経束は2枝に分かれ、内側神経束に直接続く枝は**尺骨神経**（ulnar nerve）を、外側神経束に直接続く枝は**筋皮神経**（musculocutaneous nerve）を、残りの2枝は吻合して**正中神経**（median nerve）をつくる（図10.9）。

腕神経叢をつくる脊髄神経の前枝の部分と神経幹の部分を、鎖骨上部と鎖骨下部とに分け、腕神経叢の走行と分布を述べる。

（I）　鎖骨上部

　（i）　肩甲背神経（dorsal scapular nerve）（C5）

C5の根から起こり、背側に向かって走り、菱形筋と肩甲挙筋へ分布する。

　（ii）　長胸神経（long thoracic nerve）（C5〜7）

C5〜7の根から起こり、胸郭の外側を下行し、前鋸筋に分布する。

　（iii）　肩甲上神経（suprascapular nerve）（C5〜6）

上神経幹から起こり、肩甲切痕を通り、棘上筋と棘下筋へ分布する。

[*1]　舌下神経：舌下神経と頸神経ワナの上根は、癒合するのみで、互いに神経線維を交換しあわない。

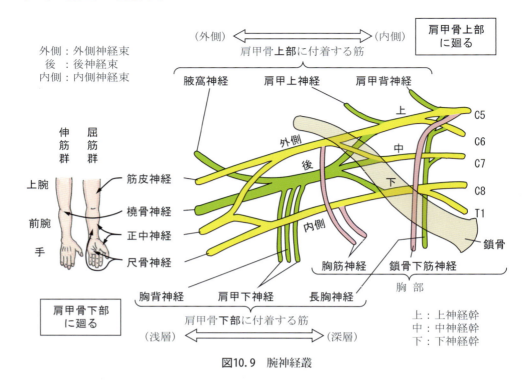

図10.9 腕神経叢

（ⅳ）鎖骨下筋神経（subclavian nerve）（C5〜6）

C5〜6の根から起こり、細い神経で鎖骨下筋へ分布する。

（ⅴ）胸背神経（thoracodorsal nerve）（C6〜8）

後神経束から起こり、肩甲骨の外側縁に沿って同名の血管とともに下行し、広背筋へ分布する。

（Ⅱ）鎖骨下部

（ⅰ）肩甲下神経（subscapular nerve）（C5〜7）

後神経束から起こり、肩甲下筋の前面に沿って下がり、肩甲下筋と大円筋へ分布する。

（ⅱ）内側・外側胸筋神経（medial and lateral pectoral nerve）（C5〜8、T1）

内側胸筋神経は内側神経束から、外側胸筋神経は外側神経束からそれぞれ起こる。大胸筋と小胸筋へ分布する。

（ⅲ）腋窩神経（axillary nerve）（C5〜6）

腕神経叢の終枝として後神経束から起こり、腋窩動脈の枝である後上腕回旋動脈とともに外側腋窩隙を通って肩の背側に向かい、小円筋と三角筋に筋枝を与え、上腕の外側と背側の皮膚に分布する。残りは上外側上腕皮神経となる。

（ⅳ）筋皮神経（musculocutaneus nerve）（C5〜7）

腕神経叢の終枝の1つで、外側神経束の外側根が筋皮神経となる。烏口腕筋を斜めに貫き、上腕二頭筋と上腕筋の間を通り、これらの屈筋群に筋枝を与えたのち、外側前腕皮神

経として、前腕橈側の皮膚に分布する。
　（ⅴ）　**正中神経**（median nerve）（C5～8、T1）
　腕神経叢の終枝として内側神経束の外側根と外側神経束の内側根が合して正中神経となる。上腕動脈とともに内側上腕二頭筋溝を下行し、円回内筋の二頭の間を貫き、さらに**前骨間神経**となって前腕に入り、前腕屈筋の浅・深両筋群の間を通って手掌に至り、その終枝は放射状に分散して、筋枝と皮枝に分かれる。
　筋枝は尺側手根屈筋と深指屈筋の尺側部を除いたすべての前腕屈筋を支配し、手掌では母指内転筋以外の母指球筋、第一、第二虫様筋を支配する。
　皮枝は、手掌の母指側3指1/2の掌側面と背面の皮膚に分布する。
　（ⅵ）　**尺骨神経**（ulnar nerve）（C6～8、T1）
　内側神経束の内側根が尺骨神経となる。上腕動脈の内側に沿って下り、内側上腕筋間中隔を貫き背側に出て、上腕骨内側上顆の後面にある尺骨神経溝を通り、次いで尺側手根屈筋の起始部を貫き前腕の屈筋に至る。筋枝は前腕では尺側手根屈筋と深指屈筋の尺側部を支配する。手では小指球筋、母指内転筋、掌側・背側骨間筋と第三、第四虫様筋を支配する。
　皮枝は手掌と手背の尺側半分に分布する。
　（ⅶ）　**橈骨神経**（radial nerve）（C5～8、T1）
　後神経束から起こり、上腕動脈の後側で上腕深動脈とともに上腕三頭筋の外側頭と内側頭の間を通り、上腕骨の橈骨神経溝を下行する。次いで外側筋間中隔を貫き、腕橈骨筋の起始の下を通り、肘関節の外側に現れ、肘窩で深枝と浅枝の2枝に分かれる。筋枝は上腕では上腕背側で上腕三頭筋と肘筋に分布する。前腕では深枝により前腕伸筋のすべてを支配する。
　なお、尺骨神経の障害では小指球筋、骨間筋、尺側の虫様筋が麻痺・萎縮する。このような状態を**鷲手**という（図10.10）。肘管症候群などによって起こる。正中神経の障害では母指球筋の麻痺と萎縮が起き、**猿手**となる（図10.10）。手根管症候群などによって起こる。橈骨神経の障害では上腕と前腕の伸展が不能となり、この状態を**下垂手**（垂れ手）とよぶ（図10.10）。土曜の夜症候群（ハネムーン症候群）などによって起こる。
　3）　**胸神経**（thoracic nerve）（T1～12）
　胸神経は神経叢を形成せず、左右それぞれ**12対**の**胸神経**（thoracic nerve）が肋骨の下縁に沿って出る。第1～11番目の胸神経は肋間動・静脈に伴行して**肋間神経**（intercostal nerve）となり各肋間隙を走る。第12番目の胸神経は第12肋骨の下方を走るので**肋下神経**（subcostal nerve）という。筋枝は後鋸筋、内・外肋間筋、腹直筋、内・外腹斜筋、腹横筋などに分布する。
　4）　**腰神経叢**（lumbar plexus）（T12、L1～4）（図10.11）
　第12胸神経の前枝の一部、第1～3腰神経の前枝、第4腰神経の前枝の一部から**腰神経叢**がつくられる。腰神経叢は大腰筋に覆われている。腰方形筋と腸腰筋を支配する筋枝の他に、次の枝を出す。

第10章　神経系―末梢神経系

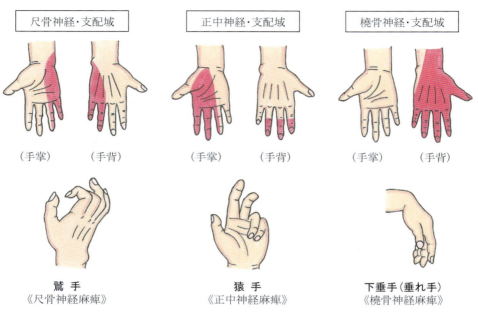

図10.10　正中神経、尺骨神経、橈骨神経の支配域と麻痺症状

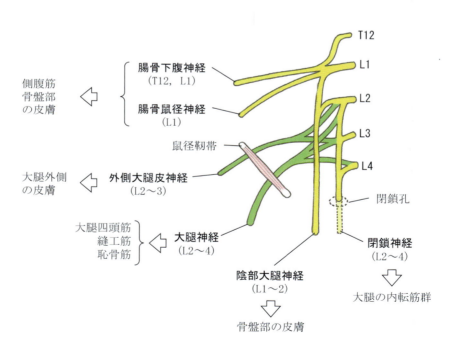

図10.11　腰神経叢

（ⅰ）　**腸骨下腹神経**（iliohypogastric nerve）（T12～L1）
　大腰筋の外側縁を出て、腰方形筋の前を通り、腹横筋の間を前方に走る。筋枝は腹壁の内腹斜筋と腹横筋を支配し、皮枝は下腹部、鼠径部、殿部の外側の皮膚に分布する。

（ⅱ）　**腸骨鼠径神経**（ilioinguinal nerve）（L1）
　腸骨下腹神経のすぐ下をこれと平行して走り、筋枝を内腹斜筋と腹横筋に与えたあとに、精索（子宮円索）とともに鼠径管を通って浅鼠径輪から皮下に現れ、陰嚢（陰唇）に分布する。筋枝は、腸骨下腹神経とともに内腹斜筋、腹横筋を支配する。

（ⅲ）　**大腿神経**（femoral nerve）（L2～4）
　腰神経叢の中で最大の枝である大腿神経は、大腰筋と腸骨筋の間を外側下方に下がり、鼠径靱帯の中点の下を通り、大腿動脈の外側に沿って大腿の前面に出て、恥骨筋、縫工筋、大腿四頭筋に分布する。前皮枝は大腿の前面と内側の皮膚に分布する。伏在神経は大腿神経の最長の枝であり、大腿動・静脈に伴って内転筋管を通り、皮下に現れ、大伏在静脈とともに下腿の内側面を下行し、足の内側に至る。下腿と足の内側皮膚の感覚を伝える。

（ⅳ）　**閉鎖神経**（obturator nerve）（L2～4）
　大腰筋の内側縁に現れる閉鎖神経は、閉鎖動・静脈とともに小骨盤に沿って下行し、閉鎖管を通って大腿の内側に現れる。筋枝は外閉鎖筋と大腿の内転筋群に、皮枝は大腿内側の皮膚に分布する。

（ⅴ）　**陰部大腿神経**（genitofemoral nerve）（L1～2）
　大腰筋の前面に沿って下行する。皮枝は陰嚢（陰唇）とその付近の皮膚、大腿の上端中央部の皮膚に分布する。筋枝は精巣挙筋を支配する。

（ⅵ）　**外側大腿皮神経**（lateral femoral cutaneous nerve）（L2～3）
　上前腸骨棘の内側で鼠径靱帯の下を通り、大腿外側面の皮膚に分布する。

5）　**仙骨神経叢**（sacral plexus）（L4～5、S1～3）（図10. 12, 13）
　第4腰神経の前枝の一部は、第5腰神経の前枝と吻合して**腰仙骨神経幹**となり、腰仙骨神経幹と仙骨神経および尾骨神経の前枝から**仙骨神経叢**ができる。この神経叢は骨盤内で梨状筋と内腸骨動脈にはさまれた大きな神経叢である。この神経叢から梨状筋、内閉鎖筋、大腿方形筋に直接短い枝を送る。他に以下の枝を出す。

（ⅰ）　**上殿神経**（superior gluteal nerve）（L4～5、S1）
　上殿動・静脈とともに梨状筋上孔を通って中殿筋、小殿筋、大腿筋膜張筋を支配する。

（ⅱ）　**下殿神経**（inferior gluteal nerve）（L5、S1～2）
　下殿動・静脈、坐骨神経とともに梨状筋下孔を通って大殿筋を支配する。

（ⅲ）　**陰部神経**（pudendal nerve）（S2～4）
　内陰部動・静脈とともに梨状筋下孔を出て、小坐骨孔を経て会陰部に現れ、皮枝は肛門、会陰、陰嚢、陰茎、陰唇の皮膚に分布する。筋枝は外肛門括約筋を含め会陰部の骨格筋のすべてを支配する。

（iv） 後大腿皮神経（posterior femoral cutaneous nerve）（S1〜3）

梨状筋下孔から出て、大殿筋の下縁で皮下に現れ、大腿後面と膝関節後面の皮膚に分布する。

（v） 坐骨神経（sciatic nerve）（L4〜5、S1〜3）（図10.12, 13）

人体中で最も太い神経束である坐骨神経は親指大程の太さで、その長さは1m以上もある。梨状筋下孔を出たあと、大腿二頭筋に覆われながら下行し、大腿の後面で筋枝を大腿屈筋群ハムストリングスに与え、膝窩の上方で脛骨神経（tibial nerve）と総腓骨神経（common peroneal nerve）に分かれる。

① 総腓骨神経

大腿二頭筋の内側縁に沿って下がり、膝窩で**外側腓腹皮神経**に枝分かれする。外側腓腹皮神経は下腿外側面の皮膚に分布する。また、脛骨神経からの分枝である内側腓腹皮神経と交通し、**腓腹神経**をつくる。総腓骨神経は、さらに腓骨頭を外側から前方に回って、**浅腓骨神経**（superficial peroneal nerve）と**深腓骨神経**（deep peroneal nerve）に分かれる。

浅腓骨神経は長腓骨筋の起始部を貫き、短腓骨筋と長腓骨筋の間を下行しながら、両腓骨筋に筋枝を与え、下腿のほぼ中央で皮下に出て、下腿の外側部、足背および第2〜5趾の背側の皮膚に分布する。深腓骨神経は、長腓骨筋と長趾伸筋の起始部を貫き、前脛骨動脈に伴行し、前脛骨筋、長趾伸筋、長母趾伸筋の間を下がり、筋枝を下腿の伸筋群と足背の短趾伸筋に与え、皮枝は母趾と第2趾と対向面の皮膚を支配する。

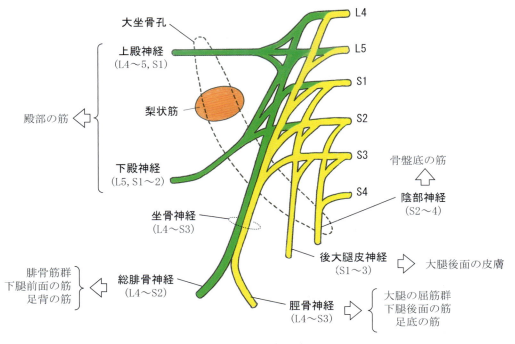

図10.12　仙骨神経叢

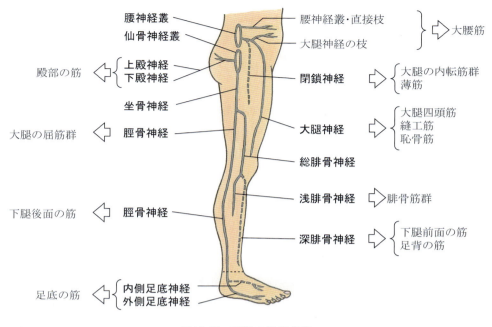

図10.13　下肢の神経支配

② 脛骨神経（L4～5、S1～3）

坐骨神経から分かれて、膝窩動脈に沿って下がり、さらに後脛骨動脈と伴行して下腿後面のヒラメ筋の下を通り、内果の後方で**内側足底神経**と**外側足底神経**に分かれ足底に至る。その経過中に、筋枝を下腿の屈筋群と足底の諸筋に、皮枝を下腿の後面と足底の皮膚に送る。

6） 尾骨神経（coccygeal nerve）（Co1）

尾骨神経は1対だけで、S4とS5の前枝の一部と**尾骨神経叢**をつくるが、ヒトでは退化している。

コラム　横隔神経

横隔神経は、筋の分節性の神経支配の原則にあてはまらない。これは横隔膜の発生に関連している。横隔膜が発生の段階で最初は頸部の近くにできていたのが、後に胸腹部の境にまで下降し、これに伴って横隔膜の支配神経である横隔神経も胸腹部の境にまで下降するためだ。横隔膜は腹式呼吸に重要な役割を果たすため、頸部の外科手術を行う際に、その支配神経である横隔神経をいち早くみつけ、傷つけないよう注意することが重要だ。

5 脳神経（12対）

5.1 脳神経の種類（表10.2）（図10.14）

脳神経は脳底に12対あり、頭蓋腔の孔と管から出て、頭頸部、胸部、腹部に分布する。吻側から神経根が出る順序に従って、Ⅰ～Ⅻの番号が便宜上割り振られている。

(1) **嗅神経（Ⅰ）(olfactory nerve)**

嗅神経は臭（匂）いを脳へ伝える**特殊内臓感覚神経（SVA）**からなる。嗅神経は、上鼻甲介の上部と鼻腔の上壁にある嗅部鼻粘膜にある双極性の**嗅細胞**から出る細い中枢突起からなる感覚線維で、各側約20条の細い束をつくる。各神経線維束は鼻腔の天井にある篩骨の篩板を貫いて頭蓋腔に入り、脳の**嗅球**に終わる（第11章 図11.23 参照）。

(2) **視神経（Ⅱ）(optic nerve)**

視神経は網膜の視覚刺激を脳に導く神経束で、**特殊体性感覚神経（SSA）**からなる。この神経線維は**網膜**の**神経節細胞（ganglion cell）**から出る軸索からなり、眼球の後極に集まって視神経円板をつくり、強膜を貫いて**視神経**となる。左右両眼の視神経は**視神経管**を通って頭蓋腔に入り、頭蓋底で視神経交叉（半交叉）をして、視索となって間脳の**外側膝状体**と中脳の**上丘**に至る（第11章 図11.20 参照）。

(3) **動眼神経（Ⅲ）(oculomotor nerve)（図10.15）**

動眼神経は外眼筋の大部分と**上眼瞼挙筋**に分布する**一般体性運動神経（GSE）**と、**虹彩**および**毛様体**に分布する**一般内臓運動神経（副交感神経）（GVE）**を含む混合性の神経である。中脳の**動眼神経核**から発し、大脳脚の内側から出て前方に進み、**上眼窩裂**を通って眼窩に入り、上下の2枝に分かれる。上枝は**上眼瞼挙筋**と**上直筋**に、下枝は**内側直筋**、**下直筋**、**下斜筋**に分布し、その運動をつかさどる。また、下枝には**動眼神経副核**（Edinger-Westphal核）に由来する副交感性の節前線維（一般内臓運動神経）が含まれ、神経根を通って**毛様体神経節（ciliary ganglion）**に入る。ここでシナプス連絡をしたあとに、短い節後線維が短毛様体神経となって眼球に侵入し、平滑筋の毛様体筋と瞳孔括約筋を支配する。

(4) **滑車神経（Ⅳ）(trochlear nerve)（図10.15）**

滑車神経は神経根が脳の背側から出る唯一の脳神経で、**一般体性運動神経（GSE）**からなる。中脳の**滑車神経核**から起こり左右が背側で交叉し、中脳蓋の**下丘**の下方から脳を出る。次いで、大脳脚の外側下方を回り、前方に向かって走り、海綿静脈洞の側壁を経て、**上眼窩裂**を通って眼窩に入り、**上斜筋**を支配する。

(5) **三叉神経（Ⅴ）(trigeminal nerve)（図10.16）**

三叉神経は脳神経の中では一番太く、顔面の皮膚、歯、舌前2/3の一般感覚や咀嚼筋などの深部感覚をつかさどる**一般体性感覚神経（GSA）**と、咀嚼筋などの運動をつかさどる**特殊内臓運動神経（SVE）**との混在性の神経である。一般体性感覚神経は**三叉神経節（trigeminal ganglion）**にある**偽単極神経細胞**に由来し、中枢性突起は感覚根として橋の腹

表10.2　脳神経（まとめ）

(1) 嗅神経（Ⅰ）：嗅上皮－嗅覚《特殊内臓感覚性(SVA)》
(2) 視神経（Ⅱ）：網膜－視覚《特殊体性感覚性(SSA)》
(3) 動眼神経（Ⅲ）：上眼瞼挙筋－眼瞼の挙上 ┐
　　　　　　　　　　上直筋　　　　　　　　　┐
　　　　　　　　　　内側直筋　　　　　　　　├－眼球運動　├《一般体性運動性(GSE)》
　　　　　　　　　　下直筋　　　　　　　　　┘
　　　　　　　　　　下斜筋
　　　　　　　　　　瞳孔括約筋－縮瞳　　　　　　　┐《一般内臓運動性(副交感性)(GVE)》
　　　　　　　　　　毛様体筋－レンズ調節　　　　　┘
(4) 滑車神経（Ⅳ）：上斜筋－眼球運動《一般体性運動性(GSE)》
(5) 三叉神経（Ⅴ）：眼神経(V₁)－顔面上部の皮膚
　　　　　　　　　　上顎神経(V₂)－顔面中部の皮膚、歯（上顎）
　　　　　　　　　　下顎神経(V₃)－顔面下部の皮膚、歯（下顎）　├《一般体性感覚性(GSA)》
　　　　　　　　　　　　　　　　　舌前2/3
　　　　　　　　　　　　　　　　　咀嚼筋・顎関節（深部感覚）
　　　　　　　　　　　　　　　　　咀嚼筋、顎二腹筋・前腹などの運動《特殊内臓運動性(SVE)》
(6) 外転神経（Ⅵ）：外側直筋－眼球運動《一般体性運動性(GSE)》
(7) 顔面神経（Ⅶ）：表情筋－顔の表情をつくる《特殊内臓運動性(SVE)》
　　　　　　　　　　舌前2/3・口蓋の味蕾－味覚《特殊内臓感覚性(SVA)》
　　　　　　　　　　顎下腺・舌下腺－唾液分泌 ┐
　　　　　　　　　　涙腺－涙分泌　　　　　　├《一般内臓運動性(副交感性)(GVE)》
　　　　　　　　　　小唾液腺－粘液分泌　　　┘
(8) 内耳神経（Ⅷ）：蝸牛神経／蝸牛（ラセン器）－聴覚 ┐
　　　　　　　　　　前庭神経／前庭（平衡斑）　　　　├《特殊体性感覚性(SSA)》
　　　　　　　　　　半規管（膨大部稜）　　　　　　　┘
(9) 舌咽神経（Ⅸ）：舌後1/3－体性感覚《一般体性感覚性(GSA)》
　　　　　　　　　　舌後1/3の味蕾－味覚《特殊内臓感覚性(SVA)》
　　　　　　　　　　咽頭・軟口蓋－粘膜感覚 ┐《一般内臓感覚性(GVA)》
　　　　　　　　　　頸動脈洞－血圧　　　　┘
　　　　　　　　　　茎突咽頭筋－嚥下《特殊内臓運動性(SVE)》
　　　　　　　　　　耳下腺－唾液分泌《一般内臓運動性(副交感性)(GVE)》
(10) 迷走神経（Ⅹ）：外耳皮膚・硬膜《一般体性感覚性(GVA)》
　　　　　　　　　　 咽頭の筋－嚥下　　　　　　┐《特殊内臓運動性(SVE)》
　　　　　　　　　　 喉頭の筋－呼吸・発声　　　┘
　　　　　　　　　　 喉頭蓋の味蕾－味覚《特殊内臓感覚性(SVA)》
　　　　　　　　　　 頸動脈小体－血中酸素分圧 ┐
　　　　　　　　　　 大動脈弓－血圧　　　　　 │《一般内臓感覚性(GVA)》
　　　　　　　　　　 気道・消化管－粘膜感覚　 │
　　　　　　　　　　 胸・腹部内臓－内臓感覚　 ┘
　　　　　　　　　　 胸・腹部内臓－平滑筋の運動・腺分泌《一般内臓運動性(副交感性)(GVE)》
(11) 副神経（Ⅺ）：咽頭の筋－嚥下　　　　　┐《特殊内臓運動性(SVE)》
　　　　　　　　　 喉頭の筋－呼吸・発声　　┘
　　　　　　　　　 胸鎖乳突筋・僧帽筋－運動《一般体性運動性(GSE)》
(12) 舌下神経（Ⅻ）：外舌筋・内舌筋－舌の運動《一般体性運動性(GSE)》

第10章 神経系-末梢神経系

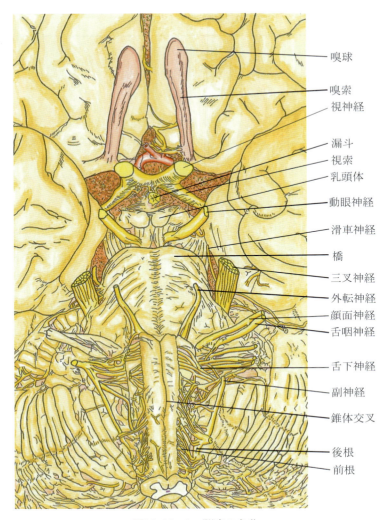

図10.14 A 脳底の名称

側に入る。末梢性突起は三叉神経節から出ると、**眼神経**（V₁）（ophthalmic nerve）、**上顎神経**（V₂）（maxillary nerve）、**下顎神経**（V₃）（mandibular nerve）の3枝に分かれる。特殊内臓運動神経は橋の**三叉神経運動核**から起こり、運動根として脳幹を出て、三叉神経節の下内側を素通り前進し、下顎神経に合流する。以下これら3つの枝について述べる。

1) **眼神経**（V₁）（ophthalmic nerve）

三叉神経節から分かれた三叉神経の第一枝で、海綿静脈洞の外側壁に沿って前方に進み、**上眼窩裂**を通って眼窩に入る。次の枝に分かれる。

（i） テント枝

頭蓋内で枝分かれをして、小脳テントに分布する。

（ii） 涙腺枝

眼窩の上外側縁を前進し、涙腺と上眼瞼に分布する。

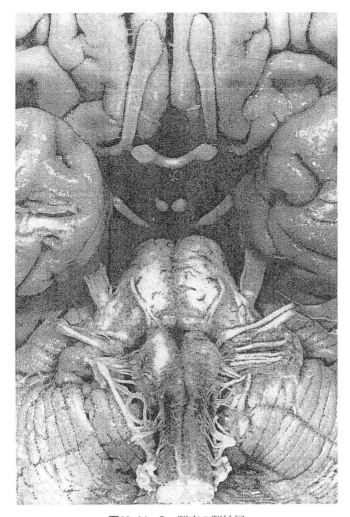

図10.14　B　脳底の脳神経

　（ⅲ）　前頭神経

　眼窩上壁に沿って前進し、眼窩上神経となって**眼窩上孔**を通って、その外側枝は前頭部の皮膚に分布する。

　（ⅳ）　鼻毛様体神経

　上眼窩裂を通って眼窩に入り、視神経と上直筋の間を斜めに走り、眼窩の内側壁に達し、細かい枝に分かれて鼻粘膜、涙腺、涙嚢、眼球、眼瞼と鼻背の皮膚に分布する。

　2）　上顎神経（V₂）（maxillary nerve）

　三叉神経の第二枝で、中頭蓋窩の**正円孔**を通って頭蓋腔を出て、翼口蓋窩と下眼窩裂を経て眼窩に入り、次の枝に分かれる。

　（ⅰ）　中硬膜枝

　硬膜に分布する。

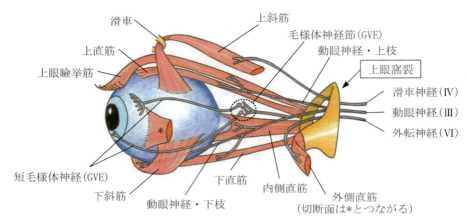

図10.15　動眼神経、滑車神経、外転神経

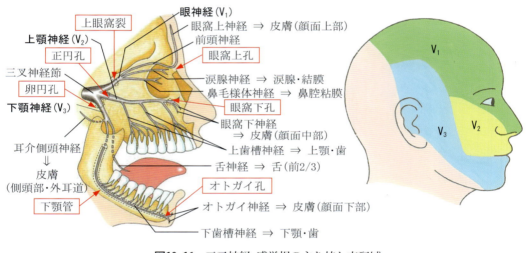

図10.16　三叉神経・感覚根の主な枝と支配域

（ⅱ）　眼窩下神経

眼窩底の眼窩下溝と眼窩下管を通り、**眼窩下孔**から顔面に出る。下眼瞼、顔面上部の皮膚、鼻粘膜の後部、上唇、口蓋の粘膜などに分布する。

（ⅲ）　頬骨神経

翼口蓋窩から分かれ、下眼窩裂を通って眼窩に入り、眼窩の外側壁を貫いて頬部の皮膚に分布する。

（ⅳ）　翼口蓋神経

翼口蓋窩から分かれ、翼口蓋神経節に感覚枝を送り、口蓋と鼻腔の粘膜に分布する。

（ⅴ）　上歯槽神経

歯槽管の中で上歯槽神経叢をつくり、歯と歯肉に分布する。

3) **下顎神経**（V₃）（mandibular nerve）

三叉神経の第三枝で最も太く、感覚根と運動根からなる。中頭蓋窩の**卵円孔**を通って側頭下窩に至った後に、次の枝に分かれる。。

（ⅰ） **耳介側頭神経**

中硬膜動脈をはさみ、2根をもって始まる。顎関節の内側を後方に走行し、側頭部の皮膚に分布する。

（ⅱ） **舌神経**

内側翼突筋と外側翼突筋の間を前方に進み、顎下腺の上を前方に走って、口腔底と舌前2/3に分布する。

（ⅲ） **下歯槽神経**

舌神経の後方を下行し、下顎孔から下顎骨の中を走る**下顎管**を通り、下歯槽神経叢をつくって、歯と歯肉に分布する。終枝は**オトガイ孔**を出て、オトガイの皮膚と下唇の皮膚と粘膜に分布する。

（ⅳ） **咀嚼筋神経**

運動根を含み、すべての咀嚼筋（咬筋、側頭筋、外側翼突筋、内側翼突筋）を支配する。

（ⅴ） **顎舌骨筋枝**

運動根を含み、顎二腹筋・前腹を支配する。

(6)　**外転神経**（Ⅵ）（abducens nerve）（図10.15）

橋の**外転神経核**から起こる**一般体性運動神経**（GSE）で、橋と延髄の境（橋後溝）から出て、錐体海綿静脈洞を通って**上眼窩裂**から眼窩に入り、外側直筋を支配する。

(7)　**顔面神経**（Ⅶ）（facial nerve）（図10.17）

顔面神経は**特殊内臓運動神経**（SVE）、**特殊内臓感覚神経**（SVA）、**一般内臓運動神経（副交感神経）**（GVE）を含む混合性神経である。特殊内臓運動神経は橋の**顔面神経核**から起こり、顔面の**表情筋**や茎突舌筋、顎二腹筋・後腹などを支配する。一般内臓運動神経は、橋の**上唾液核**から起こり、大唾液腺である**顎下腺**と**舌下腺**、小唾液腺、涙腺での腺分泌をうながす。顔面神経の主部をなす特殊内臓運動神経の神経根は、橋後溝で外転神経のすぐ外側から出て、内耳神経とともに内耳道に至る。内耳道底で顔面神経管に入り、直角に後外側に曲って**顔面神経膝**をつくる。この部位には特殊内臓感覚神経（味覚線維）の神経節（**膝神経節**（geniculate ganglion））がある。そのあと、アブミ骨筋に対してアブミ骨筋神経を出し、**茎乳突孔**を通って顔面表層に出て、顎二腹筋・後腹へ細い枝（**後耳介神経**）を出したあと、耳下腺の中で耳下腺神経叢（parotid plexus）をつくる。耳下腺内を素通りし通過する耳下腺神経叢からの枝（計5本）が顔面の表情筋に分布する。

特殊内臓感覚神経（SVA）（味覚線維）と一般内臓運動神経（GVE）は、橋後溝で特殊内臓運動神経の外側から**中間神経**（intermediate nerve）として橋を出て、特殊内臓運動神経とともに内耳孔から頭蓋腔を出て内耳道に入る。特殊内臓感覚神経は**膝神経節**内にある偽単極神経細胞から起こり、一般内臓運動神経（副交感性の節前線維）は橋の上唾液核から

第10章 神経系－末梢神経系

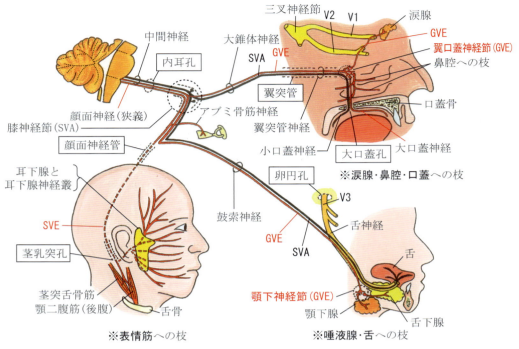

図10.17 顔面神経

起こる。これらの神経要素は、顔面神経管内で以下の2枝に枝分かれをする。

(i) 大錐体神経

膝神経節で枝分かれして大錐体神経となり、側頭骨錐体の前上面を前方に進み、交感神経の深錐体神経と合流して**翼突管神経**となり**翼口蓋神経節**に入る。特殊内臓感覚神経は、翼口蓋神経節を素通りしたあと、小錐体神経を通って口蓋の味蕾に分布する。また、一般内臓運動神経は、翼口蓋神経節でシナプス連絡をしたあと、その節後線維は**涙腺**のほか、口蓋腺や鼻腺などの小唾液腺に分布し、その分泌をうながす。

(ii) 鼓索神経

顔面神経管の近くで分かれ、鼓室に入り錐体鼓室裂を通って側頭下窩に出て、舌神経（三叉神経の第三枝である下顎神経のさらに枝）に合流する。特殊内臓感覚神経は**舌前2/3（舌体）**の味蕾に分布する。一般内臓運動神経（副交感性の節前線維）は舌神経から**顎下神経節**に入って節後線維に交代し、節後線維は、大唾液腺である**顎下腺**と**舌下腺**に分布する。

(8) 内耳神経（Ⅷ）(vestibulocochlear nerve)

内耳神経は内耳に分布する**特殊体性感覚神経（SSA）**で、**前庭神経**（vestibular nerve）と**蝸牛神経**（cochlear nerve）からなる。前庭神経と蝸牛神経は顔面神経とともに内耳道を通り、橋後溝で顔面神経の外側に接して橋に入る。

1) 前庭神経

前庭神経節（vestibular ganglion）は内耳道にあり、**双極神経細胞**の集まる場所である。

その末梢性突起は内耳・前庭の球形嚢、卵形嚢および内耳・半規管の膨大部稜に分布し、中枢性突起は橋の前庭神経核と小脳に終止し、平衡感覚を伝える。

2) 蝸牛神経

双極神経細胞の集積する**蝸牛神経節**（cochlear ganglion）は蝸牛軸にあり、その末梢性突起は内耳・蝸牛のラセン器に分布し、中枢性突起は橋の蝸牛神経核に終止し、聴覚を伝える（11章 図11.21 参照）。

(9) 舌咽神経（IX）(glossopharyngeal nerve)（図10.18）

この神経は複数の神経要素からなる混合神経である。**特殊内臓運動神経**（SVE）は延髄の**疑核**から起こり、**茎突咽頭筋**（stylopharyngeus muscle）を支配する。**一般体性感覚神経**（GSA）および**特殊内臓感覚神経**（SVA）（味覚線維）の末梢性突起は**舌後1/3（舌根）**に分布し、前者は一般感覚を三叉神経脊髄路核に、後者は味覚を孤束核にそれぞれ伝える。また、**一般内臓感覚線維**（GVA）の末梢性突起は、**頸動脈洞**（内頸動脈の総頸動脈からの分岐部で少し膨らんだ部分）に分布し、ここでの血圧を**孤束核**に伝える。舌咽神経は頭蓋腔から出る際に頸静脈孔を通るが、ここで**上神経節**（superior ganglion）と**下神経節**（inferior ganglion）の2つの神経節を持つ。一般体性感覚神経の神経細胞体は上神経節に、特殊内臓感覚神経および一般内臓感覚神経の神経細胞体は下神経節にそれぞれある。**一般内臓運動線維**（GVE）（副交感神経）は延髄の**下唾液核**から起こり、下神経節のところで小錐体神経として枝分かれし、**耳神経節**（otic ganglion）で節後細胞とシナプス連絡する。その節後線維は大唾液腺である**耳下腺**に分布し、唾液の分泌をうながす。

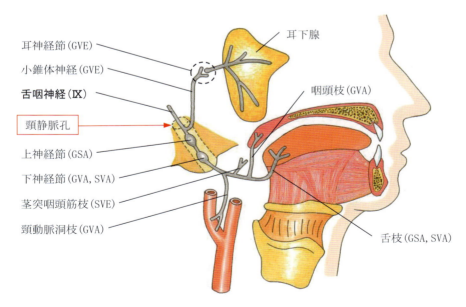

図10.18　舌咽神経

(10) 迷走神経（Ⅹ）（vagus nerve）（図10.19）

　この神経も複数の神経要素からなる混合神経である。迷走神経の支配する範囲はきわめて広いが、その主流をなすものは**迷走神経背側核**から起こる**一般内臓運動神経（GVE）**（副交感神経）で、心臓、呼吸器、消化管などに至り、心筋および平滑筋の運動と腺分泌をつかさどる。**頸静脈孔**を出た迷走神経は、総頸動脈と内頸静脈との間を後方に下行し、右迷走神経は**右鎖骨下動脈**、左迷走神経は**大動脈弓**の前を横切って胸腔に入り、気管支の後方から食道の両側に達し下行する。この過程で**肺神経叢**をつくる気管支枝と**食道神経叢**をつくる食道枝を出す。そのあと、左迷走神経は食道の前面、右迷走神経は食道の後面に移動し、それぞれが前後の**迷走神経幹**となる。迷走神経幹は、食道とともに横隔膜の食道裂孔を貫いて腹腔に入り、**胃枝**（胃に分布）、**肝枝**（肝臓に分布）などを出す。さらに後迷走神経幹は、交感神経と混在しながら腹腔神経叢を含め動脈の周囲に神経叢をつくり、脾臓、膵臓、腎臓、小腸、盲腸、上行結腸、横行結腸などの骨盤を除いた腹部の大部分の内臓に分布する。

　一般内臓感覚神経（GVA）の細胞体は**下神経節**[*2]にあり、中枢性突起は孤束核に終わる。末梢性突起は頸部で以下の枝を出したあと、胸腔内に入る。胸腹部では一般内臓運動神経とほぼ同様の走行をし、心臓や呼吸器、消化器や大動脈弓などに分布する。

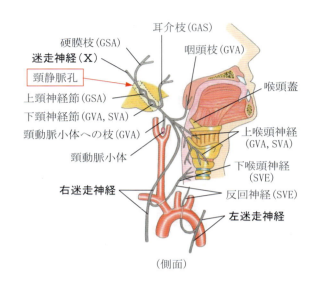

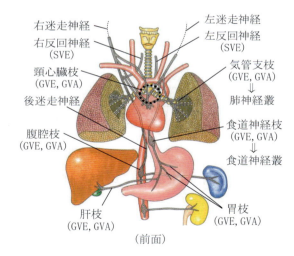

図10.19　迷走神経

＊2、3：迷走神経は、頸静脈孔を通る際に上神経節と下神経節をつくるが、これらは同名の舌咽神経の神経節とは別のものである。

1) 咽頭枝

下神経節から出て舌咽神経および交感神経と合流し、咽頭神経叢をつくり、咽頭の諸筋と粘膜に分布する。

2) 頸動脈小体への枝

下神経節から出て枝分かれをし、その感覚枝は頸動脈小体に分布し、血液中の酸素濃度を感知する。

3) 上喉頭神経

太い粘膜枝で甲状舌骨筋膜を貫いて喉頭内に入り、声帯より上方の喉頭粘膜の大部と舌根部の粘膜に分布し、その感覚をつかさどる。この線維の中には、疑核から起こり、輪状甲状筋（声帯筋）を支配しその運動をつかさどる線維も含まれている。

4) 頸心臓枝

2～3本があり、総頸動脈に沿って下がり、上、下2枝に分かれる。上枝は大動脈弓壁にある圧力受容器に分布し、血圧が高くなると減圧反射を招くので**減圧神経**ともよばれる。下枝は交感神経と合流し、心臓神経叢となる。

特殊内臓感覚神経（SVA）（味覚線維）の細胞体は**下神経節**にあり、中枢性突起は**孤束核**に終わる。末梢性突起は、上喉頭神経を経て喉頭蓋の味蕾に分布する。

特殊内臓運動神経（SVE）は、延髄の**疑核**から発し、**上喉頭神経**および**下喉頭神経**として枝分かれし、第4と第5鰓弓（さいきゅう）から発達してきた喉頭と咽頭の骨格筋と声帯筋に分布し、その運動を支配する。

下喉頭神経は迷走神経から枝分かれする際、右は右鎖骨下動脈を、左は大動脈弓をそれぞれ潜って反回して上行する**反回神経**の続きである。この神経は気管と食道の間にある溝を上り、輪状甲状筋以外の7種類の声帯筋を支配し、発声と呼吸をコントロールしている。反回神経不全麻痺では喉頭筋の麻痺が先行し、発声に障害が生じるのでしわがれ声（Semonの法則）になる。

一般体性感覚神経（GSA）の細胞体は**上神経節**[*3]にある。その末梢性突起は上神経節から出ると耳介枝（アーノルド神経）と硬膜枝になって、それぞれ外耳道の皮膚および硬膜に分布する。中枢性突起は**三叉神経脊髄路核**に終わる。

(11) 副神経（XI）（accessory nerve）

この神経は純運動性の神経で、**延髄根**と**脊髄根**の2部に分けられる。延髄根は**特殊内臓運動神経（SVE）**からなり、延髄の**疑核**から起こり、脊髄根は**一般体性運動神経（GSE）**からなり、上位頸髄にある副神経核から起こる。脊髄根は大後頭孔から頭蓋内に入って延髄根と合流する。舌咽神経や迷走神経とともに、**頸静脈孔**を通って頭蓋底の外に出て、延髄根由来の線維は、迷走神経とともに咽頭筋と喉頭筋に分布して、その運動を支配する。脊髄根由来の線維は**胸鎖乳突筋**と**僧帽筋**に分布して、その運動を支配する（図10.20）。

(12) 舌下神経（XII）（hypoglossal nerve）

一般体性運動神経（GSE）からなる純運動性の神経である。延髄の**舌下神経核**から起こ

り、延髄錐体とオリーブの間から出た神経根は、後頭骨の**舌下神経管**を通って頭蓋の外に出て、すべての**内舌筋**と**外舌筋**を支配する（図10.21）。

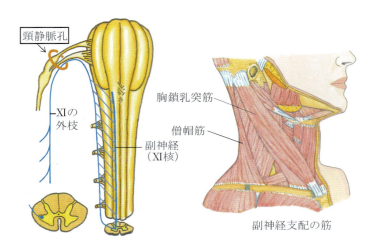

図10.20　副神経

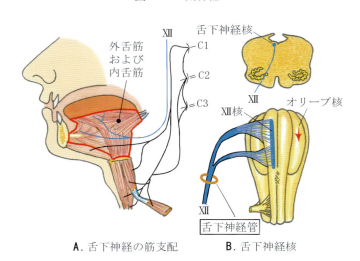

A．舌下神経の筋支配　　B．舌下神経核

図10.21　舌下神経

5.2　鰓弓神経（branchial nerve）

　鰓弓神経とは、発生学的に鰓弓構造に由来する神経で、同じ鰓弓由来の筋を支配している。鰓弓とは魚の鰓の原基に相当する構造で、鰓弓由来の器官には、口腔、咽頭、喉頭の領域の筋、骨、軟骨、神経などがある（第15章　5.1　鰓弓から形成される構造　参照）。鰓弓神経由来の筋、すなわち、口腔、咽頭、喉頭領域の筋を支配する神経には、第Ⅴ脳神経である三叉神経、第Ⅶ脳神経である顔面神経、第Ⅸ脳神経である舌咽神経、第Ⅹ脳神経である迷走神経、第Ⅺ脳神経である副神経があり、これらが鰓弓神経になる。

表10.3 脳神経の分布と損傷症状

脳神経		成分	起始核	終止核	分布	損傷症状
I	嗅神経	特殊内臓感覚性(SVA)		嗅球	嗅上皮	嗅覚障害
II	視神経	特殊体性感覚性(SSA)		外側膝状体	視網膜	視覚障害
III	動眼神経	一般体性運動性(GSE)	動眼神経核		上・下直筋、下斜筋、上眼瞼挙筋、内側直筋	瞳孔下外に向き、上眼瞼下垂
		一般内臓運動性(GVE)	動眼神経副核		瞳孔括約筋、毛様体筋	瞳孔対光反射障害
IV	滑車神経	一般体性運動性(GSE)	滑車神経核		上斜筋	瞳孔下外に向き不能
V	三叉神経	一般体性感覚性(GSA)		三叉神経脊髄路核、主感覚核、中脳路核	頭と顔面の皮膚、粘膜、脳硬膜、眼球	感覚障害
		特殊内臓運動性(SVE)	三叉神経運動核		咀嚼筋、アブミ骨筋など	咀嚼麻痺、聴覚過敏
IV	外転神経	一般体性運動性(GSE)	外転神経核		外側直筋	瞳孔を内側に固定
VII	顔面神経	特殊内臓運動性(SVE)	顔面神経核		表情筋	閉眼不能、口角は健康側に傾く、鼻唇溝が浅くなる
		一般内臓運動性(GVE)	上唾液核		涙腺、顎下腺、舌下腺、小唾液腺	分泌障害
		特殊内臓感覚性(SVA)		孤束核	舌前2/3・味覚	味覚障害
VIII	内耳神経	特殊体性感覚性(SSA)		前庭神経核	内耳の平行斑と膨大部稜	目眩
		特殊体性感覚性(SSA)		蝸牛神経核	内耳のラセン器	聴力障害
IX	舌咽神経	特殊内臓運動性(SVE)	疑核		茎突咽頭筋	嚥下障害
		一般内臓運動性(GVE)	下唾液核		耳下腺	分泌障害
		特殊内臓感覚性(SVA)		孤束核	舌後1/3・味覚	舌後1/3の味覚障害
		一般内臓感覚性(GVA)		孤束核	舌後1/3の粘膜、耳管、軟口蓋の粘膜	感覚障害、咽頭反射障害
X	迷走神経	特殊内臓運動性(SVE)	疑核		咽頭筋、喉頭筋	発音障害、飲む障害
		一般内臓運動性(GVE)	迷走神経背側核		胸腔、腹腔内臓の平滑筋	心臓と内臓の運動障害(心筋、腺)
		一般内臓感覚性(GVA)		孤束核	胸腔、腹腔内臓と咽頭粘膜	内臓の感覚障害
		一般体性感覚性(GSA)		三叉神経脊髄路核	脳硬膜、耳介の皮膚	
XI	副神経	特殊内臓運動性(SVE)	疑核		咽頭筋	嚥下障害
		一般体性運動性(GSE)	副神経核		胸鎖乳突筋、僧帽筋	頭対側に向き難い、斜傾
XII	舌下神経	一般体性運動性(GSE)	舌下神経核		内舌筋、外舌筋	舌麻痺と萎縮

6　自律神経系（autonomic nervous system）

　自律神経系の働きは、内分泌系の働きと似ており、ともに生体内外の環境の変化、すなわちストレスに対して諸器官の機能状態を変化させる働きを持っている。これは間脳の**視床下部**という領域が、自律神経系と内分泌系の共通の高次中枢であることに関係する。

6.1　自律神経の種類

　自律神経は**交感神経系**と**副交感神経系**に大別される。この両系は一般的には同一の臓器に分布し（**二重支配**（dual innervation））、内臓運動を拮抗的に調節している。自律神経は主に**心筋**、**平滑筋**、**腺**に分布して、その運動や分泌をつかさどる。したがって、自律神経の支配する範囲は脈管と内臓である。

6.2　自律神経の解剖学的特徴（図10.22）

　体性運動神経は神経細胞体から軸索が伸び、その終末が直接効果器である骨格筋に達している。これに対して自律神経（交感神経と副交感神経）は、効果器である心筋や平滑筋、腺に到達する前に自律神経節（autonomic ganglion）、すなわち**交感神経節**（sympathetic ganglion）や**副交感神経節**（parasympathetic ganglion）で別のニューロンに交代し、その節後ニューロンの軸索が効果器に達する。このような自律神経の走行に関して、最初のニューロンの神経束を自律神経節の前にあるということで**節前線維**（preganglionic fiber）とよび、２番目のニューロンの神経束を自律神経節の後ろということで**節後線維**（post-

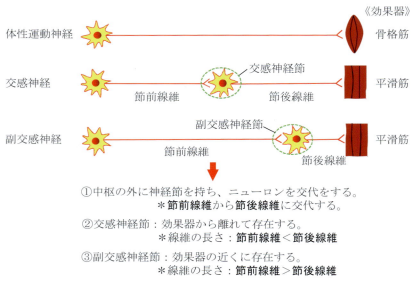

図10.22　自律神経の解剖学的特徴

ganglionic fiber）とよぶ。したがって、自律神経の解剖学的特徴について1つ目に、中枢の外に自律神経節を持ち、ここでニューロンの交代がシナプスを介して行われるということである。すなわち、節前線維から節後線維へのニューロン交代がシナプスを介して行われる。

　自律神経のもう1つの解剖学的特徴は、自律神経節のある位置、および節前線維と節後線維の長さが交感神経と副交感神経で異なっていることがある。自律神経節のある位置を交感神経と副交感神経で比べてみると、交感神経では効果器から遠位に節後の交感神経節が存在する。すなわち、交感神経では節前線維より節後線維が長い。これに対して副交感神経では効果器の近位に副交感神経節が存在する。つまり、副交感神経では節後線維よりも節前線維の方が長い（図10.22）。

6.3　交感神経系（sympathetic nervous system）の分布とその働き（図10.24）
（1）　交感神経幹（sympathetic trunk）
　交感神経の起始細胞は**第1胸髄～第3腰髄**の**側角**にあり、**胸腰交感系**ともいう。交感神経節には、**椎傍神経節**と**椎前神経節**とがある。

　交感神経幹は分節状に椎傍神経節が脊柱の両側にあり、上方は頭蓋底から、下方は尾骨に至る。**節間枝**が各椎傍神経節を結んでいる。

　椎前神経節は脊柱の前方の自律神経叢の中にあり、**腹腔神経節**（celiac ganglion）、**上腸間膜神経節**（superior mesenteric ganglion）、**下腸間膜神経節**（inferior mesenteric ganglion）などがある。

　交感神経の節前線維は前根を通って脊髄神経に入り、**白交通枝**（white communicating branch）を介して胸神経節に入る（図10.6, 23）。白交通枝は有髄性の節前線維で、**白色**にみえるためにその名が付けられている。白交通枝は**第1胸髄～第3腰髄**とそれぞれの脊髄

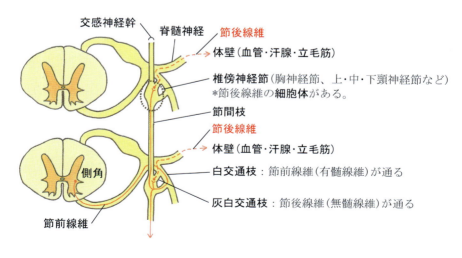

図10.23　交感神経幹の構造

神経に対応する胸神経節との間につくられる。椎傍神経節からの節後線維は**灰白交通枝**（gray communicating branch）を通して再び脊髄神経に入る。灰白交通枝は、無髄あるいはきわめて薄い髄鞘を有するのみで、**灰白色**にみえるためにその名が付けられている。

（2） 交感神経の分布（図10.24）

1） 頭頸部

　頭頸部の交感神経幹には**上頸神経節**（superior cervical ganglion）、**中頸神経節**（middle cervical ganglion）、**下頸神経節**（inferior cervical ganglion）の3つがある。下頸神経節は、しばしば第1胸神経節と合して1つの**星状神経節**（頸胸神経節）をつくる。これらの交感神経節から頭頸部への節後線維の分布は次の通りである。

① 灰白交通枝を通じて頸神経に入り、頸神経の走行に従って頭部、頸部、上肢の血管、汗腺、立毛筋に分布する。

② 内頸動脈、外頸動脈、鎖骨下動脈、椎骨動脈の周囲で神経叢をつくり、ここから血管、分泌腺（唾液腺、涙腺、耳下腺、鼻腔と口腔の粘膜腺など）、立毛筋、瞳孔散大筋などに分布する。

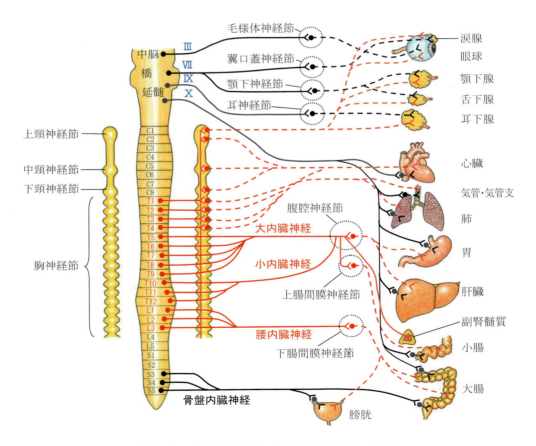

図10.24　交感神経（赤）、副交感神経（黒）の分布

③ 椎傍神経節から咽頭枝が出で、迷走神経と舌咽神経の枝と交通し、咽頭神経叢をつくる。
④ 上・中・下の3つの頸神経節からの枝は、上・中・下頸心臓神経を出し、胸腔に入って、心臓神経叢に至る。

2) 胸部

胸部の交感神経幹には左右それぞれに10～12個の**胸神経節**があり、脊柱の両側沿いに肋骨頭の前方に存在している。胸神経節からの枝は以下のように分布する。

① 灰白交通枝を通して胸神経に入り、胸神経の枝分かれに従って、胸壁、腹壁の血管、汗腺、立毛筋に分布する。
② 大動脈神経叢、食道神経叢、肺神経叢、心臓神経叢に加わる。
③ 第5～9胸神経節に終わらずに、素通りした節前線維が合流して**大内臓神経叢**（greater splanchnic nerve）となる。
④ 第10～12胸神経節に終わらずに、素通りした節前線維が合流して**小内臓神経**（lesser splanchnic nerve）となる。大内臓神経と小内臓神経は横隔膜の両脚の間を通って腹腔に入り、**腹腔神経節**か**上腸間膜神経節**のどちらかに終わる。腹腔神経節と上腸間膜神経節からの節後線維は肝臓、膵臓、脾臓などの腹部臓器と左結腸曲に至るまでの消化管（胃～横行結腸・遠位2/3）に分布する。また、腹腔神経節で節後線維に交代せず、ここを素通りする節前線維もある。この節前線維は直接、**副腎髄質**（adrenal medulla）に達し、アドレナリンやノルアドレナリンといった副腎髄質ホルモンの分泌をうながす。このように副腎に分布する交感神経は神経節を持たず、節前線維が直接、副腎髄質に分布する。交感神経節を介さず、節前線維が直接、効果器に分布する唯一の例外となる。

3) 腰部

腰部の交感神経幹は脊柱の前外側と大腰筋の内側縁に沿い、胸部のそれよりも内側に位置し、一般に4個の神経節がある。

① 灰白交通枝から再び腰神経に入り、腰神経の構成要素として分布する。
② 腰神経節を素通りした節前線維は、合流して腰内臓神経（lumbar splanchnic nerve）となり、**下腸間膜神経節**で節後細胞に連絡する。節後線維は左結腸曲より下方遠位の消化管と骨盤内臓（膀胱や内生殖器）に分布する。また、血管に伴行して、下肢の血管、汗腺、立毛筋に分布する。

4) 骨盤部

交感神経幹に付属する仙骨神経節は、仙骨前面の前仙骨孔の内側にある。さらに左右の交感神経幹が尾骨前面で合して不対性の**不対神経節**をつくる。仙骨神経節からの節後線維は灰白交通枝を通って、仙骨神経と尾骨神経に入り、会陰部と下肢の血管、汗腺、立毛筋に分布する。また仙骨神経節、不対神経節からの節後線維は仙骨内臓神経（sacral splanchnic nerve）をつくり、骨盤神経叢に入り、直腸や骨盤内臓に分布する。

6.4 副交感神経系（parasympathetic nervous system）（図10.24）

　頭頸部の副交感神経節には**毛様体神経節**（ciliary ganglion）、**顎下神経節**（submandibular ganglion）、**翼口蓋神経節**（pterygopalatine ganglion）、**耳神経節**（otic ganglion）の4つがあり、これらの神経節は比較的大きく、肉眼でもみることができる。他の神経節は神経叢あるいは消化管と気道の壁内にあり、ごく小さく、**終末神経節**（terminal ganglion）とよばれる。

　頭頸部の副交感神経は動眼神経（Ⅲ）、顔面神経（Ⅶ）、舌咽神経（Ⅸ）、迷走神経（Ⅹ）に混在し、脊髄の副交感神経は第2～4仙骨神経（S2～4）に混在する。

（1）　動眼神経（Ⅲ）に伴う副交感神経

　中脳の動眼神経副核（Edinger-Westphal 核）から起こる節前線維は、動眼神経の中を走り眼窩内に入り、動眼神経の下枝から分かれて**毛様体神経節**でシナプスを介し節後線維に連絡する。その節後線維は短毛様体神経となって眼球に入り、**毛様体筋**と**瞳孔括約筋**に分布し、瞳孔の対光反射とその調節をつかさどる（図10.15）。

（2）　顔面神経（Ⅶ）に伴う副交感神経

　橋の**上唾液核**から起こる副交感神経線維は2方向に分かれる。

① 節前線維は顔面神経の中間神経の中を、特殊内臓感覚神経（味覚線維）とともに走り、顔面神経膝のところで分枝する**大錐体神経**に入り、翼突管神経を経て**翼口蓋神経節**に至り、節後細胞に連絡する。その節後線維は涙腺と鼻腔、口蓋、咽頭などにある小唾液腺に分布し、これらの部位にある分泌腺を支配する（図10.17）。

② 節前線維は顔面神経の中間神経の中を走り、顔面神経管の終部近くで顔面神経から分かれ、**鼓索神経**として三叉神経の枝（三叉神経の第三枝・下顎神経のさらに枝）である**舌神経**の経路を借りて、**顎下神経節**に入って節後線維に連絡する。節後線維は顎下腺と舌下腺に至り、これらの分泌腺を支配する（図10.17）。

（3）　舌咽神経（Ⅸ）に伴う副交感神経

　節前線維は延髄の**下唾液核**から起こり舌咽神経の中を走り、小錐体神経を経て**耳神経節**に入る。ここで節後線維に連絡し、その節後線維は耳下腺に達し、その分泌をうながす（図10.18）。

（4）　迷走神経（Ⅹ）に伴う副交感神経

　節前線維は**迷走神経背側核**から起こる。これが迷走神経の大部分を占める主流である。迷走神経の一般内臓感覚神経とともに、胸腔と腹腔の大部分の広範囲の臓器に至り（図10.19参照）、これらの臓器の内部あるいはその付近にある**終末神経節**で節後細胞にシナプス連絡する。終末神経節は、消化管では筋層の**アウエルバッハ神経叢**（Auerbach's plexus）に存在する。

（5）　仙骨神経に伴う副交感神経

　節前線維は**仙髄**（S2～4）から起こる。この節前線維の起始細胞のある部位は、胸腰髄の側角に相当する領域である。節前線維は前根を通って第2～4仙骨神経に入り、前仙骨孔か

ら出ると**骨盤内臓神経**（pelvic splanchnic nerve）となり、仙骨神経から分かれる。そのあと、交感神経の腰内臓神経とともに骨盤神経叢をつくり、終末神経節で節後細胞とシナプス連絡をしたあと、その節後線維は**大腸の遠位部**、**骨盤内臓**（**膀胱、男性および女性生殖器**）などに分布する。

コラム　勃起と射精の神経支配

骨盤内臓神経（副交感神経）は別名、勃起神経ともよばれ、陰茎や陰核でらせん動脈を取り囲む平滑筋を弛緩させることで陰茎（陰核）海綿体に血液を流入させ、勃起を引き起こす。これに対して射精は、腰内臓神経（交感神経）が精巣上体や精管、精嚢、前立腺などの平滑筋を収縮させて精液を尿道に送り出すのと同時に、内尿道口を閉鎖して膀胱への精液の逆流を防ぐことで起こる。このように勃起とそれに続く射精は副交感神経と交感神経という相反する作用を持つ2つの自律神経系が拮抗的に働いて起こる現象である。

問　題

下記の文章の（　）に適する語句を入れよ。
(1) 腕神経叢の外側神経束の内側根と内側神経束の外側根があわさって（　①　）神経をつくる。
(2) 上腕の屈筋群を支配する（　②　）神経は、腕神経叢の（　③　）神経束に由来する。
(3) 腕神経叢の後神経束からは終枝として（　④　）神経と（　⑤　）神経が出る。
(4) 腕神経叢からは、肩甲挙筋や菱形筋を支配する（　⑥　）神経や、棘上筋や棘下筋を支配する（　⑦　）神経、肩甲下筋などを支配する（　⑧　）神経、広背筋などを支配する（　⑨　）神経、前鋸筋を支配する（　⑩　）神経、（　⑪　）と（　⑫　）の2つの筋を支配する内側および外側胸筋神経、鎖骨下筋を支配する（　⑬　）神経などの神経が出る。
(5) T12〜（　⑭　）の脊髄神経の前枝が集まって腰神経叢をつくる。腰神経叢からは、大腿前面の筋などを支配する（　⑮　）神経や大腿内転筋群を支配する（　⑯　）神経などが出る。
(6) 人体で最も太い神経である（　⑰　）は、（　⑱　）神経叢から出たあと、下腿の後方を下行する（　⑲　）神経と下腿の外側を下行する総腓骨神経に分かれる。総腓骨神経はさらに膝窩の下で（　⑳　）神経と（　㉑　）神経に分かれる。
(7) 脳神経のうち（　㉒　）は顔面の皮膚感覚を、（　㉓　）は表情筋の運動をつかさどる。
(8) 脳神経のうち、咀嚼筋の運動をつかさどるのは（　㉔　）である。

(9) 副神経は、頸神経とともに（ ㉕ ）と僧帽筋の２つの筋を支配する。
(10) 脳神経のうち（ ㉖ ）は頸動脈洞での血圧を、（ ㉗ ）は大動脈弓での血圧を、（ ㉘ ）は頸動脈小体での血液中の酸素分圧をそれぞれ感知する。
(11) 三叉神経は（ ㉙ ）、（ ㉚ ）、（ ㉛ ）の３枝に分かれる。
(12) 舌下腺での唾液分泌をうながす脳神経は（ ㉜ ）、顎下腺での唾液分泌をうながす脳神経は（ ㉝ ）、耳下腺での唾液分泌をうながす脳神経は（ ㉞ ）である。
(13) 消化管の蠕動運動をうながす脳神経は（ ㉟ ）である。
(14) 涙腺での涙の分泌をうながす脳神経は（ ㊱ ）である。
(15) 舌前２/３の味覚をつかさどる脳神経は（ ㊲ ）、舌後１/３の味覚をつかさどるのは（ ㊳ ）、喉頭蓋味蕾での味覚をつかさどるのは（ ㊴ ）である。

参考文献

1) 佐藤達夫、坂本裕和著「リハビリテーション解剖アトラス」医歯薬出版　2006
2) McMinn's Color Atlas of Human Anatomy 5th Edition, P. H. Abrahans, S. C. Marks Jr, R. T. Hutchings「人体解剖カラーアトラス」（佐藤達夫訳）南江堂　2007
3) Gray's Anatomy: the anatomical basis of medicine and surgery, 38th Br ed. Basmajia JV (ed), William & Wilkins, Baltimore-London, 1980
4) Kahle・Leonhardt・Platzer, Taschenatlas der Anatomie「解剖学アトラス10版」（越智淳三訳）文光堂　2012
5) Susan Standring ed., Gray's Anatomy. The Anatomical Basis of Clinical Practice Elsevier Churchill Livingstone 37ed. 2005
6) 小島徳造「中枢神経系の解剖　第５版」医歯薬出版　1974
7) 佐野豊「神経解剖学」南山堂　1974
8) Gerard J. Tortora, Introduction to the Human Body 6th Ed.「トートラ人体解剖生理学６版」編訳　佐泊由香、黒澤美枝子、細谷安彦、高橋研一　丸善　2004
9) 齋藤基一郎、王昌立「目でみる人体解剖」廣川書店　2009
10) 三澤章吾、齋藤基一郎、山崎健太郎、本田克也「すべてわかる人体解剖図」日本文芸社　2011
11) 岸清、石塚寛「解剖学」医歯薬出版　2005
12) 中村重信「神経伝達物質 update －基礎から臨床まで　改訂３版」中外医薬社　1998
13) 後藤由夫、本郷道夫「自律神経の基礎と臨床　３版」医薬ジャーナル社　2006
14) 平沢興、岡本道夫「分担解剖学　第２巻　脈管・神経　11版」金原出版　2006
15) 坂井建雄、河原克雅編集「人体の正常構造と機能 IX 神経系（2）」日本医事新報社　2006
16) 河上敬介、磯貝香編集「骨格筋の形と触察法　2版」大峰閣　2013
17) 後藤昇、柳下章、大浜栄作、宮田元「臨床のための神経形態学入門」三輪書店　2008
18) 福田哲夫（訳）カハール原著「ニューロン説か網状説か」長井書店　1960

19) Brodal, A. The Cranial Nerves. Anatomy and anatomicoclinical correlations. 2nd. ed. Blackwell Scientific Publications. Oxford, London, Edinburgh, Melbourne, 1972

第11章

神経系－中枢神経系

到達目標

中枢神経系の構成と機能の概略について述べることができる。

学習のポイント

・脳の構成と基本構造
・大脳の溝と回、ブロードマンの分類、大脳皮質の機能局在
・大脳辺縁系の構成と主な神経回路
・皮質脊髄路、皮質核路の走行と働き
・識別性触覚、圧覚、温度覚、痛覚の伝導路
・視覚伝導路、聴覚伝導路、味覚伝導路
・髄膜と脳脊髄液（CSF）の循環

1　中枢神経系の構成（表11.1）

　中枢神経系のうちで最も上方にあり、ヒトで発達が著しいのが**大脳**（cerebrum）、あるいは**終脳**とよばれる部位である。大脳は大脳縦裂（cerebral longitudinal fissure）により左右の**大脳半球**（cerebral hemisphere）に分けられる。大脳に取り囲まれるようにしてあるのが**間脳**（diencephalon）で、その後方に続くのが**中脳**（midbrain）、**橋**（pons）、**延髄**（medulla oblongata）である。大脳と間脳をまとめて前脳（forebrain）、中脳と橋、延髄をまとめて**脳幹**（brainstem）とよぶことがある。脳幹の背側にあるのが**小脳**（cerebellum）で、ここまでが**脳**（brain）ということになる。延髄のさらに後方は**脊髄**（spinal cord）に続いている。

　中枢神経系を構成する細胞は、神経細胞と支持細胞[*1]である。中枢神経系では神経細胞の細胞体が集まっている部分は肉眼的に灰色っぽくみえるため、**灰白質**（gray matter）とよばれ、軸索などの神経線維が多く集まっている部分は肉眼的に白っぽくみえるため、**白質**（white matter）とよばれる。

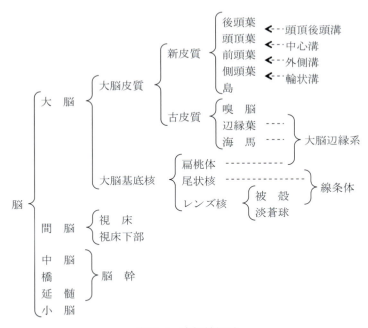

表11.1　中枢神経系

＊1：第2章 細胞組織学「2.5 神経細胞と神経組織」を参照。

1 中枢神経系の構成（表11.1）

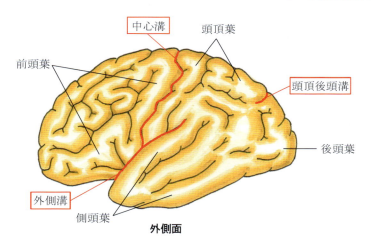
外側面

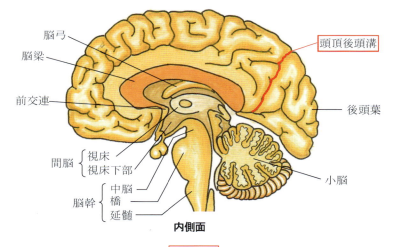
内側面

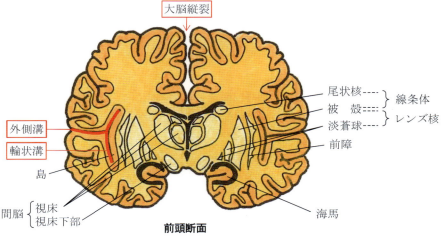
前頭断面

図11.1　脳の構成

2 大脳の構造

2.1 大脳の灰白質（表11.1、図11.1）

　大脳は、大きく**大脳皮質**（cerebral cortex）と**大脳基底核**（basal ganglia）に分けられる。大脳皮質はさらに**新皮質**（neocortex）と**古皮質**（paleocortex）に分けられる。大脳の新皮質にはヒトやサルなどの一部の哺乳動物で、特徴的なシワ、すなわち**脳溝**（sulcus）と**脳回**（gyrus）がみられる。大きな脳溝は大脳皮質の領域を区分する。**頭頂後頭溝**（parietooccipital sulcus）は後方の**後頭葉**（occipital lobe）と前方の**頭頂葉**（parietal lobe）を区分する。**中心溝**（central sulcus；ローランド溝（Rolandic sulcus））は後方の頭頂葉と前方の**前頭葉**（frontal lobe）を区分する。**外側溝**（lateral fissure；シルビウス溝（Sylvian fisuure））は前方の前頭葉と後方の**側頭葉**（temporal lobe）を区分する。また、図11.1の大脳の前頭断面で示される外側溝の深部で、溝がT字に別れている部分を**輪状溝**（circular sulcus）といい、輪状溝に接した皮質部分を**島**（insula）とよんでいる。このように大脳皮質は4つの葉と1つの領域からできている。

　新皮質に囲まれている大脳皮質の領域が**古皮質**で、古皮質は**嗅脳**（rhinencephalon）や**辺縁葉**（limbic cortex）、**海馬**（hippocampus）などから構成される。大脳の内部には**大脳基底核**（basal ganglia）とよばれる構造がある。大脳基底核の構造は図11.1に示した大脳の前頭断面によって観察できる。大脳基底核は**扁桃体**（amygdaloid complex）、**尾状核**（caudate nucleus）、**レンズ核**（lentiform nucleus）から構成されている。レンズ核はさらに、外層の**被殻**（putamen）と内層の**淡蒼球**（globus pallidus）に分けられる。レンズ核のうち被殻は、尾状核と機能上密接な関係を持っているので、これらをあわせて**線条体**（striatum）とよんでいる。また、古皮質の辺縁葉と海馬、大脳基底核の扁桃体は、情動、記憶、本能行動に関連した領域で、これらをまとめて**大脳辺縁系**（limbic system）とよんでいる。

2.2 大脳の線維連絡（図11.2）

　大脳や他の中枢神経系の領域で、神経線維を多く含む部位は、肉眼的に白っぽくみえるため、**白質**とよばれるということは、先に述べた。ここでは大脳の白質についてさらに詳しく説明する。大脳の白質には大きく分けて3種類の線維が存在する。1つ目は**交連線維**（commissural fiber）である。大脳は正中部の大脳縦裂という大きな溝によって左右の**大脳半球**（cerebral hemisphere）に分けられている。交連線維は左右の大脳半球の間を連絡する白質線維のことをさす。**前交連**や**脳梁**といった構造がその例としてあげられる。2つ目が**連合線維**（associative fiber）で、連合線維は同側の大脳半球内を連絡する線維をさす。**上縦束**や**下縦束**、**鉤状束**などがその例としてあげられる。3つ目が**投射線維**（projection fiber）で、大脳以外の領域、すなわち間脳、脳幹、脊髄などと連絡する線維をさす。**外側**

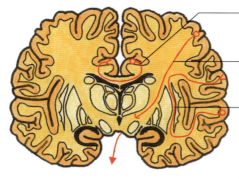

図11.2 大脳の線維連絡

皮質脊髄路、視床皮質路などがその例としてあげられる。

2.3 脳溝と脳回

　大脳皮質の表面には、**脳溝**とよばれる溝と、脳溝と脳溝にはさまれた**脳回**がある（図11.3）。主だった脳溝として**頭頂後頭溝**や**中心溝**、**外側溝**などがあることは先に述べた。中心溝の前方には**中心前回**（precentral gyrus）という脳回があり、その前方の前頭葉の部位には**上前頭回**、**中前頭回**、**下前頭回**などがある（図11.3）。中心溝の後方には**中心後回**（postcentral gyrus）があり、その後方の頭頂葉の部位には**上頭頂小葉**や**縁上回**、**角回**などがある。外側溝の下方の側頭葉の上部には**上側頭溝**（superior temporal sulcus）がある。外側溝と上側頭溝の間には**上側頭回**（superior temporal sulcus）があり、側頭葉にはこの他に中側頭回、下側頭回などがある（図11.3）。大脳の内側面には**帯状溝**（cingulate sulcus）や**鳥距溝**（calcarine sulcus）などがある。帯状溝は脳梁との間に**帯状回**（cingulate gyrus）をつくる。また、鳥距溝の周囲には一次視覚野（後述）がある。

　大脳皮質の新皮質を顕微鏡で観察すると、構成する神経細胞の種類の違いによって六層の層構造がみられる（図11.4左上）。第Ⅰ層は**分子層**とよばれ、主に神経線維からなる。第Ⅱ層は**外顆粒層**とよばれ、顆粒状の小さな神経細胞、すなわち**顆粒細胞**が密に存在し、層をなしている。第Ⅲ層は**外錐体細胞層**とよばれ、大型の**錐体細胞**（pyramidal neuron）が存在する。第Ⅲ層の錐体細胞は主に交連線維や連合線維をつくる。第Ⅳ層は**内顆粒層**で、第Ⅱ層と同様に**顆粒細胞**が密に存在し、層をなしている。第Ⅳ層の顆粒細胞は感覚野で多くみられ、主に視床からの線維、すなわち**視床皮質路**の投射を受ける。第Ⅴ層は**内錐体細胞層**で、第Ⅲ層にある錐体細胞よりもさらに大きい**Betz錐体細胞**が層をなしている。Betz錐体細胞は運動野で多くみられ、体性運動に関与する投射線維（皮質脊髄路、皮質核路）の起源となっている。第Ⅵ層は**多形細胞層**で、さまざまな大きさの細胞が混在している。このように大脳の新皮質は六層の構造からなり、第Ⅰ層と第Ⅵ層を除くと、小型の顆粒細胞と大型の錐体細胞が交互に並んだ層構造となっている。

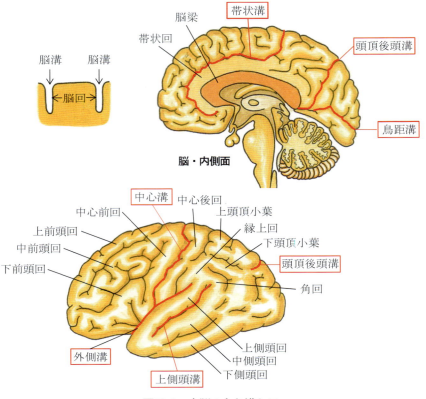

図11.3　大脳の主な溝と回

2.4　ブロードマンの分類と大脳皮質の機能局在

　上述の大脳新皮質の六層構造は、新皮質の部位によって各層の厚さが異なっている。例えば、第Ⅳ層が厚くて第Ⅴ層が薄いところ、第Ⅲ層が厚くて、第Ⅳ層、第Ⅴ層が薄いところなど色々である。20世紀の初頭にドイツの解剖学者であるブロードマンが、この六層構造の違いをもとに大脳皮質を**47分野**[*2]に分類した。これは**ブロードマンの分類**（Broadmann's areas）とよばれ、図11.4中段に示すように脳の上に各分野の番号を付した脳地図がつくられ、現在でも使用されている。

　これとは別に、大脳皮質の各領域がどのような働きをしているかが調べられ、図11.4最下段に示すような脳の上に各領域の働きを記した大脳皮質の**機能局在**（皮質領野（cortical areas））がつくられた。後にこのような解剖学的研究と生理学的研究を比較してみたところ、**ブロードマンの分野と大脳皮質の機能局在がよく一致していること**が明らかになった。その例をあげると、中心溝の前方の領域は随意筋の運動に関与する一次運動野であるが、この領域はブロードマンの第4野に一致する。また、中心溝の後方の領域は、皮膚感覚や深部感覚が入力してくる一次感覚野で、この領域はブロードマンの第3野、第1

[*2]：ブロードマンは当初、52分野を区分したが、後に5分野が重複していることが分かり、欠番となった。

2 大脳の構造

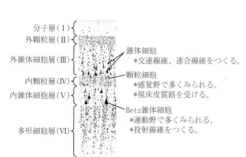

大脳葉	脳回	ブロードマン分野	機能局在
前頭葉	中心前回	4	体性運動野
	上・中・下前頭回（後部）	6, 8	二次運動野
	下前頭回	44, 45	運動性言語野（ブローカ野）
頭頂葉	中心後回	3, 1, 2	体性感覚野
	上頭頂小葉	5, 7	二次体性感覚野
	角回、縁上回	39, 40, 22	感覚性言語野（ウェルニッケ野）
側頭葉	上側頭回	41	聴覚野
		42	二次聴覚野
後頭葉	後頭回	17	視覚野
		18, 19	二次視覚野

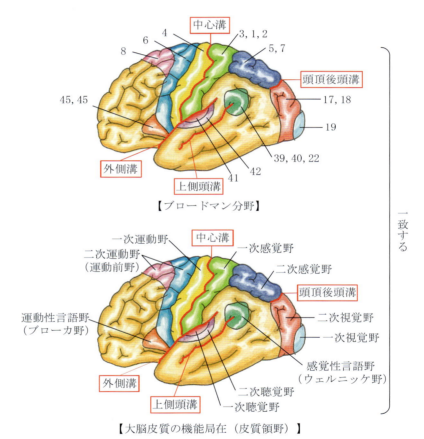

図11.4 ブロードマンの分類と大脳皮質の機能局在

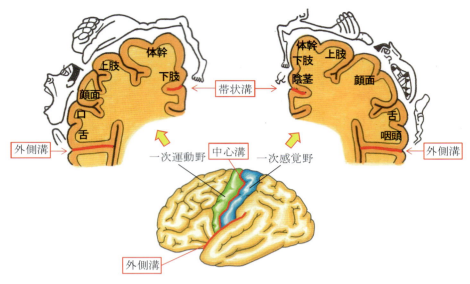

図11.5 大脳皮質の体部位局在

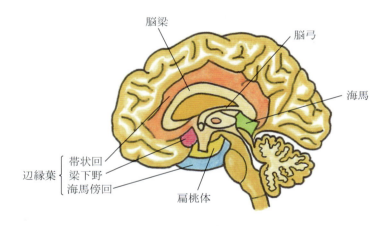

図11.6 大脳辺縁系

野、第2野に一致する。

　大脳皮質の脳回、ブロードマン分野、機能局在を対応させると、図11.4右上のようになる。特に、これらの中で下前頭回の後部にある**ブローカ野**（Broca's area）は発語に関連した領域で、ここが障害されると**運動性失語症**となり、いおうとしている言葉が口から出てこない状態になる。また、**ウェルニッケ野**（Wernick's area）は言葉の理解に関連した領域で、ここが障害されると、**感覚性失語症**となり、物の名前と物がつながらない状態になる。

　大脳皮質の各部位にはそれぞれ担当がある。例えば、体性運動野や体性感覚野は頭頂部から側頭部の近くまで細長く続いている。体性運動野や体性感覚野では頭頂部に近い部位が下肢を担当し、側頭部にいくに従って、体幹、上肢、頭部とその担当が変わっていく（図11.5）。このような大脳皮質の部位による担当の違いを**体部位局在**とよんでいる。

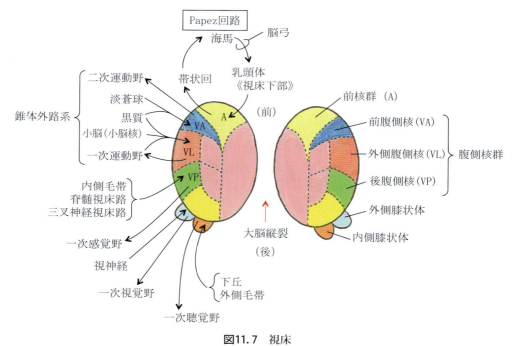

図11.7 視床

2.5 大脳辺縁系

前述のように大脳辺縁系は大脳皮質の古皮質のうち、**辺縁葉**と**海馬**、そして大脳基底核のうちの**扁桃体**からできている（表11.1）。辺縁葉には帯状回や梁下野、海馬傍回などが含まれる（図11.6）。海馬は**記憶形成**に関与し、海馬の前方に位置する扁桃体は**情動**に関与する。大脳辺縁系には記憶形成に関与する神経回路がある。すなわち、辺縁系の海馬から発し、脳弓という白質の構造を通り、視床下部の乳頭体に達し、そして視床の前核群、辺縁系の帯状回と廻り、海馬にもどってくる閉鎖回路である。これを **Papez 回路**とよぶ（図11.7）。

3 間脳

間脳は大脳によって囲まれた領域で、上部の**視床**（thalamus）と下部の**視床下部**（hypothalamus）に分けられる（表11.1、図11.1）。

3.1 視床（図11.7）

中枢神経系には、神経細胞が集まった"**神経核**（nucleus）"という構造が存在する。これは細胞の中にある遺伝子DNAを含んだ"核（nucleus）"とは異なる。間脳の上部を構成する視床は卵形の構造をしていて、前核群、腹側核群、外側膝状体、内側膝状体などの神経核から構成される。

前方に位置する**前核群**は、大脳辺縁系の所でも述べたが、**Papez回路**の一部をなし、大脳辺縁系と連絡し、記憶の形成に関与する。**腹側核群**はさらに**前腹側核**（ventral anterior nucleus：VA）、**外側腹側核**（ventral lateral nucleus：VL）、**後腹側核**（ventral posterior nucleus：VP）に区分される。前腹側核と外側腹側核は錐体外路系と密接な関係を持つ。前腹側核は中脳の黒質と大脳基底核の被殻からの入力を受け、大脳皮質の二次運動野へ出力する。外側腹側核は黒質や小脳核からの入力を受け、大脳皮質の一次運動野へ出力する。また、外側腹側核は一次運動野からの入力をフィードバックする働きもある。後腹側核は体性感覚伝導路を中継する神経核で、**後索ー内側毛帯路**や**脊髄視床路**、**三叉神経視床路**などを中継する（後述）。

視床の後部には2対の高まりがあって、そのうち外側の高まりを**外側膝状体**（lateral geniculate nucleus）という。外側膝状体は**視覚伝導路**を中継する神経核である。また、内側の高まりを**内側膝状体**（medial geniculate nucleus）といい、**聴覚伝導路**の中継する神経核になっている。このように視床は、**感覚性伝導路の中継核**としての役割も担っている。

3.2　視床下部

間脳の下部を構成する視床下部は、本能行動（摂食・飲水行動、性行動、睡眠など）や情動行動（怒りや不安など）、体温、概日リズムなどの調節を行っているほか、**自律神経系の高位中枢**としての働きや**下垂体前葉ホルモンの分泌調節**も行っている。

視床下部の**前野**という領域は、**副交感神経系**を、**後野**という領域は**交感神経系**をそれぞれ統合する働きを持っている。これらにより自律神経機能が調節されている。また、**視交叉上核**（suprachiasmatic nucleus）という神経核は、24時間周期での生理現象、すなわち**概日リズム**（circadian rhythm）を調節している。

視床下部の灰白隆起という領域には神経ホルモンを産生、分泌する**漏斗核**（infundibular nucleus）（弓状核と隆起核）、**視索前核**（preoptic nucleus）、**室傍核**（paraventricular nucleus）、**視索上核**（supraoptic nucleus）などの神経核が存在し、視床下部の**内分泌系**としての働きを担っている。漏斗核では、成長ホルモン放出ホルモン（GHRH）、甲状腺刺激ホルモン放出ホルモン（TRH）、副腎皮質刺激ホルモン放出ホルモン（CRH）などが、視索前核では、黄体形成ホルモン放出ホルモン（LHRH）がそれぞれつくられる。漏斗核および視索前核の神経細胞の軸索は、第三脳室の底にある**正中隆起**（median eminence）に伸び、正中隆起の毛細血管にこれら視床下部ホルモンを分泌し、下垂体門脈を通じて、下垂体前葉に視床下部ホルモンを作用させる（下垂体門脈系（第5章 2.1 視床下部と下垂体 参照））。

室傍核の神経細胞はバソプレッシン（ADH）を、視索上核の神経細胞はオキシトシンをそれぞれつくる。これらの神経細胞の軸索は、漏斗を通って下垂体に達し、下垂体後葉をかたちづくる。また、室傍核は**視交叉上核**などとともに飲水行動にも関与する。

視床下部の**背内側核**（dorsomedial hypothalamic nucleus）は摂食（空腹）中枢を、**腹内**

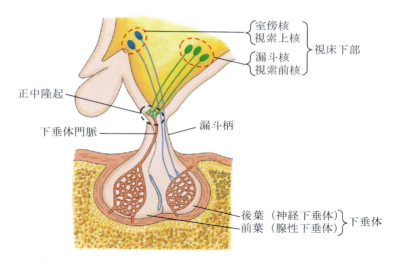

図11.8 視床下部と下垂体

側核（ventromedial hypothalamic nucleus）は満腹中枢を含み、これらの神経核は、視床下部の他の領域や脳幹と連絡を取り、摂食行動の調節に関与する。また、**乳頭体**という領域は、大脳辺縁系のところで述べた **Papez 回路** の一部をなし、記憶の形成に関与している（図11.7）。

4　脳幹

　図11.9左に脳幹と小脳の正中矢状断像を示した。間脳に続く領域は**中脳**とよばれ、その尾側が**橋**、さらに尾側が**延髄**となる。**中脳、橋、延髄**をあわせて**脳幹**ともよぶ。また、脳幹の背側には小脳が乗っている。小脳を取り外し、脳幹を背側からみると図11.9右のようになる。中脳の背側には2対の丘のような高まりがある。前方の1対を**上丘**、後方の1対を**下丘**という。上丘と下丘をあわせて**四丘体**とよぶ。下丘の後方には滑車神経の根が出る。滑車神経は、唯一背側から神経根が出る脳神経である。橋から延髄の前方部にかけての領域の背側部には菱形をした窪み、すなわち**菱形窩**がある。菱形窩は小脳との間に**第四脳室**（fourth ventricle）をつくる。菱形窩の後方には4つの高まりが横一列に並んでいる。両外側の2つが**楔状束核**（cuneate nucleus）、内側の2つが**薄束核**（gracile nucleus）である。楔状束核と薄束核からは丘陵のように続く楔状束（cuneatus fascicle）および薄束（gracile fasciculus）が頸髄に向かって伸び、これらは胸髄に達するまでに合して後索（dorsal fascicule）になる。

4.1 中脳

　中脳を前頭断すると図11.10Aのようになる。背側には2つの高まり、すなわち前方部では**上丘**、後方部では**下丘**がみられる。上丘は**視覚反射**に、下丘は**聴覚反射**にそれぞれ関

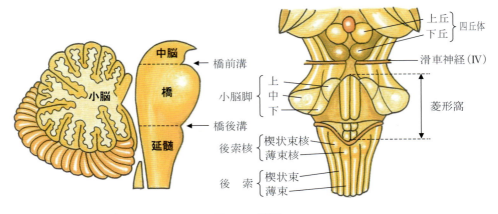

図11.9　脳幹

与する。中脳の中心部のやや背側方に、脳室の続きである**中脳水道**がある。中脳水道を囲んで神経細胞が集まっている部分は**中心灰白質**とよばれる。中脳の中央部の両外側には、おにぎりのような形をした**内側毛帯**（medial lemniscus）がある。内側毛帯は脳幹を縦断する白質からなる構造だが、その形と位置は各脳幹の領域で異なっている。中心灰白質の腹側には、中脳と小脳をつなぐ**上小脳脚**（superior cerebellar peduncle）がある。その腹側に1対、鉄を含むため赤くみえる**赤核**がある。また、赤核のさらに腹側には黒い大きな**黒質**（substatia nigra）がある。上小脳脚、赤核、黒質は、いずれも随意運動の調節を行う**錐体外路系**の一部をつくっている。黒質の腹側には、1対の大きな白質からなる**大脳脚**（cerebral peduncle）という構造がみられる。大脳脚は錐体路の一部をなし、随意運動に関与している。

　中脳に出入りする脳神経は中脳の機能と密接に関係している。中脳からは**動眼神経**（第Ⅲ脳神経）と**滑車神経**（第Ⅳ脳神経）の根が出ている。動眼神経は眼球運動（上直筋、内側直筋、下直筋、下斜筋の運動）と縮瞳、レンズ調節に、滑車神経は眼球運動（上斜筋の運動）にそれぞれ働く。

4.2　橋

　橋を中央のレベルで前頭断すると図11.10Bのようになる。橋の背側部には、菱形窩とよばれる窪みがあり、菱形窩は小脳との間で**第四脳室**をつくる。橋の両側には橋と小脳をつなぐ構造である**中小脳脚**（middle cerebellar peduncle）がある。中小脳脚の内側には**三叉神経脊髄路**（spinal tract of trigeminal nerve）と**三叉神経脊髄路核**（spinal nucleus of trigeminal nerve）がそれぞれ一対ある。三叉神経脊髄路と三叉神経脊髄路核は橋から上位頸髄にかけて細長く伸びる構造で、三叉神経視床路の一部をつくる。橋の中心付近には一対の**内側毛帯**がある。内側毛帯は中脳と比べて、その位置も形も異なっている。内側毛帯の腹側には**橋縦束**（pontine longitudinal fasciculus）がある。橋縦束は中脳の大脳脚か

4 脳幹

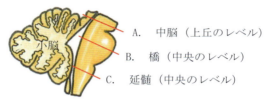

A. 中脳（上丘のレベル）
B. 橋（中央のレベル）
C. 延髄（中央のレベル）

A. 中脳（上丘のレベル）

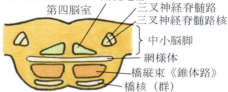

- 上丘
- ＊後方では下丘
- 中脳蓋
- 中脳水道
- 内側毛帯
- 中心灰白質
- 被蓋
- 上小脳脚
- 赤核
- 黒質　　《錐体外路系》
- 大脳脚《錐体路》

出入りする脳神経
　動眼神経（Ⅲ）：眼球運動、縮瞳、レンズ調節
　滑車神経（Ⅳ）：眼球運動

B. 橋（中央のレベル）

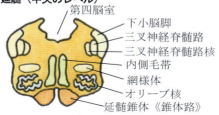

- 内側毛帯
- 第四脳室
- 三叉神経脊髄路
- 三叉神経脊髄路核
- 中小脳脚
- 網様体
- 橋縦束《錐体路》
- 橋核（群）

出入りする脳神経
　三叉神経（Ⅴ）：顔面の体性感覚、咀嚼筋の運動など
　外転神経（Ⅵ）：眼球運動
　顔面神経（Ⅶ）：表情筋の運動、唾液分泌、涙分泌など
　内耳神経（Ⅷ）：聴覚、平衡覚

C. 延髄（中央のレベル）

- 第四脳室
- 下小脳脚
- 三叉神経脊髄路
- 三叉神経脊髄路核
- 内側毛帯
- 網様体
- オリーブ核
- 延髄錐体《錐体路》

出入りする脳神経
　舌咽神経（Ⅸ）：嚥下、唾液分泌、血圧感知、味覚など
　迷走神経（Ⅹ）：嚥下、呼吸、発声、消化管の蠕動運動など
　副　神　経（Ⅺ）：嚥下、呼吸、発声など
　舌下神経（Ⅻ）：舌の運動

図11.10　脳幹の前頭断面

ら続く構造で、大脳脚とともに**錐体路**の一部をなしている。橋縦束のさらに腹側には橋核群があり、**橋核群**からは中小脳脚を通って小脳へ神経線維（**橋小脳路**）を延ばしている。脳幹には**網様体**（reticular formation）とよばれる特徴的な構造がある。網様体は網目状に集まった神経線維の中に大型の神経細胞体が散在している構造のことをさし、橋では内側毛帯と橋縦束の間にある。網様体は脳幹固有の働きに関与し、橋網様体は、睡眠・覚醒、

意識・気分、血圧調節、排尿コントロールなどに働いている。

　橋に出入りする脳神経としては、顔面の一般感覚や咀嚼筋の運動を担う**三叉神経**（第Ⅴ脳神経）や、眼球運動（外側直筋の運動）を担う**外転神経**（第Ⅵ脳神経）、表情筋の運動や口蓋および舌前2/3の味覚、唾液分泌、涙分泌などを担う**顔面神経**（第Ⅶ脳神経）、聴覚と平衡覚を担う**内耳神経**（第Ⅷ脳神経）がある。

4.3　延髄

　延髄中央のレベルで前頭断すると図11.10Cのようになる。延髄の前方部の背側は菱形窩の続きになっていて、第四脳室をつくっている。延髄の両側には延髄と小脳をつなぐ構造である**下小脳脚**（inferior cerebellar peduncle）がある。下小脳脚の内側には**三叉神経脊髄路**と三叉神経脊髄路核がそれぞれ一対ある。延髄の中心部の腹側に縦長の神経線維からなる構造がある。これは**内側毛帯**で、中脳や橋の内側毛帯と比べて形や位置が随分変わっている。内側毛帯の両側には1対の**オリーブ核**という神経細胞の集まりがある。オリーブ核からは下小脳脚を通って小脳へ登上線維を延ばす（**オリーブ小脳路**）。延髄の最も腹側には、特徴的な形をしている**延髄錐体**（pyramid of medulla oblongata）という白質線維からなる構造がある。延髄錐体は中脳の大脳脚および橋の橋縦束から続く構造であり、大脳脚と橋縦束とともに**錐体路**の一部をなしている。延髄の**網様体**はオリーブ核の背側にあり、睡眠・覚醒、血圧調節、呼吸などに関与している。

　延髄を出入りする脳神経としては、嚥下や唾液分泌、血圧の感知、味覚などを担う**舌咽神経**（第Ⅸ脳神経）や、嚥下、呼吸、発声、消化管の運動、消化液の分泌などを担う**迷走神経**（第Ⅹ脳神経）、嚥下や呼吸、発声などに関与する**副神経**（第Ⅺ脳神経）、舌の運動を担う**舌下神経**（第Ⅻ脳神経）がある。

5　小脳

5.1　小脳の肉眼解剖的構造

　小脳は肉眼解剖的に大きな2つの大きな裂によって3つの部位に分けられる。**第一裂**（primary fissure）は小脳の比較的吻側にあり、小脳を系統発生的に古い**旧小脳**（paleocerebellum；前葉（anterior lobe））と系統発生的に最も新しい**新小脳**（neocerebellum；後葉（posterior lobe））に区分する（図11.11）。小脳の腹尾側部には**後外側裂**（poesterolateral fissure）があり、この裂は新小脳と小脳の中で系統発生的に最も古い**原始小脳**（archicerebellum；片葉小節葉（flocculonodular lobe））を区分する。

　小脳を機能面からみると、吻側から尾側にかけて帯状に伸びる"帯状区画"が存在する。小脳はこの機能的帯状区画にもとづいた区分もされている。すなわち、正中部の**虫部**（vermis）、その両外側の**小脳半球**（cerebellar hemisphere）、そして尾側の**片葉小節葉**（flocculonodular lobe）に区分される。虫部は**脊髄小脳**（spinocerebellum）ともよばれ、脊

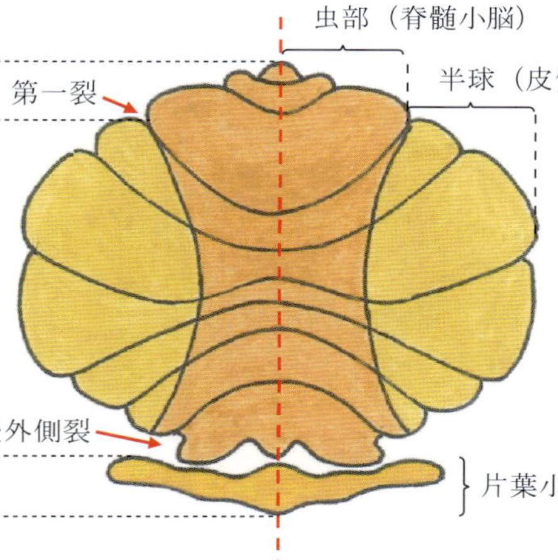

図11.11　小脳の系統発生学的(左)、機能的(右)区分

髄小脳路や副楔状束核小脳路など体幹、四肢の深部感覚の情報が入力し、**姿勢維持**に働く。小脳半球は**皮質小脳**（corticocerebellum）ともよばれ、大脳からの情報が橋核を経由して橋小脳路として入力し、**筋の協調運動**、すなわち複雑な運動を効率的に円滑に行うため、複数の筋の運動を調節する働きがある。ピアノなどを弾く際、練習を重ねると上手く弾ける、すなわち指が動くようになるのは、正に小脳半球の働きによるものである。片葉小節葉は**前庭小脳**（vestibulocerebellum）ともよばれ、小脳に入る情報のうちで最も原始的な情報である**平衡覚**が入力する。内耳の平衡覚器で感じ取った平衡覚の情報は、内耳神経（第Ⅷ脳神経）の前庭神経成分が直接、あるいは橋の前庭神経核を経由して、小脳に入力される（前庭小脳路）。

　小脳と脳幹をつなぐ構造として**小脳脚**がある。小脳と中脳は**上小脳脚**によって、小脳と橋は**中小脳脚**によって、小脳と延髄は**下小脳脚**によってそれぞれつながっている。これらの小脳脚を通じて小脳に遠心性投射および求心性の投射線維が出入りする。また、小脳の腹側部の白質に埋まって、対性にある神経細胞の集まりを**小脳核**（deep cerebellar nucleus）という。

5.2　小脳の組織構造（図11.12）

　小脳の表層は灰白質からできていて、**小脳皮質**（cerebellar cortex）とよばれる。小脳皮質は3つの層からなり、表層から**分子層**、**プルキンエ細胞層**、**顆粒層**とよばれる。プルキンエ細胞層には、**プルキンエ細胞**（Purkinje cell）という特徴的な形をした神経細胞が一列に並んでいる。小脳に入る情報はすべて、プルキンエ細胞に集まる。脊髄からの情報は虫部のプルキンエ細胞に、大脳からの情報は小脳半球のプルキンエ細胞に、内耳からの情報は片葉小節葉のプルキンエ細胞にそれぞれ入力される。

　小脳を中心に考えた場合、小脳へ入ってくる神経線維が求心性投射線維、小脳から出ていく神経線維が遠心性投射線維となる。プルキンエ細胞へ情報を入力する経路は多数存在

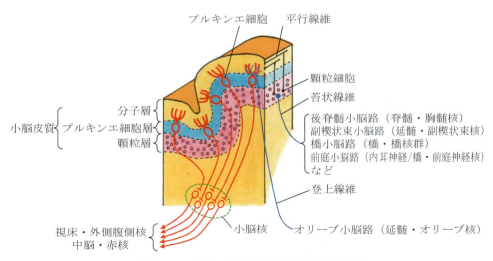

図11.12 小脳の組織構造と求心性投射線維

するが、その入力を求心性投射線維の形で分類すると、大きく2つに分けられる。1つは**苔状線維**（mossy fiber）で、その軸索終末が苔のような形をしているので、その名が付けられている。苔状線維は脊髄の胸髄核（後脊髄小脳路）、延髄の副楔状束核（副楔状束核小脳路）、橋の前庭神経核（前庭小脳路）、橋核群（橋小脳路）などから伸びる。苔状線維の軸索終末は小脳皮質の顆粒層に終止し、**顆粒細胞**（granular cell）とよばれる小型の神経細胞とシナプスをつくる。顆粒細胞の軸索（平行線維）は小脳皮質の分子層を通ってプルキンエ細胞の樹状突起に接続する。すなわち、苔状線維は、顆粒細胞を介して間接的にプルキンエ細胞に入力する。

　もう1つは**登上線維**（climbing fiber）で、登上線維はプルキンエ細胞の樹状突起に絡み付くようにして登りながらシナプスをつくるため、その名が付けられている。登上線維は直接、プルキンエ細胞に入力をしている。登上線維は延髄のオリーブ核から伸びている。

6　脊髄

　脊髄は頸神経を出す**頸髄**（cervical cord）、胸神経を出す**胸髄**（thoracic cord）、腰神経を出す**腰髄**（lumbar cord）、仙骨神経を出す**仙髄**（sacral cord）、尾骨神経を出す**尾髄**（coccygeal cord）に区分される。脊髄は下位頸髄から上位胸髄にかけてと、腰髄から仙髄にかかる部分が膨らんでいる。前者を**頸膨大**（cervical enlargement）、後者を**腰膨大**（lumbar enlargement）とそれぞれいう。頸膨大は上肢の筋を動かす神経細胞が、腰膨大は下肢の筋を動かす神経細胞が多数存在するため、他の脊髄の部位に比べて膨らんでいる。また、腰髄、仙髄および尾髄から出る神経は下方に多数伸びていて、馬の尻尾のようにみえるため、**馬尾**とよばれる。

　脊髄を前頭断すると図11.13のようになる。脊髄は基本的にどこを切っても同じような

7　下行性伝導路（錐体路）（図11.14）

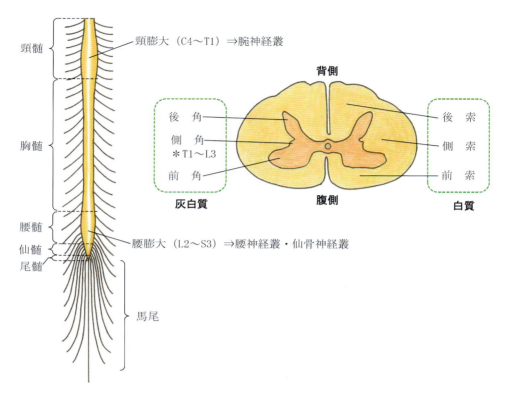

図11.13　脊髄

形をしている。真ん中のH型をした部分が灰白質で、その周囲を白質が取り囲んでいる。灰白質の腹側方への突出は**前角**（anterior horn）とよばれ、一般体性運動神経の細胞体が存在する。外側方への突出は**側角**（lateral horn）とよばれ、自律神経の細胞体が存在する。第1胸髄～第3腰髄（T1～L3）の側角には交感神経の節前線維の神経細胞体があり、第2～第4仙髄（S2～4）の側角には副交感神経の節前線維の神経細胞体がある。この他の脊髄の領域、すなわち頸髄と下位腰髄には自律神経の細胞体がない（側角は存在しない）。灰白質の後方への突出は**後角**（posterior horn）とよばれる。後角には一般体性感覚神経の軸索の入力を受ける神経細胞がある。また、前角の腹側にある白質部分を**前索**（anterior fasciculus）、前角と後角にはさまれた白質の外側部分を**側索**（lateral fasciculus）、後角の背側にある白質部分を**後索**（posterior fasciculus）という。前索、側索、後索には上行性および下行性伝導路が通っている。

7　下行性伝導路（錐体路）（図11.14）

　中枢神経系の各領域の構造は"伝導路"によって互いに連絡をしあい、機能している。伝導路は大きく**上行性伝導路**と**下行性伝導路**に分けられる。情報が伝わっていく方向が下

第11章 神経系－中枢神経系

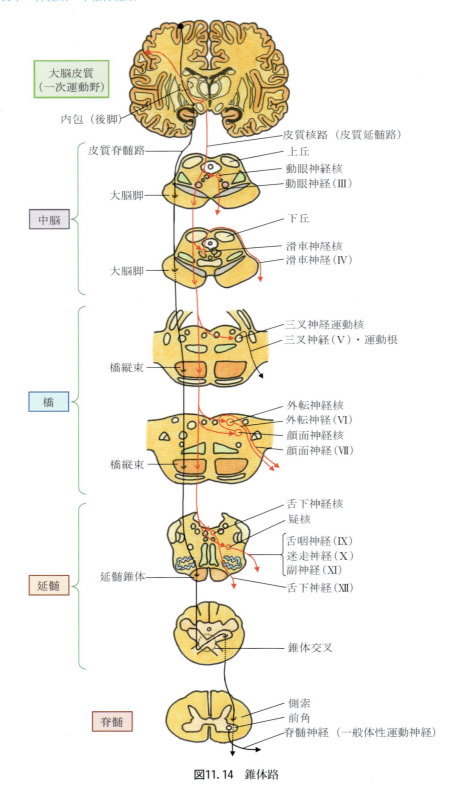

図11.14　錐体路

から上の場合が上行性、上から下の場合、下行性となる。大雑把に考えて、感覚性伝導路は末梢の感覚受容器から大脳へ情報を伝えるので上行性伝導路に、運動性伝導路は大脳からの命令を骨格筋に伝えるので下行性伝導路になる。

　下行性伝導路は別名、**錐体路**（pyramidal tract）ともよばれ、**皮質脊髄路**（corticospinal tract）と**皮質核路**（corticonuclear tract）（皮質延髄路（corticobulbar tract））に分けられる。皮質脊髄路と皮質核路はともに**体性運動**をつかさどるが、皮質脊髄路は体幹と四肢の、皮質核路は頭頸部の体性運動をそれぞれ担っている。皮質脊髄路、皮質核路はともに大脳皮質の第Ⅴ層にある **Betz 錐体細胞**から発する。皮質脊髄路は体幹と四肢の骨格筋の運動をつかさどるので、大脳皮質の体局在性から頭頂部に近い領域の Betz 錐体細胞から、皮質核路は頭頸部の骨格筋の運動をつかさどるので、側頭部に近い領域の Betz 錐体細胞からそれぞれ発する。Betz 錐体細胞の軸索は大脳皮質から出ると、大脳の**内包**（internal capsule）、中脳の**大脳脚**（cerebral peduncle）、橋の**橋縦束**（pontine longitudinal fasciculus）、延髄の**延髄錐体**（pyramid of medulla oblongata）を通る。皮質脊髄路はそのあと、延髄の下端で**錐体交叉**（pyramidal decussation）をつくり、交叉して反対側に移行する。そのあと、脊髄の**側索**を通って脊髄を下降し、脊髄の**前角**にある**一般体性運動神経**（GSE）の細胞体に接続する。また、皮質核路は、途中までは皮質脊髄路と同じ経路をたどるが、脳幹の各所で交叉して反対側に移行し、**脳神経運動核**に接続する[*3]。脳神経の運動核としては、中脳には**動眼神経核**と**滑車神経核**があり、それぞれ動眼神経（第Ⅲ脳神経）と滑車神経（第Ⅳ脳神経）を出す。橋には**外転神経核**があり、外転神経核からは外転神経（第Ⅵ脳神経）が出ている。外転神経は、動眼神経と滑車神経とともに眼球運動をつかさどっている。橋にはその他に**三叉神経運動核**と**顔面神経核**がある。三叉神経運動核からは三叉神経（第Ⅴ脳神経）の運動根が出て、咀嚼筋などを支配している。顔面神経核からは顔面神経（第Ⅶ脳神経）が出て、表情筋などを支配する。延髄には**疑核**と**舌下神経核**がある。疑核からは舌咽神経（第Ⅸ脳神経）、迷走神経（第Ⅹ脳神経）、副神経（第Ⅺ脳神経）・延髄根が出て、咽頭および喉頭の筋などを支配している。舌下神経核からは舌下神経（第Ⅻ脳神経）が出て、外舌筋および内舌筋を支配している。

8　錐体外路系（extrapyramidal system）（図11.15）

　錐体外路系は錐体路以外の運動性伝導路の総称で、錐体路の働きを補助する働き、すなわち随意運動を調節し、運動を円滑に効率的に行えるようにする働きを持つ。錐体外路系の主要な構造として、大脳の**大脳基底核**と中脳の**黒質**を紹介する。

　前述の通り、大脳基底核は扁桃体、尾状核、レンズ核からなる。このうち錐体外路系に関

[*3]：滑車神経（Ⅳ）は、滑車神経核を出たのち交叉するため、滑車神経核に達する皮質核路の線維は交叉せず、同側に終止する。

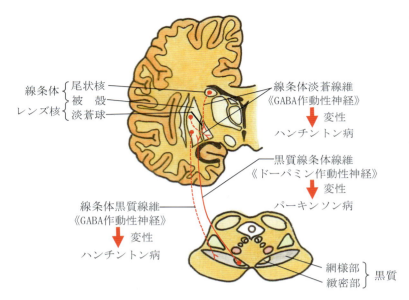

図11.15　大脳基底核と黒質（錐体外路系）

係する構造としては**尾状核**と**レンズ核**があげられる。レンズ核はさらに外層の**被殻**と内層の**淡蒼球**に分けられる。機能的な面でみると、尾状核と被殻をあわせた**線条体**と、**淡蒼球**に分けることができる。これら大脳基底核の構造は中脳の黒質と密接な関係を持っている。

中脳の黒質は**緻密部**と**網様部**に分けられる。緻密部には**ドーパミン**（dopamine）を神経伝達物質として持つ**ドーパミン作動性神経**が存在し、その軸索は線条体へと投射し**黒質線条体線維**（nigrostriatal tract）をつくる。また、線条体には抑制性の神経伝達物質である**γアミノ酪酸**（GABA）を持つ神経細胞が存在する。この GABA 作動性神経の軸索は黒質の網様部へと投射し、**線条体黒質線維**（striatonigral tract）をつくる。また、線条体と淡蒼球の間にも神経線維の投射がある。これは尾状核および被殻から発し、淡蒼球に達する **GABA 作動性神経**の軸索で、**線条体淡蒼球線維**（striatopallidal tract）とよばれる。

中脳および大脳基底核は、視床を介して大脳皮質とも連絡をしている（図11.7）。黒質と被殻からの出力は視床の**前腹側核**（VA）を中継して大脳皮質の**二次運動野**に至る。また、黒質や小脳核からの出力は視床の**外側腹側核**（VL）を中継して大脳皮質一次運動野に至る（図11.7）。

大脳基底核と中脳を結ぶ錐体外路系の伝導路が障害されると、有名な神経疾患を発症する。まず、黒質線条体線維をつくる中脳黒質のドーパミン神経が変性する（死んでしまう）と、**パーキンソン病**（Parkinson's disease）になる。パーキンソン病は遺伝性の神経疾患で、男性で発症リスクが高く、ふるえや筋の固縮、動作の開始が困難になるなどの症状を示す。また、線条体黒質線維や線条体淡蒼球線維が変性すると、**ハンチントン病**（Huntington disease）を発症する。ハンチントン病も遺伝性の疾患で、進行性の舞踏様運動、認識力低下、情動障害などの症状を示す。

9 上行性伝導路

9.1 後索−内側毛帯路（長後索路）（図11.16）

　上行性伝導路のうち、皮膚感覚である識別性触覚と圧覚を大脳に伝えるのは、後索−内側毛帯路である。皮膚で感じ取った識別性触覚および圧覚は、脊髄神経の**一般体性感覚神経（GSA）**を通じて脊髄の**後角**に入る。その後、脊髄の後索を上行し、延髄の**後索核**（dorsal column nucleus）の神経細胞にシナプスする。後索は頸椎のレベルでは後中間溝によってさらに内側の薄束（ゴル束（gracile fasciculus））と外側の楔状束（cuneate fasciculus）に区分される（図11.9右）。後索−内側毛帯路のうち下半身（T8以下）からの神経線維は薄束を、上半身（T7以上）からの神経線維は楔状束をそれぞれ通る。また、後索核も内側の薄束核と外側の楔状束核に区分され（図11.9右）、薄束核は薄束を通って上行してきた神経線維を受け、楔状束核は楔状束を通って上行してきた神経線維を受ける。後索核（薄束と楔状束核）の神経細胞の軸索（二次ニューロン）は後索核を出たあと、**毛帯交叉**をつくって反対側に交叉する。そのあと、延髄、橋、中脳の**内側毛帯**[*4]を上行し、視床の**後腹側核（VP）**の神経細胞にシナプスする。視床の後腹側核から出た神経軸索（三次ニューロン）は、大脳の深部にある**内包**を通って大脳皮質の中心後回にある**一次感覚野**のⅣ層内顆粒細胞にシナプスする。

9.2 脊髄視床路（thalamocortical tract）（図11.17）

　上行性伝導路のうち粗大触覚（原始的な皮膚感覚）、および温度覚と痛覚を大脳に伝えるのは**脊髄視床路**である。皮膚で感じ取った粗大触覚、温度覚、痛覚の情報は、脊髄神経の**一般体性感覚神経（GSA）**を通じて脊髄の**後角**に入る。脊髄の後角に入るとすぐに、後角の神経細胞（二次ニューロン）にシナプスする。二次ニューロンの軸索は少し上行しながら**白交連**をつくり反対側に交叉したあと、脊髄および延髄の**側索**を上行して橋および中脳の**脊髄毛帯**（spinal lemniscus）を通って視床に達し、**後腹側核**（VP）の神経細胞（三次ニューロン）にシナプスする（脊髄視床路）。この際、粗大触覚の情報は脊髄視床路の前部を通り（**前脊髄視床路**（anterior thalamocortical tract））、温度覚と痛覚の情報は脊髄視床路の外側部を通る（**外側脊髄視床路**（lateral thalamocortical tract））。そのあと、視床・後腹側核の三次ニューロンの軸索は、大脳深部の内包を通って大脳皮質の中心後回にある**体性感覚野**に達し、Ⅳ層内顆粒細胞にシナプスする。

[*4]：後索−内側毛帯路の脳幹での通り道となる内側毛帯が、脳幹の各部位、すなわち延髄、橋、中脳で、その形と位置を変えることを復習せよ。

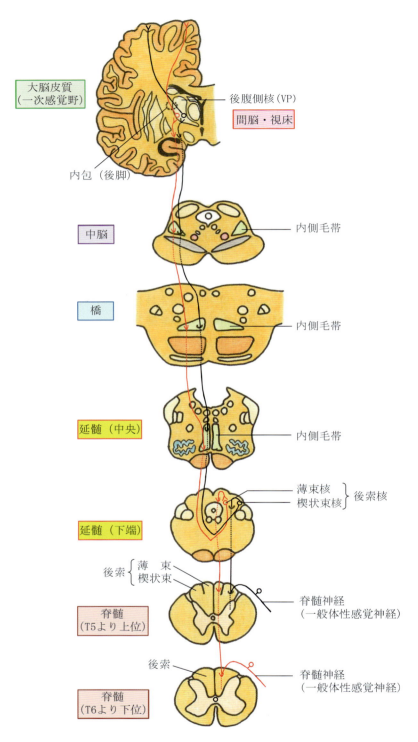

図11.16　後索-内側毛帯路

9 上行性伝導路

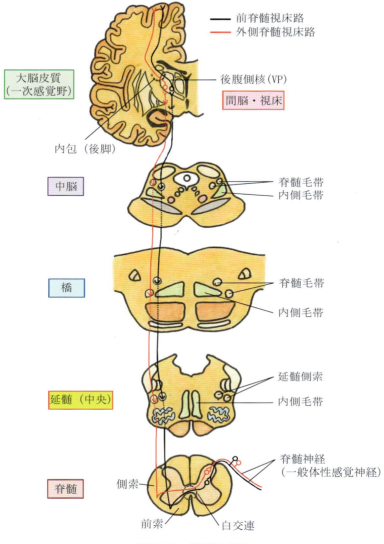

図11.17　脊髄視床路

9.3　三叉神経視床路（trigeminothalamic tract）

　三叉神経視床路は頭顔面部の皮膚感覚を伝える伝導路で、**三叉神経主知覚核**（principal sensory nucleus of trigeminal nerve）を経由する経路と、**三叉神経脊髄路核**（spinal nucleus of trigeminal nerve）を経由する経路の2つがある。

　三叉神経主知覚核を経由する経路は、頭顔面部の皮膚の**識別性触覚**と**圧覚**を伝える。三叉神経の中枢性突起（**一般体性感覚神経（GSA）**）は、三叉神経節から出て、その神経根は橋の腹側に入る。そのあと、橋の背外側部にある**三叉神経主知覚核**の神経細胞（二次ニューロン）にシナプスをし、二次ニューロンの軸索は反対側に交叉したあと、**三叉神経毛帯**（trigeminal lemniscus）を通って脳幹を上行し、視床の**後腹側核**（VP）に至る（図11.18）。

225

三叉神経脊髄路核を経由する経路は、頭顔面部の皮膚の**温度覚**と**痛覚**を伝える。三叉神経の中枢性突起（**一般体性感覚神経（GSA）**）が橋に入ると、しばらくは橋から上位頸髄にかけて長く伸びる**三叉神経脊髄路**を下行する。そのあと、三叉神経脊髄路の内側に位置する**三叉神経脊髄路核**の神経細胞（二次ニューロン）にシナプスし、二次ニューロンの軸索は反対側に交叉したあと、**三叉神経毛帯**を通って脳幹を上行し、視床の**後腹側核（VP）**に至る（図11.18）。

三叉神経主知覚核、あるいは三叉神経脊髄路核からの二次ニューロンを受けた視床・後腹側核の神経細胞の軸索（三次ニューロン）は大脳深部の内包を通って大脳皮質の中心後回にある**一次感覚野**に達し、Ⅳ層内顆粒細胞にシナプスする（図11.18）。

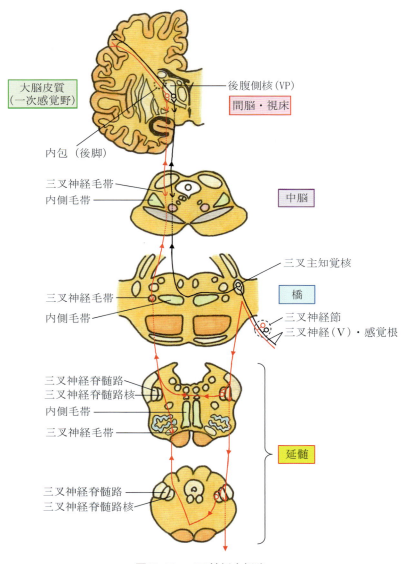

図11.18　三叉神経中枢路

9.4 小脳の求心性投射路および遠心性投射路

小脳に入る主な求心性投射路には**脊髄小脳路**（spinocerebellar tract）がある。脊髄小脳路は**筋紡錘**（muscle spindle）と**腱紡錘**（tendon spindle）によって感じ取られた深部感覚（骨格筋や腱の伸展具合）を小脳に伝える伝導路である。脊髄小脳路には下半身の深部感覚を小脳へ伝える**後脊髄小脳路**（posterior spinocerebellar tract）と、上半身の深部感覚を小脳に伝える**副楔状束核小脳路**（cuneocerebellar tract）などがある。

下半身の深部感覚は脊髄神経の**一般体性感覚神経**（GSA）に乗って脊髄の**後角**に入り、しばらく脊髄の**後索**を上行したあと、脊髄の**胸髄核**（C7〜L3に存在）の神経細胞にシナプスする。胸髄核の神経細胞の軸索（二次ニューロン）は後脊髄小脳路となって脊髄の**側索**を上行する。また、上半身の深部感覚は、脊髄神経の**一般体性感覚神経**（GSA）を通って脊髄に入り、しばらく脊髄の**後索**を上行する（図11.19）。そのあと、延髄にある**副楔状束核**（accessory cuneate nucleus）の神経細胞にシナプスする。副楔状束核からでた軸索（二次ニューロン）は副楔状束小脳路となって胸髄核からの二次ニューロン（後脊髄小脳路の線維）と一緒に延髄と小脳をつなぐ**下小脳脚**を通って小脳の**虫部**に入る（図11.19）。後脊髄小脳路および副楔束核小脳路は、**苔状線維**として小脳皮質の顆粒層に終止し、働きとしては**姿勢維持**に関与する。

前述のように顆粒層に入った情報は、顆粒細胞の軸索（平行線維）を介してプルキンエ細胞へ伝えられる。プルキンエ細胞の軸索は小脳の腹側部の白質に埋まるように一対ある**小脳核**の神経細胞にシナプスする。小脳の遠心性投射線維は小脳核から出る（図11.19）。

小脳核の神経細胞の軸索は上小脳脚を通って小脳から出て、上小脳脚交叉（decussation of superior cerebellar peduncle）をつくって反対側に交叉する（図11.19）。そのあと、中脳の赤核に至る**小脳赤核路**（cerebellorubral tract）と、視床の外側腹側核（VL）に至る**小脳視床路**（cerebellothalamic tract）に分かれる（図11.19）。小脳赤核路は姿勢維持に関連した情報を運び、小脳視床路は筋の協調運動に関連した情報を視床・外側腹側核（VL）を中継して大脳皮質の一次運動野へ運ぶ。

10 特殊感覚伝導路

10.1 視覚伝導路

光の受容器は、眼球の中にある**網膜**（retina）であるが、図11.20に示したように、**視軸の内側**、すなわち右眼では赤色で示した部分、左眼では灰色で示した部分から入ってくる光は、網膜の**外側半**が感じ取る。対して、**視軸の外側**、すなわち右眼では灰色で示した部分、左眼では赤色で示した部分から入ってくる光は、網膜の**内側半**が感じ取る。網膜の**神経節細胞**（ganglionic cell）の軸索が**視神経**（第Ⅱ脳神経）となる。視神経は脳に入る前に**視交叉**（optic chiasma）という構造をつくる。この際に図11.20に示したように、**網膜の内側半**からの視神経線維は、視交叉で**交叉**して反対側に移行するが、**網膜の外側半**からの視

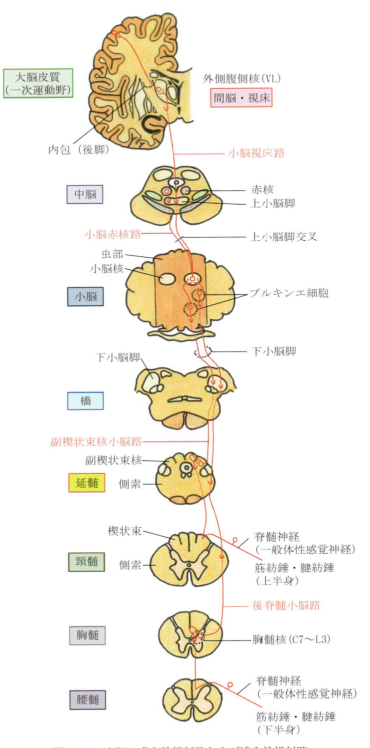

図11.19　小脳の求心性投射路および遠心性投射路

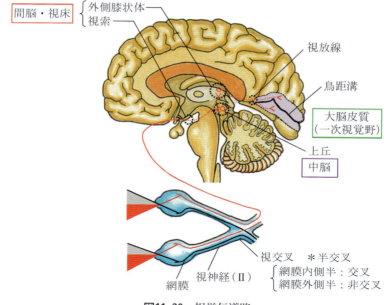

図11.20 視覚伝導路

神経線維は視交叉で**交叉せず**、同側を走る。ヒトではこのように、視神経線維の半分が交叉し、半分が交叉しない**半交叉**を示す。視交叉で交叉したあと、視神経は間脳に入り、**視索**（optic tract）という構造になる。視索は視床下部と視床の外側を上行したあと、視床の**外側膝状体**（lateral geniculate nucleus）の神経細胞にシナプスする。外側膝状体からでた軸索は内包を経て大脳に入ると、大脳の白質で**視放線**（optic radiation）とよばれる神経線維が放射状に広がった構造をつくり、最終的に大脳皮質の後頭葉の**一次視覚野**に達し、Ⅳ層顆粒細胞とシナプスする。大脳皮質の一次視覚野は鳥距溝（calcarine sulcus）という脳溝を上下にはさんだ領域にあり、さらにその周囲（上下）を二次視覚野が取り囲む。

10.2 聴覚伝導路（図11.21）

聴覚は聴覚器である内耳の**蝸牛**（cochlea）によって感じ取られる。蝸牛によって感じ取られた音の情報は神経の興奮として内耳神経（第Ⅷ脳神経）の**蝸牛神経**成分によって運ばれる。蝸牛神経は橋に入ると**蝸牛神経核**（cochlear nucleus）の神経細胞にシナプスする。蝸牛神経核から出た軸索（二次ニューロン）は、橋を上行しながら反対側に交叉する。橋では、両側の蝸牛神経核から出て正中を交叉する神経線維が多数みられる。この横行線維群からなる白質の構造を**台形体**（trapezoid body）とよんでいる。そのあと、二次ニューロンは**外側毛帯**（lateral lemniscus）を上行して、中脳の**下丘**（inferior colliculus）の神経細胞とシナプスをつくる。この過程の途中で、橋の上オリーブ核に中継する神経線維もある。下丘から出た軸索（三次ニューロン）は、次に視床に達し、**内側膝状体**（medial geniculate nucleus）の神経細胞にシナプスする。視床の内側膝状体から出た軸索（四次ニューロン）は内包を経て

第11章　神経系―中枢神経系

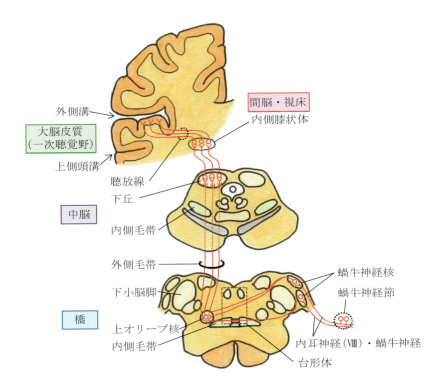

図11.21　聴覚伝導路

大脳へ至り、大脳皮質の白質で放射状に広がり、**聴放線**（acoustic radiation）をつくる。聴放線は最終的に側頭葉の**上側頭回**にある**一次聴覚野**のIV層顆粒細胞に終止する。

10.3　味覚伝導路（図11.22）

味覚受容器である**味蕾**（taste bud）は舌と口蓋、喉頭蓋に分布している。**舌前2/3お よび口蓋**の味蕾からの味覚は**顔面神経**（第VII脳神経）によって運ばれる。**舌後1/3**の味蕾からの味覚は**舌咽神経**（第IX脳神経）によって、**喉頭蓋**の味蕾からの味覚は**迷走神経**（第X脳神経）によってそれぞれ運ばれる。顔面神経、舌咽神経、迷走神経の軸索は、いずれも橋から延髄にかけて細長く伸びる**孤束核**（solitary nucleus）[*6]という神経核の神経細胞にシナプスする。孤束核から出た神経軸索（二次ニューロン）は、反対側に交叉し、**内側毛帯**[*5]を通って橋と中脳を上行し、視床の**後腹側核**の神経細胞にシナプスする。視床の後腹側核から出た神経軸索（三次ニューロン）は内包を経て大脳に入り、大脳皮質の島傍皮質にある**味覚野**のIV層の顆粒細胞に終止する。

[*5]：内側毛帯には味覚の他に、皮膚感覚である**識別性触覚**と**圧覚**が通る。すなわち内側毛帯は味覚伝導路だけでなく、後索―内側毛帯路の一部にもなっている。
[*6]：孤束核の吻側部は味覚線維が入力するため、味覚核ともよばれる。

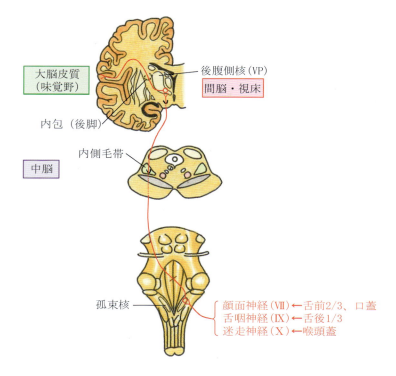

図11.22　味覚伝導路

10.4　嗅覚伝導路（図11.23）

　嗅覚は鼻腔の嗅上皮にある嗅細胞によって受容される。嗅細胞の神経軸索（嗅神経；第Ⅰ脳神経）が**嗅球**（olfactory bulb）の神経細胞にシナプスする。嗅球から出た神経軸索（二次ニューロン）は、嗅索（olfactory tract）を通って**海馬傍回**（parahippocampal gyrus）および**鉤**（uncus of hippocampus）の神経細胞にシナプスする。海馬傍回、鉤の神経軸索（三次ニューロン）は大脳皮質の**嗅内野**（entorhinal cortex；嗅覚連合野）に終止する。嗅覚伝導路は視床と内包を経由せずに大脳に入る唯一の感覚性伝導路である。

　嗅内野からの神経軸索は、大脳辺縁系の閉鎖回路であるPapez回路の一部をなし、記憶の形成に関与する海馬に連絡する（図11.7）。嗅内野はアルツハイマー病（Alzheimer's disease）の病変が初期に出現する部位でもある。

11　髄膜と脳脊髄液

11.1　髄膜（図11.24）

　中枢神経系には中枢神経を覆い、保護する役目を持つ**髄膜**（meninges）がある。髄膜には、脳の実質の表面を直接覆っている薄い**軟膜**（pia mater）、その外層を覆っている**クモ膜**（arachnoid）、最外層の硬い**硬膜**（dura mater）からなる。軟膜とクモ膜の間には若干の空

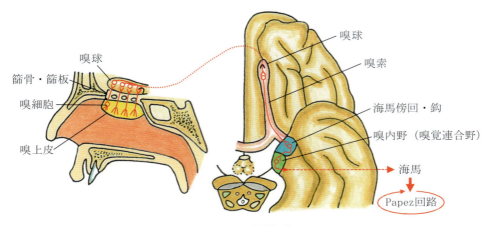

図11.23　嗅覚伝導路

間が存在し、この空間を**クモ膜下腔**（subarachnoid space）とよぶ。ここには、後述の**脳脊髄液**が循環している他、脳に分布する動脈が通っている。硬膜には、硬膜によって囲まれてできる特殊な構造をした静脈がある。これを**硬膜静脈洞**（dural venous）という。硬膜静脈洞のうち**上矢状静脈洞**（superior sagittal sinus）には、クモ膜が突出してできた**クモ膜顆粒**（arachnoid granulation）が入り込んでいる。

11.2　脳脊髄液（cerebrospinal fluid：CSF）

　クモ膜下腔には脳脊髄液が循環している。脳脊髄液は側脳室、第三脳室、第四脳室の**脈絡叢**（choroid plexus）という組織でつくられる（図11.25）。脈絡叢は血管とつながっていて、血漿（血液の液体成分）を材料として脳脊髄液をつくる。脈絡叢には**血液髄液関門**（blood-cerebrospinal fluid barrier）があり、脳脊髄液をつくる際に脳に有害な物質が脈絡叢を通らないようにしている。脳脊髄液の量は成人で100〜160 mL、1日当たりの生産量

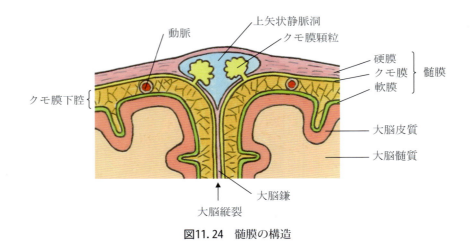

図11.24　髄膜の構造

は400〜600 mL なので、1日に4〜5回程度、脳脊髄液が入れ替わるということになる。

脳脊髄液の働きとしては、1つに中枢神経に栄養を与えることがあげられる。もう1つは外部からの衝撃から中枢神経を保護する役割がある。中枢神経は髄膜という水槽のなかで、脳脊髄液の中に浮いているような状態となっているため、外部から衝撃があった場合、水槽の水の部分、すなわち脳脊髄液でその衝撃を吸収して、中枢神経に衝撃が直接伝わらないようにしている。

11.3　脳脊髄液の循環経路（図11.25）

左右の大脳半球には**側脳室**（lateral ventricle）とよばれる腔所がある。前述のように側脳室には**脈絡叢**が存在し、この脈絡叢で脳脊髄液がつくられる。左右の側脳室は間脳では1つにつながり、**第三脳室**（third ventricle）となる。第三脳室にも脈絡叢が存在し、ここでも脳脊髄液がつくられる。第三脳室は中脳の細い**中脳水道**（cerebral aqueduct）に続き、さらに橋、延髄では菱形窩と小脳との間にできる**第四脳室**（fourth ventricle）に続く。第四脳室にも脈絡叢が存在し、ここでも脳脊髄液がつくられる。第四脳室はさらに脊髄の**中心管**（central canal）へと続いている。第四脳室にはその他にクモ膜下腔へと続く脳脊髄液の逃げ道がある。1つは第四脳室の両側に1対ある**外側口**（lateral aperture of fourth ventricle）（ルシュカ孔（foramen of Luschka））で、もう1つは菱形窩の後部正中に1つある**正中口**（median aperture of fourth ventricle）（マジャンディ孔（foramen of Magendie））である。外側口および正中口から出た脳脊髄液は、**クモ膜下腔**を循環して頭頂部に至り、**クモ膜顆粒**を通じて**上矢状静脈洞**へ入る。すなわち体循環にもどされる。

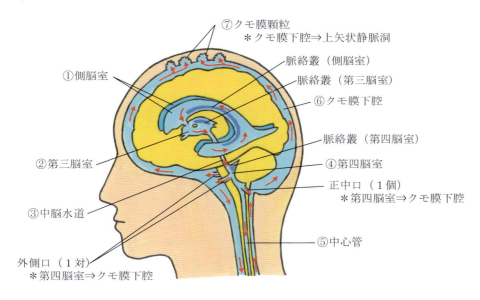

①〜⑦はCSF循環の順序を示す。

図11.25　脳脊髄液（CSF）の循環経路　①〜⑦はCSF循環の順序を示す。

問　題

下記の文章の（　）に適する語句を入れよ。

(1) 大脳皮質は新皮質と古皮質に分けられ、新皮質には体性運動野や運動前野、前頭前野などがある（　①　）、体性感覚野、頭頂連合野などがある（　②　）、聴覚野がある（　③　）、視覚野がある（　④　）の4葉に分けられる。

(2) 古皮質には嗅脳や辺縁葉の他に、記憶の形成に関与する（　⑤　）などが存在する。

(3) 大脳基底核は（　⑥　）と（　⑦　）、レンズ核からなり、レンズ核はさらに外層の（　⑧　）と内層の（　⑨　）に分けられる。

(4) 視床で視覚伝導路を中継するのは（　⑩　）で、聴覚伝導路を中継するのは（　⑪　）である。

(5) 中脳の（　⑫　）という神経核にあるドーパミン神経が変性すると（　⑬　）を患う。

(6) 上行性伝導路のうち頭頸部を除いた体幹と四肢の識別性触覚と圧覚は（　⑭　）路を通って、温度覚と痛覚は（　⑮　）路を通って最終的に大脳皮質の体性感覚野に伝えられる。

(7) 上半身からの深部感覚は（　⑯　）路によって、下半身からの深部感覚は（　⑰　）路によって、それぞれ小脳へ運ばれる。

(8) 小脳は正中部の（　⑱　）とその両側の（　⑲　）、尾側の（　⑳　）からなる。

(9) 脳は外から（　㉑　）、（　㉒　）、（　㉓　）の3枚の髄膜によって包まれている。

(10) 脳脊髄液は脳室にある（　㉔　）という組織でつくられ、頭頂部で（　㉕　）を通って体循環（上矢状静脈洞）にもどされる。

第12章

感覚器系

到達目標

感覚器系各器官の構造を機能と関連付けて説明できる。

学習のポイント

- 皮膚の組織構造と感覚受容器
- 眼球の構造
- 虹彩、毛様体の構造と自律神経支配
- 眼球運動に関与する筋とその神経支配
- 中耳、内耳における聴覚刺激の伝播（解剖学的側面から説明できるか？）
- 平衡覚器の構造と機能
- 味覚受容器とその神経支配

1　感覚器系の概要

外界のさまざまな物理的または化学的刺激を受容する器官を**感覚器**（sensory organs）という。感覚とは、内・外環境の刺激を認知することであり、感覚器は刺激を受容して電気信号に変え、末梢神経系によって中枢神経系（脳と脊髄）に伝える。脳は伝えられた情報を統合して、感覚として認知する。したがって、感覚器系と神経系とは非常に強いつながりを持っているといえる。

感覚は次の3種類に大別することができる。
① **特殊感覚**：頭部に存在する特殊な感覚器によって受容される感覚。視覚、聴覚、平衡覚、嗅覚、味覚がこれに相当する。
② **体性感覚**：全身の皮膚および運動器によって受容される体表と深部の感覚。触覚、痛覚、圧覚、温度覚（温覚および冷覚）、深部感覚（運動覚および位置感覚）がこれに相当する。
③ **内臓感覚**：内臓によって受容される内臓痛覚と臓器感覚。飢餓感、吐き気、便意、尿意、性感、内臓痛などがある。

感覚の受容器は、その受容する刺激の種類によって以下のように分類することができる。
① 機械受容器：機械的な動きや力の変化を受容する。皮膚の変形や動き、骨格筋の伸張、関節の屈曲状態などを検知する。
② 温度受容器：皮膚や粘膜にあり、温度変化を検知する。
③ 侵害受容器：組織の損傷を検知し、痛みの刺激を受容する。
④ 光受容器：眼にあり、入り込んだ光刺激を受容する。
⑤ 化学受容器：口腔や鼻腔などにあり、味やにおいなどに含まれる水溶性化学物質を受容する。

この章では、さまざまな体性感覚の受容器である**皮膚**（skin）、視覚の受容器である**眼**（eye）、聴覚・平衡覚の受容器である**耳**（ear）、味覚の受容器である**味蕾**（taste bud）、嗅覚の受容器である**鼻**（nose）をとりあげる。いずれもその主要な構造は外胚葉に由来することが発生学的な特徴である。なお、骨格筋の伸張を受容する筋紡錘、関節の屈曲状態を検知する受容器についての説明は、それぞれ筋系の章にゆずる（第14章 5.2 筋紡錘の構造 5.3 腱紡錘の構造　参照）。

2　皮膚

皮膚は全身を覆う強靭な被膜であり、皮膚感覚をつかさどる感覚器としての働きの他にも、以下のようなさまざまな機能を備えている。
① 熱、微生物、化学物質などから身体内部を保護する。

② 発汗や皮膚に分布する血管の血流を調節することによって、体温を調節する。
③ 汗に含まれる塩分などを排泄して、体液の調節を行う。

皮膚の表面積は成人で1.5〜2.0 m²ほどであり、人体で最大の器官である。厚さは部位によって異なるが、1〜4 mmほどであり、機械的刺激の多い手掌と足底では特に厚い。

熱傷で皮膚の表面積の1/3以上が損傷されると、生命に危険が及ぶ。皮膚損傷の広さを推定する目安として「**9の法則**」が用いられる。これは頭頸部の皮膚面積が9％、左右の上肢がそれぞれ9％、下肢が左右それぞれ18％（前面9％、後面9％）、頭頸部と外陰部を除く体幹の前面が左右それぞれ9％、後面も左右それぞれ9％、外陰部が1％とするものである。

2.1 皮膚の構造（図12.1）

皮膚は表層から順に**表皮**（epidermis）、**真皮**（dermis）、**皮下組織**（subcutaneous tissue）の三層に分けられる。表皮は上皮組織からなり、真皮は密性結合組織からなる。皮下組織は疎性結合組織および脂肪組織から構成される。

（1）表皮

皮膚の最浅層をなすもので、**重層扁平上皮**からなる。表皮の最深部で細胞の分裂・増殖が行われ、生じた細胞はしだいに表層に移動していく。その際、細胞内に**ケラチン**というタンパク質が蓄積していき、細胞が固くなる。この現象を**角化**という。角化した細胞は4週間ほどで表層から垢として剥離する。フケは頭皮のケラチノサイトが剥離したものである。表皮には角化する細胞（**ケラチノサイト**）の他、メラニンという黒褐色の色素を産生する**メラノサイト**（メラニン細胞）、免疫反応に関与するランゲルハンス細胞、触覚を感知するメルケル細胞などの細胞が存在している。

表皮は深層から順に次の四ないし五層に区分される。

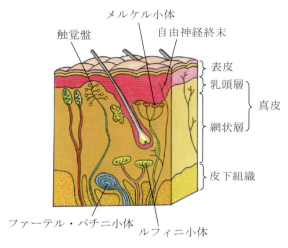

図12.1 皮膚の構造と感覚受容器

1) 基底層（stratum basale）

細胞分裂によってケラチノサイトの新生が行われる。メラノサイトが存在している。

2) 有棘層（stratum spinosum）

十層ほどのケラチノサイトが密に配列している。ランゲルハンス細胞もみられる。

3) 顆粒層（stratum granulosum）

プログラム細胞死（programmed cell death）[※1]を起こしつつあるケラチノサイトが配列している。

4) 淡明層（stratum lucidum）

手掌や足底など、厚い皮膚のみにみられ、死んだケラチノサイトが存在する。

5) 角質層（stratum corneum）

何層にも配列したケラチノサイトからなり、表層のものから順に剥がれ落ちる。機械的刺激が持続的に加わると、タコ（胼胝）やウオノメ（鶏眼）が生じる。

(2) 真皮

表皮の深層に位置する強い密性結合組織からなる層であり、皮膚に強靭さを与える。線維成分は膠原線維が大部分であり、これに弾性線維が加わる。真皮は次の二層に区分することができる。

1) 乳頭層（stratum papillare）

真皮の浅層部分にあたり、**真皮乳頭**（papillae dermis）とよばれる乳頭状の突起が表皮に向かって突出している。この真皮乳頭には毛細血管を含むものの他、**マイスネル小体**（触覚小体）（Meissner's tactile corpuscle）とよばれる触覚受容器をなす神経終末を含むものや、特に特徴的な構造を示さない神経終末（**自由神経終末**（free nerve ending））を含むものがある。

2) 網状層（stratum reticulare）

真皮の深層部分にあたり、膠原線維が網状にからみ合っているところから、この名がある。わずかに弾性線維を含む他、毛包、汗腺、脂腺が存在している（後述）。

(3) 皮下組織

真皮の深層にある組織層であり、狭義の皮膚（表皮と真皮）には含めない。疎性結合組織と脂肪組織からなり、皮下組織を層としてとらえて**浅筋膜**（superficial fascia）ということもある。皮下組織に含まれる脂肪組織は栄養の貯蔵を行う他、断熱材として体温の喪失を防ぎ、また外力に対する緩衝材としての働きを持つ。

皮下組織には、皮膚に加わる圧力を感知する**ファーテル・パチニ小体**（層板小体）（corpuscle of Vater–Pacini）とよばれる神経終末装置が存在している。

[※1]：不要な細胞が計画的に死んでいくこと。皮膚では特に**アポトーシス**（apoptosis）とよばれる形式のプログラム細胞死が起こる。

2.2　皮膚の付属器

皮膚には毛（hair）、爪（nail）、汗腺（sweat gland）、脂腺（sebaceous gland）などが付属している。

（1）毛

表皮の細胞が角化変形してできたものであり、手掌、足底を除くほとんどの皮膚の表面にみられる。毛は皮膚の保護、保温に働く他、動くことによって触覚の受容器を刺激する働きを持つ。

毛の皮膚より表面に出ている部分を**毛幹**といい、皮膚に埋まっている部分を**毛根**という。毛幹は深部の髄質と浅部の皮質からなり、その表面は毛上皮とよばれる薄い細胞層で覆われている。毛根の下端部は**毛球**とよばれるふくらみをなしている。毛根は毛包という鞘状の構造に包まれていて、その最深部から毛球に向かって**毛乳頭**とよばれる構造が突出する。毛乳頭の周りは**毛母基**とよばれる細胞集団で覆われ、この細胞は毛の新生と成長を行っている。

毛には**立毛筋**（erector pili）という平滑筋が付属していて、交感神経の興奮により収縮することによって毛を立てる（ヒトでは鳥肌が生じる）。

（2）爪

毛と同じく、表皮の角化した細胞よりなる。爪は指先を保護する他、物をつまむ際に役立つ。

表面に露出してみえる部分を**爪体**といい、皮膚に埋まっている部分を**爪根**という。爪体の基部（近位端）に白っぽくみえる三日月形の部分を**爪半月**という。爪の下層にある皮膚は**爪床**とよばれる。爪根の下層は細胞分裂により爪の新生が行われるところで、**爪母基**とよばれる。

爪は全身性の疾患により特徴的な変形を来すことがあり、さじ状爪、太鼓ばち指などがその例である。

（3）皮膚腺

汗腺、脂腺、乳腺があり、それぞれ汗、皮脂、乳汁を分泌する。

1）汗腺

エクリン汗腺（eccrine sweat gland）とアポクリン汗腺（apocrine sweat gland）の2種類が区別される。**エクリン汗腺**はほぼ全身の皮膚にみられ、特に手掌、足底、前頭部に多く存在する。**アポクリン汗腺**は腋窩、乳輪、外陰部、外耳道など限られた部位にみられる。外耳道のアポクリン汗腺は特に**耳道腺**（ceruminous gland）とよばれる。ワキガのにおいは、腋窩のアポクリン汗腺の分泌物が細菌に分解されて生じるにおいである。

2）脂腺

一般に毛に付属していて、毛包の上部に開口する。しかし、毛と無関係に皮膚の表面に開口するものもあり、**独立脂腺**とよばれる。脂腺から分泌される皮脂は皮膚の乾燥を防ぎ、防水の役目を果たす。皮脂の排出が妨げられて炎症を起こしたものがニキビ（尋常性痤瘡

3） 乳腺

アポクリン汗腺の変化したものとみなされる。前胸部にある乳房の中に存在し、大胸筋および前鋸筋の浅層に位置する。乳房のほぼ中央には**乳頭**が突出していて、その周囲を色素の沈着した**乳輪**が取り囲んでいる。乳腺の内部は結合組織によって15～20の**乳腺葉**に区画されている。それぞれの乳腺葉には乳頭の先端に開口する**乳管**があり、産生した乳汁を運ぶ（第6章 図6.9 参照）。

2.3 皮膚の感覚受容装置（図12.1）

皮膚に分布する神経の一部は**自由神経終末**となって終わり、痛覚・温度覚を感知する。また、一部のものは特殊な終末装置、すなわち感覚受容装置をつくって終わる。それらの感覚受容装置には以下のようなものがある。

(1) マイスネル小体（触覚小体）

真皮乳頭の中に存在する楕円形の小体で、神経の樹状突起からなるかたまりが被包に包まれている。特に、手掌と足底に多くみられ、触覚を感知する。

(2) ファーテル・パチニ小体（層板小体）

皮下組織ないし真皮の最深層に存在する楕円形の小体で、神経の樹状突起が層状の被包に包まれている。手掌と足底に多くみられ、圧覚・振動覚を感知する。

(3) メルケル小体（Merkel's tactile corpuscle）

表皮の有棘層に存在する楕円形の小体で、円板状の神経終末がメルケル細胞とよばれる細胞に連結して構成される。触覚を感知する。

(4) ルフィニ小体（Ruffini corpuscle）

真皮の深層に存在する細長い小体で、神経の樹状突起が細長い被包に包まれている。皮膚の伸展を感知する。

3　眼

眼は光を受容する感覚器であり、眼窩の中に眼球を主体とし、眼瞼、結膜、涙器および外眼筋が付属して構成される。受容された視覚情報は**視神経**（optic nerve）（第Ⅱ脳神経）によって視床に運ばれ、さらに大脳皮質の視覚野に達する（第11章 10.1 視覚伝導路 参照）。

3.1　眼球壁の構造と眼球の内容

眼球は径が2.5 cmほどのほぼ球形をなす器官で、前端を**前極**といい、後端を**後極**という。地球に例えると北極および南極にあたるもので、前極と後極から等距離の点をつないでできる線を、地球におけるそれと同様に**赤道**という。

3　眼

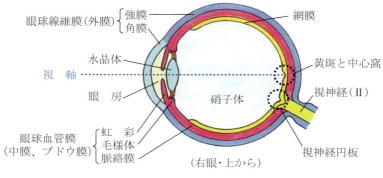

図12.2　眼球壁の構造

(1)　眼球壁（図12.2）

眼球壁は表面から順に、眼球線維膜（fibrous tunic of eye ball）、眼球血管膜（vascular tunic of eye ball）、網膜（retina）の三層から構成される。

1)　眼球線維膜（外膜）

前方およそ1/6を占める角膜（cornea）と、後方5/6を占める強膜（sclera）とからなる。

角膜は約1mmの厚さを持ち、前方に凸の弯曲をなしている。血管を欠き、無色透明を呈する。光は角膜を通して眼球の内部に進入する。角膜には眼神経（ophthalmic nerve）（三叉神経の第一枝）の枝が豊富に分布しているため、知覚が鋭敏である。死亡すると白濁し、その程度によって死後の時間を推定することができる。

強膜はいわゆる白目の部分であり、膠原線維を主とする強靭な密性結合組織からなる。眼球の形を維持し、内部を保護する働きがある。強膜の後方では視神経がこれを貫いて進入する。

2)　眼球血管膜（中膜）

ブドウ膜ともよばれ、脈絡膜（choroid）、毛様体（ciliary body）、虹彩（iris）からなる。

脈絡膜は強膜の内面に密着する薄い膜で、血管が豊富に分布していて、メラニン色素を産生する細胞が存在しているため、暗褐色を呈する。そのため、眼球内に入った光の散乱が防がれる。

毛様体は脈絡膜の前方に続く肥厚した部で、眼球内に突出している。毛様体の内面には**毛様体突起**（ciliary process）とよばれるヒダが存在する。毛様体突起からは眼房水（aqueous humor）が分泌される（後述）。毛様体突起には**毛様体小帯**（ciliary zonule）（チン小帯（Zinn's zonule））という細い線維が付着し、眼球内の水晶体（レンズ（lens））と連絡して、それの位置を保っている。毛様体の内部には平滑筋が存在し、**毛様体筋**（ciliary muscle）とよばれる。毛様体筋は動眼神経（oculomotor nerve）に含まれる副交感神経に支配されていて、毛様体小帯を弛緩させ水晶体を厚くすることで遠近調節を行う（図12.3）。

虹彩は毛様体の前方に続く薄い輪状の膜である。虹彩は血管、神経、色素に富んでいて、

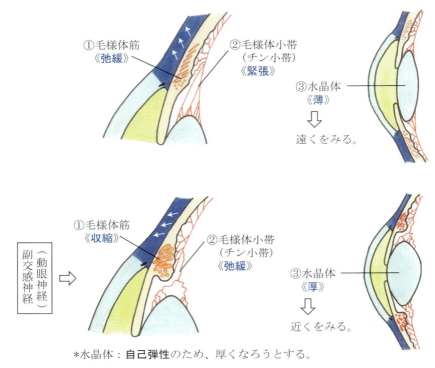

図12.3　毛様体筋による遠近調節

　色素の量の違いによって、いわゆる黒目、茶目、青目などの違いが生じる。虹彩に取り囲まれる孔を瞳孔といい、それを通して光が進む。虹彩には2種類の平滑筋があり、瞳孔の大きさを変えることによって、入る光の量を調節する。その1つは瞳孔を囲んで輪走している**瞳孔括約筋**（pupillary sphincter muscle）で、もう1つは放射状に走る**瞳孔散大筋**（pupillary dilator muscle）である。瞳孔括約筋は動眼神経に含まれる副交感神経に支配され、これが収縮すると瞳孔は縮小する。瞳孔散大筋は交感神経に支配され、収縮すると瞳孔が拡張する。瞳孔が縮小することを**縮瞳**といい、拡張することを**散瞳**という（図12.4）。

　縮瞳は、瞳孔括約筋の痙攣や瞳孔散大筋の麻痺によって生じる。交感神経の麻痺によって瞳孔散大筋の麻痺が起こる場合、同側の眼瞼下垂、眼裂狭小、眼球陥凹を伴うことがあり、**ホルネル症候群**とよばれる。

　散瞳は、瞳孔括約筋の麻痺や瞳孔散大筋の痙攣によって生じる。瞳孔括約筋の麻痺は動眼神経麻痺や眼球の打撲などが原因となることがあり、瞳孔散大筋の痙攣はバセドウ病やてんかんなどが原因となることがある。

　瞳孔の反射として、**対光反射**と**輻輳反射**が知られる。対光反射は光が眼に入ると縮瞳する反射であり、死の判定に用いられる。輻輳反射は近いところをみると両眼が鼻側に寄る反射で、同時に縮瞳がみられる。

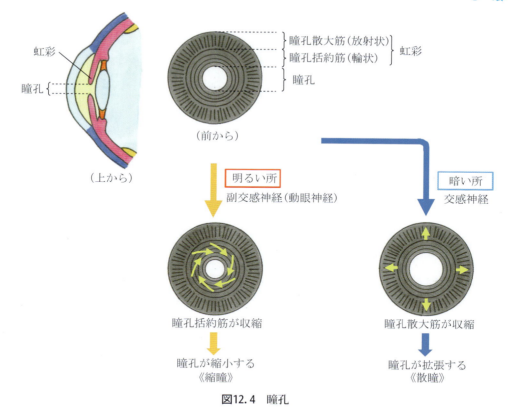

図12.4　瞳孔

3）網膜（内膜）

　眼球壁の最内層をつくる薄い膜で、眼球血管膜に接している。後方およそ3/4の部は光を感受することができる部で、**網膜視部**とよばれる。前方の1/4ほどの部は毛様体および虹彩の内面を覆う部で、光を感受する細胞がなく、**網膜盲部**とよばれる。網膜視部は、さまざまな細胞が整然と配列している神経層と、メラニンを含む細胞からなる色素上皮層とに大別できる。神経層は色素上皮層の側から順に、光受容体である視細胞の層、双極細胞の層、神経節細胞の層からなり、眼球内に入った光は神経節細胞層と双極細胞層を通過して視細胞層に達する（図12.5）。

　視細胞は色素上皮層に向かう突起を持ち、その突起のかたちにより**杆体（杆状体）**（rod）と**錐体（錐状体）**（cone）とよばれる2種類の視細胞が区別される。杆体は光吸収色素として**ロドプシン**を持ち、光に対する感度が鋭く、色の区別には関与しない。一方、錐体は光吸収色素として**イオドプシン**を持ち、色覚に関与し、青色、緑色、赤色にそれぞれ感受性の高い青錐体、緑錐体、赤錐体の3種類がある。眼球の後極の約1 mm外側には**黄斑**（macula lutea）という直径約2 mmの部があり、その中央はややくぼみ、**中心窩**（fovea centralis）とよばれる（図12.2）。中心窩には錐体が多く集まっているため、最も良好な視力が得られる。杆体は中心窩には存在せず、網膜の辺縁部にいくほど多くなる。

　視細胞からの視覚情報は双極細胞に送られ、さらに**神経節細胞**（ganglion cell）に伝えら

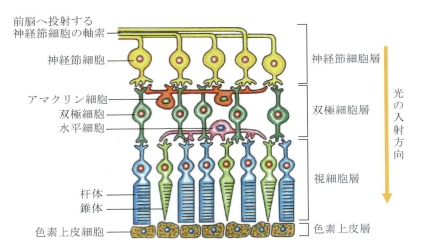

図12.5　網膜

れる。神経節細胞の軸索は黄斑の約 4 mm 内側の部から視神経として眼球を出る。この部は**視神経円板**（optic disc）（視神経乳頭（optic papilla））とよばれ、視細胞が存在しないため視力は得られず、**盲斑**（盲点）をつくる（図12.2）。

網膜の後部の表面は**眼底**（fundus of eye）といわれ、検眼鏡により瞳孔を通して眼底を観察することができる。眼底には、視神経円板から放射状に分布する網膜中心動脈および静脈が認められる。動脈硬化症や糖尿病などのさまざまな全身性疾患により眼底に変化が生じるため、眼底の検査は臨床的に重要である。

また、さまざまな疾患や加齢による変性が原因となって、網膜の神経層が色素上皮層から剥離してしまうことがある。これを**網膜剥離**といい、失明に至ることもある。

(2) 眼球の内容

眼球の内部には水晶体、硝子体、眼房水が含まれる（図12.2）。

1) 水晶体

直径約10 mm の凸レンズ状を呈する構造であり、毛様体小帯（チン小帯）によって瞳孔の後方に保持されている。毛様体筋の働きと水晶体が持つ弾性とによって厚さが調節され、近くをみるときは厚く、遠くをみるときは薄くなる。水分を含んでいて弾性に富むが、加齢とともに水分が減少して硬くなり、遠近調節が困難になってくる。

高齢になると水晶体が白く混濁し、視力障害が生じる。これを**白内障**という。白内障の際には、白濁した水晶体を摘出して人工の眼内レンズに置き換えることにより、視力の回復をはかる。

2) **硝子体**（vitreous body）

水晶体より後方の眼球内を満たす無色透明のゼリー状の物質である。大部分の成分は水分であり、眼球の内圧を保って一定の形を保持する働きがある。

3) 眼房水

角膜と水晶体の間の空間を**眼房**（chamber）といい、眼房はさらに虹彩の前方の**前眼房**（anterior chamber）と虹彩の後方の**後眼房**（posterior chamber）に分けられる。両者は瞳孔により互いに交通している。前眼房と後眼房は**眼房水**とよばれる液体で満たされている。眼房水は毛様体突起で産生され、後眼房に入る。その後、眼房水は瞳孔を通り抜けて前眼房に達する。ついで眼房水は、虹彩と角膜との結合部にできる隅角（虹彩角膜角）を経て、そこに開口する**強膜静脈洞**（scleral venous sinus）（**シュレム管**（Schlemm's canal））を経て血流に入る。眼房水は血管が分布していない角膜および水晶体の栄養に関与し、また硝子体とともに眼球の内圧（**眼圧**）を保つ役割を担っている。

正常な眼圧は約15 mmHg であるが、眼房水の過剰な産生や強膜静脈洞への排泄障害により、眼球内に眼房水が蓄積して眼圧が異常に高くなることがある。このような疾患を**緑内障**といい、網膜の損傷、視神経の損傷をまねいて失明へ至る場合もある。

3.2 眼球付属器

眼球付属器は視覚の受容に直接的には関与しないもので、眼瞼（eyelid）、結膜（conjunctiva）、涙器、外眼筋などが含まれる。

(1) 眼瞼

いわゆるマブタであり、上下2枚の**上眼瞼**と**下眼瞼**とからなる。過剰な光を遮断し、眼球を保護する働きを持つ。上下の眼瞼の間の隙間を**眼裂**（choroid fissure）といい、その外側端および内側端をそれぞれ**外眼角**（lateral angle of eye）、**内眼角**（medial angle of eye）という。眼瞼の外面はきわめて薄い皮膚であり、皮下組織に乏しく脂肪もほとんどない。眼瞼の前縁には**睫毛**（まつ毛）（eyelashes）が生えていて、その根部には汗腺と脂腺が付属している。眼瞼の内部には強靭な密性結合組織からなる**瞼板**（tarsus）があり、眼瞼の形

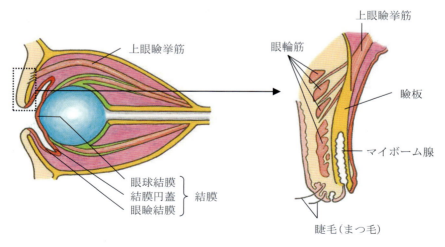

図12.6 眼瞼と結膜

第12章 感覚器系

を保持している。眼瞼の内部には**マイボーム腺**（Meibomian gland）(**瞼板腺**（tarsal gland）)とよばれる脂腺が配列していて、導管は眼瞼の後縁に開口する（図12.6）。

顔面神経に支配される**眼輪筋**（orbicularis oculi muscle）が眼裂の周りを取り囲み、眼裂を閉じる。上眼瞼の瞼板には**上眼瞼挙筋**（levator palpebrae superioris muscle）（動眼神経支配）が付着していて、この筋が収縮すると上眼瞼が引き上げられ眼裂が開大する。

(2) 結膜（図12.6）

眼球の前面と眼瞼の内面を覆う薄い粘膜である。眼球前面の強膜の表面を覆う結膜を**眼球結膜**（bulbar conjunctiva）といい、眼瞼の内面を覆う結膜を**眼瞼結膜**（palpebral conjunctiva）という。眼球結膜と眼瞼結膜はひと続きになっていてその移行部を**結膜円蓋**（conjunctival fornix）という。眼瞼結膜は血管に富んでいて赤みを帯びた色を呈し、眼球結膜は透明であって強膜が白く透けてみえる（図12.6）。

結膜の色調は臨床的な検査に有用である。貧血の際には眼瞼結膜が蒼白を呈し、黄疸では眼球結膜が黄色を呈する。結膜は外界にさらされるため、細菌や化学物質などの異物により炎症を来すことがある。**結膜炎**では血管が拡張して結膜が赤色を呈し、ときに出血を起こすこともある。

(3) 涙器（図12.7）

涙器とは涙液の産生と排泄を行う一連の器官である。涙液は角膜の表面を潤し、乾燥を防止する。涙液の産生は、眼球の上外側にある**涙腺**（lacrimal gland）で行われる。涙腺は多数の導管を持ち、それらは上結膜円蓋の外側部に開口している。涙液はまばたきによって眼球の表面に広げられる。涙液は内眼角に開く上下の**涙点**（lacrimal punctum）という小さな孔に流れ込み、それに続く**涙小管**（lacrimal canaliculus）という管に運ばれる。上下の涙小管は内側に走って**涙嚢**

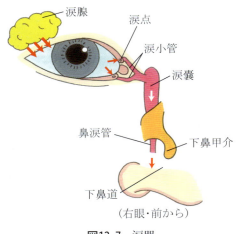

図12.7 涙器

（lacrimal sac）に達する。涙嚢の下端は**鼻涙管**（nasolacrimal duct）へと続き、鼻腔内の下鼻道に開口する。

涙腺における涙液の分泌は、自律神経による調節を受ける。顔面神経に含まれる副交感神経によって涙液の分泌がうながされ、交感神経によって涙液の分泌が抑制される。

(4) 外眼筋（図12.8）

眼窩内には6つの外眼筋があり、それぞれ眼球壁に付着して眼球を動かす。6つの外眼筋とは、**上直筋**（superior rectus muscle）、**下直筋**（inferior rectus muscle）、**内側直筋**（medial rectus muscle）、**外側直筋**（lateral rectus muscle）、**上斜筋**（superior oblique muscle）、**下

斜筋（inferior oblique muscle）であるが、前に述べた上眼瞼挙筋（眼裂を開大させる）を外眼筋に含めることがある。4つの直筋の起始腱は、視神経を環状に取り囲み、これを**総腱輪**という。総腱輪からは上眼瞼挙筋も起始する。上直筋、下直筋、内側直筋、外側直筋は総腱輪から起こり、それぞれ眼窩の上・下・内側・外側壁に沿って前進し、赤道部の付近で眼球壁の強膜に付着する。上斜筋は視神経の上内側から起こって眼窩の上内側の前端に達し、そこで**滑車**とよばれる軟骨性の輪（14章 4.7 滑車 参照）を通って後外方に方向を変え、眼球の上外側部に停止する。下斜筋は眼窩底の鼻涙管の近くから起こり、後外方に向かって上行し、眼球の後外側部に付着する。眼球に対する外眼筋の作用を下にまとめる。

○上直筋：上転・内転・内旋
○下直筋：下転・内転・外旋
○外側直筋：外転
○内側直筋：内転
○上斜筋：下転・外転・内旋
○下斜筋：上転・外転・外旋

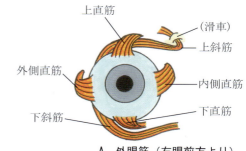

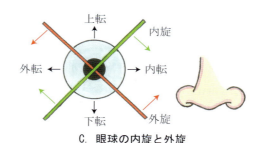

図12.8 外眼筋と眼球の運動

上直筋、下直筋、内側直筋、下斜筋は動眼神経に支配されるが、外側直筋は外転神経（abducens nerve）に支配され、上斜筋は滑車神経（trochlear nerve）に支配される。

頭部の外傷や腫瘍などにより、脳幹や外眼筋の支配神経が障害されることがある。眼球の運動を検査することにより、麻痺している筋ないし障害された脳神経を知ることができる。

4　耳

耳は聴覚と平衡覚をつかさどる器官であり、外耳（external ear）、中耳（middle ear）、内耳（internal ear）の3つの部分から構成される（図12.9）。聴覚と平衡覚の受容器は内耳にあり、受容された聴覚および平衡覚の情報は**内耳神経**（vestibulocochlear nerve）によって脳に運ばれる（第11章 10.2 聴覚伝導路 参照）。

第12章　感覚器系

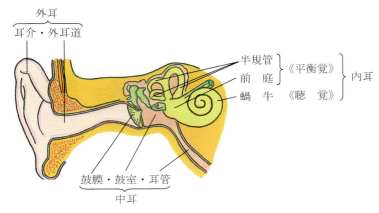

図12.9　耳の構造

4.1　外耳

音波を集めて中耳へ伝える部分で、耳介（auricle）と外耳道（external auditory canal）よりなる。

(1)　耳介

耳介は顔面の左右外側に突出した部で、集音器の役割を持つ。弾性軟骨からなる耳介軟骨が骨組みとなり、表面は皮膚で覆われている。耳介は複雑な形をしていて、上部には耳輪、対輪などがあり、下端部には軟骨を欠き脂肪組織に富んで軟らかい**耳垂**（auricular lobule）がある（図12.10）。耳介には表情筋に属する小筋がいくつか存在していて、**耳介筋**（auricularis muscle）と総称されるが、ヒトでは退化的であり、耳介を自由に動かす機能をほとんど持たない。耳介には感覚神経として、頸神経叢の枝である大耳介神経と小後頭神経、下顎神経（三叉神経の第三枝）の枝である耳介側頭神経の他、迷走神経の耳介枝（アーノルド神経）が分布している。

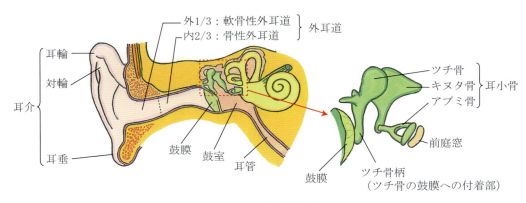

図12.10　外耳と中耳

(2) 外耳道

外耳孔（external acoustic foramen）（いわゆる耳の穴）から鼓膜に至る約2.5 cmの管が**外耳道**で、外耳孔側の1/3は耳介軟骨に続く軟骨でできた**外耳道軟骨**からなり、**軟骨性外耳道**とよばれる。鼓膜側の2/3は軟骨を欠き、**骨性外耳道**とよばれる（図12.10）。外耳道は皮膚で覆われ、軟骨性外耳道には**耳道腺**（ceruminous gland）というアポクリン汗腺がある。耳道腺の分泌物に剥離した上皮細胞が加わったものが**耳垢**である。外耳道は全体としてS字形に弯曲しているため、耳介を上後方に引っ張らないと鼓膜を観察することができない。外耳道の感覚は耳介側頭神経（三叉神経の第三枝・下顎神経の枝）と迷走神経の耳介枝に支配される。

4.2　中耳

外耳道の内側にあり、**鼓膜**（tympanic membrane）によって外耳道と隔てられる。鼓膜の内側にある空間を**鼓室**（tympanic cavity）といい、中に**耳小骨**（auditory ossicles）と総称される小さな3つの骨を入れる（図12.10）。

(1) 鼓膜

外耳道と鼓室との隔壁をなす、線維性結合組織を主体とした、卵円形の薄い膜である。長径は約10 mm、厚さは約0.1 mmであり、生体では半透明の真珠様灰白色を呈する。外耳道側の面は皮膚に続く上皮組織に覆われ、鼓室側の面は粘膜に覆われている。成人では、外耳道側の面が前下方に傾いている。鼓膜の大部分は**緊張部**とよばれるが、上端の小部分は弛緩していて**弛緩部**とよばれる。鼓室側の面には耳小骨の1つである**ツチ骨の一部（ツチ骨柄）**が付着する（図12.10）。鼓膜には外耳道側の面に耳介側頭神経（三叉神経の第三枝・下顎神経の枝）の枝、鼓室側の面に舌咽神経の枝が分布していて、痛覚に対してきわめて鋭敏である。

(2) 鼓室

鼓膜の奥に位置し、中耳の主部をなす。側頭骨の錐体のなかにある空間で、鼓室のまわりの壁は粘膜に覆われている。鼓膜の振動を内耳に伝える部位である。鼓室は**耳管**（auditory tube）（エウスタキオ管（Eustachian tube））[*2]とよばれる長さ30～40 mmの管によって、咽頭の上部（耳管咽頭口）と連絡している。

耳管は、ふだんはつぶれて閉じた状態になっているが、あくびや嚥下の際に開く。耳管が開くことにより、鼓室内の圧（＝鼓膜の内側の圧）が外気圧（＝鼓膜の外側の圧＝咽頭内の圧）と等しくなる。高所登山や潜水作業では、鼓膜の内外側に気圧の差を生じるために鼓膜が緊張し、閉塞感や耳鳴りなどの違和感が起こる。唾液を飲みこんだりあくびをしたりすることによって耳管を解放すると、鼓膜の内外側における気圧差が解消されて、こ

[*2]：咽頭から耳管を経て細菌が鼓室に侵入し、急性中耳炎を起こすことがある。特に、小児では耳管が短く、また水平に近く走行するため、中耳炎にかかりやすい。

れらの違和感が消失する*3。

(3) 耳小骨

鼓室内にある3個の小さな骨で、互いに関節をつくって連結している。外側から順に**ツチ骨**（malleus）、**キヌタ骨**（incus）、**アブミ骨**（stapes）とよばれるが、その名前はそれぞれの骨の形に由来する（図12.10）。

ツチ骨はツチ骨柄という長い突起部を持ち、鼓膜の内面に付着している。アブミ骨は内耳に通じる前庭窓という小さな孔にはまりこんでいる。鼓膜の振動はツチ骨に伝えられ、キヌタ骨、アブミ骨を経て**前庭窓**（vestibular window）から内耳に伝えられる。

ツチ骨とアブミ骨には、それぞれ**鼓膜張筋**（tensor tympani muscle）と**アブミ骨筋**（stapedius muscle）というきわめて小さな筋が付着している。鼓膜張筋は強い音を受けた時に反射的に収縮し、鼓膜を緊張させて振動を弱める。アブミ骨筋は強い音を受けた時にアブミ骨筋を後方に引いて内耳に過度の刺激が伝わらないようにする。鼓膜張筋は下顎神経（三叉神経の第三枝）の枝に支配され、アブミ骨筋は顔面神経*4の枝に支配される。

4.3 内耳（図12.11）

側頭骨の錐体（petrosal）の内部にあり、中耳の内側に位置する。骨質に囲まれる複雑な一続きの腔所である**骨迷路**（bony labyrinth）と、その中にある**膜迷路**（membranous labyrinth）からなる。膜迷路は膜性の閉じた管であり、内部に**内リンパ**（endolymph）という液体を入れている。骨迷路と膜迷路の間の腔所は**外リンパ**（perilymph）という液体で満たされている。内リンパと外リンパは完全に独立していて、混ざりあうことはない。

内耳は、前方から蝸牛（cochlea）、前庭（vestibule）、半規管（semicircular canals）の3部からなり（図12.9）、蝸牛は聴覚をつかさどり、前庭と半規管は平衡覚をつかさどる器官である。

(1) 蝸牛

内耳の最前方部に位置し、**蝸牛軸**とよばれる軸の周りを、骨迷路の管腔がラセン状に2巻き半している。カタツムリの殻に似た形態をなすことから、蝸牛と命名されている。蝸牛の内腔は3部分に分けられており、断面をみるとこの3部を認めることができる。1つは蝸牛の内部にある膜迷路の部であり、**蝸牛管**（cochlear duct）とよばれる。蝸牛管の上方は**前庭階**（scala vestibuli）とよばれ、下方は**鼓室階**（scala tympani）とよばれる（図12.12）。

蝸牛管は内リンパで満たされ、前庭階と鼓室階は外リンパで満たされている。前庭階と鼓室階は、蝸牛の頂点に相当する部（蝸牛頂）だけで連絡している。前庭階は前庭窓で、鼓室階は**蝸牛窓**（cochlear window）で鼓室（中耳）に接する。

---

*3：耳管が開放されたままになると、自分の発した声が咽頭から耳管を経て鼓室に伝わり、大きく感じる。
*4：顔面神経麻痺の際、この神経に支配されるアブミ骨筋も麻痺することがある。それにより耳小骨による内耳への音の伝達を抑制することができず、聴覚過敏が生じる。

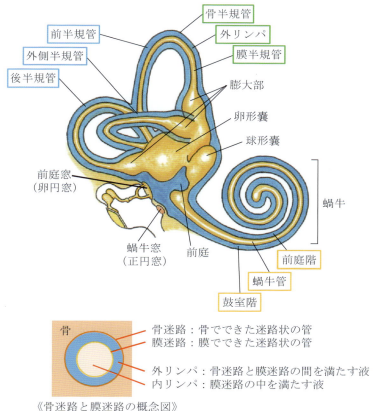

図12.11 骨迷路と膜迷路

　蝸牛管と鼓室階とは**基底板**で仕切られている。すなわち、基底板は蝸牛管の床に相当するもので、その上には**ラセン器**（spiral organ）（**コルチ器**（Corti's organ））とよばれる聴覚の受容器官がのっている。ラセン器は有毛細胞と支持細胞とからなり、**蓋膜**とよばれるゼラチン様物質からなる膜が有毛細胞の感覚毛と接している（図12.12）。有毛細胞は**蝸牛神経**（cochlear nerve）（内耳神経の一部）とシナプスを形成していて、この神経により聴覚情報が伝えられる。

　聴覚が生ずるまでの過程をまとめると、以下のようになる（図12.12）。

1．音波が耳介によって集められ、外耳道から鼓膜に達する。
2．鼓膜の振動を耳小骨（ツチ骨→キヌタ骨→アブミ骨）の運動により増幅し、前庭窓に伝える。
3．前庭階を満たす外リンパに圧力波が生じ、それは蝸牛頂を介して鼓室階の外リンパに伝わる。
4．外リンパの圧力波によって蝸牛管の中の内リンパの圧波が生じ、これによって基底板が振動し、その上にのるラセン器が振動することによって、有毛細胞の感覚毛に傾きが生じる。

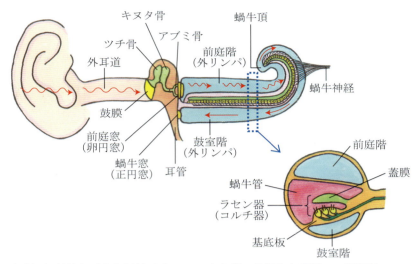

出典）松村讓兒「人体解剖ビジュアル からだの仕組みと病気」一部改変
医学芸術社 2008

図12.12　音の伝播経路

5．感覚毛の屈曲によって有毛細胞が興奮し、第Ⅷ脳神経である内耳神経の蝸牛神経を介して中枢神経系に伝えられる。

コラム　難聴

音が聞こえにくい症状を**難聴**という。難聴は、外耳・中耳の障害により内耳まで音が伝わりにくい**伝音性難聴**と、内耳・伝導路（中枢神経系まで興奮を伝える経路）の障害による**感音性難聴**に分類される。老人性難聴は、加齢によってラセン器の感覚細胞が変性して生ずる感音性難聴である。はじめは高音の聞こえが悪くなるが、次第に低音の聞こえも悪くなる。

---

(2)　前庭（図12.13）

蝸牛と半規管の間にある内耳の中央をなす部である。前庭の外側壁は鼓室に面し、卵円形の**前庭窓**によって鼓室に通じている。前庭窓にはアブミ骨がはまり込んでいて、前庭階につながる。前庭窓の後下方には円形の**蝸牛窓**があり、これは薄い膜によって閉ざされていて、鼓室階の盲端に相当する。

前庭の膜迷路は耳石器すなわち**球形嚢**（saccule）と**卵形嚢**（utricle）という２つの袋をなしている。両者は連嚢管によってつながるが、さらに球形嚢は蝸牛の膜迷路（蝸牛管）とつながり、卵形嚢は半規管の膜迷路（膜半規管）とつながっている。

球形嚢と卵形嚢の壁には、**平衡斑**（macula of membranous labyrinth）とよばれる平衡覚の受容器が存在する。平衡斑には蝸牛のラセン器と同様に有毛細胞があり、その感覚毛は**平衡砂膜**というゼリー状の膜に覆われている。平衡砂膜の中には炭酸カルシウムなどの結

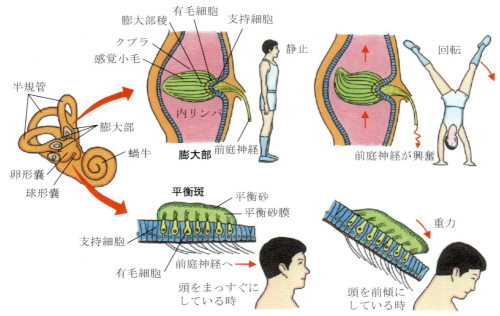

図12.13　平衡覚器

晶である**平衡砂**（耳石）が含まれていて、有毛細胞の毛にかかる直線加速度が刺激となる。その刺激が有毛細胞につながる第Ⅷ脳神経である内耳神経の**前庭神経**（vestibular nerve）に伝えられ、平衡感覚が生じる。球形嚢と卵形嚢の平衡斑は互いに直角に配置されていて、直立位においては球形嚢の平衡斑はほぼ垂直にあり、卵形嚢の平衡斑は水平にある。

(3) 半規管（図12.13）

前庭の後方に位置し、3つの半環状（C字状）の管（**骨半規管**（semicircular canal）という）から構成される。骨半規管の中には、膜迷路の一部である**膜半規管**（membrane semicircular duct）を入れている。3つの半規管は**前半規管**（anterior semicircular canal）・**後半規管**（posterior semicircular canal）・**外側半規管**（lateral semicircular canal）とよばれ、前半規管と後半規管は垂直面上にあり、外側半規管はほぼ水平面上にあって、互いに直交する3平面上に位置している。膜半規管は前庭にある卵形嚢につながっている。

それぞれの膜半規管は、片側の脚の基部が膨らんでいて、**膨大部**（ampulla）とよばれる。膨大部に相当する骨半規管の部も膨らんでいる。膨大部の内面には、感覚上皮が集まってできる**膨大部稜**（ampullary crest）という高まりが存在する。この感覚上皮には有毛細胞があり、その感覚小毛はクプラとよばれるゼリー状の構造に覆われている。膜半規管の中の内リンパが移動するとクプラが一方向に傾き、有毛細胞の感覚小毛が屈曲する。この刺激が**前庭神経**に伝えられ、平衡感覚が生じる。膜半規管の膨大部稜は、身体の回転加速度を感受する。

前庭の平衡斑と半規管の膨大部稜とをあわせて**前庭器**（vestibular apparatus）という。前庭器によって感受された平衡覚は、深部感覚系および視覚系とともに小脳で統合・調整され、身体の平衡が保たれる。前庭器に障害があると、平衡障害が生じる。

> **コラム　めまい**
>
> 自分の周囲が回転するように感じたり、自分自身が空間で回転するように感じたりする感覚を**めまい**という。めまいの原因には、脳幹や小脳の障害、脳血管障害、内耳の障害、糖尿病、更年期障害、心因性などさまざまなものがある。めまいと難聴と耳鳴りを主症状とする疾患に、**メニエール病**がある。メニエール病は、内耳のリンパ水腫により圧が高くなって半規管の膨大部や蝸牛の感覚細胞が障害される疾患であるが、その原因は不明である。

5　味蕾

味蕾は味覚の受容器であり、舌の舌乳頭に数千～1万個が存在する。味蕾は舌乳頭のうち**有郭乳頭**（vallate papilla）に多数みられ、**茸状乳頭**（fungiform papilla）や**葉状乳頭**（foliate papilla）にも存在するが、糸状乳頭（filiform papilla）にはみられない（図12.14）。この他、味蕾は軟口蓋、喉頭蓋の上皮にも広く分布している。味蕾の上端には**味孔**（taste pore）という小さな孔があり、粘膜上皮の表面に開口している。味蕾は味細胞、支持細胞、基底細胞の3種類の細胞から構成されている。味細胞からは味毛とよばれる毛が味孔を経て表面に突き出している。

化学物質（味物質）が唾液に溶けて味孔に入り、味細胞を刺激する。その刺激は味蕾に達している味覚神経線維により伝えられる。舌前2/3からの味覚情報は**鼓索神経**（chorda tympani）により伝えられ、舌後1/3からの味覚情報は**舌咽神経**により伝えられる。鼓

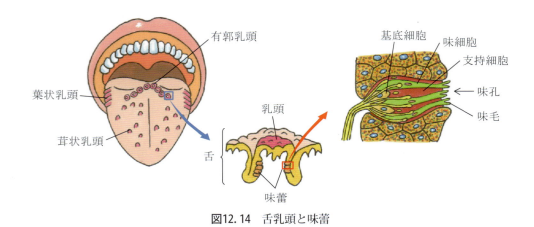

図12.14　舌乳頭と味蕾

索神経は顔面神経の枝であるが、鼓室の中を通過した後に舌神経（lingual nerve）（三叉神経の第三枝・下顎神経の枝）の経路を借りて舌に達する。喉頭蓋からの味覚情報は**上喉頭神経**（迷走神経の枝）の内枝により伝えられる。

6　鼻

　鼻（鼻腔）の構造については、第3章 1.1 鼻腔 参照。

　鼻は呼吸器としてのみならず、嗅覚の受容器としても働く。鼻腔は鼻前庭をのぞき粘膜で覆われている。鼻腔の上部は嗅部とよばれ、その粘膜は**嗅上皮**（olfactory epithelium）とよばれる嗅覚に関わる粘膜上皮からなる。嗅上皮には、**嗅細胞**（olfactory cell）、支持細胞、基底細胞の3種類の細胞が存在する。嗅細胞からは嗅小毛とよばれる線毛が鼻腔に向かって出ていて、におい物質を感受する。嗅細胞は神経細胞の一種であり、その軸索は集まって20本ほどの**嗅神経**（olfactory nerve）（第Ⅰ脳神経）をなす。嗅神経は篩骨の篩板にある小孔を貫いて頭蓋腔に入って**嗅球**（olfactory bulb）に達する（図12.15）。

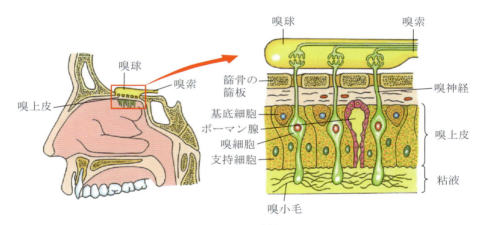

図12.15　嗅覚器

問　題

下記の文章の（　）に適する語句を入れよ。
(1)　表皮には、角化する細胞である（　①　）や、メラニンを産生する細胞である（　②　）が存在する。
(2)　真皮は浅層の（　③　）と深層の（　④　）の2層に区分される。
(3)　毛には（　⑤　）という平滑筋が付属していて、（　⑥　）神経の興奮により収縮して毛を立てる。
(4)　爪において皮膚に埋まっている部分を（　⑦　）といい、その下層にあって細胞分裂

により爪の新生を行う部分を（　⑧　）という。

(5) 汗腺には、特に手掌・足底などに多く存在する（　⑨　）汗腺と、腋窩・乳輪・外耳道など限られた部位に存在する（　⑩　）汗腺とがある。

(6) （　⑪　）は真皮乳頭の中にある樹状突起からなるかたまりで、触覚および圧覚を受容する装置である。

(7) 眼球線維膜は、前方を占める（　⑫　）と後方を占める（　⑬　）からなる。

(8) 毛様体は（　⑭　）という細い線維により水晶体と連絡していて、（　⑮　）神経に支配される毛様体筋の働きにより水晶体の厚さを変える。

(9) 瞳孔括約筋は（　⑯　）神経に支配され、瞳孔散大筋は（　⑰　）神経に支配される。

(10) 視細胞のうち色覚に関与するのは（　⑱　）で、光に対する感度が鋭いのは（　⑲　）である。

(11) 黄斑の中心部のくぼみを（　⑳　）といい、そこで最も良好な視力が得られる。また、黄斑よりも内側にある視神経の出る部を（　㉑　）といい、そこでは視力を得ることができない。

(12) 眼房水は（　㉒　）から分泌され、後眼房から（　㉓　）を経て前眼房に入り、虹彩と角膜との結合部にできる（　㉔　）に吸収される。

(13) 眼裂を閉じる（　㉕　）筋は（　㉖　）神経に支配され、眼裂を開大する（　㉗　）筋は（　㉘　）神経に支配される。

(14) 涙液は涙嚢から（　㉙　）を経て、鼻腔内の（　㉚　）に流される。

(15) 外眼筋のうち、上直筋、下直筋、内側直筋、下斜筋は（　㉛　）神経に支配され、外側直筋は（　㉜　）神経に支配され、上斜筋は（　㉝　）神経に支配される。

(16) 鼓室では、鼓膜から内耳に向かって、（　㉞　）骨、（　㉟　）骨、（　㊱　）骨という3つの骨が互いに関節をつくって連結している。

(17) 鼓膜張筋は（　㊲　）神経に支配され、アブミ骨筋は（　㊳　）神経に支配される。

(18) 蝸牛の内腔は、（　㊴　）、（　㊵　）、（　㊶　）の3つの部に分けられているが、そのうち（　㊷　）は内リンパで満たされている。

(19) 前庭の膜迷路は（　㊸　）と（　㊹　）という2つの袋状の構造をなしていて、それぞれの壁には（　㊺　）とよばれる平衡覚の受容器が存在する。

(20) 膜半規管の膨大部には、感覚上皮が集まってできる（　㊻　）という高まりがあり、そこの有毛細胞が興奮して（　㊼　）神経に伝えられ、平衡感覚が生じる。

(21) 舌前2/3からの味覚情報は顔面神経の枝である（　㊽　）神経により伝えられ、舌後1/3の味覚情報は（　㊾　）神経により伝えられ、喉頭蓋の味覚情報は（　㊿　）神経により伝えられる。

第13章

骨格系

到達目標

全身の骨と関節の構造、位置、働きを説明できる。

学習のポイント

・骨の形状と内部構造、骨の組織
・神経頭蓋、内臓頭蓋、眼窩、鼻中隔を構成する骨
・内頭蓋底および外頭蓋底の孔と、孔を通る神経、血管
・脊椎の構成と椎骨の構造
・骨盤の構造とその性差
・関節の構造と関節の補助装置
・前腕の骨が参加する関節の形状と運動軸
・中手骨と手指骨の構成と、これらがつくる関節の形状と運動軸
・下腿の骨が参加する関節の形状と運動軸
・足底弓の構成、構造、働き

第13章　骨格系

1　骨の形・構造

人体は約200個の骨からなり、存在する場所から頭蓋・体幹骨・四肢骨に大別される。骨の働きは、①人体の支柱、②受動的運動器、③赤血球、白血球、血小板などの血液の細胞成分の産生（造血）、④カルシウムやリン酸、マグネシウムなどのミネラルの貯蔵などがあげられる。

受動的運動器については、多くの骨は骨どうしの連結として、**関節**をつくる。関節は関節をまたぐ筋が収縮することによって、その角度や向きを変える。すなわち、運動が起こる。自動車に例えると、骨はタイヤで、筋はモーター（動力）ということになる。こういった観点でみると、骨は運動器の1つであるが、それ自身が動くというものではなく、付着している筋によって動かされるため、受動的な運動器ということになる。

骨の組成は、約2/3が無機成分であるリン酸カルシウムなどによってできていて、残りの1/3がコラーゲンなどの有機成分によってできている。

1.1　骨の形、分類

骨はその働きや場所に応じてさまざまな形をとる。

（1）　**長骨**（long bone）（図13.1）

例：大腿骨、上腕骨、指骨

手足の支えとなる長い骨で、中央部は管状の**骨幹**（diaphysis）と、両端はすこし膨らんだ**骨端**（epiphysis）から構成される。骨端と骨幹の間には、**骨端線**（epiphyseal line）とよばれる軟骨細胞の層があり、骨端線が骨端と骨幹の境界線をつくる。

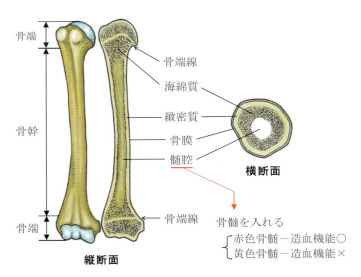

図13.1　長骨の一般構造

骨幹部の横断面をみると、外層には固い部分である**緻密質**（皮質骨）（compact bone）が、その内層には**海綿質**（海綿骨）（spongy bone）がある。さらに内部には**髄腔**（medullary cavity）とよばれる腔所がある。髄腔には血液をつくる**骨髄**（bone marrow）（第9章 2.2 一次リンパ器官 参照）が入っている。

（2） 短骨（short bone）
例：手根骨、足根骨

不規則なサイコロ状の形をした小さな骨で、通常は数個が組み合った形で存在している。

（3） 扁平骨（flat bone）
例：頭蓋、肩甲骨など。

弯曲した薄い板状の骨で、立体的な腔を構成し、また多くの筋の付着部となる。扁平骨は硬い緻密質が海綿質をサンドイッチするような構造をしている。外表面の緻密質を**外板**（lamina externa）、内側の緻密質を**内板**（lamina interna）、間の海綿質を**板間層**（diploe）とよぶ。

（4） 不規則骨（irregular bone）
例：上顎骨、篩骨、椎骨

上記のいずれにもあてはまらない不規則な形をした骨。

（5） 含気骨（pneumatic bone）
例：前頭骨、篩骨、上顎骨、蝶形骨

不規則骨のうち、内部に空気を含む空洞があるもの。頭蓋の一部の骨が含気骨からできていて、内部の空洞により身体の最上部にある頭蓋の骨の重量を減らしている。

1.2 骨の組織構造

関節面を除く骨の外表面は**骨膜**（periosteum）とよばれる薄い膜状の結合組織で覆われる。骨膜には**骨芽細胞**（osteoblast）が存在し、骨の成長や再生の際に働く。また骨膜には、骨組織に栄養を与える血管や、痛みを感知する神経なども存在する。長骨の骨幹部・中央には**栄養孔**（nutrient foramen）が開いていて、栄養孔を通じて骨の中へと神経や血管が入っていく。

骨組織は結合組織の一種で、細胞（骨細胞）と細胞間質（骨基質）から構成されている。骨基質は有機質（コラーゲンやムコ多糖）とミネラル（主にカルシウム）からなっている。緻密骨では骨組織が層板状に密に重なりあい、強固な構造を形成している。なかでも長骨の緻密質で、長軸方向に伸びる同心円状の骨層板は**骨単位**（オステオン（osteon））とよばれ機械的な支えの中心となっている。骨単位の中央には縦方向に伸びる**ハバース管**（Haversian canal）があり、栄養孔から入った神経や血管が通る。緻密質には横方向に走る**フォルクマン管**（Volkmann's canal）があり、ハバース管とハバース管、ハバース管と髄腔、あるいはハバース管と骨表面をつないでいる（第2章 図2.10 参照）。

1.3　骨の発生と成長

骨は中胚葉由来の間葉組織から発生する。骨組織のつくられ方（骨化）には大きく2種類ある。

（1）軟骨内骨化（endochondral ossification）

置換骨（軟骨性骨）（endochondral bone）の発生様式で、体幹や四肢のほとんどの骨が、軟骨内骨化によって発生する。胚子の結合組織から将来色々な組織になる可能性を持った**間葉細胞**（undifferentiated mesenchymal cell）が分化する。間葉細胞からは軟骨細胞が分化して、骨が形成される予定部位に軟骨組織で鋳型がつくられる。次に**破骨細胞**（osteoclast）によって軟骨組織が壊され、その跡地に骨芽細胞が侵入して骨組織を置き換えていく。

（2）膜内骨化（intermembranous ossification）

付加骨（膜性骨）（membrane bone）の発生様式で、頭蓋冠の骨などの扁平骨や下顎骨、鎖骨などが膜内骨化によって発生する。軟骨内骨化と同様に、胚子の結合組織から**間葉細胞**が分化する。間葉細胞からは**骨芽細胞**が分化し、骨芽細胞がつくる**骨化中心**で骨組織が形成される。

（3）骨の成長とリモデリング

長骨を例にとって骨の成長を説明する。骨の成長には横方向（太さ）の成長、縦方向（長さ）の成長がある。

太さの成長：骨幹部の表面を覆っている骨膜中の**骨芽細胞**が増殖、骨化を繰り返して、外表面に新しい骨組織を付加していくことによって骨が太くなっていく。

長さの成長：骨端線にある**軟骨細胞**の増殖と、骨幹方向への**軟骨内骨化**によって起こる。

完成した骨組織で、古い骨組織を壊して新しい骨組織に置き換えること（骨の新陳代謝）を**リモデリング**（bone remodeling）という。リモデリングは骨形成を行う骨芽細胞と骨破壊・吸収を行う破骨細胞の両者がバランスよく同時に働く必要がある。

2　骨格の全体像

ヒトの骨格は約200個の骨からなる。その内訳は頭蓋（23個）、脊柱（26個）、胸郭の骨（25個）、上肢帯と上肢の骨（64個）、骨盤と下肢の骨（62個）である（図13.2）。

2.1　頭蓋

（1）頭蓋の構成

頭蓋（とうがい）は15種類23個の骨からなり、脊柱、胸郭とともに体を支える軸骨格を構成している。これらの骨は下顎骨と舌骨を除き、**縫合**により相互に結合し、一塊となっている。頭蓋は脳を格納する**神経頭蓋**と顔面を構成する**内臓頭蓋**とに分けられる。

2 骨格の全体像

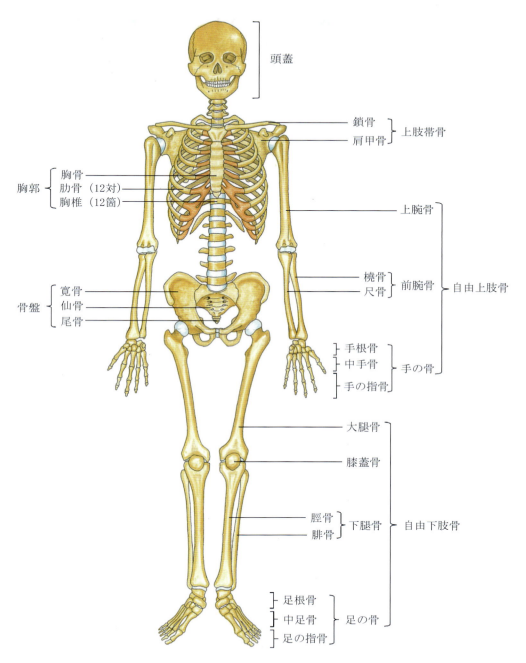

図13.2 骨格の全体像

1) 神経頭蓋（neurocranium）

主に**頭蓋腔**（cranial cavity）とよばれる脳の容器をつくり、**頭頂骨**（parietal bone）（1対2個）、**後頭骨**（occipital bone）（1個）、**側頭骨**（temporal bone）（1対2個）、**前頭骨**（frontal bone）（1個）、**篩骨**（ethmoid bone）（1個）、**蝶形骨**（sphenoid bone）（1個）の6種8個の骨で構成される。頭蓋腔の天井を**頭蓋冠**、床を**内頭蓋底**[*1]という。頭蓋冠を構成する骨どうしは、縫合により固く結び付けられている（3.2 頭蓋の連結 参照）。内頭蓋底には脊髄、脳神経や血管を通すための数多くの孔が開いている。

2) 内臓頭蓋（viscerocranium）

主に鼻腔や口腔をつくる骨で、**頬骨**（zygomatic bone）（1対2個）、**涙骨**（lacrimal bone）（1対2個）、**上顎骨**（maxilla）（1対2個）、**鋤骨**（vomer）（1個）、**鼻骨**（nasal bone）（1対2個）、**下鼻甲介**（inferior nasal concha）（1対2個）、**口蓋骨**（palatine bone）（1対2個）、**下顎骨**（mandible）（1個）、**舌骨**（hyoid bone）（1個）の9種15個の骨から構成される。

(2) 頭蓋の全体像

1) 前面（図13.3A）

顔面上部には左右一対の凹みとして**眼窩**（orbit）が、顔面中央には鼻腔の開口部として**梨状口**（piriform aperture）がみられる。眼窩には、眼球とその付属器が納まっている。眼窩の壁は7種の比較的薄く小型の骨からなり、神経頭蓋からは前頭骨、篩骨、蝶形骨が、内臓頭蓋からは頬骨、涙骨、口蓋骨、上顎骨がそれぞれ参加する。眼窩の奥には視神経の通路として**視神経管**（optic canal）と、血管・神経を通す**上眼窩裂**（superior orbital fissure）および**下眼窩裂**（inferior orbital fissure）が開いている。内側壁には**鼻涙管**（nasolacrimal duct）が開き、涙を鼻腔に排出する通路となる。鼻腔は鼻骨、前頭骨、篩骨、蝶形骨、上顎骨、口蓋骨、下鼻甲介、鋤骨に囲まれた腔所で、鼻中隔により左右に分けられる。**鼻中隔**（nasal septum）は上部半が**篩骨・垂直板**、下部半が鋤骨、前方部が**鼻中隔軟骨**によってできている。鼻腔の外側壁の上部は篩骨からなり、2つの突起、すなわち**上鼻甲介**（superior nasal concha）と**中鼻甲介**（middle nasal concha）を出している。これらとは別に鼻腔の外側壁の下部からは**下鼻甲介**（inferior nasal concha）が突出している。鼻腔を取り囲む前頭骨、上顎骨、篩骨、蝶形骨には骨の内部に空洞がありそれぞれ前頭洞、上顎洞、篩骨洞、蝶形骨洞とよばれる。これらの空洞は副鼻腔とよばれ、鼻腔と連絡している（第3章1.1 鼻腔 参照）。

2) 側面（図13.3B）

中央に側頭骨があり、前方には蝶形骨・頬骨、上方には頭頂骨、後方には後頭骨が連続している。側頭骨の頬骨突起は前方の頬骨と連結して**頬骨弓**（zygomatic arch）とよばれ

[*1]：舌骨と下顎骨を除いた頭蓋の底を**外頭蓋底**という。内頭蓋底とは骨をはさんだ反対側の面になり、ここにも脊髄、脳神経や血管を通すための数多くの孔が開いている。

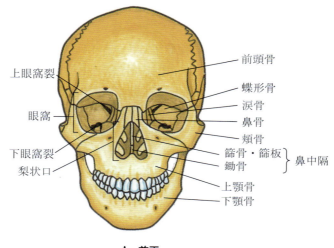

A. 前面

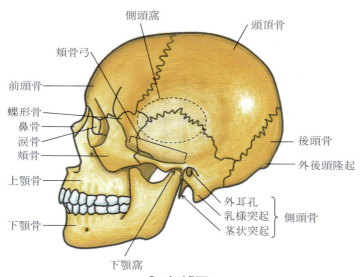

B. 左外側面

図13.3 頭蓋の全体像

るアーチを形成している。側頭骨で、頬骨弓の上方には**側頭窩**（temporal fossa）という浅く広い骨の陥凹部がある。側頭筋が頬骨弓の下を通過し側頭窩に付着する。側頭骨で、頬骨弓の下方には**外耳孔**（external acoustic foramen）が開いている。側頭骨の下面には**下顎窩**（mandibular fossa）があり、顎関節を介して下顎骨と連結している。

3）内頭蓋底（図13.4A）

脳を格納する頭蓋腔の底面。前方から前・中・後頭蓋窩に分けられ、それぞれ前頭葉・側頭葉・脳幹と小脳が納まっている。頭蓋底には頭蓋腔に出入りする神経・血管が通る多くの孔が開いている。

前頭蓋窩は主に前頭骨からなり、眼窩の上壁をつくっている。後部正中には篩骨の**篩板**（cribriform plate）があり、ここに開いている複数の小孔に嗅神経が通っている。また、篩骨の正中部からは、頭蓋腔に向かって**鶏冠**が突出している。

中頭蓋窩には蝶形骨があり、その中心に下垂体を容れる**トルコ鞍（下垂体窩）**（pituitary fossa）がある。トルコ鞍の前方には左右1対ずつの**視神経管**と**上眼窩裂**が眼窩に開いている。視神経管から視神経と眼動脈が通り抜け、上眼窩裂からは、動眼神経、滑車神経、眼神経（三叉神経・第一枝）、外転神経および上眼静脈が通り抜ける。蝶形骨・大翼には、

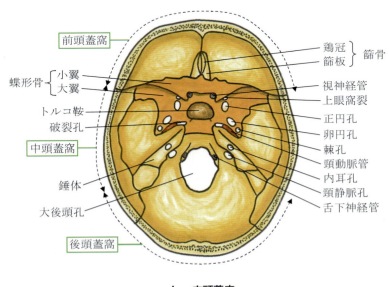

A. 内頭蓋底

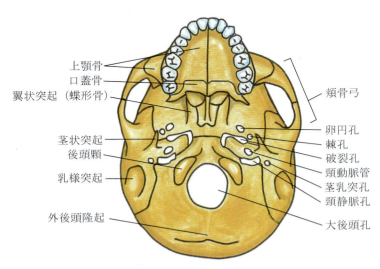

B. 外頭蓋底

図13.4　内頭蓋底と外頭蓋底

上顎神経（三叉神経・第二枝）が通る**正円孔**（foramen rotundum）、下顎神経（三叉神経・第三枝）が通る**卵円孔**（foramen ovale）、中硬膜動脈とこれに絡みつく交感神経が通る**棘孔**（foramen spinosum）がそれぞれ1対開いている。中頭蓋窩の後部は側頭骨からなり、トルコ鞍から後外側に走る側頭骨の**錐体**の頂点が後頭蓋窩との境界になる。錐体の前方下面の中央には、**頸動脈管**（carotid canal）が開いていて、ここを内頸動脈とこれにまとわりつく交感神経（内頸動脈神経叢）が通る。

後頭蓋窩の前方部に位置する側頭骨・錐体の後面には、**内耳孔**（internal acoustic meatus）が開いていて、ここを顔面神経（本幹および中間神経）と内耳神経が通る。錐体の後部下面から後頭骨になり、ここに**頸静脈孔**（jugular foramen）が開いている。頸静脈孔には、内頸静脈が通る他、舌咽神経や迷走神経、副神経も通る。舌咽神経と迷走神経は、頸静脈孔を通る際にそれぞれ上神経節と下神経節をつくる。内頸静脈の内側後部には**舌下神経管**（hypoglossal canal）が開いていて、ここを舌下神経が通る。そのさらに後方に**大後頭孔**が開いている。

4) 下面（外頭蓋底）（図13.4B）

前方に内臓頭蓋の一部である**骨口蓋**（hard palate）（前方は上顎骨、後方は口蓋骨からなる）があり口腔の天井となっている。骨口蓋の後部には、蝶形骨があり、その中央部からは下方に向かって1対の**翼状突起**（pterygoid process）が突出する。蝶形骨の大翼の後縁には、それぞれ1対の**卵円孔**と**棘孔**が開いている。蝶形骨の後外側には側頭骨があり、両骨の間には不規則な**破裂孔**（lacerated foramen）が開いているが、通常、線維軟骨によって塞がれている。側頭骨の錐体の中央のほぼ下面に**頸動脈管**が開いている。頸動脈管の外側には、**茎状突起**（temporal styloid process）が棘のように下方に突出し、そのさらに後外側には、**乳様突起**（mastoid process）とよばれる骨の高まりがみられる。茎状突起と乳様突起の間には**茎乳突孔**（stylomastoid foramen）が開いていて、顔面神経の本幹（表情筋などを支配する特殊内臓運動神経）がここから出てくる。外頭蓋底の中央から後部にかけては後頭骨があり、頸動脈管の後部、茎乳突孔の内側で側頭骨との間に、頸静脈孔が開いている。後頭骨には**大後頭孔**が開き、その後部のほぼ正中に**外後頭隆起**（occipital external protuberance）という骨の高まりがみられる。また、大後頭孔の前方で頸静脈孔との間に**後頭顆**（occipital condyle）とよばれる骨の高まりがある。後頭顆は、環椎（第1頸椎）の上関節窩との間に環椎後頭関節をつくる。

5) 下顎骨（図13.5）

全体としてL字型をした骨で、中央には下顎をつくる水平なアーチ状の下顎体があり、その後端の下顎角から上方に下顎枝が伸びている。下顎枝の上端は前方の**筋突起**（coronoid process）と後方の**関節突起**（mandibular condyle）に分かれている。筋突起には側頭筋が停止し、関節突起は顎関節をつくる。

6) 舌骨

下顎骨と甲状軟骨の間にあるU字形の骨で、口腔底から前頸部の筋の付着部となる。

第13章 骨格系

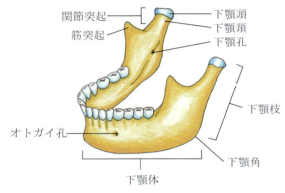

図13.5 下顎骨

2.2 脊柱の骨

(1) 脊柱の構成

脊柱は計24個の椎骨（7個の頸椎、12個の胸椎、5個の腰椎）、1個の仙骨、1個の尾骨から構成される。

(2) 脊柱の全体像（図13.6）

脊柱は前方からみた場合、上下にほぼ直線状である。側面からみた場合、頸部と腰部では前方に凸弯し、胸部で後方に凸弯し、全体としてS字状の形態をとる。すなわち、頸部と腰部は**前弯**し、胸部は**後弯**している。これらの弯曲は脊柱に弾力性を与え、振動を軽減する作用がある。また、頭や胸腹部内臓は脊柱の前方についているため、脊柱がまっすぐだと、前方に重心がかかり、倒れてしまうが、脊柱が後弯することにより重心を後方にかけ、身体を直立に保つことが可能になる。その反面、前弯から後弯に移行する部位（頸椎下部と第4〜5腰椎）には負荷がかかりやすく、椎間板ヘルニアが起こりやすい部位になっている。

(3) 椎骨の一般構造

椎骨は前方の円柱状の大きな**椎体**（vertebral body）と後方の細いループ状の**椎弓**（vertebral arch）からなり、椎弓

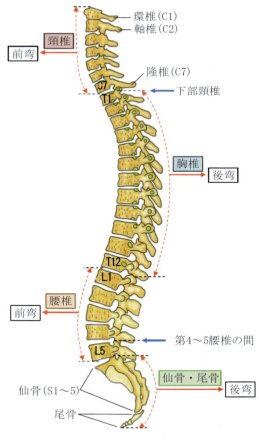

図13.6 脊柱の全体像（左外側面）

に囲まれてできる孔を**椎孔**（vertebral foramen）という（図13.7A）。椎孔は連なって**脊柱管**とよばれる柱状の腔所をつくり、ここに脊髄が入る（第1章 図1.3 参照）。椎弓からは4種類、合計7個の突起が出ている。椎弓の後方に1本の**棘突起**（spinous process）、外側に1対の**横突起**（transverse process）、上方に1対の**上関節突起**（superior articular process）、下方に1対の**下関節突起**（inferior articular process）が出ている。隣り合った椎骨の上・下関節突起は会合して椎間関節をつくる。上・下関節突起の会合は椎体との間に鉤状の腔所をつくる。この腔所を**椎間孔**（intervertebral foramen）といい、脊柱管からの脊髄神経の出口になっている（図13.7C）。

1）頸椎（cervical vertebrae）（図13.7A）

頸椎は7個の椎骨からなり、以下の特徴により他の椎体と鑑別できる。第2〜6頸椎の棘突起の先端は2つに分かれている。これは生体では項靱帯をはさんでいる。横突起には**横突孔**（foramen transversarium）という孔があいていて、椎骨動脈の通り道となる。

（ⅰ）第1頸椎（環椎（atlas））（図13.7B）

第1頸椎を環椎といい、椎体はなく、左右の外側塊が短い前弓と長い後弓で結ばれた環状の形態をとっている。外側塊から側方に横突起が伸び、その基部には横突孔が開いている。上面には頭蓋の後頭顆と関節（環椎後頭関節）をつくるための関節面である**上関節窩**

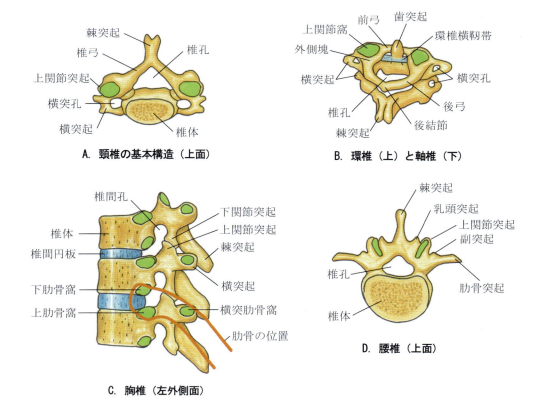

図13.7　椎骨の構造

がある。前弓の後方に歯突起窩があり軸椎の歯突起と関節（正中環軸関節）を形成する。後弓の後方には棘突起として小さな後結節が突出している。環椎の外側塊の間には**環椎横靱帯**が張っていて、軸椎の歯突起を後方から支えている。

 （ⅱ）　**第2頸椎（軸椎（axis））（図13.7B）**

 第2頸椎を軸椎といい、椎体の上方に**歯突起**（odontoid process）が直立していて、その前面は環椎の歯突起窩と関節（正中環軸関節）をつくる。

 （ⅲ）　**第7頸椎（隆椎（vertebra prominens））**

 棘突起は頸椎の中で最も大きく、先端が二又になっていない。頭を前屈した時に容易に触知できるため、隆椎の棘突起を手がかりにして他の椎骨を同定できる。

 2）　**胸椎（thoracic vertebrae）（図13.7C）**

 胸椎は12個の椎骨からなり、脊柱の胸部を構成する。椎体は頸椎より大きく椎孔は円形で、1個の棘突起と1対の横突起を持つ典型的な形状の椎骨である。肋骨と連結するための関節面を持つことが特徴である。すなわち、椎体の後外側面の上下に半円形の**上肋骨窩**および**下肋骨窩**（肋骨頭関節）が、横突起の先端に**横突肋骨窩**（肋横突関節）がある。肋骨窩は第1～9胸椎では椎体の側面の上下両端にあるが、第10胸椎では上端に半円形の肋骨窩が1つだけ、第11、12胸椎では椎体側面の中央に円形の肋骨窩が1つだけみられる。

 3）　**腰椎（lumbar vertebrae）（図13.7D）**

 5個の椎骨からなり、脊柱の腰部を構成する。腰椎は椎骨の中で最大である。側方には横突起に類似した外見の**肋骨突起**（costal process）が突出している。本来の横突起は肋骨突起の根もとに下後方に突出する小突起になっており、**副突起**（accessory process）とよばれる。また、上関節突起の後面には**乳頭突起**がある。後方に突出する棘突起は胸椎よりも太いが、長さははるかに短い。

 4）　**仙骨（図13.8）**

 仙骨は5個の仙椎が癒合（骨結合）して1つの骨になったもので、底辺を上にした逆三角形で全体として後方に弯曲している。前面は骨盤面をなしており、癒合の跡を示す4条の横線がみられる。横線の外側端には4対の**前仙骨孔**（anterior sacral foramina）が開いている。後面は凸面で、棘突起に相当する**正中仙骨稜**（median sacral crest）があり、外側には4対の**後仙骨孔**（posterior sacral foramina）がある。前・後仙骨孔は中心を通る仙骨管の前後の出口で、椎間孔に相当し、脊髄神経の前枝と後枝がそれぞれ通る。仙骨の上端を仙骨底といい、腰椎と連結している。そこから前方に突出する部分を**岬角**（promontory）という。外側面には耳状面という関節面があり、寛骨と連結する（仙腸関節）。

 5）　**尾骨**

 3～5個の尾椎が癒合したもので、脊柱の最下部にある。第1尾椎は、その上面で仙骨尖と関節する。

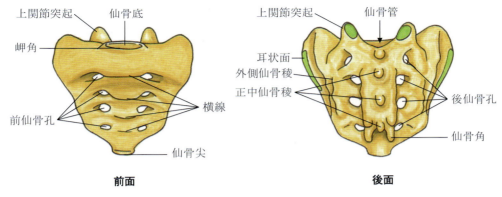

図13.8　仙骨

2.3　胸郭の骨

(1)　胸郭の全体像（図13.9）

胸部を形づくる骨格を胸郭といい、心臓や肺などの胸部内臓を中に入れて保護している。胸郭は12個の胸椎、12対の肋骨および1個の胸骨で構成される籠状の構造である。成人の胸郭は前後に扁平で、前後径より左右径がはるかに大きい。胸郭の上方への出口は胸骨柄、第1肋軟骨、第1肋骨および第1胸椎で囲まれた部分で、胸郭上口という。胸郭の下方への出口は、第12胸椎、第12肋骨、第11肋骨尖端、第7～10肋軟骨、胸骨・剣状突起で囲まれており、胸郭下口という。

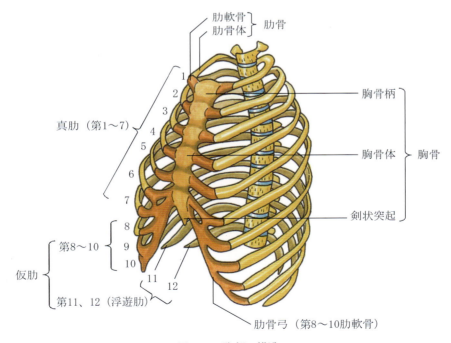

図13.9　胸郭の構造

1) 胸骨（sternum）（図13.10）

胸郭の前面正中にある上下に長い扁平な骨で、上から**胸骨柄**、**胸骨体**、**剣状突起**の3部に分けられる。胸骨柄は上部1/4の幅の広い部分で、上外側部には鎖骨と関節するための鎖骨切痕が、側面には第1肋軟骨が接するための肋骨切痕がある。胸骨体は胸骨柄につながる長い部分で、柄と体の結合部は前方に突出していて、**胸骨角**とよばれる。胸骨角の外側はちょうど第2肋骨と関節するため、生体で第2肋骨を同定するよい目安となる。胸骨体の外側縁には6対の肋骨切痕があり、第2～7肋骨に対する関節窩をなしている。剣状突起は下端にある薄い突出部で、老年に至るまで骨化せず大部分は軟骨のままである。

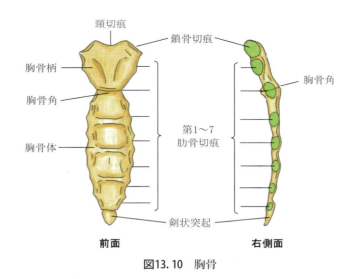

図13.10　胸骨

2) 肋骨（図13.11）

肋骨は左右12対あり、肋硬骨と肋軟骨からなっている。第1～7肋骨は**真肋**といわれ、先端は直接胸骨と連結し、第8～12肋骨は**仮肋**といわれる。第8～10肋骨の先端の肋軟骨は上下に連結して**肋骨弓**をつくる。第11、第12肋骨は肋骨弓には加わらず、腹壁の中に遊離しているため、**浮遊肋**とよばれる。肋骨後部の大部分は肋硬骨からなり、**肋骨頭**、**肋骨頸**、**肋骨体**の3部に分けられる。肋骨後端の肋骨頭と肋骨結節には胸椎と関節を形成する

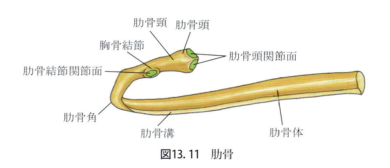

図13.11　肋骨

ための関節面がある。肋骨頭と肋骨結節の間の短い部分を肋骨頸、肋骨結節より前外側方の長い部分を肋骨体とよぶ。肋骨の下縁の内側面に肋骨溝があり、そのため肋骨下縁は上縁に比べて鋭く薄くなっている。肋骨溝は肋間神経と血管の通り道である。

2.4 上肢帯の骨

(1) 上肢帯の構成

上肢帯（pectoral girdle）は体幹と自由上肢骨を連結する骨の総称で、鎖骨と肩甲骨からなる。

1) 鎖骨（clavicle）（図13.12A、B）

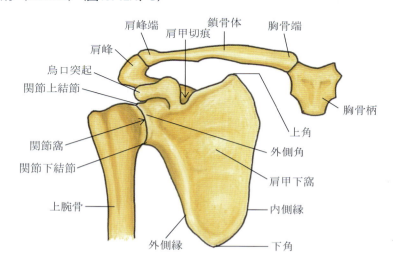

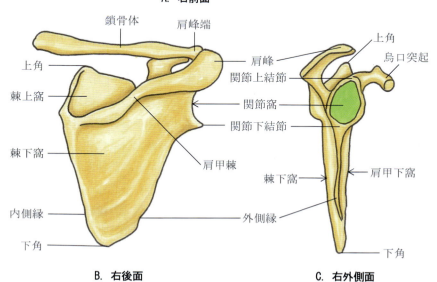

図13.12 上肢体の骨

前胸部で胸骨と肩甲骨との間にある軽くS状に彎曲した棒状の骨である。外側で肩甲骨と連結する肩峰端と、内側で胸骨と連結する胸骨端がある。上方からみて、胸骨端寄りは前方に、肩峰端寄りは後方に彎曲している。

2) 肩甲骨（scapula）（図13.12）

胸郭の背面にある三角形の扁平骨である。三角形の下方の頂点を**下角**、内側上方の頂点を**上角**、外側上方の頂点を**外側角**という。外側角は厚くなり、その尖端は卵円形に凹んで、上腕骨と関節する**関節窩**が形成される。胸郭に接する肋骨面は比較的平坦で、**肩甲下窩**といわれる軽い凹面をなしている。背側面の上部には水平に走る棚状の隆起があり、これを**肩甲棘**（spine of scapula）という。これにより背側面は上下に2分され、上方を**棘上窩**、下方を**棘下窩**という。肩甲棘の外側端は次第に大きくなり、**肩峰**（acromion）を形成する。肩峰の内側面は鎖骨の肩峰端と関節を形成する。上縁の外側端から前外側方に向かって鈎状の**烏口突起**（coracoid process）が突出している。

(2) 胸郭と上肢帯の位置関係

上肢帯の骨のうち、鎖骨は胸郭の前方に位置し、肩甲骨は胸郭の後方に位置する。鎖骨は胸骨と結合しているが、肩甲骨は胸郭との骨連結はなく鎖骨を介してつながっている（図13.32 参照）。

2.5　上肢の骨（自由上肢骨）

(1) 上肢の骨の構成

自由上肢骨のうち、上腕には上腕骨、前腕には橈骨と尺骨、手には手根骨、中手骨、指骨がある。

1) 上腕骨（humerus）（図13.13）

上腕骨は上腕の中軸となる典型的な長骨である。上端は上内側方に半球状に膨らんでいて**上腕骨頭**という。上腕骨頭は全面が関節軟骨で覆われていて、肩甲骨の関節窩と**肩関節**を形成する。上腕骨頭の基部には帯状の浅いくびれがあり、**解剖頸**とよぶ。上腕骨頭のすぐ外下方には、前面に突出する小さな突起、**小結節**（lesser tubercle）と、外側に突出する大きな突起、**大結節**（greater tubercle）がある。小結節および大結節から下方になだらかに続く稜線をそれぞれ**小結節稜**、**大結節稜**という。上端の上腕骨頭・大結節・小結節と上腕骨体の移行部は骨折を起こしやすい場所のため、**外科頸**とよばれる。中央部の骨幹は円筒状で上腕骨体という。上腕骨体の中央部の外側表面には**三角筋粗面**という粗な部位があり、三角筋が付着する。三角筋粗面の後下方には内側上方から下方へ走る**橈骨神経溝**があり、そこを橈骨神経が通る。下端は前後方向に圧平され、内側方に**内側上顆**（medial epicondyle）が、外側方には**外側上顆**（lateral epicondyle）が突出している。内側上顆の後ろには浅い溝の尺骨神経溝があり尺骨神経が通る。内側上顆と外側上顆の間には、上腕骨顆とよばれる膨らみがあり、内側の**上腕骨滑車**と外側の**上腕骨小頭**からなる。上腕骨滑車は尺骨の滑車切痕と関節し（腕尺関節）、上腕骨小頭は橈骨の橈骨頭と関節（腕橈関節）を形

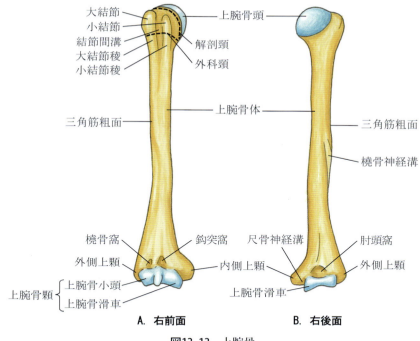

A. 右前面　　B. 右後面
図13.13　上腕骨

成する。上腕骨滑車のすぐ上方前面には浅い凹みである鈎突窩が、後面に深い凹みである肘頭窩があり、尺骨の鈎状突起ないし肘頭の先がはまりこむ。

2) **橈骨（radius）（図13.14）**

橈骨は前腕で並走する2本の骨のうち、外側（母指側）に位置する。橈骨は長骨で、橈骨体と、上下の両端に分けられる。上端部には円盤状の**橈骨頭**があり、その上面は橈骨頭窩という浅い凹みにより上腕骨小頭と関節（腕橈関節）を形成している。また、橈骨頭は内側方の尺骨の橈骨切痕とも関節（上橈尺関節）をつくっている。橈骨頭から少し下方の前内側面には**橈骨粗面**があり、卵円形に隆起し、上腕二頭筋の付着部となっている。下端は上端に比べて大きく、下面は凹んだ関節面となり手根骨と関節（橈骨手根関節）を形成する。下端の外側面には下方に突出した細い突起があり、茎状突起という。下端の内側面には尺骨下端と関節（下橈尺関節）をつくるための浅い凹みである**尺骨切痕**がある。

3) **尺骨（ulna）（図13.14）**

前腕の2本の骨のうち内側（小指側）にある長骨である。下端は細く、その先端を**尺骨頭**という。尺骨頭は外側方の橈骨の尺骨切痕との間に関節（下橈尺関節）を形成する。尺骨頭の後内側には、下方に向けて茎状突起が出ている。上端は大きく、くちばしを開けたような凹みがあり**滑車切痕**とよばれ、上腕骨滑車と関節を形成する（腕尺関節）。滑車切痕の背面は後上方に突出し**肘頭**とよばれる。滑車切痕の下端は前上方に突出しており、**鈎状突起**とよばれる。

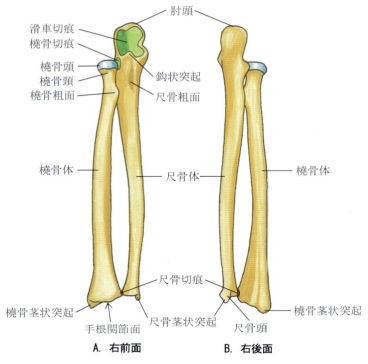

図13.14 前腕の骨

4) 手の骨（図13.15）

手の骨は手根骨、中手骨、手の指骨の3群に分けられる。

（i） 手根骨

手根部にある小骨で8個あり、4個ずつ2列に並んでいる。8個の手根骨は全体として掌側面で凹み、手根溝を形成する。近位列は橈側（母指側）から**舟状骨**（scaphoid）、**月状骨**（lunate）、**三角骨**（triquetrum）、**豆状骨**（pisiform）の順に並んでいる。遠位列は、橈側から、**大菱形骨**（trapezium）、**小菱形骨**（trapezoid）、**有頭骨**（capitate）、**有鈎骨**（hamate）の順である。舟状骨、月状骨、三角骨の近位端は全体として楕円形に突出した関節面を構成し、橈骨手根関節の関節頭となる。また、手根骨のうち橈側の舟状骨（結節）、大菱形骨（結節）と、尺側の豆状骨、有鈎骨（鈎）は掌側に張り出し、これらの間に手根溝をつくり、手根溝を覆うように屈筋支帯が被さり、**手根管**（carpal tunnel）をつくる（第14章 筋系 p338「手根管」参照）。

（ii） 中手骨（metacarpal bone）

手のひらに埋まる5本の長骨で、母指側から数えて、第1〜5中手骨とよばれる。中手骨の近位端は底といわれ手根骨に接して関節（手根中手関節；CM関節）をつくっている。遠位端は頭といい、それぞれの指骨（基節骨）に接して関節（中手指節関節；MP関節）を形成している。底と頭の間を体という。第1中手骨はいちばん短く太く、底に鞍状関節面があり大菱形骨と関節をなし、母指の可動域を高めている（第1手根中手関節）。

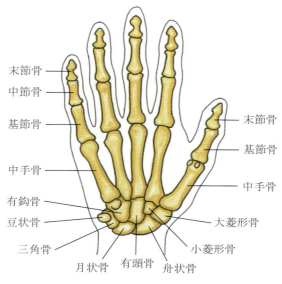
図13.15　手の骨（右前面）

（iii）　手の指骨

全部で14個の小型の長骨からなっている。母指以外の指は近位より**基節骨**、**中節骨**、**末節骨**の３個からなる。母指のみ中節骨がなく、基節骨、末節骨の２個からなる。各指骨の近側端を底、遠側端を頭、その間を体と名付ける。

2.6　下肢帯の骨

（1）　下肢帯の骨の構成

下肢帯（pelvic girdle）は体幹の軸骨格と自由下肢骨を連結する骨で、腸骨、坐骨、恥骨からなるが、成人ではこれら３つの骨は癒合（骨結合）して左右１対の寛骨となっている。

1）　寛骨（coxa）（図13.16）

寛骨は殿部にある大きく不規則な形状の骨である。寛骨を構成する腸骨、坐骨、恥骨の３骨は、思春期の頃までは互いに軟骨結合をしているが、成人になると軟骨部が骨化して３つの骨はたがいに癒着し、１個の寛骨になる。寛骨外側面の３個の骨の会合部の中央は、**寛骨臼**（acetabulum）とよばれる円い陥凹部をつくり、股関節の関節窩となる。寛骨臼の関節面は下方が欠けた三日月状の形をしており、月状面とよばれる。月状面の欠けた部分は寛骨臼切痕といい、大腿骨頭靱帯の付着部となる。寛骨臼の底には月状面で囲まれた円形の凹みがあり寛骨臼窩とよばれる。

（i）　腸骨（ilium）（図13.16）

寛骨の上部を占める平板状の不規則骨で、上方の扁平な部分を腸骨翼といい、下方の膨らんだ部分を腸骨体という。腸骨体は寛骨臼の上半分を構成している。腸骨翼の上縁は**腸骨稜**（iliac crest）といい、やや外側に張り出し、「こしぼね」として体表から触れることが

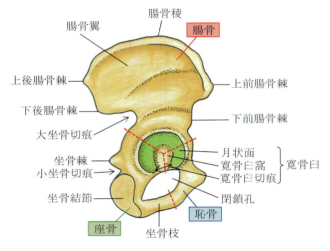

A. 右寛骨・外側面

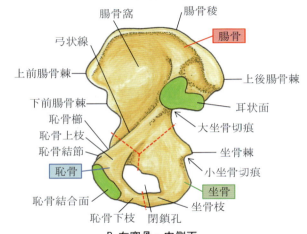

B. 右寛骨・内側面

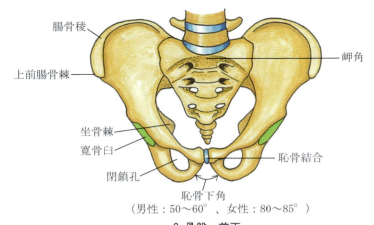

C. 骨盤・前面

図13.16 骨盤の骨

できる。腸骨稜の前端には**上前腸骨棘**という突起があり、後端には**上後腸骨棘**と**下後腸骨棘**がある。腸骨翼の外側面は大殿筋、中殿筋、小殿筋の付着部となる。腸骨翼の内側面の前2/3は浅くくぼんで腸骨窩となる。腸骨窩の下前方の境界線を弓状線といい、大骨盤と小骨盤の境となる。腸骨の内側面の後ろ1/3には耳のかたちをした仙骨との関節面があり、これを耳状面という。

(ⅱ) 坐骨（ischium）（図13.16）

坐骨は寛骨の後下半部を構成する骨で、坐骨体と坐骨枝に区別される。坐骨体は寛骨臼から後下方に突出して**坐骨結節**（ischial tuberosity）とよばれている楕円形の肥厚部までの領域である。坐骨結節は腰掛けた時に椅子に触れる部分である。坐骨体の後縁には鋭い**坐骨棘**があり、その上下に**大坐骨切痕**（greater sciatic notch）と**小坐骨切痕**（lesser sciatic notch）とがある。坐骨枝は坐骨体の前上方に連なる細い部分で、恥骨下枝と癒合して閉鎖孔の下縁をつくる。

(ⅲ) 恥骨（pubis）（図13.16）

寛骨の前下半部を占める骨で、恥骨体と上下の恥骨枝とに分けられる。**恥骨上枝**と**恥骨下枝**が結合する領域の内側面には楕円形の粗面があり、恥骨結合面といわれる。左右の恥骨結合面は正中で線維軟骨によって連結し、この部分を恥骨結合という。坐骨と恥骨とで囲まれた孔を**閉鎖孔**といい、生体では結合組織性の**閉鎖膜**で覆われている（図13.46 参照）。

(2) 骨盤の全体像（図13.17）

左右の寛骨、仙骨、尾骨で構成されたカゴ状の骨格を骨盤という。骨盤は内側面の**分界線**（岬角、弓状線、恥骨櫛、恥骨結節および恥骨結合の上線を貫く線）によって上部の**大骨盤**と下部の**小骨盤**とに分けられる。大骨盤は腹部内臓を入れている。小骨盤を単に骨盤（狭義）ということも多く、骨盤内臓を入れている。小骨盤は、上端が**骨盤上口**で、**骨盤下口**を下端とする短い円筒状である。上口の境は分界線であり、下口は尾骨の先端、仙結節靭帯、坐骨結節、坐骨枝、恥骨下枝および恥骨結合の下線などで囲まれる不規則な領域である。上口と下口の間の空間を**骨盤腔**という。

骨盤の構造は男女で異なっている。骨盤の性差は、大骨盤と小骨盤の広さが男性に比べて女性で広く、また深さは女性に比べて男性で深いということでみられる。妊娠し、子宮内の胎児が成長した際、小骨盤から子宮が大骨盤へと逃げやすいように女性の骨盤が広く浅い構造になっている。これに伴って、恥骨下角の角度にも性差がみられ、恥骨下角の角度は、男性に比べて女性で大きくなっている。

(3) 骨盤の孔

骨盤は複雑な構造をしているが、骨盤に付着している靭帯や筋などによって、骨盤にはいくつかの孔がつくられている。**鼠径靭帯**（inguinal ligament）は、寛骨の上前腸骨棘と恥骨結節の間に張る靭帯で、この靭帯と寛骨との間にできる孔の外側部は**筋裂孔**（lacuna musculorum）とよばれ、腸骨筋と大腰筋、大腿神経が通る。内側部は**血管裂孔**（lacuna vasorum）とよばれ、大腿動静脈、リンパ管が通る。

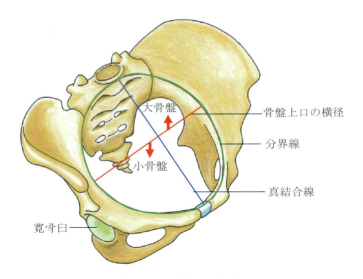

図13.17　骨盤の全体像

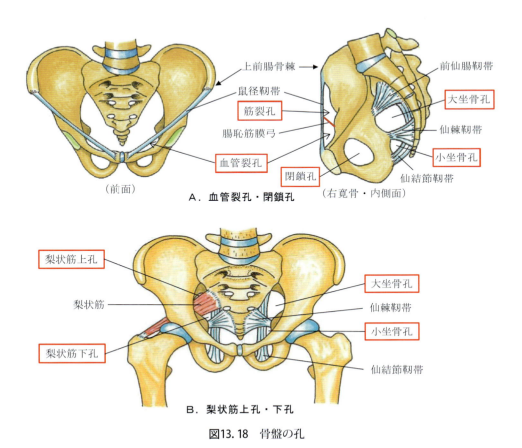

A．血管裂孔・閉鎖孔

B．梨状筋上孔・下孔

図13.18　骨盤の孔

大坐骨切痕と**小坐骨切痕**は2つの靭帯（仙結節靭帯と仙棘靭帯）によって上部の**大坐骨孔**（greater sciatic foramen）と下部の**小坐骨孔**（lesser sciatic foramen）に分けられる（図13.43 参照）。小坐骨孔には内閉鎖筋の腱や内陰部動静脈、陰部神経が通る。大坐骨孔はさらに梨状筋によって上部の梨状筋上孔（suprapiriform foramen）と下部の梨状筋下孔（infrapiriform foramen）に二分される。梨状筋上孔には上殿動静脈と上殿神経が、梨状筋下孔には下殿動静脈、内陰部動静脈、下殿神経、後大腿皮神経、陰部神経、**坐骨神経**（sciatic nerve）がそれぞれ通る。

恥骨と坐骨によって囲まれる**閉鎖孔**（obturator foramen）には、**閉鎖膜**とよばれる靭帯性の薄膜が張っている。閉鎖膜の恥骨上枝に近い部位には**閉鎖管**（obturator canal）が開いていて（図13.46 参照）、ここを閉鎖動静脈や閉鎖神経が通る。

2.7　自由下肢の骨

(1)　自由下肢の骨の構成

自由下肢骨は大腿骨、脛骨、腓骨、および足の骨からなる。

1)　大腿骨（femur）（図13.19）

人体で最も長い長骨である。中央部の大腿骨体と上下の骨端部に分けられる。上骨端（近位端）は内側上方に向かって突出し、尖端の球状の部分を**大腿骨頭**といい、その2/3は関節面となっている。骨頭の頂上近くには大腿骨頭窩といわれる凹みがあり、大腿骨頭靭

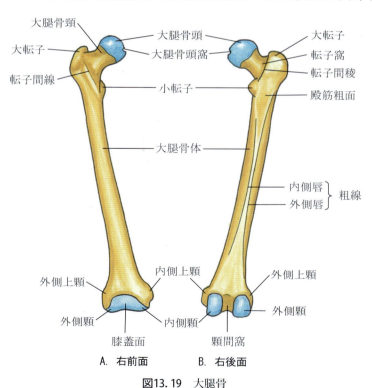

A. 右前面　　B. 右後面

図13.19　大腿骨

帯が付着する。大腿骨頭の下外方には細くくびれた部分があり、**大腿骨頸**（femoral neck）という。大腿骨頸の基部には2個の突起があり、そのうち上外側の大きい突起を**大転子**（greater trochanter）といい、下内側方の小さな突起を**小転子**（lesser trochanter）という。大転子の後方内側の頸との間には深い凹み、**転子窩**（trochanteric fossa）がみられる。頸の後面では大転子と小転子の間を結ぶ高まりとして**転子間稜**（intertrochanteric crest）がある。頸の前面では大転子から小転子に向けて転子間線が走っている。大腿骨体はほぼ円い棒状で、軽く前方に凸弯している。後面の中央部には**粗線**という縦に走る線状のたかまりがあり、その上部は**殿筋粗面**に移行する。下端部は次第に幅が広くなり、**内側顆・外側顆**という肥厚部をつくっている。両顆とも下方および後方に突出し脛骨との関節面（膝関節）を形成している。また、両顆の側面上部は**内側上顆、外側上顆**とよばれる突出部がみられる。下端部の前面は膝蓋骨と接する膝蓋面となる。

2) 膝蓋骨（patella）

膝の前面にある扁平で、栗の実を逆さにした形の種子骨で、大腿四頭筋腱の中に含まれる。後面は大腿骨と関節（膝蓋大腿関節）するが、脛骨や腓骨とは接していない。

3) 脛骨（tibia）（図13.20）

脛骨は下腿の2本の骨のうち内側にある太く大きな長骨である。上骨端部（近位端）は下骨端部（遠位端）より大きく、上面にほぼ平坦な大腿骨との関節面がある。関節面のほぼ中央には前後方向に走る**顆間隆起**といわれる高まりがある。関節面の下内側方には**内側**

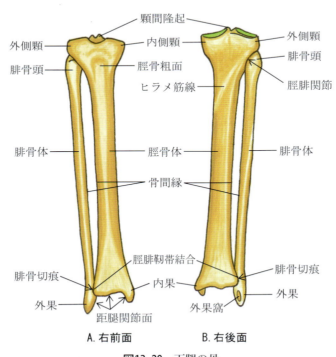

A. 右前面　　B. 右後面
図13.20　下腿の骨

顆、下外側方には**外側顆**が張り出している。外側顆の下面には、腓骨との関節面（脛腓関節）がある。脛骨体の外側縁は骨間縁といわれる細い隆起があり、腓骨の骨間縁との間に強靭な下腿骨間膜を張っている。脛骨下端（遠位端）は距骨と関節する。脛骨下端の内側には**内果（うちくるぶし）**（medial malleolus）という突出がある。脛骨下端の下面と内果の内面は、距骨と接する関節面（距腿関節）となる。脛骨下端の外側縁には三角形の凹みの腓骨切痕があり、**脛腓靭帯結合**により腓骨と連結する。

4）腓骨（fibula）（図13.20）

腓骨は下腿の2本の骨のうち外側に位置する細長い長骨である。上骨端（近位端）はほぼ立方形に肥厚し**腓骨頭**といわれ、上面は脛骨との関節面となる。腓骨体の内側縁には骨間縁があり、脛骨との間に骨間膜が張っている。下骨端（遠位端）は肥厚し、その外側面は**外果（そとくるぶし）**（lateral malleolus）とよばれる。外果の内側面には距骨との関節面である外果関節面が、内側後方には足首の関節に関与する靭帯が付着する小さな凹みの外果窩がある。

5）足の骨（図13.21）

足骨は足根骨、中足骨、足の趾骨の3群からなっている。

（ⅰ）足根骨（tarsal bones）

7個の骨からなり、後列の**距骨**（talus）、**踵骨**（calcaneus）と前列の**立方骨**（cuboid bone）、**舟状骨**（navicular bone）、**内側楔状骨**（medial cuneiform bone）、**中間楔状骨**（middle cuneiform bone）、**外側楔状骨**（lateral cuneiform bone）がある。後列の前上方には距骨が、その上面にはかまぼこ状の**距骨滑車**があり、下腿骨と連結している。距骨の後下方には踵骨があり、**踵（かかと）**を形づくる。距骨の前方には舟状骨があり、その前方には内

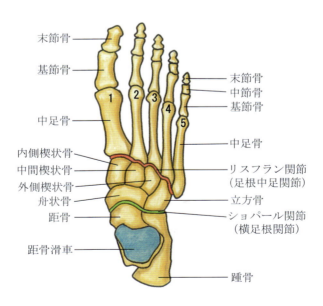

図13.21　足の骨（右足背）

側（母趾側）から外側へそれぞれ内側・中間・外側楔状骨があり、第1～3中足骨に連なっている。踵骨の前方には立方骨があり、第4、第5中足骨と連結している。

(ⅱ) 中足骨（metatarsal bone）

足根骨の前に並んでいる小さな長骨で、各指に相当して1個ずつ計5個ある。近側端を底、中央部は体、遠側端を頭という。

(ⅲ) 足の趾骨

手の指骨と同様に、近位から遠位の順に**基節骨**、**中節骨**、**末節骨**からなり、母趾（第1趾）のみ中節骨を欠いている。

3　骨の連結

3.1　連結の分類

隣接する骨と骨、骨と軟骨は結合組織を介して互いに結合している。介在する結合組織の種類により、線維性連結、軟骨性連結、滑膜性連結の3種類に分けられる。

(1) 線維性連結

骨と骨とが少量の**線維性結合組織**で固く結合されるもので、骨間の隙間はほとんどみられない。

1) 縫合

頭蓋だけにみられる骨連結で、頭蓋の骨膜と、骨間にあるごく少量の結合組織によって連結されている。結合部の可動性はない。骨間の結合組織は加齢とともに退縮し、完全に骨化する（頭蓋の縫合については、図13.25 参照）。

2) 靱帯結合

隣接する骨間が強靱な線維性結合組織、靱帯で連結されている結合である。靱帯の部分で、わずかな可動性がある。連結する靱帯はヒモ状、帯状、膜状（骨間膜）などさまざまな形状がある（例：脛腓靱帯、各椎骨間の棘間靱帯、前腕骨間膜など）。

3) 釘植

釘植（ていしょく）は歯根が上顎骨、下顎骨の歯槽にぴったりはまり、薄い結合組織によって結合したものである。

(2) 軟骨性連結

骨と骨とが軟骨組織で連続的に結合されたもので、軟骨組織の部分でわずかの可動性がある。

1) 軟骨結合

軟骨結合は骨と骨が硝子軟骨により連結された結合である。例として、肋骨と胸骨は軟骨結合（肋軟骨）により結合している。また、小児期の坐骨・恥骨・腸骨の結合もこれに属する。肋軟骨、坐骨・恥骨・腸骨の結合は、加齢とともに骨に変化して行く。

2） 線維軟骨結合

骨と骨が線維軟骨で結合された結合を線維軟骨結合といい、多少の可動性を有する。例として、寛骨前面の**恥骨結合**や椎骨間の**椎間円板**がある。

(3) 滑膜性連結（狭義の関節性連結）

骨と骨との間には隙間があり、滑膜によって連結され、いわゆる関節をつくる。滑膜性連結は可動性が高く、筋の収縮によるからだの動きの多くは関節の可動性によっている。

1） 関節の一般構造（図13.22）

関節は骨端の**関節面**、**関節腔**、および両者を覆う**関節包**からなっている。多くの関節では一方の骨端が膨らんで凸状となり、対応するもう一方の骨端は凹んでいる。この場合、凸状の骨端を**関節頭**、凹状の骨端を**関節窩**とよぶ。関節頭と関節窩は"鍵と鍵穴"の関係になっていて、ピッタリはまり込む（**適合性**が高くなる）ことにより、関節が外れにくくなっている。

関節には関節が動いた際に、その摩擦を軽減させるための補助装置がある。関節頭と関節窩は、柔らかい**関節軟骨**に覆われている。ほとんどの関節軟骨は硝子軟骨によってできているが、**胸鎖関節**、**肩鎖関節**、**顎関節**の関節軟骨は例外的に**線維軟骨**によってできている。また、関節頭と関節窩の間には、**関節腔**という腔所がある。これは袋状の**滑膜**によって囲まれていて、中は滑液に満たされている。ビニール袋に水を入れたようなものが関節の間に挟まっているというイメージだ。この滑膜を関節から外れないように固定しているテーピングの役割をしているのが**線維膜**である。この線維膜と滑膜を合わせて**関節包**とよぶ。関節包、関節腔、関節軟骨は、いずれも関節をつくる骨と骨との摩擦を減らして、関節の動きをスムーズにする関節の補助装置ということになる。

2） 関節の補助装置

関節を支え、動きを安定化するため、各関節に応じた補助装置が備わっている。

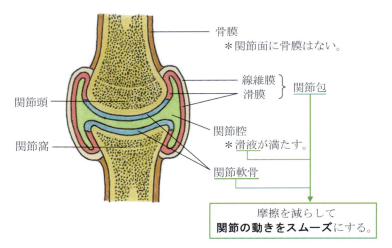

図13.22 関節の基本構造

（ⅰ）靭帯（ligament）

靭帯は、骨と骨を結合する強靭な線維性結合組織である。関節は可動性に富むが、結合力は不十分なため、多くの関節が靭帯により補強されている。また靭帯は運動の方向を限定したり、過度の動きを制限する働きを持つ。

（ⅱ）関節円板（図3.23）

関節を安定化し、衝撃に対するクッション性を高めるための関節面と関節面の間にできた線維軟骨性の板状構造のことである。この板状構造が完全に関節腔を二分しているときは**関節円板**（articular disk）とよび、三日月状に不完全に介在しているときは**関節半月**（semilunar cartilage）とよぶ。関節円板や関節半月の表面には滑膜がない。関節円板は顎関節、胸鎖関節などに、関節半月は膝関節にみられる。

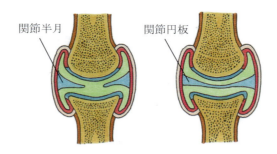

図13.23　関節半月と関節円板

3）関節の種類

関節はその形や運動性によりいくつかに分類される。運動軸による分類としては、一方向にしか運動が可能でない関節を**一軸性関節**、二方向に運動が可能な関節を**二軸性関節**、三方向以上の運動ができる関節を**多軸性関節**という。また、関節の運動は、関節窩の上での関節頭の動きによって決まる。関節窩の上を関節頭が前後に動く運動を"**滑り**"という。滑り運動により関節の柔軟性が生み出される。関節頭が関節窩に接する部分を起点に前後（左右）に倒れる運動を"**転がり**"という。転がり運動は、屈曲・伸展、内転・外転など、角度を生み出す運動のことを指す。関節窩の上で関節頭がその中心軸の周りを回転する運動を"**回転**"という。内旋・外旋といった運動が回転運動にあたる。

以上のような関節の運動は、関節の形によって決められる。

（ⅰ）車軸関節（図13.24A）

例：上・下橈尺関節

関節頭は骨の長軸と一致した円柱で、関節窩はその面に対応して弯曲した切痕となる。一軸性の運動軸を持ち、回旋のみが行える。

（ⅱ）蝶番関節（図13.24B）

例：指節間関節

関節頭は骨の長軸と直交する円柱形をしていて、その表面には円柱と直交する溝があり、

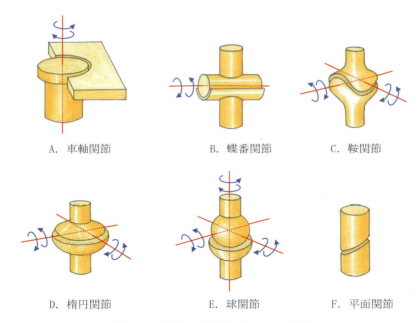

図13.24　関節の種類（形状による分類）

関節窩にはこれに対応する隆起がある。この隆起と溝により関節運動の方向性は一軸に限定され、関節頭の円柱を中心とした屈伸のみが可能である。

（ⅲ）　ラセン関節

例：腕尺関節、距腿関節

蝶番関節の一種として**ラセン関節**がある。ラセン関節は、蝶番関節の関節面が少し捻じれたもので、関節を曲げる際、若干回旋しながら屈曲が起こる。したがって、運動軸としては一軸性を示す。

（ⅳ）　鞍関節（図13.24C）

例：胸鎖関節、母指の手根中手関節

相対する２つの関節面がともに馬の鞍のような双曲面で、互いに直交する状態で向かいあう。二軸性の運動軸を持つ。

（ⅴ）　楕円関節（図13.24D）

例：橈骨手根関節

関節頭は楕円形の突出からなり、関節窩はそれに応じて楕円形のくぼみをつくる。二軸性の運動軸を持った関節である。

（ⅵ）　球関節（図13.24E）

例：肩関節、腕橈関節

関節頭が半球状の突出からなり、関節窩はそれに応じて丸く凹んでいる。可動性が高く、どの方向にも自由に動く多軸性の関節である。股関節のように関節窩が深く、関節面の半分以上がはまり込んでいる場合は**臼状関節**ともいう。

(vii) 平面関節（図13.24F）

例：椎間関節

向かいあう関節面がいずれもほぼ平らで、たがいに平面的にずれるような運動（滑り運動）が可能だが、可動域は著しく小さい関節である。

3.2 頭蓋の連結

頭蓋を構成する骨は下顎骨と舌骨を除き、ほとんどは縫合により連結している。下顎骨のみが関節により連結されている。

(1) 縫合（図13.25）

神経頭蓋の骨どうしはそれぞれ縫合によって結合している。前頭骨と頭頂骨をつなぐ縫合を**冠状縫合**（coronal suture）（前頭縫合（frontal suture））、左右の頭頂骨をつなぐ縫合を**矢状縫合**（sagittal suture）、頭頂骨と後頭骨をつなぐ縫合を**ラムダ縫合**（lambdoid suture）、頭頂骨と側頭骨をつなぐ縫合を**鱗状縫合**（squamous suture）という。また、胎児・新生児期では骨が未発達なため、2つの縫合が交差する部位で隙間のような部分ができる。これを**泉門**とよぶ。前頭縫合と矢状縫合の交差部にできる泉門を**大泉門**（anterior fontanelle）

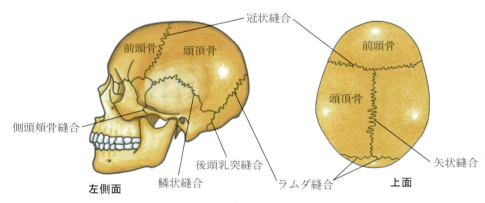

A. 成人の頭蓋

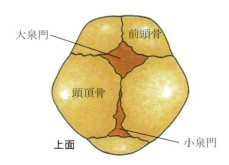

B. 新生児の頭蓋

図13.25 縫合

といい、矢状縫合とラムダ縫合の交差部にできる泉門を**小泉門**（posterior fontanelle）という。

（2） 顎関節（図13.26）

関節頭は下顎骨の**関節突起**、関節窩は側頭骨の**下顎窩**からなる（図13.3B、図13.5 参照）。顎関節は比較的ゆったりした関節包により保定されている。関節内に線維軟骨性の**関節円板**があり、関節腔が完全に上下に二分されているのが顎関節の大きな特徴である。顎関節は下顎の開閉と前後運動の2つの運動が可能である。下顎の開閉は顎関節の蝶番関節としての運動で、下顎頭が関節頭となり、関節円板の下面が関節窩となる。下顎の前後運動は下顎窩と関節円板の上面の間の運動である。

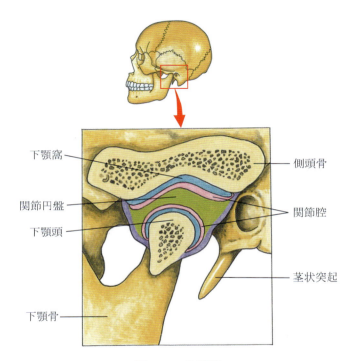

図13.26　顎関節

3.3　脊柱の骨連結

脊柱は背部の正中にあって、頸椎、胸椎、腰椎・仙骨・尾骨からなるが、それらは軟骨と靭帯、および関節によって連結されている。

（1）　椎体間の連結（図13.27、28）

椎体間に介在する厚い円盤状構造を**椎間円板**（intervertebral disc）という。円板の外周は輪状に走る**線維軟骨性**の線維輪からなり、

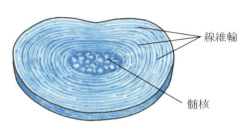

図13.27　椎間円板

線維輪の中心には髄核という弾力性のあるゲル状の組織がある。椎間円板は弾力性に富み、椎骨に可動性を与え、椎骨間の衝撃を少なくする働きをする。

脊柱の全長にわたって椎体を前面でつなぐ靱帯を**前縦靱帯**（anterior longitudinal ligament）、後面でつなぐ靱帯を**後縦靱帯**（posterior longitudinal ligament）という。ともに後頭骨底部から起こり仙椎前面に達する。前縦靱帯は脊柱の過伸展を防止し、さらに椎間円板が前方に脱出するのを防ぐ。後縦靱帯は脊柱の過度の屈曲を防止する。

(2) 椎弓間の連結（図13.28）

椎骨の棘突起の先端どうしをつなぐ靱帯で、後頭骨・外後頭隆起から第7頸椎まで伸びるものを**項靱帯**（nuchal ligament）、第7頸椎から仙骨に至るものを**棘上靱帯**（supraspinal ligament）という。上下の棘突起の間に張る薄い靱帯を**棘間靱帯**（interspinal ligament）という。この靱帯は、腰椎では強いが頸椎、胸椎では弱い。また、上下の椎弓板の間に張る厚く強い靱帯を**黄色靱帯**（yellow ligament）といい、脊柱の屈伸時に椎弓間の距離が変わっても、常に一定の張力を保つ働きがある。

上下の関節突起間をつなぐ平面関節を**椎間関節**（zygapophysial joint）といい、頸椎ではゆるく、胸椎ではきつく連結している。

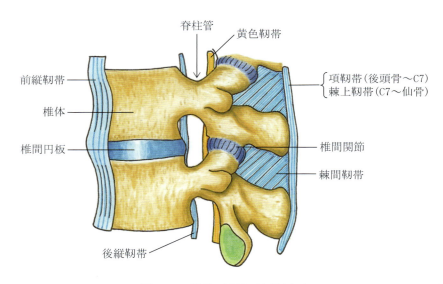

図13.28　椎骨の連結（左外側面）

(3) 頭蓋と第1頸椎（環椎）の連結（図13.29）

環椎の上関節窩と頭蓋の後頭顆との間は左右1対の**環椎後頭関節**（atlantooccipital joint）で連結される。楕円関節の形状をとり、頭を前後左右に曲げる動きをする。関節周囲は前環椎後頭膜と黄色靱帯の続きである後環椎後頭膜で補強されている。

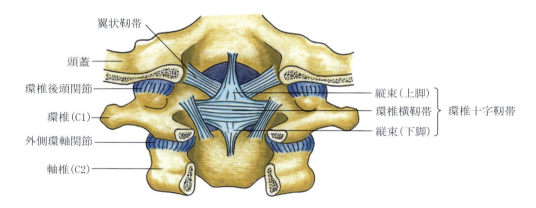

図13.29　環椎後頭関節と環軸関節

（4）　第1頸椎（環椎）と第2頸椎（軸椎）の連結（図13.30）

環椎と軸椎は外側環軸関節と正中環軸関節により連結されている。**外側環軸関節**（lateral atlantoepistrophic joint）は環椎の下関節面と軸椎の上関節面との間の左右1対の関節で、**平面関節**の形状をとる。関節の周囲は、歯尖靱帯、翼状靱帯、環椎十字靱帯、蓋膜、前環椎後頭膜および後環椎後頭膜により補強されている。

環椎の椎孔は**環椎横靱帯**により二分されるが、その前方部に軸椎の**歯突起**がはまり込み、**正中環軸関節**（medial atlantoaxial joint）をつくる（図13.7B）。正中環軸関節は**車軸関節**の形状をとり、頭を左右に回旋させる。

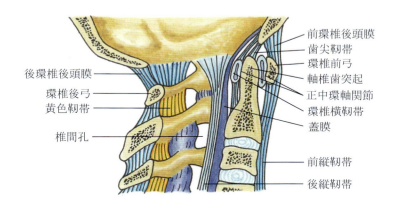

図13.30　上位頸椎の連結

3.4　胸郭の骨連結

胸郭は胸部を形成する籠状の骨格で、胸椎、肋骨、および胸骨からなる（2.3 胸郭の骨参照）。胸郭には骨連結に由来する弾力性と可動性があり、胸部内臓を保護し、さらに呼吸運動に関与する。

(1) 肋骨と椎骨との間の連結（図13.31）

肋骨と胸椎の連結を**肋椎関節**（costovertebral joint）といい、**肋骨頭関節**と**肋横突関節**の2つの関節からなる。ともに平面関節の形状をとる。

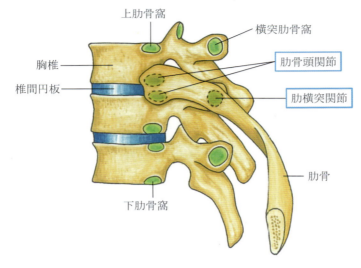

図13.31　肋椎関節

(2) 肋骨と胸骨の連結（図13.9 参照）

第1～7肋骨は胸骨と肋軟骨を介して結合している。第1肋骨は胸骨柄の肋骨切痕と**軟骨結合**により直接連結する。第2～7肋軟骨はそれぞれ対応する肋骨切痕と**胸肋関節**（sternocostal joint）をつくって胸骨と連結している。第8～10肋軟骨は胸骨とは連結せず（仮肋）、すぐ上の肋軟骨と関節的連結を行い左右の肋骨弓をつくる。第11、第12肋骨も胸骨とは連結していない（浮遊肋）。

3.5　上肢帯の連結

上肢帯は**鎖骨**と**肩甲骨**からなり、互いに**肩鎖関節**で連結している。上肢帯は体幹と**胸鎖関節**の1カ所のみで連結している（図13.32）。**胸鎖関節**（sternoclavicular joint）は鎖骨頭と、胸骨・鎖骨切痕および第1肋軟骨の関節上面で形成され、**鞍関節**の形状をとる。関節には関節円板が介在し（図13.33）、鎖骨と胸骨の関節面を適合させている。上肢帯はここを支点として前後と上下方向の運動をする。**肩鎖関節**（acromioclavicular joint）は、鎖骨・肩峰端と肩甲骨・肩峰との間にできる関節で、**平面関節**の形状をとる。

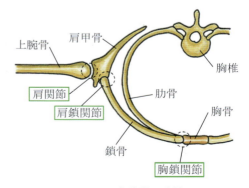

図13.32　上肢帯の連結

上肢帯の骨どうしの連結を補強している靱帯には**肩鎖靱帯**（acromioclavicular ligament）と**烏口鎖骨靱帯**（conoid ligament）がある。肩鎖靱帯は肩鎖関節の関節包を補強していて、上下の二部に分けられる。烏口鎖骨靱帯は鎖骨・外側端と肩甲骨・烏口突起を結ぶ強い靱帯で、菱形靱帯と円錐靱帯の二部に分けられ、鎖骨の水平方向の動きと軸回旋を限定する（図13.34）。鎖骨下面と第1肋軟骨の間には、短く強力な肋鎖靱帯がある（図13.33）。

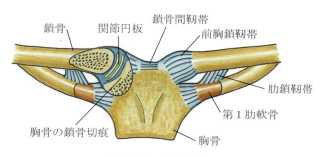

図13.33　胸鎖関節

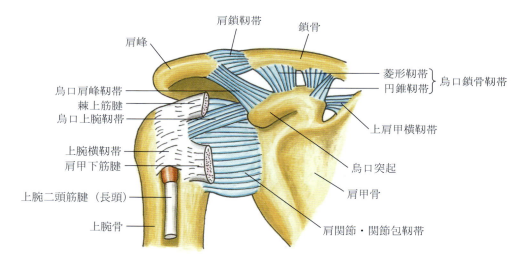

図13.34　肩鎖関節

3.6　自由上肢の骨連結

（1）　肩関節（図13.35、36）

　上腕骨頭の半球状の関節面と肩甲骨の関節窩がつくる代表的な**球関節**である。上腕骨頭の関節面の大きさに比べて、肩甲骨の関節窩は浅く狭いため、可動性が高い関節である。その反面、不安定なため、多くの補助装置により補強されている。

　関節唇は肩甲骨関節窩の周囲を取り巻く線維軟骨で、関節窩を深くし、安定性を高めている。**関節包**は肩関節全体をゆるく包み、関節唇を越えて関節窩の周囲と上腕骨の解剖頸

に付着する。関節包のなかを上腕二頭筋の長頭の腱が通る。**烏口上腕靭帯**（coracohumeral ligament）は烏口突起の外側と上腕骨・解剖頸の上部の間に張る靭帯である。この靭帯は関節包の上部を補強している。また、肩関節の屈曲、伸展を制限する。**烏口肩峰靭帯**（coracoacromial ligament）は烏口突起と肩峰の間に張る靭帯で、関節包からは離れている。この靭帯と烏口突起および肩峰で肩関節の上部を補強する。肩関節・関節包靭帯の内面には上・中・下関節上腕靭帯があり、関節包を内面から補強している（図13.35）。

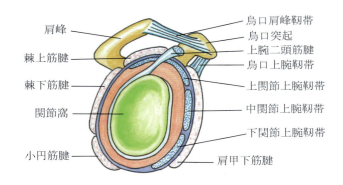

図13.35　肩関節（側面）

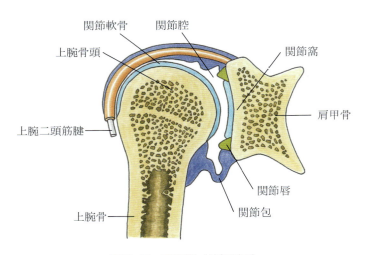

図13.36　肩関節（前額断面）

(2)　肘関節（図13.37、38、39）

　肘関節は上腕骨・橈骨・尺骨の間にある関節である。これは腕尺関節、腕橈関節、上橈尺関節の3つの関節からなっており、共通の関節包に包まれている。**内側側副靭帯**（ulnar collateral ligament）と**外側側副靭帯**（radial collateral ligament）が両側から肘関節を補強している。

　腕尺関節（humeroulnar joint）は、上腕骨・滑車と尺骨・滑車切痕の間を連結するラセ

ン関節の形状をとる関節で（図13.39）、肘の屈曲・伸展を行う。**腕橈関節**（humeroradial joint）は、上腕骨・小頭と橈骨頭との間にある関節で、形態的には**球関節**であるが、**橈骨輪状靭帯**により動きが制限されているため、機能的には平面関節に分類され、滑り運動のみが可能となる。**上橈尺関節**（proximal radioulnar joint）は、橈骨頭・関節環状面と尺骨・橈骨切痕がつくる関節で、**車軸関節**の形状をとる。関節環状面は橈骨輪状靭帯により輪状に取り巻かれ、尺骨に強くつなぎ止められている。前腕の回内・回外運動に伴い、橈骨頭は橈骨輪状靭帯に沿って回転する。

（3） 前腕の骨結合（図13.40）

橈骨と尺骨との骨間縁を互いに連結する強靭な膜状の靭帯を**前腕骨間膜**（interosseous membrane of forearm）といい、多くの前腕筋群の付着部となる。

橈骨と尺骨は近位端と遠位端でそれぞれ**上橈尺関節**（「肘関節」で既述）と下橈尺関節をつくる。**下橈尺関節**（distal radioulnar joint）は、尺骨頭・関節環状面と橈骨・尺骨切痕との間にできる**車軸関節**の形状をとる関節である。上橈尺関節と逆に、尺骨側が関節頭に橈

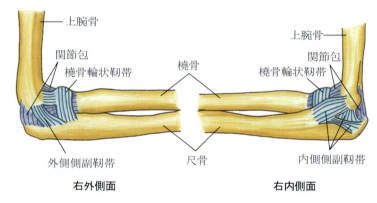

図13.37 肘関節

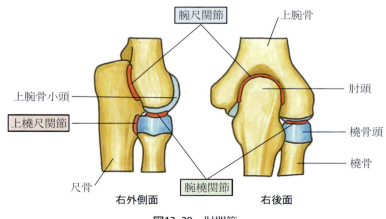

図13.38 肘関節

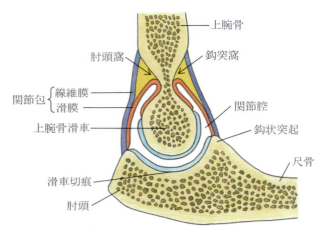

図13.39　腕尺関節（矢状断面）

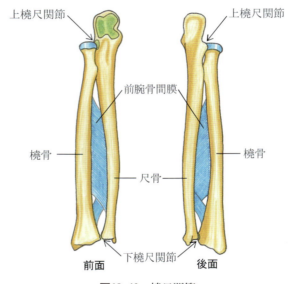

図13.40　橈尺関節

骨側が関節窩となる。尺骨の茎状突起と橈骨の間にある三角形の関節円板が両者を強く結んでいる。上・下橈尺関節は協同的に同時に作用し、前腕を回外および回内させる。回内・回外運動時には尺骨は動かず、橈骨が橈骨頭と尺骨頭を結ぶ線を軸として回転する（図14.25 参照）。

(4) 手の関節（図13.41）

1) 橈骨手根関節（wrist joint）

橈骨下端（遠位端）の関節面とその尺側にある関節円板を関節窩とし、舟状骨・月状骨・三角骨の近位端を関節頭とした**楕円関節**である。尺骨の下端と手根骨は関節円板により隔

てられているため、尺骨は手根関節には直接関与していない。関節全体はゆるく関節包に包まれ、周囲の靱帯により補強されている。

2） 手根間関節（intercarpal joint）

近位列の手根骨（舟状骨、月状骨、三角骨）の相互の連結、および遠位列の手根骨（大菱形骨、小菱形骨、有頭骨、有鈎骨）の相互の連結を行う。いずれも平面関節で、可動域は狭い。

3） 手根中央関節（midcarpal joint）

近位列の手根骨と遠位列の手根骨の間の関節である。橈側では近位の舟状骨を関節頭として、遠位の大菱形骨、小菱形骨を関節窩とした平面関節をなす。尺側では遠位の有頭骨と有鈎骨を関節頭として、近位の舟状骨、月状骨、三角骨を関節窩として**楕円関節**を形成している。

4） 手根中手関節（CM関節）（carpometacarpal joint）

中手骨と遠位列の手根骨の間にできる関節で、第1中手骨底と大菱形骨の間は**鞍関節**によって、第2〜5中手骨底と小菱形骨・有頭骨・有鈎骨の間は**平面関節**によってそれぞれ連結されている。関節包はゆるくて広い。

5） 中手間関節（intermetacarpal joint）

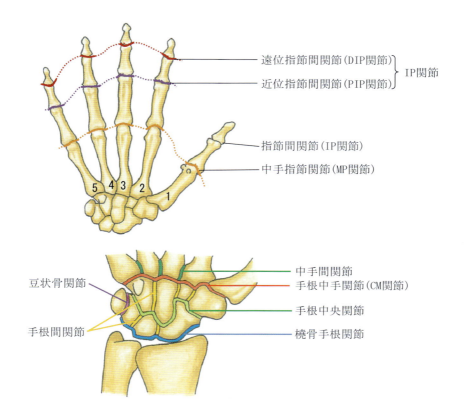

図13.41　手の関節（右手背面）

第2～5中手骨底の互いに向きあう面がつくる関節で、**平面関節**の形状をとる。

6) 中手指節関節（MP関節）（metacarpophalangeal joint）

中手骨頭（遠位端）を関節頭とし、対応する指の基節骨底を関節窩とした**顆状関節**で、各指は独立している。

7) 手の指節間関節（IP関節）（interphalangeal joint）

各指の基節骨頭と中節骨底の間の**近位指節間関節（PIP関節）**（proximal interphalangeal joint）と、中節骨頭と末節骨底の間の**遠位指節間関節（DIP関節）**（distal interphalangeal joint）に分けられる。ただし、母指は中節骨を欠くため、基節骨と末節骨の間に1つの指節間関節しかない。いずれも**蝶番関節**の形状をとり、屈伸運動を行う。

3.7 下肢帯の連結

(1) 骨盤の骨連結（図13.42）

骨盤は左右の寛骨、仙骨、尾骨で構成されて、体幹と下肢骨をつないでいる。**腰仙関節**（lumbosacral joint）は、第5腰椎と仙骨底の間の関節で、体軸と骨盤を連結する線維軟骨性結合である。**恥骨結合**（pubic symphysis）は、骨盤前面の正中線で両側の恥骨結合面が線維軟骨性の**恥骨間円板**によって連結したもので、女性では恥骨間円板が厚く、開きやすい。

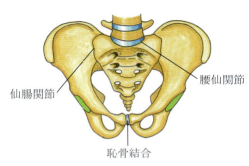

図13.42 骨盤の骨連結

仙腸関節（sacroiliac joint）は骨盤の後方で、仙骨・耳状面と腸骨・耳状面の間を連結する**平面関節**である。仙腸関節の結合は緊密で、関節腔は狭く、関節包と靭帯により固く補強されているため、可動性はほとんどない。

(2) 靭帯による骨盤内面の補強（図13.43）

骨盤内面は多くの靭帯により補強されている。**腸腰靭帯**は、第4、第5腰椎の肋骨突起から出て外方に向かい、腸骨稜の後端部に付く強い靭帯である。**閉鎖膜**は、閉鎖孔の縁から起こって閉鎖孔の大部分を閉ざす靭帯性の膜である（図13.44 参照）。坐骨結節から起こり、内上後方に向かい、上、下後腸骨棘から仙骨および尾骨の側線にかけて広く付着する強靭な靭帯を**仙結節靭帯**、坐骨棘から起こり、仙骨下部と尾骨に付く靭帯を**仙棘靭帯**という。仙結節靭帯と仙棘靭帯によって大坐骨切痕は大坐骨孔と小坐骨孔に二分される。**鼠径靭帯**は上前腸骨棘から恥骨結節に至る靭帯で、外腹斜筋腱膜の下線となる（2.6(3)骨盤の孔 参照）。

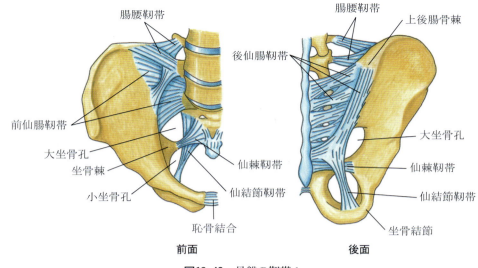

図13.43　骨盤の靭帯1

3.8　自由下肢の連結

（1）　股関節（hip joint）（図13.44、45、46）

股関節は寛骨臼を関節窩とし、大腿骨頭を関節頭とする**臼状関節**（球関節の一種）である。関節頭が関節窩に深くはまりこんでいるため、可動性は肩関節に比べてかなり制限される。寛骨臼のまわりには線維軟骨性の**関節唇**があり、関節窩をより深くしている。関節唇の続きである**寛骨臼横靭帯**が寛骨臼切痕の上部を横切っている（図13.44）。大腿骨頭と寛骨臼切痕の間には**大腿骨頭靭帯**という関節包内靭帯が走っている。大腿骨頭靭帯の中に大腿骨頭を栄養する細い血管（閉鎖動脈の枝）をいれている。

関節包は寛骨臼の周囲から起こり、前面では大転子や転子間線、後面では大腿骨頸に付着している。関節包の深部には**輪帯**という大腿骨頸を取り巻く輪状の靭帯があり、大腿骨頭が寛骨臼から抜けないようにしている。関節包の前面には非常に強い**腸骨大腿靭帯**があ

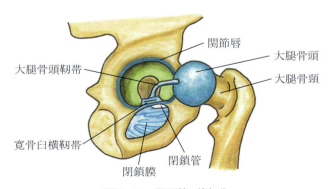

図13.44　股関節（側面）

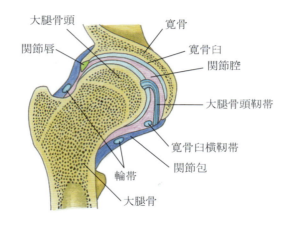

図13.45 股関節（冠状断面）

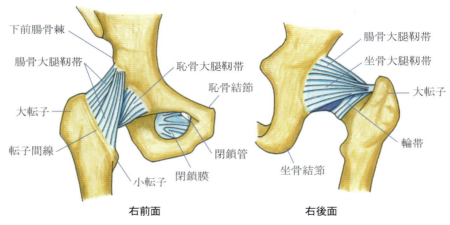

図13.46 股関節の靱帯

り、下前腸骨棘から起こり大転子および転子間線に付着して、関節包の前面と上面を補強している。

内側面には恥骨大腿靱帯があり、股関節の外転を制限している。後面には坐骨大腿靱帯があり、寛骨臼縁の坐骨部から起こり、大腿骨頸部後面を通って大転子内側に付着する。

(2) **膝関節**（knee joint）（図13.47、48）

膝関節は大腿骨、脛骨の間の関節である。膝蓋骨と腓骨は膝関節には直接関与しないが関連する靱帯や筋の付着部となる。**膝関節**は大腿骨下端の内側顆および外側顆を関節頭とし、脛骨上端の内側顆および外側顆を関節窩とした蝶番関節（異型[*2]）である。関節窩と

＊2：形状や機能が蝶番関節に近いので、本教科書では"蝶番関節（異型）"としたが、ラセン関節や顆状関節に分類されるともいわれている。

なる脛骨の関節面は平坦なため、線維軟骨性の**内側半月**および**外側半月**が介在して適合性を高めている[*3]。関節包は大腿骨前面の関節軟骨縁、大腿骨側面の内・外側上顆、大腿骨後面の関節軟骨縁から起こり、脛骨関節面の周縁に付着する。関節包の前面は**膝蓋靭帯**に、内側と外側はそれぞれ**内側側副靭帯**（medial collateral ligament）と**外側側副靭帯**（lateral collateral ligament）に、後面は斜膝窩靭帯と弓状膝窩靭帯により補強されている。関節包内には**前十字靭帯**（anterior cruciate ligament）と**後十字靭帯**（posterior cruciate ligament）があり、前十字靭帯は脛骨が前方へ移動することを防ぎ、後十字靭帯は脛骨が後方へ移動することを制限している。関節包の内面は滑膜に覆われており、内腔に向かって滑膜ヒダをつくる。滑膜ヒダの一部は関節腔外へ突出し、関節腔と交通する滑液包をつくる。

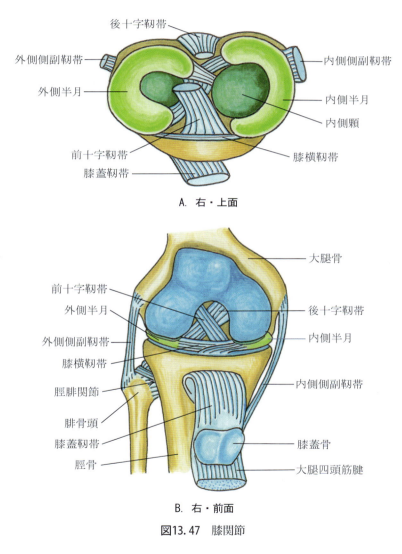

図13.47　膝関節

＊3：関節半月の大きさは、膝関節では外側半月に比べて内側半月の方が大きい。

第13章 骨格系

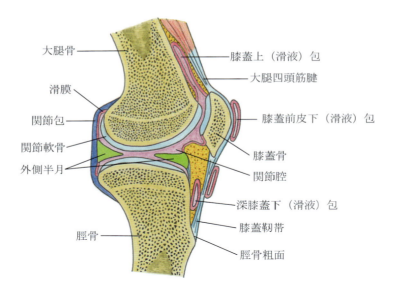

図13.48　膝関節（矢状断面）

　膝関節の前方には、種子骨である**膝蓋骨**がある。膝蓋骨の下部から起こる**膝蓋靱帯**（patellar ligament）は、大腿四頭筋腱の続きで脛骨粗面に停止する。**大腿膝蓋関節**（patellofemoral joint）は関節包の前壁内で大腿骨と膝蓋骨・後面との間につくられる。この関節は平面関節の形状をとり、関節包や靱帯などは膝関節と共通である。

　(3)　脛骨と腓骨の連結（図13.49）

　脛骨と腓骨は、上端（近位端）では、脛骨・外側顆の腓骨関節面と、腓骨頭との間にできる**平面関節**の形状をした**脛腓関節（上脛腓関節）**（tibiofibular joint）で連結し、骨幹部では**下腿骨間膜**で連結し、下端（遠位端）では**脛腓靱帯結合**によって連結している。これらの連結はいずれも固く、可動性は少ない。

　(4)　足の骨連結

　これには距腿関節、足根間関節、足根中足関節、中足間関節、中足趾節関節、足の趾節間関節が含まれる。

　1)　**距腿関節（足関節）**（talocrural joint）（図13.50）

　脛骨の下関節面および内果関節面と、腓骨・外果関節面が一緒になって下方に関節窩をつくり、距骨滑車を関節頭とする**ラセン関節**である。関節包は脛骨下端から距骨関節面を包み、内側は**三角靱帯（内側靱帯）**、外側は**前距腓靱帯**および**踵腓靱帯**、後方は後距腓靱帯により補強されている。内側の三角靱帯は比較的損傷しにくいため、足根部の骨折や捻挫は、外側の腓骨や前距腓靱帯、踵腓靱帯で起こりやすい。

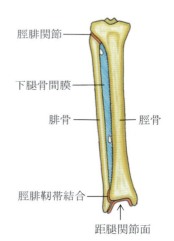

図13.49　脛骨と腓骨の連結

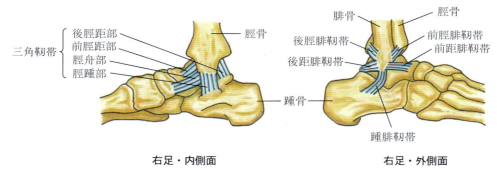

図13.50 足部の靱帯

2) 足根間関節（図13.51）

7個の足根骨の間はそれぞれ関節で連結されている。距骨と踵骨は**距骨下関節**（talocalcaneal joint）と**距踵舟関節**（talocalcaneonavicular joint）の2つの関節で連結している。ともに**顆状関節**の形状をとる。**距骨下関節**（talocalcaneal joint）は、内がえし・外がえしの際に働く関節である。踵骨と立方骨の連結は**踵立方関節**（calcaneocuboid joint）とよばれ、**鞍関節**の形状をとる。距踵舟関節のうち距骨と舟状骨の間の連結は踵立方関節とあわせて**ショパール関節**（Chopart joint）（**横足根関節**（transverse tarsal joint））とよばれる。舟状骨と3個の楔状骨は**平面関節**の形状をとる**楔舟関節**（cuneonavicular joint）で連結している。

3) リスフラン関節（足根中足関節）

第1〜5中足骨と、3個の楔状骨および立方骨の前端の間の関節は、**リスフラン関節**（Lisfranc joint）とよばれる。第1中足骨と楔状骨の間は**鞍関節**の形状をとり、その他は**平面関節**の形状をとるため、可動性に乏しい。

4) 中足間関節（intermetatarsal joint）

隣接する中足骨底を互い連結する**平面関節**である。

5) 中足趾節関節（metatarsophalangeal joint）

中足骨頭と各指の基節骨底を連結する**球関節**である。

6) 足の趾節間関節（interphalangeal joint of foot）

手の指節間関節と同様の**蝶番関節**である。第2〜5趾は**近位趾節間関節（PIP関節）**と**遠位趾節間関節（DIP関節）**に分けられるが、母趾は中節骨を欠くため、趾節間関節（IP関節）1つのみとなる。

(5) 足底弓（図13.52）

足底には方向性の異なるアーチがあり、足底弓（planter arch）とよばれ、内側足底弓、外側足底弓、横足弓からなる。直立姿勢では、足根部で距骨滑車に体重がかかるが、ここから3つの足底弓に体重が分散し、各足底弓が反発することによって身体を支えることが可能になる。

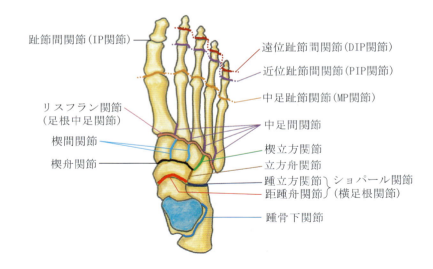

図13.51　足の関節

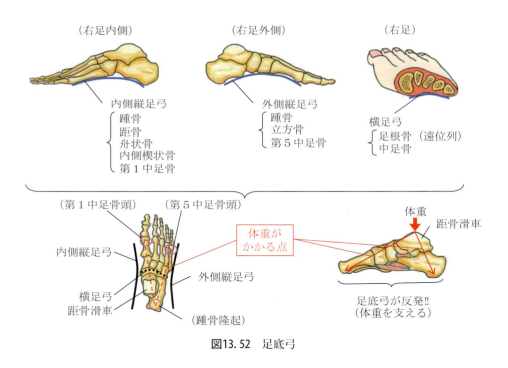

図13.52　足底弓

　内側縦足弓（medial part of longitudinal arch of foot）は、足底内側で「つちふまず」を形成する骨のアーチで、踵骨－距骨－舟状骨－内側楔状骨－第1中足骨からなる。アーチを保持する靱帯には底側踵舟靱帯（ばね靱帯）、距踵靱帯、楔舟靱帯、足根中足靱帯などがある。

　外側縦足弓（lateral part of longitudinal arch of foot）は、足底外側の低いアーチで、踵骨

－立方骨－第5中足骨からなる。アーチを保持する靱帯には、長足底靱帯、踵立方靱帯、足根中足靱帯などがある。

横足弓（transverse arch of foot）は、遠位列足根骨と5つの中足骨により形成される横方向のアーチである。

歩行時のクッションとして働く。

問　題

下記の文章の（　）に適切な語句を入れよ。

(1) 骨の形状には、（ ① ）、（ ② ）、（ ③ ）、（ ④ ）、含気骨などがある。

(2) 骨組織は硬い（ ⑤ ）とスポンジ状の（ ⑥ ）からなる。

(3) 骨化には頭蓋などの扁平骨をつくる（ ⑦ ）骨化と大腿骨や上腕骨などの長骨をつくる（ ⑧ ）骨化がある。

(4) 内頭蓋底は大脳の前頭葉を収める（ ⑨ ）、側頭葉を収める（ ⑩ ）、小脳と脳幹を収める（ ⑪ ）の3部に分けられる。

(5) 脊柱は上位から7個の（ ⑫ ）、12個の（ ⑬ ）、5個の（ ⑭ ）、1個の（ ⑮ ）、1個の尾骨からなる。

(6) 脊柱を側面からみると、（ ⑯ ）は前弯し、（ ⑰ ）は後弯し、腰椎は前弯している。

(7) 胸郭は、前方の（ ⑱ ）、側方の（ ⑲ ）、後方の胸椎で構成される。

(8) 上肢帯の骨のうち、（ ⑳ ）は胸郭の前方に、（ ㉑ ）は後方に位置する。

(9) 前腕を構成する橈骨と尺骨は膜状の線維性結合組織からなる（ ㉒ ）によって、近位端と遠位端はそれぞれ（ ㉓ ）と（ ㉔ ）という関節によって連結している。

(10) 手根骨は8個の骨からなり、近位列は橈側から（ ㉕ ）、（ ㉖ ）、（ ㉗ ）、（ ㉘ ）、遠位列は橈側から、（ ㉙ ）、（ ㉚ ）、（ ㉛ ）、（ ㉜ ）からできている。

(11) 骨盤は、左右の（ ㉝ ）および後方の（ ㉞ ）、尾骨から構成されている。

(12) 寛骨は、（ ㉟ ）、（ ㊱ ）、（ ㊲ ）が融合したものである。

(13) 下腿は太い（ ㊳ ）と外側の細い（ ㊴ ）の2本の骨からなる。

(14) 足根骨は後列の距骨、（ ㊵ ）と、前列の立方骨、（ ㊶ ）、内側・中間・外側の（ ㊷ ）の7個の骨からなる。

(15) 肋骨は（ ㊸ ）と（ ㊹ ）を介して2カ所で胸椎と連結している。

(16) 距腿関節は、脛骨の下端と（ ㊺ ）の下端が関節窩を構成し、距骨の（ ㊻ ）を関節頭とし、（ ㊼ ）の形状をとる関節である。

第14章

筋系

到達目標

全身の骨格筋の構造、位置、起始、停止、支配神経、働きを説明できる。

学習のポイント

・筋の基本構造と形状
・筋の補助装置
・主な筋の起始、停止、支配神経、働き（主動作）
・筋のコンパートメント

1 骨格筋の構造

この章では人体をつくる筋のうち、運動に関係する骨格筋について述べる。

1.1 骨格筋とは

筋には、横紋筋である骨格筋と心筋、および平滑筋がある（第2章 細胞組織学 参照）。心筋を除く横紋筋は主に骨格に付着して、これを動かすので**骨格筋**（skeletal muscle）とよばれ、通常は自分の意志で動かせる随意筋（voluntary muscle）[*1]である。骨格筋は体重の40〜50％を占めている。

骨格筋は、多くは関節をはさんで骨と骨の間に存在し、筋が収縮することにより関節を動かしている。一部の筋は関節包に付着したり（関節筋）、皮膚に付着したり（皮筋）、内臓（例えば咽頭収縮筋）に付着したりしている。

1.2 骨格筋の構造（図14.1）

骨格筋は多数の**筋線維**（筋細胞）（muscle fiber）が結合組織によって束ねられたものである。筋線維は発生の段階で多数の筋芽細胞が癒合してできた1つの巨大な細胞で、直径

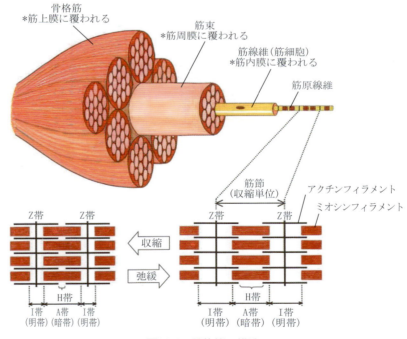

図14.1 骨格筋の構造

---

*1：耳小骨の1つでアブミ骨に付着し、音の振動を制限しているアブミ骨筋は、大きな音に対し反射的に反応する筋で、不随意筋である。したがって、すべての骨格筋が随意筋である訳ではない。

10～100μm、長さは数 mm から数 cm に達し、10 cm を超えるものも数多くある。多数の細胞が癒合した細胞であるため、多核である。

それぞれの筋線維は**筋内膜**という薄い結合組織によって束ねられている。この束は**筋周膜**という結合組織によってまとめられ筋束となり、筋束はさらに**筋上膜**という結合組織によって最終的に1つに束ねられて1つの骨格筋ができあがる。

この筋内膜、筋周膜、筋上膜は結合組織でできた腱につながっている。したがって、個々の筋線維（筋細胞）が収縮すればこれらの結合組織を介して骨など付着部分を引っ張ることになる。すなわち骨格筋の収縮の仕組みは個々の筋線維が収縮する仕組みが分かれば理解できることになる。

1.3 筋線維（筋細胞）の構造

個々の筋線維（筋細胞）の中は、直径1μm程の多数の**筋原線維**（myofibril）が占めている（図14.1）。そのため核は細胞の周辺にある。筋原線維は、筋線維の形を維持し、筋線維の細胞膜（筋鞘とよばれる）と連結する細胞骨格とつながっているので、多数の筋原線維が収縮すれば筋線維を長軸方向において短くすることができ、結果として筋を収縮させることができる。すなわち、骨格筋の収縮の仕組みは、筋原線維が収縮する仕組みが分かれば理解できることになる。

臨床：筋線維の細胞膜を補強している細胞骨格のタンパク質の1つにジストロフィンタンパク質がある。このタンパク質が遺伝的に欠失すると細胞膜の浸透性が異常となり、筋線維の壊死が起こる。このような疾病をデュシェンヌ型筋ジストロフィーという。

1.4 筋原線維の構造（図14.1）

筋原線維は光学顕微鏡で明るくみえる部分を **I 帯**[*2]、暗くみえる部分を **A 帯**[*3] とよび、両者が交互に並んでいる。この I 帯と A 帯の縞模様が、各筋原線維どうし同調して並んでいるため、光学顕微鏡で筋線維は横紋の模様がみえ、それが横紋筋の名前の由来となっている。

I 帯はアクチンフィラメント、A 帯はミオシンフィラメントが主につくっている。I 帯の中央には Z 帯[*4] がある。Z 帯と Z 帯の間を筋節（sarcomere）とよんでいる。A 帯にはアクチンフィラメントが重なっていない部分があり H 帯[*5] とよんでいて、アクチンフィラメントが重なっている部分よりやや明るくみえる。H 帯の中央には M 線[*6] がみられる。

[*2]：isotropisch（独）の頭文字から：isotropisch は偏光顕微鏡で単屈折性の意、明帯ともいう。
[*3]：anisotropisch：（独）複屈折性の意、暗帯ともいう。
[*4]：Zwischenscheibe：（独）介在盤の意。

各筋原線維は、網の目のような筋小胞体によって包まれている。I 帯と A 帯の境界部には、筋線維の表面から T 細管（transverse tubule）とよばれる井戸のような細胞膜の落ち込みがきている。T 細管をはさむ両側の筋小胞体はそれぞれ T 細管のところで連結して終末槽をつくる。1 つの T 細管と両側の筋小胞体の終末槽を電子顕微鏡でみると 3 つ並んでいるので「三つ組（triad）」とよばれている。

1.5　骨格筋線維の分類

　骨格筋には、収縮は遅いが持続力のある type I 線維（赤筋線維）と、すばやく収縮できるが持続力のない type II 線維（白筋線維）が混ざっている。type II 線維は、type II A と type II B に分けられる。type I 線維を多く含む筋はミオグロビンが多く血管が豊富なので赤くみえ赤筋とよばれ、type II 線維を多く含む筋はミオグロビンや血管が少なく白くみえるので白筋とよばれる。魚では、赤身魚と白身魚のように顕著であるが、人では下腿後面にあるヒラメ筋が赤筋、腓腹筋が白筋の代表とされているものの、肉眼的には区別はつかない。立っている時、ヒラメ筋は体が前方に倒れないように足関節を固定するため持続的に緊張をしているが、腓腹筋は運動時に主に働く。ヒラメ筋のように人の体を立てておくために必要な筋は、重力に逆らうこととなるため**抗重力筋**（antigravity muscle）とよばれている。

2　筋の動作

2.1　筋の起始と停止（図14.2）

　骨格筋の付着部のうち、筋が収縮しても動かない方の付着部を**起始**（origin）、動かされる方の付着部を**停止**（insertion）とよんでいる。

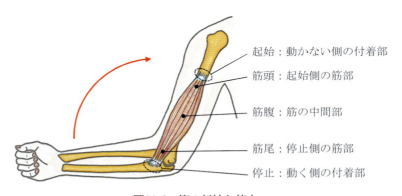

図14.2　筋の起始と停止

＊5：H は、helle（独）明るい、および Hensen'sches Band（ヘンゼンは H 帯の記載者）の二重の意味で使われている。
＊6：Mittelscheibe：（独）middle of disc の意

力こぶをつくる筋である上腕二頭筋が収縮すれば通常は前腕が動くので、動かない肩甲骨側が起始、動かされる橈骨側が停止となる。しかし、鉄棒での懸垂では前腕が動かず、肩甲骨側が動くので、動く、動かされるという関係は相対的なものである。

一般に、四肢においては体幹に近い方（近位）の付着部を起始、体幹から遠い方（遠位）を停止とよんでいる。また、体幹と四肢に付着する筋では体幹側、体幹の上下では骨盤に近い方、体幹の内外側では脊柱に近い方の付着部が起始となる[*7]。

2.2　主動作筋・補助筋・拮抗筋

運動に伴い関節を動かす時に、動きの中心になって働く筋とそれを補助する筋、その動きと反対の働きをする筋がある。動きの中心となる筋を**主動作筋**（prime mover）、協力する筋を**補助筋（協力筋）**（synergist）、反対の働きをする筋を**拮抗筋**（antagonist）とよぶ。

階段を上がる際、右足を上の段に乗せる時には右の股関節を屈曲させる。この主動作筋は右の腸腰筋である。この動きを補助する筋は右の大腿直筋、縫工筋などの補助筋である。逆に、階段をゆっくり下りる時に右足を下の段に移動する場合、左の膝関節はゆっくり屈曲していく。そのため左の膝関節では左の大腿四頭筋が働くことによって安全に下りることができるようにしている。この時、左の膝関節屈曲に伴い、左の大腿四頭筋は引き伸ばされながらも筋収縮してゆっくり左の膝関節を屈曲することを可能にしている（この働きを遠心性収縮という）。主動作筋・補助筋が作用する時に、拮抗筋が働くことにより適切な運動が可能となっている。

また、例えば腕相撲をする時には肩関節の内旋筋が主として働き、主動作筋は大胸筋や広背筋などである。相手に勝っている時は、大胸筋は縮みながら収縮し（求心性収縮）、拮抗している時は動かず（等尺性収縮または静止性収縮）、負けている時は、大胸筋は引き伸ばされながらも縮もうとしている（遠心性収縮）。このように、1つの運動であっても、筋はその状態により求心性収縮、等尺性収縮、遠心性収縮を行う。

2.3　筋と関節

1つの関節を飛び越えて筋が起始・停止する場合、その筋を単関節筋とよぶ。2つの関節を飛び越える時、その筋を二関節筋とよぶ。上腕筋は肘関節を間にはさむ単関節筋であり、上腕二頭筋は肩関節と肘関節を間にはさむ二関節筋である。

二関節筋は2つの関節の動きに関与する。大腿二頭筋の短頭を除くハムストリングス[*8]は坐骨結節を起始とし、下腿に停止する。もし、股関節を強く屈曲するとハムストリングスは伸長され、膝関節の伸展を制限する。そのため股関節で腿上げすると膝を伸ばしにくくなる。同様に二関節筋である大腿直筋は股関節屈曲と膝関節伸展を行うので、サッ

[*7]：ただし、定義が一致している訳ではないので、起始・停止が逆に書いてある解剖学書もある。
[*8]：大腿の屈筋群（膝関節を屈曲させる作用を持つ）である大腿二頭筋、半腱様筋、半膜様筋を総称してハムストリングスとよぶ。

カーボールを蹴る時に起こる股関節屈曲と膝関節伸展を効果的に行うことができる。

2.4 筋の作用

筋の作用には、主に前後方向への動きである屈曲（flexion）・伸展（extension）、左右方向への動きである外転（abduction）・内転（adduction）、長軸を軸とした動きである回旋（rotation）、外旋（lateral rotation）・内旋（medial rotation）、回内（pronation）・回外（supination）がある。他に、筋の動きに対し、内がえし（inversion）・外がえし（eversion）、挙上（elevation）・下制（depression）、対立（opposition）などの用語が使われている。そして、それらを主に行う筋に対し、屈筋（flexor）、伸筋（extensor）などの名称が使われている（第1章 解剖学総論「運動を表す用語」参照）。

3　骨格筋の形状

骨格筋のうち起始に近い方の筋の部分を筋頭、中央の太い部分を筋腹、停止に近い方の部分を筋尾という（図14.2）。筋頭が2つあれば二頭筋、3つあれば三頭筋とよばれる。筋と付着部はしばしば丈夫な結合組織のヒモで結ばれていて、これを**腱**（tendon）とよぶ。起始の方の腱を起始腱、停止の方の腱を停止腱という。腱が膜状に広がっている場合は**腱膜**（aponeurosis）という。また、2つの筋腹の間に腱がある場合はその腱を**中間腱**（intermediate tendon）、中間腱が筋腹を横切って幅広く線状になっている場合は**腱画**（tendinous intersection）とよんでいる（図14.3）。

骨格筋の形状は、それぞれの形にちなんで図14.3のような名称が使われている。

4　筋の補助装置

4.1　腱

腱は筋を付着部に付着させている主に膠原線維でできた密性結合組織である。手の指は、力強く握ったり繊細な動きをしたりといった複雑な動きを要求されるので、多くの筋が関わっている。そのすべてを手の中に押し込めることはできないので前腕に大きな筋を置き、手の中へは細い腱として場所を取ることなく指まで到達させている。また、腱は張力が筋と比べて非常に大きく、大きな付着部を必要としないので、指の骨のような小さな部分でも効率的に筋の収縮を伝えることができる。腱は単に筋を付着部に付着させるだけでなく、効率的な人体の構造設計に寄与しているのである。

4.2　筋膜（図14.4A）

筋膜（fascia）は、**浅筋膜**（superficial fascia）と**深筋膜**（deep fascia）に分けられる。浅筋膜とは皮下組織のことを指している。浅筋膜は疎性結合組織の間に脂肪組織があり、皮

4 筋の補助装置

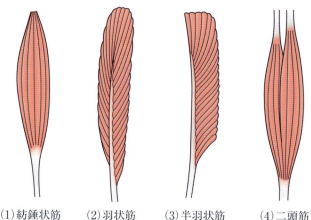

(1) 紡錘状筋　(2) 羽状筋　(3) 半羽状筋　(4) 二頭筋
（例：長掌筋）（例：長腓骨筋）（例：半膜様筋）（例：上腕二頭筋）

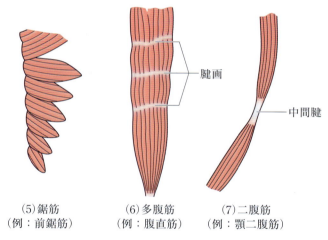

(5) 鋸筋　　(6) 多腹筋　　(7) 二腹筋
（例：前鋸筋）（例：腹直筋）（例：顎二腹筋）

図14.3　筋の形状

膚と深筋膜を緩やかにつないでいる。一方、屈筋群や伸筋群をまとめて包んでいる筋膜を深筋膜という。下肢では、深筋膜はストッキングのように殿部、大腿、下腿を包んでいて、殿部と大腿を包む膜を大腿筋膜、下腿を包む膜を下腿筋膜とよんでいる（殿部を包む膜を殿筋筋膜ともよぶ）。前腕も同様に、上腕筋膜、前腕筋膜とよんでいる。

　屈筋群を包んでいる深筋膜と伸筋群を包んでいる深筋膜が接するところでは、深筋膜から結合組織の膜が骨膜まで到達している。深筋膜と骨膜をつなぐ結合組織の膜など筋を隔てる結合組織の膜を**筋間中隔**（intermuscular septum）とよぶ。筋間中隔は屈筋と伸筋というような拮抗する筋を隔てるだけでなく、そこにある筋の起始となる付着部を提供している。

第14章 筋系

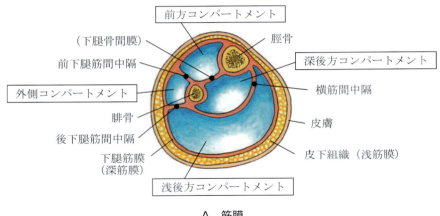

A. 筋膜

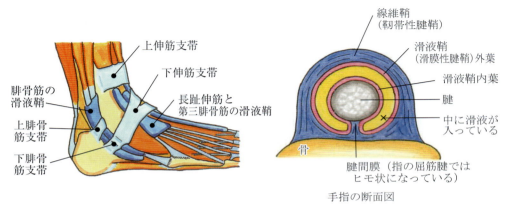

B. 筋支帯

C. 腱鞘

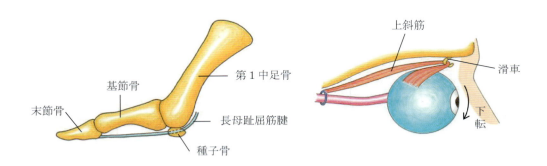

D. 種子骨

E. 滑車

図14.4 筋の補助装置

深筋膜、筋間中隔により、上腕は前面の屈筋と後面の伸筋、大腿は前面の伸筋、内側面の内転筋、後面の屈筋に分けられる（図14.20、35 参照）。また、深筋膜、筋間中隔、骨間膜により、前腕は前面の屈筋と後面の伸筋、下腿は前面の伸筋、外側面の腓骨筋、後面の屈筋に分けられる。このように深筋膜、筋間中隔などで区分けされたそれぞれの領域をコンパートメント（区画）とよんでいる。それぞれのコンパートメントは同一の神経が支配することが多い。

> **臨床**
> 　上下肢のコンパートメントはそれぞれ限られたスペースなので、その中の内圧が何らかの原因により高まると、血行障害や神経障害が生じ、筋の機能不全や筋壊死を引き起こす。このような疾病をコンパートメント症候群（区画症候群）とよぶ。前腕では、屈筋群（掌側コンパートメント）で多くフォルクマン拘縮として知られている。また、下腿では脛骨前部（前方コンパートメント）で起こりやすい（前脛骨筋症候群）。

4.3　筋支帯（図14.4B）

手首や足首の関節付近では深筋膜が肥厚して靭帯様の構造をつくっている。この構造を**筋支帯**（retinaculum）とよぶ。例えば、伸筋を覆っているものを伸筋支帯、屈筋を覆っているものを屈筋支帯とよぶ。筋支帯は筋が収縮して関節が曲がった時に腱が浮き上がってしまわないように腱の浅層を覆っている。

4.4　滑液包

例えば、ビニール袋の両面を両手ではさみ、両手を前後に動かせば、ビニール袋の中が動いて両手は滑らかに動かすことができる。筋や腱が、骨、軟骨、靭帯、他の筋や腱などと接するところでは、筋や腱が動くことにより、周りとの間で摩擦が起きて炎症を起こさないように非常に薄いビニール袋のような袋が筋や腱とその周辺との間にある。この袋を**滑液包**（synovial bursa）といい、滑膜という結合組織性の膜によってつくられ、中には潤滑液として**滑液**（synovia）が入っている。水の入っている水枕の上に頭を乗せて頭を左右に動かせば頭を左右に容易に動かすことができるが、滑液包は滑液の入っている水枕であるため、容易に筋や腱を動かすことができる。肘や膝では、肘頭や膝蓋骨と皮膚の間に皮下滑液包があって、皮膚が引っ張られることなく肘や膝を動かすことができるようになっている。関節の周りにある滑液包が関節腔とつながっている場合は交通性滑液包とよんでいる。

4.5　腱鞘（図14.4C）

上下肢にある長い腱が、筋が浮き上がらないようにしている筋支帯の下などを通過する

時に、腱が滑らかに動けるように滑液包が、長い腱を取り巻いている。この滑液包のことを腱の滑液鞘（滑膜性腱鞘）(synovial sheath) とよぶ。腱を取り巻いた滑液包が互いに接する所（腱間膜という）から腱を養う血管や神経が入っている。ちょうど自分の腕にビニール袋を巻きつけて反対の手で端を持った状態で、自分の腕が腱、ビニール袋が滑液鞘、ビニール袋の接する所が腱間膜である。腱の滑液鞘を保護するため、その浅層にある結合組織を腱の線維鞘とよぶ。腱の滑液鞘と線維鞘をあわせて**腱鞘**（tendon sheath) とよんでいる。手指では腱の滑液鞘を保護し、手指を屈曲した際に腱が浮き上がらないように線維鞘は丈夫な靭帯性の構造（靭帯性腱鞘または鞘状靭帯とよばれる）になっている。

4.6 種子骨

椅子に座っている状態から立ち上がる時、大腿は後方から前方に移動する。この時、膝関節を伸展させる筋は大腿四頭筋であるが、大腿骨前面にある大腿四頭筋の停止腱は膝関節で大きく曲がり脛骨の脛骨粗面に停止している。大腿四頭筋の収縮力の方向を効率的に変え、しかも大腿骨との摩擦を減らして大腿四頭筋の停止腱を守るために停止腱の中にできた骨が膝蓋骨である。大腿骨と接する部分は硝子軟骨がありスムーズに動くようになっている（大腿膝蓋関節）。このように、運動の方向が大きく変わるところや腱を守るために腱の中にできる骨のことを**種子骨**（sesamoid bone) という。種子骨で名前の付いているものには、膝蓋骨（大腿四頭筋腱）、豆状骨（尺側手根屈筋腱）、fabella（腓腹筋の外側頭の起始腱；日本人の31％の人が持っている）がある。足の短母趾屈筋の停止腱には内外側に2つの種子骨があり、その間を長母趾屈筋腱が通過するため、歩行時母趾のつけ根に体重がかかっても長母趾屈筋腱が踏みつぶされることがなく長母趾屈筋は母趾を曲げることができる（図14.4D）。

4.7 滑車（図14.4E）

腱の運動の方向を変える結合組織性の輪や骨の隆起を**滑車**（trochlea) という。腱に向く面はしばしば軟骨となっている。上斜筋は滑車が眼窩の目頭付近にあって、そこで方向を反転させるため眼球の上部にある筋なのに眼球を下転させる。また、顎二腹筋の中間腱は滑車によって舌骨につなぎ止められている。

5 筋の支配神経

5.1 筋に入る神経

筋に入っている神経は、筋や筋の中にある血管に命令を伝える遠心性神経と、筋の情報を中枢に伝える求心性神経がある。遠心性神経には、骨格筋線維（筋紡錘の外にあるので錘外筋線維ともいう）に収縮の命令を伝えるα運動線維、筋紡錘の中にある錘内筋線維に収縮の命令を伝えるγ運動線維、血管の太さを調節する交感神経がある。一方、求心性神

経には、筋の痛みを伝える神経線維や、筋紡錘からのIa線維やII線維がある。他に錘外筋線維と錘内筋線維ともに分布するβ運動線維が人でも知られている。

また、腱には痛みを伝える神経線維などのほか、腱紡錘（ゴルジ腱器官）からのIb線維が腱の引っ張られ具合の情報を中枢に届けている。

5.2 筋紡錘の構造（図14.5A）

筋紡錘（muscle spindle）[*9]は筋が引き伸ばされる時に働く感覚器である。例えば、膝蓋腱反射検査では膝蓋靱帯（大腿四頭筋の停止腱）の叩打によって大腿四頭筋が引き延ばされるので、大腿四頭筋の中にある筋紡錘がその情報を脊髄中枢に伝え、単シナプス反射により大腿四頭筋を支配する**α運動線維**が大腿四頭筋を収縮させ、その結果、下腿を伸展させる反応をみている。筋紡錘は、全長6～8 mmの紡錘状の結合組織の被膜の中に5～14本の**核袋線維**と**核鎖線維**が入っているもので、両端は筋周膜などに付着している。筋紡錘の周辺にある骨格筋線維（**錘外筋線維**）とは並列に並んでいて、骨格筋線維が伸長す

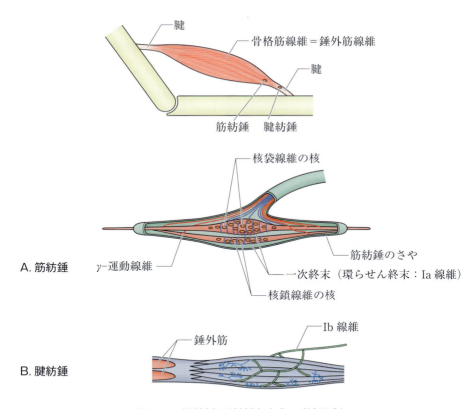

図14.5　筋紡錘と腱紡錘（ゴルジ腱器官）

---

*9：一般に外眼筋や虫様筋のように細かい運動を行う筋は、筋の重さ当たりで筋紡錘の数が多い傾向があるが、同様に細かい運動を行う表情筋には筋紡錘はないとされる。表情筋は皮筋のため、筋の伸展の情報は皮膚の感覚神経が伝えるので表情筋が筋紡錘を持たなくても代償されると説明されている。

るのにあわせて、筋紡錘も伸長する。

　核袋線維と核鎖線維は細長く、中央に核があって両端に錘内筋線維がある。核袋線維の中央には Ia 線維が一次終末（環らせん終末）をつくり、その両側にⅡ線維が二次終末をつくっている。両端にある錘内筋線維には**γ運動線維**[*10]がきている。核袋線維には、筋が引き伸ばされている動きの情報を伝える動的核袋線維と引き伸ばされているという筋の長さの情報を伝える静的核袋線維がある。核鎖線維にも中央に Ia 線維とその両側にⅡ線維がきている。核鎖線維は引き延ばされているという筋の長さの情報を伝える。

　筋が収縮して短くなると、筋周膜などに付着している筋紡錘も縮むが、筋の長さに関係なく筋の伸張の情報が伝えられるように、錘内筋線維が錘外筋線維の収縮時に同期して収縮し、感覚情報を伝える中央部分の形を一定に保つ。その結果、筋は筋の長さに関係なく、いつでも筋の伸張の情報を中枢に伝えることができる。また、γ運動線維の働きにより筋紡錘の感度を調節することができる。

5.3　腱紡錘（ゴルジ腱器官）の構造（図14.5B）

　腱紡錘（ゴルジ腱器官）（Golgi tendon organ）は、筋と腱の移行部近くの腱の中にある長さ0.5～1.2 mm、直径100～120 μm の感覚器である。数本の腱線維の束を薄い結合組織の被膜が包んでいて、感覚神経（Ib 線維）が侵入して細かく分枝している。腱紡錘は腱が引き伸ばされる時に働く感覚器である。例えば、腕相撲で双方拮抗している時、肩関節の内旋筋（例えば大胸筋）は内旋しようとしているのに相手の抵抗にあい、内旋筋は収縮しているのに上腕骨は内旋しない。この時、内旋筋の腱は、上腕骨は動かないのに内旋筋に引っ張られているため伸長させられる。このような腱の伸長を伝えているのが腱紡錘である。腱紡錘からの腱の引っ張りの情報は Ib 線維が中枢に届けている。

5.4　運動単位

　骨格筋は、運動神経の興奮に応じて収縮する。ある筋を動かす時に、支配している運動神経のすべてが興奮する訳ではなく、運動の程度に応じて変化している。もし、1本の運動神経が支配する筋線維の数が少ないと、1本の運動神経の興奮による筋収縮の程度は小さく、大きく動かすためにはたくさんの運動ニューロンの活動が必要となるが、それだけ細やかな運動が可能となる。筋の1本の運動ニューロンとその運動神経が支配する筋線維群をあわせて**運動単位**（motor unit）という。運動単位の小さい外眼筋は細かな運動ができるのに対し、運動単位の大きい背筋はおおざっぱな運動しかできない。

[*10]：γ運動線維は、動的核袋線維を収縮させる動的γ運動線維と、静的核袋線維と核鎖線維を収縮させる静的γ運動線維がある。

6　全身の筋

全身の筋の全体像を図14.6に示した。全身の筋は、頭部の筋、頸部の筋、背部の筋、胸部の筋、腹部の筋、骨盤の筋、上肢の筋、下肢の筋に分けることができる。このうち、背

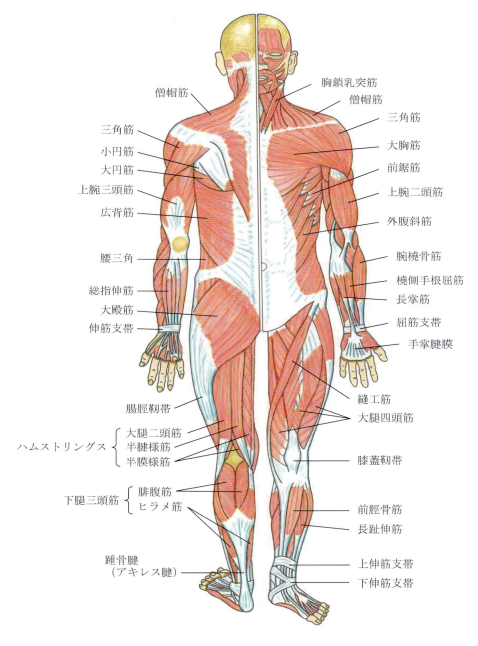

図14.6　全身の筋

部は、浅層の上肢（帯）に作用する筋と、深層の呼吸に関与する上・下後鋸筋、および固有背筋に分けられる。また、胸部では浅層の上肢（帯）に作用する筋と深層の呼吸に関与する胸郭の筋がある。骨盤の筋には下肢の運動に関与する筋と骨盤底をつくる筋がある。本書では、便宜上次のように分類して記す。

1．頭部の筋、2．頸部の筋、3．上肢・上肢帯に作用する体幹の筋（胸部と背部の浅層筋）、4．固有背筋（背部の深層筋）、5．呼吸に関与する胸郭の筋（胸部の深層筋と上・下後鋸筋）、6．腹壁と骨盤の筋、7．上肢の筋、8．下肢の筋

6.1 頭部の筋

頭部の筋には、表情筋と咀嚼筋がある。

（1） 表情筋（表14.1）（図14.7）

表情筋（muscles of facial expression）は、もともと眼、鼻、口、耳の孔を開いたり閉じたりするために発達したものであるが、人では表情を表すものとして、これらの筋を他の人とのコミュニケーションにも用いている。表情筋は、皮膚に停止する**皮筋**で、顔面神経の支配を受ける。人は表情筋をいろいろな組み合わせで動かすことによって複雑な表情を表現している。代表的な筋を、表14.1に示す。

（2） 咀嚼筋（表14.2、表14.3）（図14.8）

咀嚼筋（muscles of mastication）は口の中で食べ物を砕き、すりつぶす働き（咀嚼）をしている筋で、すべて三叉神経の第三枝（下顎神経）支配である。咀嚼をするためには下顎骨を上下に動かす運動と、左右に動かす運動が必要である。耳の穴のすぐ前に**顎関節**（側頭下顎関節）があるので、耳の穴のすぐ前に指をおいて口を動かすと顎関節の動きが分か

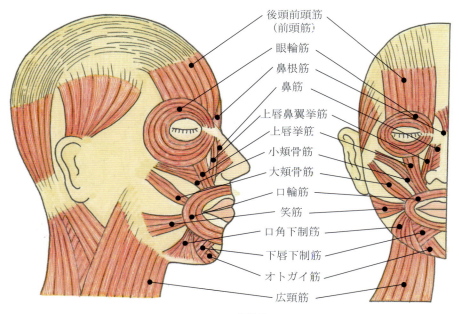

図14.7　表情筋

6 全身の筋

表14.1 代表的な表情筋

筋　名		作　用	メ　モ（代表的な表情）
後頭前頭筋 occipitofrontalis muscle	前頭筋	眉を持ち上げる	・額に横じわを寄せる ・驚いて眼を見開く時などに使われる
	後頭筋	帽状腱膜を下方に引く	・後頭筋は退化的 ・きちんと動かせる人は少ない
眼輪筋 orbicularis oculi muscle		眼裂を閉じる	・目をつぶる ・ウィンクなどに使う
（すうびきん（しゅうびきん）） 皺　眉　筋 corrugator supercilii muscle		眉を内下方に引く	・光がまぶしい時に眼輪筋に協力して眼裂を小さくする。 ・不機嫌な時などに眉間に縦じわをつくる
鼻根筋 procerus muscle		眉を引き下げる	・不機嫌な時や注意を集中する時、また光がまぶしい時などに、鼻根に横じわをつくる
鼻筋 nasalis muscle		横　部：鼻孔を圧迫する	・外鼻孔を狭くする
		鼻翼部：鼻翼を外下方に引く	・外鼻孔を広げる
口輪筋 orbicularis oris muscle		口を閉じる	・口を閉じたり、口をとがらせる ・口笛を吹く
上唇鼻翼挙筋 levator labii superioris alaeque nasi muscle		上唇と鼻翼を引き上げる	・笑う時にもすすり泣く時にも使う
上唇挙筋 levator labii superioris muscle		上唇を引き上げる	・上の歯をみせながら笑ったり、逆に悲しみを表現したりする ・上唇を反転する
小頬骨筋 zygomaticus minor muscle		上唇を引き上げる	・上の歯をみせながら笑う時などに使う
大頬骨筋 zygomaticus major muscle		口角を外上方に引き上げる	・笑う時に口角を引き上げる
笑筋 risorius muscle		口角を外方に引く	・微笑んだり、口をあけて笑ったりする時などに使う ・えくぼをつくる
口角下制筋 depressor anguli oris muscle		下角を引き下げる	・口が「へ」の字の形になり、不満を表す時などに使う
下唇下制筋 depressor labii inferioris muscle		下唇を外下方に引く	・口が一文字の形で引き下げられる
オトガイ筋 mentalis muscle		オトガイ部の皮膚を引き下げる	・水などを飲む時にコップの縁に唇をつけたり、口をとがらかせたりするために、下唇を突き出す
頬筋 buccinator muscle		頬壁を歯列に押しつける	・頬を歯列に押しつけて、咀嚼時に食べ物が上下の歯の間にくるよう舌に協力する。そのため、この筋が麻痺をすると歯と頬の間（口腔前庭）に食べ物がはさまってしまう ・ストローで物を吸う時、頬を歯列に押しつけて、吸うのを助ける ・トランペットを吹く時など、強く口から空気を吹き出す際に頬を緊張させる。ラテン語の buccinator は「ラッパ奏者 trumpeter」を意味する用語である

第14章 筋系

表14.2 咀嚼筋

筋名	起始	停止	支配神経	作用
側頭筋 temporalis muscle	側頭窩	下顎骨・筋突起	三叉神経・下顎神経(V_3)	・下顎骨を上げる ・後部は下顎骨を後方へ引く
咬筋 masseter muscle	頬骨弓	下顎骨・下顎角（外面）		・下顎骨を上げる
外側翼突筋 lateral pterygoid muscle	蝶形骨・翼状突起(外側板の外側面) 側頭下窩の上壁	下顎骨・下顎頸顎関節包（関節円板付着部）		・下顎骨を前方に引く
内側翼突筋 medial pterygoid muscle	蝶形骨・翼状突起(外側板の内側面)	下顎骨・下顎角（内面）		・下顎骨を上げる ・下顎骨を前方に引く

表14.3 咀嚼筋の働き

筋名	下顎を上げる	下顎を下げる	下顎を前方へ出す	下顎を後方へ戻す	下顎を左右に動かす
側頭筋	○			○	○
咬筋	○				
外側翼突筋			○		○
内側翼突筋	○		○		○
舌骨上筋群		○			

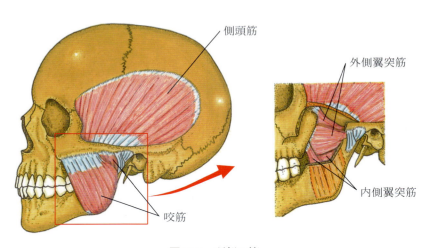

図14.8 頸部の筋

る。口をもごもごしている時はそれ程でもないが、口を大きく開けると、大きく動くことが触診される。下顎骨は単に顎関節で回転運動しているのではなく、口を開ける時は**外側翼突筋**と**内側翼突筋**の働きにより下顎は前方に移動しながら下方に回転していく。口を閉じる時には、**咬筋**と**側頭筋**、**内側翼突筋**の3つの筋が働くが、その際、側頭筋の後部の働きにより下顎は後方に移動しながら上方に回転していく。外側・内側翼突筋は下顎を前に引き出すので下顎を右に曲げる時は左の外側・内側翼突筋が、左に曲げる時は右の外側・

内側翼突筋が働く。後方に戻す時は側頭筋の後部が働く。この動作を左右繰り返すと、下顎は左右に動き、食べ物のすりつぶしが行われる。

6.2 頸部の筋（表14.4）（図14.9、図14.10）

　頸部の筋は、浅頸筋、前頸筋、外側頸筋、後頸筋に分けられる。浅頸筋には広頸筋がある。前頸筋には、舌骨の上部にある**舌骨上筋群**と舌骨の下部にある**舌骨下筋群**がある（図14.9）。舌骨は人では他の骨と直接連結しない唯一の骨で可動性に富む（靱帯や筋によって側頭骨の茎状突起と連結される）。下顎を下げる時には舌骨下筋が舌骨を固定して、舌骨上筋が下顎を下方に引き、嚥下の際には舌骨上筋が舌骨を引き上げる。外側頸筋には

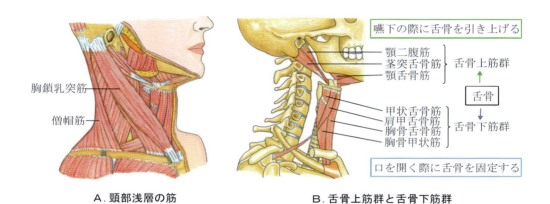

図14.9　頸部の筋

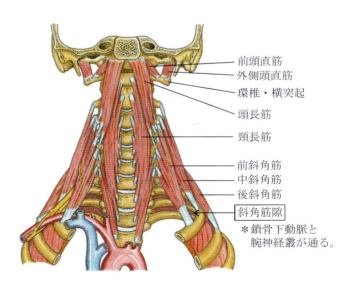

図14.10　後頸筋

表14.4 頸部の筋

	筋名	起始	停止	支配神経	作用
浅頸筋	広頸筋 platysma muscle	下顎骨（下縁）	胸部上部の皮膚	顔面神経（Ⅶ）	・頸部の皮膚を引き上げる
前頸筋（舌骨上筋）	顎二腹筋 digastric muscle	前腹：下顎骨・二腹筋窩 後腹：側頭骨・乳突切痕	舌骨体（中間腱付着部）	前腹：三叉神経・下顎神経（V_3） 後腹：顔面神経（Ⅶ）	・舌骨を引き上げる ・舌骨固定時に下顎骨を引き下げる
	茎突舌骨筋 stylohyoid muscle	側頭骨・茎状突起	舌骨体（外側部）	顔面神経（Ⅶ）	・舌骨を後上方に引く
	顎舌骨筋 mylohyoid muscle	下顎骨体（内面）	舌骨体	三叉神経・下顎神経（V_3）	・嚥下の最初の段階で口腔底を挙上する ・舌骨を引き上げる ・舌骨固定時に下顎骨を引き下げる
	オトガイ舌骨筋 geniohyoid muscle	下顎骨・オトガイ棘	舌骨体（前面）	第1頸神経の前枝（C_1）	・舌骨を引き上げる ・舌骨固定時に下顎骨を引き下げる
前頸筋（舌骨下筋）	胸骨舌骨筋 sternohyoid muscle	胸骨柄 胸鎖関節 鎖骨（内側端）	舌骨体（下縁）	頸神経ワナ（C_1-C_3）	・引き上げられた舌骨を引き下げる
	胸骨甲状筋 sternothyroid muscle	胸骨柄（後面） 第1肋軟骨	甲状軟骨	頸神経ワナ（C_1-C_3）	・喉頭（甲状軟骨）を引き下げる
	甲状舌骨筋 thyrohyoid muscle	甲状軟骨	舌骨体	第1頸神経・前枝（C_1）	・舌骨を引き下げる ・舌骨固定時に喉頭（甲状軟骨）を引き上げる
	肩甲舌骨筋 omohyoid muscle	下腹：肩甲骨上縁 上腹：中間腱	下腹：中間腱 上腹：舌骨（下縁）	頸神経ワナ（C_1-C_3）	・舌骨を引き下げ、固定する
外側頸筋	胸鎖乳突筋 sternocleidomastoid muscle	胸骨部：胸骨柄 鎖骨部：鎖骨（内側1/3）	側頭骨・乳様突起 後頭骨・上項線	副神経（Ⅺ） 第2～3頸神経（C_2-C_3）	・両側：首をすくめてあごを突き出すような運動 ・片側：反対側の上方を見上げるような動き ・通常は、首を動かして左右をみる時に使う ・努力吸息（補助的）
後頸筋（椎前筋）	頸長筋 longus colli muscle	第2頸椎～第3胸椎	第1～6頸椎	頸神経・前枝（C_2-C_6）	・両側：頸部の前屈 ・片側：同側に側屈あるいは反対側に回旋
	頭長筋 longus capitis muscle	第3～6頸椎（横突起）	後頭骨（底部）	頸神経・前枝（C_1-C_3）	・頭部の前屈
	前頭直筋 rectus capitis anterior muscle	環椎（外側塊の前面）	後頭骨（底部）	頸神経・前枝（C_1, C_2）	・頭部の前屈
	外側頭直筋 rectus capitis lateralis muscle	環椎・横突起	後頭骨（下面）	頸神経・前枝（C_1, C_2）	・頭部の同側への側屈
後頸筋（斜角筋）	前斜角筋 scalenus anterior muscle	第3～6頸椎・横突起	第1肋骨（前斜角筋結節）	頸神経・前枝（C_5-C_7）	・頸部の前屈、あるいは同側への側屈 ・頸部の反対側への回旋 ・努力吸息（補助的）
	中斜角筋 scalenus medius muscle	第(1)2～7頸椎・横突起	第1肋骨	頸神経・前枝（C_2-C_8）	・頸部の同側への側屈 ・努力吸息（補助的）
	後斜角筋 scalenus posterior muscle	第4～6頸椎の横突起	第2肋骨	頸神経・前枝（C_6-C_8）	

胸鎖乳突筋[*11]がある（図14.9）。後頸筋は、**椎前筋**と**斜角筋**に分けられる（図14.10）。前斜角筋と中斜角筋の間を斜角筋隙とよび鎖骨下動脈と腕神経叢が通る。

6.3 上肢帯・上肢に作用する体幹の筋

　脊柱などの体幹から起始して、上肢帯（肩甲骨と鎖骨）に停止する筋や上腕骨に停止する筋は、胸部は浅胸筋、背側部は浅背筋に属する筋である。胸部は、浅胸筋と呼吸に関与する胸郭の筋（深胸筋）、背側部は浅背筋と、呼吸に関与する上・下後鋸筋と固有背筋（深背筋）に分けることができる。上後鋸筋と下後鋸筋は呼吸に関係するので、本書では呼吸に関与する胸郭の筋に含め、深背筋は固有背筋のみ記す。

（1）　浅胸筋（表14.5）（図14.11）

　浅胸筋には、体幹から起始して鎖骨に停止する**鎖骨下筋**、肩甲骨に停止する**小胸筋**と**前鋸筋**、上腕骨に停止する**大胸筋**がある。

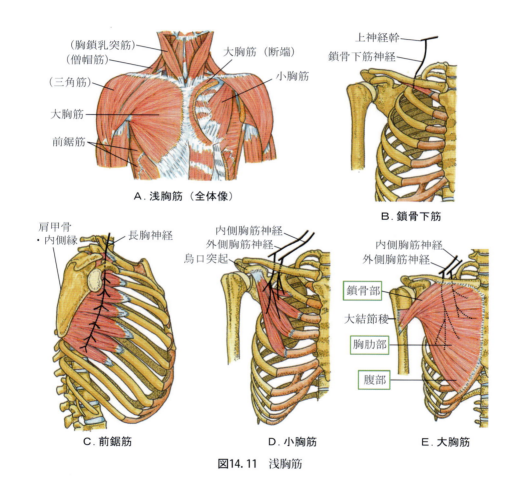

図14.11　浅胸筋

＊11：胸鎖乳突筋は、頭と頸の屈曲、側屈、回旋に働く。胸鎖乳突筋に限らず、脊柱の運動に関与する筋（固有背筋、外腹斜筋、内腹斜筋、大腰筋、腸骨筋、腰方形筋など）は、両側が働いて前屈、あるいは後屈が起こる。側屈は脊柱が曲がる方向と同側の筋の収縮によって生じる。また、回旋は異なる左右の筋の協働によって生じている。

第14章 筋系

表14.5 浅胸筋

筋　名	起　始	停　止	支配神経	作　用
鎖骨下筋 subclavius muscle	第1肋骨	鎖骨 （下面、中1/3）	鎖骨下筋神経 (C_5, C_6)	・鎖骨の肩峰端側を前下方に引く ・胸鎖関節の安定化
小胸筋 pectoralis minor muscle	第2〜5肋骨 （肋軟骨との境の近く）	肩甲骨・烏口突起	内側および外側 胸筋神経 (C_7-T_1)	・肩甲骨の固定 ・肩甲骨の外転、下方回旋 ・努力吸息（補助的）
前鋸筋 serratus anterior muscle	第1〜8（〜9）肋骨 （外側面）	肩甲骨・内側縁	長胸神経 (C_5-C_7)	・肩甲骨の外転、上方回旋 ・肩甲骨の固定
大胸筋 pectoralis major muscle	鎖骨部：鎖骨（内側1/2） 胸肋部：胸骨、第1〜7肋軟骨 腹部：腹直筋鞘（前葉）	上腕骨・大結節稜	内側および外側 胸筋神経 (C_5-T_1)	・全体：上腕の内転、内旋 ・鎖骨部：上腕の屈曲 ・胸肋部：上腕の伸展（上腕屈曲時） ・努力吸息（補助的）

(2) 浅背筋（表14.6）（図14.12）

浅背筋の第一層（最浅層）には、背の上部にある**僧帽筋**（図14.12B）と下部にある**広背筋**（図14.12C）がある。両者が重なっている部分は僧帽筋が浅層にある。僧帽筋は三角形であるが、左右をあわせると菱形をしており、後頭骨および項靭帯に起始を持つ下行部（上部線維）、下位頸椎から上位胸椎に起始を持つ水平部（中部線維）、胸椎のほぼ全体にわたっ

表14.6 浅背筋

筋　名	起　始	停　止	支配神経	作　用
僧帽筋 trapezius muscle	後頭骨・外後頭隆起 項靭帯 第7頸椎〜第12胸椎・棘突起	鎖骨（外側1/3） 肩峰 肩甲棘	副神経（XI） 第2〜4頸 神経・前枝 (C_2-C_4)	・全　体：上肢を動かす時に肩甲骨を保持する ・下行部：肩甲骨および鎖骨肩峰端の挙上、肩甲骨の上方回旋 ・水平部：肩甲骨の内転 ・上行部：肩甲骨の下制、上方回旋 ・努力吸息（補助的）
広背筋 latissimus dorsi muscle	胸腰筋膜を介して、第7胸椎〜第5腰椎の棘突起と仙骨の正中仙骨稜 寛骨・腸骨稜（後部） 下位3〜4個の肋骨 肩甲骨・下角	上腕骨・小結節稜	胸背神経 (C_6-C_8)	・上腕の伸展、内転、内旋 ・努力呼息
肩甲挙筋 levator scapulae muscle	第1〜4頸椎・横突起	肩甲骨・上角	頸神経叢の枝（C_3, C_4）と肩甲背神経（C_4, C_5）	・肩甲骨の挙上、内転、下方回旋 ・肩甲骨の固定 ・肩甲骨の固定時に頸部を同側に側屈 ・努力吸息（補助的）
小菱形筋 rhomboideus minor muscle	項靭帯（下部） 第7頸椎〜第1胸椎・棘突起	肩甲骨・内側縁 （肩甲棘の根部）	肩甲背神経 (C_4, C_5)	・肩甲骨の内転、挙上、下方回旋
大菱形筋 rhomboideus major muscle	第2〜5胸椎・棘突起	肩甲骨・内側縁 （肩甲棘の根部から下角）		

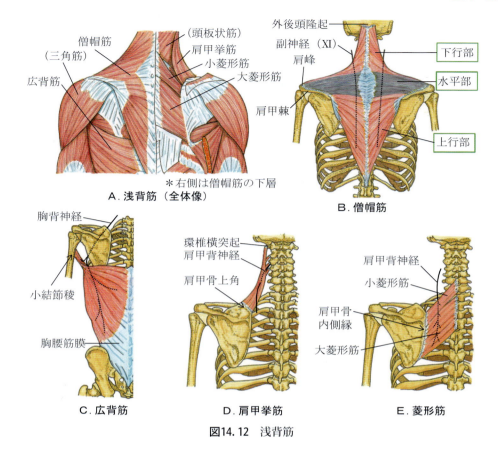

図14.12　浅背筋

て起始を持つ上行部（下部線維）の3部に分けられる。また、広背筋も三角形の筋で、両者とも大きな筋である。僧帽筋は、脊柱と肩甲骨をつないでいるために肩甲骨の固定をする作用がある。

浅背筋の第二層は**肩甲挙筋**（図14.12D）と**菱形筋**（図14.12E）である。肩甲挙筋は、上部は胸鎖乳突筋の深部を通り、下部で僧帽筋の深部へと進む筋である。また、菱形筋は僧帽筋にほとんど覆われ、上位の小菱形筋と下位の大菱形筋に分けるが、通常は血管（頸横動脈深枝の枝）によって両者を区別しないと区分できない場合も多い。

(3) 肩甲骨の運動（図14.13）

体幹に起始を持ち、肩甲骨に停止する筋は、肩甲骨の運動に関与する。肩甲骨の挙上には僧帽筋・下行部と肩甲挙筋が、下制には僧帽筋・上行部が働く。肩甲骨の上方回旋には僧帽筋・下行部および上行部が働き、前鋸筋が協働する。また、肩甲骨の強制的な下方回旋には小胸筋、肩甲挙筋や大・小菱形筋が働く。肩甲骨の外転（前方への移動）には前鋸筋が働き、内転（後方への移動）には僧帽筋・水平部と大・小菱形筋が働く。これらの筋の働きにより肩甲骨の関節窩（上腕骨頭との間に肩関節をつくる）が向きを変え、肩関節の運動範

第14章 筋系

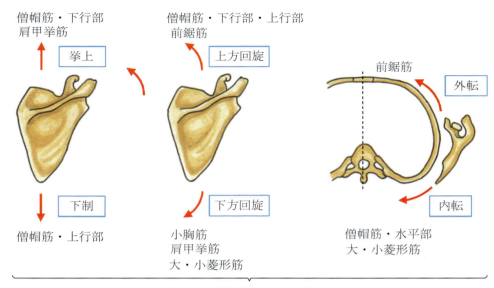

図14.13 肩甲骨の運動

囲が拡大する。

6.4 固有背筋（表14.7）（図14.14）

脊髄神経後枝が支配する筋を**固有背筋**（もともとから背中にある筋）といい、腰部では丈夫な**胸腰筋膜**によって覆われている。上下肢の発達により体の背側にも腹側の筋が進出したため（例えば、広背筋や菱形筋）、人では固有背筋は、頸部後面や腰背部の深層のみに位置している。

固有背筋には頸部にある**板状筋**（図14.14A）、背を上下に走る**脊柱起立筋**（erector spinae）（仙棘筋ともいう）（図14.14B）、椎骨の横突起と棘突起を結ぶ**横突棘筋群**（図14.14C）（spinotransverse group）、上下の椎骨間を結ぶ**棘間筋**と**横突間筋**、後頭骨・環椎・軸椎を結ぶ**後頭下筋群**（図14.14D）がある。後頭下筋群は、**大後頭直筋、小後頭直筋、上頭斜筋、下頭斜筋**からなり、これらのうち、大後頭直筋、上頭斜筋、下頭斜筋の3つによって**後頭下三角**がつくられる（図14.14D）。

脊柱起立筋は、外側から正中へ**腸肋筋、最長筋、棘筋**の順に並んでいる（図14.14E）。腸肋筋は腰腸肋筋、胸腸肋筋、頸腸肋筋に、最長筋は胸最長筋、頸最長筋、頭最長筋に、棘筋は胸棘筋、頸棘筋、頭棘筋に分けられている。脊柱起立筋の深層で、横突起と棘突起の間には横突棘筋群がある。横突棘筋群は、浅層から深層に**半棘筋、多裂筋、回旋筋**の順に並んでいる（図14.14E）。深層に行くほど筋の走行は上下方向から左右方向になり、筋は

表14.7　固有背筋

	筋名	起始	停止	支配神経	作用
板状筋	頭板状筋 splenius capitis muscle	・項靱帯（下半分） ・第7頸椎～第3(4)胸椎・棘突起	側頭骨・乳様突起 後頭骨・上項線	脊髄神経後枝（C_2-C_5）	・両側：頭部の後屈 ・片側：同側への頭部の回旋、側屈
	頸板状筋 splenius cervicis muscle	第3～6胸椎・棘突起	第1～3頸椎・横突起	脊髄神経後枝（C_2-C_5）	・両側：上位頸椎の後屈 ・片側：同側への上位頸椎の回旋、側屈
脊柱起立筋（仙棘筋）	腸肋筋 iliocostalis muscles	頸腸肋筋：第3～6肋骨・肋骨角 胸腸肋筋：第7～12肋骨・肋骨角 腰腸肋筋：寛骨・腸骨稜仙骨後面	頸腸肋筋：第4～6頸椎・横突起 胸腸肋筋：第1～6肋骨・肋骨角第7頸椎・横突起 腰腸肋筋：第(6)7～12肋骨・肋骨角	脊髄神経後枝（C_8-L_1）	・両側：脊柱の伸展（後屈） ・片側：同側への脊柱の側屈 ・頭最長筋は、頭部を同側に側屈、回旋する
	最長筋 longissimus muscles	頭最長筋：第4(5)頸椎～第4(5)胸椎・横突起 頸最長筋：第1～4(5)胸椎・横突起 胸最長筋：寛骨・腸骨稜腰椎・棘突起仙骨・正中仙骨稜	頭最長筋：側頭骨・乳様突起 頸最長筋：第2～6頸椎・横突起 胸最長筋：全胸椎・横突起第3(～5)～12肋骨全腰椎・肋骨突起と副突起	脊髄神経後枝（C_1-L_5）	
	棘筋 spinalis muscles	胸棘筋：第11胸椎～第2腰椎・棘突起 頸棘筋：項靱帯下部と第7頸椎・棘突起 頭棘筋：頭半棘筋の筋線維とともに起こる	胸棘筋：第1～9胸椎の棘突起 頸棘筋：第2～4頸椎の棘突起 頭棘筋：頭半棘筋の筋線維とともに終わる	脊髄神経後枝（C_2-T_{12}）	
横突棘筋	半棘筋 semispinalis muscles	胸半棘筋：第6～10胸椎・横突起 頸半棘筋：第1～5(6)胸椎横突起 頭半棘筋：第4～7頸椎・上関節突起第1～6(7)胸椎・横突起	胸半棘筋：第6頸椎～第4胸椎棘突起 頸半棘筋：第2～5胸椎棘突起 頭半棘筋：後頭骨の上項線と下項線の間の部分	脊髄神経後枝（C_2-T_7）	・両側：脊柱の伸展（後屈） ・片側：同側に脊柱を側屈し、反対側に回旋する ・頭半棘筋は両側が働いて頭部を伸展（後屈）する
	多裂筋 multifidus muscles	仙骨後面 腰椎・乳頭突起 胸椎・横突起 第4～7頸椎・関節突起	3～5個上の棘突起	脊髄神経後枝（C_3-S_3）	
	回旋筋 rotatores muscles	長・短回旋筋：頸椎・関節突起 胸椎・横突起 腰椎・乳頭突起	長回旋筋：2つ上の棘突起の基部 短回旋筋：1つ上の棘突起の基部	脊髄神経後枝（C_3-S_3）	
棘間筋	棘間筋 interspinales muscles	棘間靱帯の両側にあり、隣接する上下の棘突起の間を結んでいる（主に頸部と腰部にあり、胸部では上下端部でみられる）		脊髄神経後枝	・脊柱が動く時に、隣接する椎骨を固定し、安定化する
横突間筋	横突間筋 intertransversarii muscles	頸部では横突起間、腰部では副突起・乳頭突起間および肋骨突起間を結ぶ（主に頸部と腰部にある）		脊髄神経後枝	
後頭下筋	大後頭直筋 rectus capitis posterior major muscle	軸椎（第2頸椎）・棘突起	後頭骨・下項線（外側部）	後頭下神経（C_1の後枝）	・頭部の伸展（後屈）と、同側への回旋
	小後頭直筋 rectus capitis posterior minor muscle	環椎（第1頸椎）・後結節	後頭骨・下項線（内側部）		・頭部の伸展（後屈）
	上頭斜筋 obliquus capitis superior muscle	環椎（第1頸椎）・横突起	後頭骨・上項線と下項線の間		・頭部の伸展（後屈）と同側への側屈
	下頭斜筋 obliquus capitis inferior muscle	軸椎（第2頸椎）・棘突起	環椎・横突起	C_1,C_2の後枝	・同側への頭部の回旋

第14章　筋系

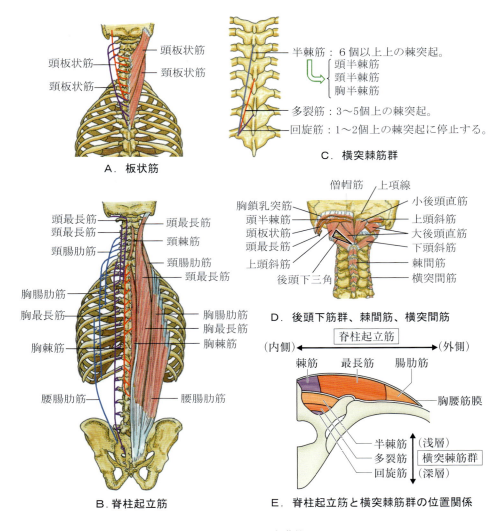

図14.14　固有背筋

短くなる。半棘筋は胸半棘筋、頸半棘筋、頭半棘筋に分けられている。また、回旋筋は長回旋筋と短回旋筋に分けられる。

6.5　呼吸に関与する胸郭の筋（表14.8）

　呼吸に関与する筋は、息を吸う吸息筋と息を吐き出す呼息筋がある。吸息の際には、胸郭を持ち上げる運動と横隔膜を引き下げる運動が起こる。呼息の際には、胸郭を引き下げる運動と横隔膜を持ち上げる運動が起こる。通常、呼息は、重力による胸郭の下制と肺の縮もうとする力、横隔膜の弛緩によって起こる。咳をしたり大笑いしたりする時には強制的な呼息が必要となる。また、運動時などには努力的な吸息が必要となる（第3章 呼吸器系　4.2 呼吸に関与する筋　参照）。呼吸の際の各筋の作用は、表14.4〜9の「作用」の欄に青字で示した。

表14.8 呼吸に関与する胸郭の筋

筋 名	起 始	停 止	支配神経	作 用
肋骨挙筋 levatores costarum muscles	第7頸椎～第11胸椎・横突起	1つまたは2つ下の肋骨	脊髄神経後枝 (C_8-T_{11})	・肋骨の挙上（吸息）
外肋間筋 external intercostals muscles	第1～11肋骨	1つ下の肋骨	肋間神経 (T_1-T_{11})	・肋骨の挙上（吸息） （p.47図3.19参照）
内肋間筋 internal intercostals muscles	第2～12肋骨	1つ上の肋骨	肋間神経 (T_1-T_{11})	・肋骨の下制（呼息） ・肋骨の挙上にも関与する（吸息） （p.47図3.19参照）
最内肋間筋 innermost intercostals muscles	第2～12肋骨	1つ上の肋骨	肋間神経 (T_1-T_{11})	・肋骨の下制（呼息）
肋下筋 subcostal muscles	肋骨（内面）	起始から2～3上の肋骨内面	肋間神経 (T_4-T_{11})	・肋骨の下制（呼息）
胸横筋 transversus thoracis muscles	胸骨（内面、下1/3） 胸骨・剣状突起 下位3～4の真肋の肋軟骨	第2～6肋軟骨	肋間神経 (T_2-T_5)	・第2～6肋軟骨の下制（呼息）
上後鋸筋 serratus posterior superior muscle	項靭帯下部 第7頸椎～第1(2)胸椎・棘突起	第2～5肋骨	第1～4肋間神経（T_1-T_4）	・第2～5肋骨の挙上（吸息の補助）
下後鋸筋 serratus posterior inferior muscle	第10胸椎～第2腰椎・棘突起	第9～12肋骨（下縁）	第9～11肋間神経と肋下神経（T_9-T_{12}）	・第9～12肋骨の下制（呼息の補助）
横隔膜 diaphragm （p.46図3.17参照）	胸骨部：胸骨・剣状突起 肋骨部：第7～12肋軟骨と隣接する肋骨の内面 腰椎部：第1～3腰椎・椎体	腱中心	横隔神経 (C_3-C_5)	・横隔膜を引き下げ、胸腔を広げる（吸息）

臨床

横隔膜の付着部である胸骨部と肋骨部の間、肋骨部と腰椎部の間をそれぞれ胸肋三角、腰肋三角という。食道裂孔や胸肋三角、腰肋三角は抵抗の弱い部分で横隔膜ヘルニアが起こることがある。

6.6 腹壁と骨盤の筋（表14.9）（図14.15）

腹壁をつくる筋は、前腹筋、側腹筋、後腹筋に分けられる。前腹筋には**腹直筋**（図14.15A）と錐体筋、側腹筋には**外腹斜筋**（図14.15B）、**内腹斜筋**（図14.15C）、**腹横筋**（図14.15D）、後腹筋には**腰方形筋**がある。前面にある腹直筋は臍のある正中線をはさんだ左右一対の縦長の帯状の筋である。通常は、腹直筋は臍の高さ、剣状突起下縁の高さ、その中間の高さの3カ所に結合組織があって、腹直筋を包んでいる**腹直筋鞘**の前葉と結合している。この筋を分ける結合組織を**腱画**[*12]とよんでいる。腱画が腹直筋鞘と結合しているため、腹直筋を働かせるとその間の筋腹が収縮して膨らみをつくり、ぼこぼこぼこと3つの膨らみができる（臍のもう1つ下に腱画があり4つ作る人もある）。側腹筋のうち外腹斜筋と内腹

[*12]：日本人では腱画数は3個の人が55％、4個の人が40％である。

第14章 筋系

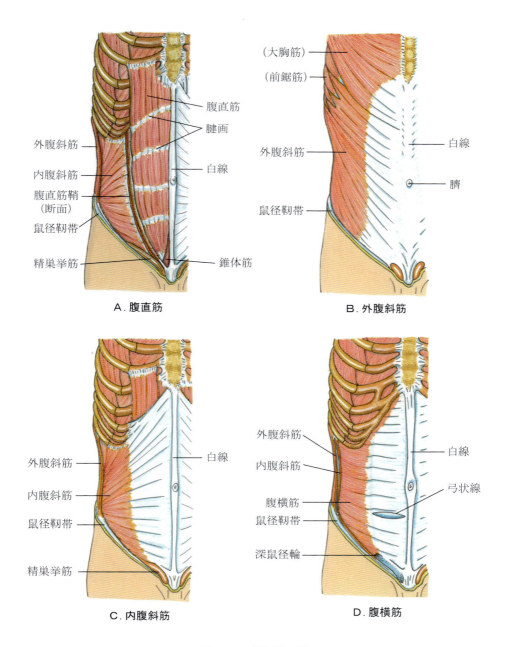

図14.15 前腹壁の筋

斜筋は、脊柱の前屈、側屈および回旋に働くが、腹横筋は腹圧を高めるのが主で、脊柱の運動には関与しない。

　骨盤の筋は、外寛骨筋と内寛骨筋に分けられる。外寛骨筋と内寛骨筋の一部は、股関節を動かす下肢の筋で、下肢の筋の項で述べる。内寛骨筋のうち骨盤の底部で骨盤隔膜をつ

表14.9 腹壁と骨盤の筋

	筋名	起始	停止	支配神経	作用
前腹筋	腹直筋 rectus abdominis muscle	寛骨・恥骨稜 寛骨・恥骨結節 恥骨結合	第5～7肋軟骨 胸骨・剣状突起	第(6)7～11肋間神経と肋下神経 ($T_{(6)7}$-T_{12})	・体幹の屈曲（前屈） ・努力呼息、排尿、排便、分娩、咳、嘔吐などの時に腹圧を高める ・普段は内臓を支え腹壁の形を保つ
	錐体筋 pyramidalis muscle	寛骨・恥骨（前面）	白線	肋下神経（T_{12}）	・白線の緊張
側腹筋	外腹斜筋 external abdominal oblique muscle	第5～12肋骨（外側面）	白線 寛骨・恥骨稜 鼠径靭帯 寛骨・腸骨稜	第7～11肋間神経と肋下神経 (T_7-T_{12})	・体幹の屈曲（前屈） ・体幹の側屈 ・外腹斜筋は反対側に、内腹斜筋は同側に体幹を回旋させる
	内腹斜筋 internal abdominal oblique muscle	胸腰筋膜 寛骨・腸骨稜（前2/3） 鼠径靭帯（外側2/3）	第(9)10～12肋骨（下縁） 白線 寛骨・恥骨稜	第10～11肋間神経 肋下神経 腸骨下腹神経 腸骨鼠径神経 (T_7-L_1)	・努力呼息、排尿、排便、分娩、咳、嘔吐などの時に腹圧を高める ・普段は内臓を支え腹壁の形を保つ
	精巣挙筋 cremaster muscle	内腹斜筋の最下部の筋束が分かれたもの	男性：精索と精巣を包んで停止 女性：子宮円索を包んで停止	陰部大腿神経 (L_1,L_2)	・男性：精巣を挙上する （女性：大きな作用はない）
	腹横筋 transversus abdominis muscle	第7～12肋軟骨 胸腰筋膜 寛骨・腸骨稜 鼠径靭帯（外側1/3）	白線 寛骨・恥骨稜	第6～11肋間神経 肋下神経 腸骨下腹神経 腸骨鼠径神経 (T_6-L_1)	・努力呼息、排尿、排便、分娩、咳、嘔吐などの時に腹圧を高める ・普段は内臓を支え腹壁の形を保つ
後腹筋	腰方形筋 quadratus lumborum muscle	寛骨・腸骨稜 腸腰靭帯	第12肋骨 第1～4腰椎・肋骨突起	腰神経叢の枝 (T_{12}-$L_{3(4)}$)	・吸息時、横隔膜の起始の1つである第12肋骨を固定する ・両側：腰椎を伸展させるのを補助する ・片側：同側に腰椎を側屈する
骨盤隔膜の筋	肛門挙筋 levator ani muscle	恥骨上枝後面 内閉鎖筋の筋膜のつくる腱弓（肛門挙筋腱弓） 坐骨棘	会陰腱中心 肛門管 肛門尾骨靭帯 尾骨	仙骨神経叢の枝 (S_3,S_4) 陰部神経 (S_2-S_4)	・骨盤内臓の支持 ・外肛門括約筋を補強する ・女性：膣括約筋として働く
	尾骨筋 coccygeus muscle	坐骨棘 仙棘靭帯	尾骨 仙骨（下部、外側縁）	仙骨神経叢の枝 (S_3,S_4)	・骨盤内臓の支持

くり、骨盤内臓を支えている筋には、肛門挙筋と尾骨筋がある（図14.16）。

他に、骨盤には尿道、膣を取り囲む尿生殖隔膜があり、ここに深会陰横筋がある。深会陰横筋の内部で尿道を包んでいる筋は（外）尿道括約筋とよばれる。会陰には、浅会陰横筋、坐骨海綿体筋、球海綿体筋、外肛門括約筋などの横紋筋や内肛門括約筋（平滑筋）がある。

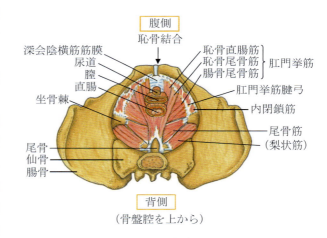

図14.16 肛門挙筋と尾骨筋

第14章　筋系

《腹直筋鞘》（図14.17）

　腹部を上下に走る腹直筋は、3つの側腹筋の停止腱膜に包まれている。腹直筋を剣と見立てるとこの停止腱膜は剣の鞘のように包んでいる。この厚い結合組織でできた鞘のことを**腹直筋鞘**という。臍と恥骨との中間あたりを境（境は弓状線とよばれる）として、その境より上は腹直筋の浅層を外腹斜筋の腱膜と内腹斜筋の腱膜（前葉）が、また、腹直筋の深層を内腹斜筋の腱膜と腹横筋の腱膜（後葉）が包んでいる（内腹斜筋の腱膜は2つに分かれて前葉と後葉に入る）（図14.17B）。弓状線より下は腹直筋の浅層に外腹斜筋、内腹斜筋、腹横筋の腱膜がすべて集まり、腹直筋の深層は横筋筋膜という薄い結合組織の層と壁側腹膜だけになる（図14.17A）。例えば、手術の際に弓状線の上で腹直筋を切開した場合はその深層に腹直筋鞘があるが、弓状線の下で腹直筋を切開した時にはその深層にすぐ壁側腹膜があることになる。左右の側腹筋の停止腱膜は正中線上で合することになるが、その正中部を白線とよんでいる。

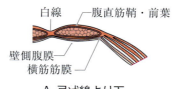

A. 弓状線より下

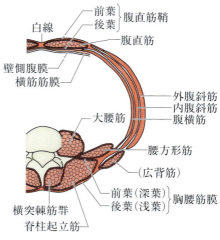

B. 弓状線より上

図14.17　腹直筋鞘と胸腰筋膜

6.7　上肢の筋

　上肢の筋は体幹から起始し上肢帯や上腕に停止する筋、上肢帯の筋、上腕の筋、前腕の筋、手の筋がある。

(1)　上肢帯の筋（表14.10）（図14.18）

　上肢帯の筋には、**三角筋**（図14.18B）、**肩甲下筋**（図14.18C）、**棘上筋**（図14.18D）、**棘下筋**（図14.18E）、**小円筋**（図14.18F）、**大円筋**（図14.18G）がある。このうち、棘上筋、棘下筋、小円筋、肩甲下筋の4筋の停止腱は上腕骨頭を包むように**大結節**、**小結節**に停止する。関節頭（上腕骨頭）が大きいのに関節窩（肩甲骨の関節窩）が小さいため大変不安定な肩関節を安定化するためにこの4筋が上腕骨頭を関節窩に筋肉によって引き寄せている。棘上筋を除いた3筋は回旋筋で、4筋とも板状の腱膜で停止するので、この4筋の停止部を**回旋筋腱板**（rotator cuff）[13]とよんでいる。

　上肢帯の筋と、僧帽筋を除く上肢帯・上肢に作用する体幹の筋（6.3　上肢帯・上肢に作用

---

[13]：rotator cuff の cuff は、袖口という意味である。自分の腕を手の方から眺めると、長袖シャツの袖口が手首を包んでいるように、回旋筋腱板は上腕骨頭を包んでいる。

表14.10 上肢帯の筋

筋 名	起 始	停 止	支配神経	作 用
三角筋 deltoid muscle	鎖骨（外側1/3） 肩甲骨・肩峰 肩甲骨・肩甲棘	上腕骨・三角筋粗面	腋窩神経 (C_5, C_6)	・前部：上腕の屈曲、内旋 ・中部：上腕の外転 ・後部：上腕の伸展、外旋
肩甲下筋 subscapularis muscle	肩甲骨・肩甲下窩	上腕骨・小結節	肩甲下神経 (C_5, C_6)	・上腕の内旋 ・肩関節の安定化
棘上筋 supraspinatus muscle	肩甲骨・棘上窩	上腕骨・大結節	肩甲上神経 (C_5, C_6)	・上腕の外転 ・肩関節の安定化
棘下筋 infraspinatus muscle	肩甲骨・棘下窩	上腕骨・大結節	肩甲上神経 (C_5, C_6)	・上腕の外旋 ・肩関節の安定化
小円筋 teres minor muscle	肩甲骨・外側縁	上腕骨・大結節	腋窩神経 (C_5, C_6)	・上腕の外旋、内転 ・肩関節の安定化
大円筋 teres major muscle	肩甲骨・下角	上腕骨・小結節稜	肩甲下神経 (C_5–C_7)	・上腕の内転、内旋、伸展

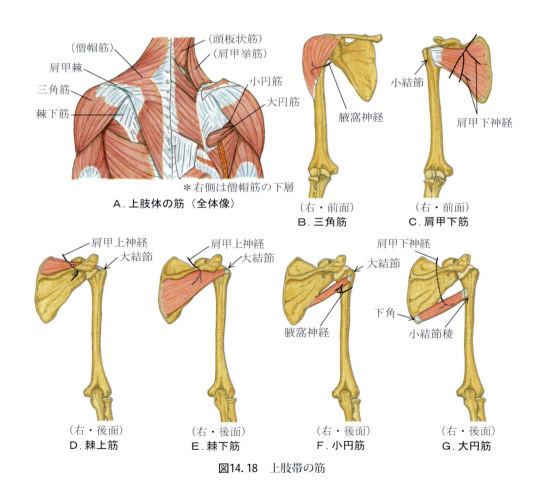

図14.18 上肢帯の筋

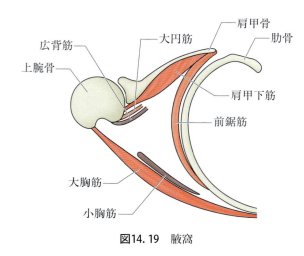

図14.19 腋窩

表14.11 上肢帯の筋、上肢・上肢帯に作用する体幹の筋の支配神経のまとめ

僧帽筋	副神経、頸神経
三角筋	腋窩神経
小円筋	
肩甲挙筋	肩甲背神経
大・小菱形筋	
棘上筋	肩甲上神経
棘下筋	
肩甲下筋	肩甲下神経
大円筋	
広背筋	胸背神経
前鋸筋	長胸神経
大胸筋	外側・内側胸筋神経
小胸筋	

赤字の筋、支配神経に特に注意

する体幹の筋 参照）は、腕神経叢の枝の支配を受ける。腕神経叢からは5本の終枝（正中神経、尺骨神経、筋皮神経、橈骨神経、腋窩神経）の他に、それぞれの神経根、神経幹、神経束から側枝が出ている。上肢帯の筋と、上肢・上肢帯に作用する体幹の多くの筋は、これら側枝の支配を受け、筋と支配神経の関係が複雑になっている（表14.11）。

《腋窩》（図14.19）

腋窩は、肩関節の下方にあり、前壁は大胸筋と小胸筋、後壁は広背筋、大円筋、肩甲下筋、内側壁は前鋸筋（胸郭）、外側壁は上腕骨の上部によって囲まれたくぼみである。腋窩には、上肢に向かう主要な動静脈や神経が通過し、また、豊富な脂肪組織や多数のリンパ節がある。

(2) 上腕の筋

上腕の筋は、前面の屈筋と、後面の伸筋の2つのコンパートメントに分けられ、これらは筋間中隔によって境界がつくられる（図14.20）。

1) 上腕の屈筋（表14.12）（図14.21）

上腕前面のコンパートメントには、**烏口腕筋**（図14.21B）、**上腕二頭筋**（図14.21C）、**上腕筋**（図14.21D）の3つがある。上腕筋はそれなりに大きな筋であるが、ほとんど上腕二頭筋に覆われていて体表から触れる部分は少ない。上腕筋は尺骨に停止するので前腕の回内位・回外位に関係なく肘関節に作用するが、上腕二頭筋は橈骨に停止するため前腕の回内位・回外位で作用の大きさが変わる。上腕二頭筋は前腕の回外位で強く肘関節を屈曲し、回内位では肘関節の屈曲作用は弱くなる。その代わり、上腕二頭筋は肘を曲げていれば回内位から強く回外運動を行うことができる。

6 全身の筋

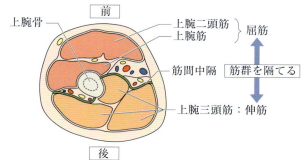

A. 左・上腕中央の断面（上からみた図）

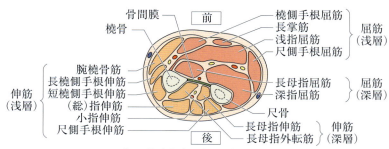

B. 左・前腕中央の断面（上からみた図）

図14.20　上肢の断面

表14.12　上腕の屈筋

筋　名	起　始	停　止	支配神経	作　用
烏口腕筋 coracobrachialis muscle	肩甲骨・烏口突起	上腕骨体	筋皮神経 (C_5-C_7)	上腕の屈曲と内転
上腕二頭筋 biceps brachii muscle	長頭：肩甲骨・関節上結節 短頭：肩甲骨・烏口突起	橈骨粗面 一部は腱膜となって前腕筋膜の上内側に放散する	筋皮神経 (C_5, C_6)	・前腕の屈曲と回外 ・上腕の屈曲
上腕筋 brachialis muscle	上腕骨前面 上腕筋間中隔	尺骨・尺骨粗面 尺骨・鉤状突起	筋皮神経（C_5-C_6） 外側の小部分は橈骨神経支配（C_7）	・前腕の屈曲

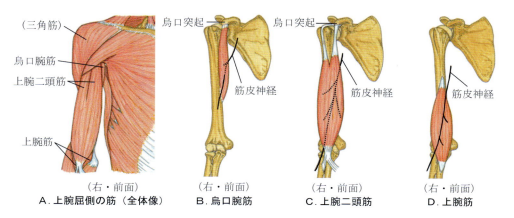

A. 上腕屈側の筋（全体像）　　B. 烏口腕筋　　C. 上腕二頭筋　　D. 上腕筋

図14.21　上腕の屈筋

第14章　筋系

> **触診**
> 　上腕二頭筋は回外作用があるため、片方の肘を曲げて、その反対の手で肘を曲げた方の上腕にある上腕二頭筋を触って、回内・回外を繰り返すと上腕二頭筋が上下に動くのが分かる。

2) 上腕の伸筋（表14.13）（図14.22）
上腕の伸筋は**上腕三頭筋**のみである。

(3) 前腕の筋
　前腕の筋は、前面の屈筋と、後面の伸筋の2つのコンパートメントに分けられる（図14.20）。前腕を軽く屈曲、軽く回内を行うと、肘の部分に円回内筋と腕橈骨筋の間のくぼみが触診できる。このくぼみを肘窩とよぶ。前腕の筋は、この肘窩を境として内側上顆の方へ尺骨に至るまでの間に屈筋があり、肘窩から外側上顆の方へ向かって尺骨までの間に伸筋がある。

　前腕の屈筋も、前腕の伸筋も、筋を浅層と深層に分けて考えることができる。
前腕の屈筋のうち尺側手根屈筋と深指屈筋の尺側部以外は、すべて正中神経支配である。
前腕の伸筋は、すべて橈骨神経が支配する。

表14.13　上腕の伸筋

筋　名	起　始		停　止	支配神経	作　用
上腕三頭筋 triceps brachii muscle	長　頭	肩甲骨・関節下結節	尺骨・肘頭	橈骨神経 (C_6-C_8)	・**全体**：前腕の伸展 ・**長頭**：上腕の伸展、内転
	外側頭	上腕骨（後面・橈骨神経溝の上方）			
	内側頭	上腕骨（後面・橈骨神経溝の下方）			

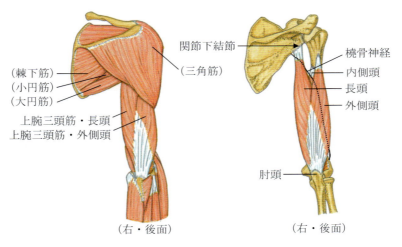

図14.22　上腕の伸筋

6 全身の筋

1) 前腕の屈筋（浅層）（表14.14）（図14.23）

前腕の屈筋の浅層はさらに二層に分けられる。第一層に**円回内筋**（図14.23B）、**橈側手根屈筋**（図14.23C）、**長掌筋**（図14.23D）、**尺側手根屈筋**（図14.23E）があり、第二層に**浅指屈筋**（図14.23F）がある。いずれも起始の1つが上腕骨の**内側上顆**にあり、尺側手根屈筋以外は**正中神経**支配である。浅指屈筋は長掌筋と尺側手根屈筋の間で皮膚から直接触診できるので、前腕の屈筋の浅層は、橈側から尺側に向かって円回内筋、橈側手根屈筋、長掌筋、浅指屈筋、尺側手根屈筋の順に触診できることになる。

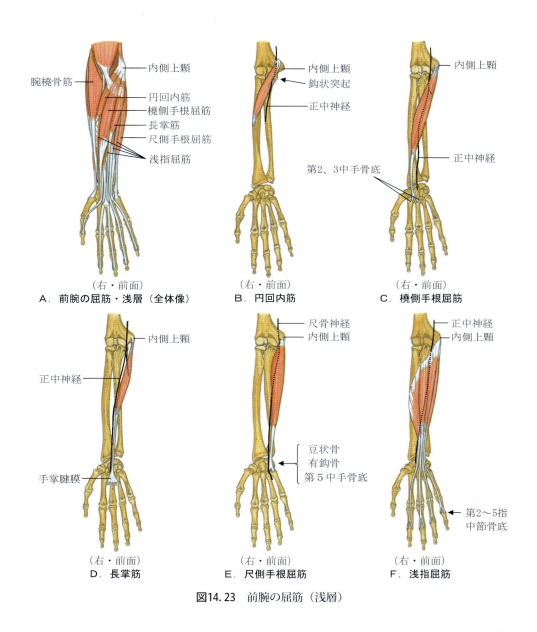

図14.23 前腕の屈筋（浅層）

表14.14　前腕の屈筋（浅層）

筋　名	起　始	停　止	支配神経	作　用
円回内筋 pronator teres muscle	上腕頭：上腕骨・内側上顆 　　　　内側上腕筋間中隔 尺骨頭：尺骨・鈎状突起（内側）	橈骨（中央部外側面）	正中神経 （C_6, C_7）	・前腕の回内、屈曲
橈側手根屈筋 flexor carpi radialis muscle	上腕骨・内側上顆	第2・3中手骨底	正中神経 （C_6, C_7）	・手の屈曲（掌屈）、外転（橈屈）
長掌筋 palmaris longus muscle	上腕骨・内側上顆	手掌腱膜	正中神経 （C_7, C_8）	・手の屈曲（掌屈） ・手掌腱膜を緊張させる
尺側手根屈筋 flexor carpi ulnaris muscle	上腕頭：上腕骨・内側上顆 尺骨頭：尺骨・肘頭（内側縁） 　　　　尺骨（後縁、近位2/3）	豆状骨 さらに豆鈎靱帯や豆中手靱帯を介して、有鈎骨と第5中手骨底に至る	尺骨神経 （C_7-T_1）	・手の屈曲（掌屈）、内転（尺屈）
浅指屈筋 flexor digitorum superficialis muscle	上腕尺骨頭：上腕骨・内側上顆 　　　　　　尺骨・鈎状突起（内側） 橈　骨　頭：橈骨（前縁上部）	第2～5指の中節骨底	正中神経 （C_8, T_1）	・第2～5指の屈曲（MP, PIP関節） ・手の屈曲（掌屈）

（MP関節：中手指節関節、PIP関節：近位指節間関節）

2)　前腕の屈筋（深層）（表14.15）（図14.24）

　前腕の深層もさらに二層に分けられる（第三層、第四層）。第三層は**長母指屈筋**（図14.24B）と**深指屈筋**（図14.24C）である。第三層は母指に向かう長母指屈筋が橈側に、2～5指に向かう深指屈筋が尺側にあり、第1指から第5指を動かす筋がその順番に橈側から並んでいる。手首で脈拍を取る時、橈骨動脈が触れるが、この橈骨動脈の深層に長母指屈筋がある。

　最深層（第四層）で、手首のところに、橈骨と尺骨の間に**方形回内筋**（図14.24D）がある。軽い回内などの動きの場合には通常方形回内筋が作用し、急速な回内や強い回内には円回内筋が働く（図14.25）。

《手根管 carpal tunnel》

　手根骨の橈側にある舟状骨（結節）、大菱形骨（結節）と、尺側にある豆状骨、有鈎骨（鈎）は掌側に出っ張っているため、手根骨全体は道路の端にあるU字溝のように中央がくぼん

表14.15　前腕の屈筋（深層）

筋　名	起　始	停　止	支配神経	作　用
長母指屈筋 flexor pollicis longus muscle	橈骨（前面） 前腕骨間膜	母指・末節骨底	正中神経（前骨間神経） （C_7, C_8）	・母指の屈曲（MP, IP関節）
深指屈筋 flexor digitorum profundus muscle	尺骨（前面、内側面） 前腕骨間膜	第2～5指・末節骨底	第2、3指：正中神経（前骨間神経） 第4指の筋：多くが正中神経と尺骨神経の二重支配 第5指：通常尺骨神経（C_8, T_1）	・第2～5指の屈曲（MP, PIP, DIP関節） ・手の屈曲（掌屈）
方形回内筋 pronator quadratus muscle	尺骨（下部、前面）	橈骨（下部、前面）	正中神経（前骨間神経） （C_7, C_8）	・前腕の回内

（MP関節：中手指節関節、IP関節：指節間関節、PIP関節：近位指節間関節、DIP関節：遠位指節間関節）

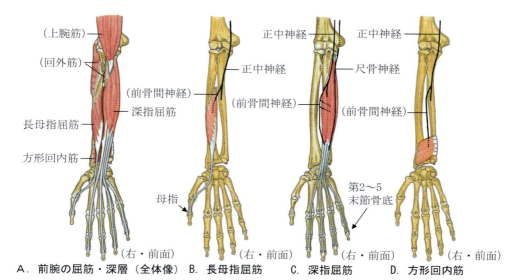

図14.24　前腕の屈筋（深層）

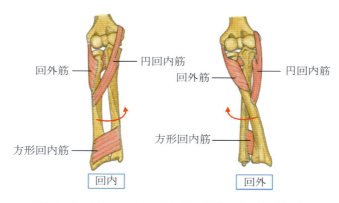

図14.25　回内・回外に関与する前腕の筋（右・前面）

で溝をつくっている。この溝を手根溝とよぶ。U字溝にふたをするように、手根溝の上を丈夫な結合組織の帯がふさいで、手根骨と結合組織によるトンネルがつくられている。この結合組織の帯を**屈筋支帯**といい、それによってできるトンネルを**手根管**という。手根管には、浅指屈筋腱、深指屈筋腱、長母指屈筋腱、橈側手根屈筋腱、正中神経が通っている。

橈側手根屈筋腱は屈筋支帯を貫くので、他の腱、神経とは別のトンネル（lateral canal）を通る。そのため手根管を通る筋に含めるかどうかは意見が一致していない。手根管を通過する時、浅指屈筋の腱は第3、4指が浅層、第2、5指が深層を通り、そのさらに深層を深指屈筋腱が通っている。尺骨神経、尺骨動脈、長掌筋腱は手根管を通らない。尺骨神経と尺骨動脈は屈筋支帯の浅層で豆状骨近くのギヨン管（Guyon's canal）を通り、長掌筋腱も屈筋支帯の浅層を通過して手掌腱膜に至る。

第14章　筋系

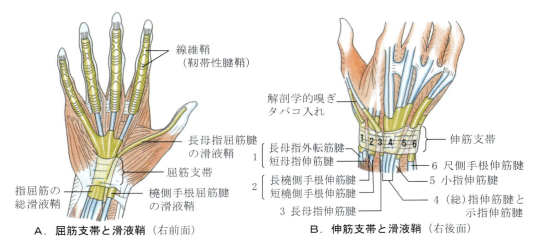

A．屈筋支帯と滑液鞘（右前面）　　　B．伸筋支帯と滑液鞘（右後面）

図14.26　手根部の支帯と滑液鞘

臨床
　屈筋腱の腱鞘炎、浮腫、腫瘤などにより手根管内で正中神経が圧迫されて痛みやしびれなどが生じる場合、この疾病を手根管症候群とよんでいる。

《手の腱鞘》（図14.26A）
　手根管を通過する腱が滑らかに動くことができるように腱は腱鞘に包まれている。手根管のところでは第2〜5指の浅指屈筋腱と深指屈筋腱は共通の滑液鞘（指屈筋の総滑液鞘）に包まれている。通常（85％の人）はこの滑液鞘は小指の滑液鞘につながっている。第2〜4指の腱の滑液鞘は独立している。また、長母指屈筋腱、橈側手根屈筋腱は、それぞれ独立した滑液鞘に包まれている。
　それぞれの腱の滑液鞘（滑膜性腱鞘）は指のところでは、丈夫な線維鞘（靭帯性腱鞘）に包まれていて、指を曲げても腱が浮き上がることなく、滑らかに動けるようになっている（図14.4）。

3）前腕の伸筋（浅層）（表14.16）（図14.27）

　前腕の伸筋の浅層筋は、肘窩から背側に尺骨に向かって、**腕橈骨筋**（図14.27B）、**長橈側手根伸筋**（図14.27C）、**短橈側手根伸筋**（図14.27D）、**（総）指伸筋**（図14.27E）、**小指伸筋**（図14.27F）、**尺側手根伸筋**（図14.27G）の順に並んでいる。いずれも**橈骨神経**の支配を受ける。腕橈骨筋、長橈骨手根伸筋は、前腕の伸筋に分類され、橈骨神経の支配を受けるが、**前腕の屈曲**の作用があることが特徴である。また、腕橈骨筋は前腕の回内と回外の両方に働く。

《伸筋支帯》（図14-26B）
　手を背屈（伸展）した時、前腕の伸筋が浮き上がらないようにしている前腕深筋膜の手

表14.16 前腕の伸筋（浅層）

筋　名	起　始	停　止	支配神経	作　用
腕橈骨筋 brachioradialis muscle	上腕骨・外側上顆の上方 外側上腕筋間中隔	橈骨・茎状突起の上方	橈骨神経 (C_5, C_6)	・前腕の屈曲 ・前腕の回内（回外位時）と回外（回内位時）
長橈側手根伸筋 extensor carpi radialis longus muscle	上腕骨・外側上顆の上方 外側上腕筋間中隔	第2中手骨底	橈骨神経 (C_6, C_7)	・手の伸展（背屈）、外転（橈屈） ・前腕の屈曲（弱）
短橈側手根伸筋 extensor carpi radialis brevis muscle	上腕骨・外側上顆	第3中手骨底	橈骨神経 (C_7, C_8)	・手の伸展（背屈）、外転（橈屈）
（総）指伸筋 extensor digitorum muscle	上腕骨・外側上顆	第2～5指・中節骨底と末節骨底	橈骨神経 (C_7, C_8)	・第2～5指の伸展（MP, PIP, DIP関節） ・手の伸展（背屈） ・第2・4・5指の外転（MP関節）（弱）
小指伸筋 extensor digiti minimi muscle	上腕骨・外側上顆	小指・指背腱膜	橈骨神経 (C_7, C_8)	・小指の伸展（MP, PIP, DIP関節） ・手の伸展（背屈）
尺側手根伸筋 extensor carpi ulnaris muscle	上腕骨・外側上顆 尺骨（後縁上部）	第5中手骨底	橈骨神経 (C_7, C_8)	・手の伸展（背屈）、内転（尺屈）
肘筋 anconeus muscle	上腕骨・外側上顆	尺骨（後縁、後面上部）	橈骨神経 (C_6-C_8)	・前腕の伸展

（MP関節：中手指節関節、PIP関節：近位指節間関節、DIP関節：遠位指節間関節）

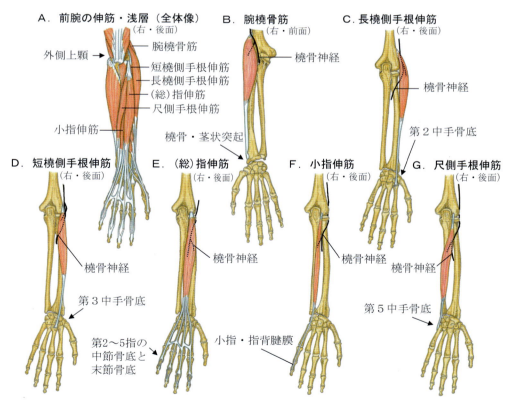

図14.27 前腕の伸筋（浅層）

第14章 筋系

首での結合組織の肥厚部が伸筋支帯である。屈筋が通る1つの大きな手根管と違い、背側は手の伸筋支帯によって小さな6つのトンネルに分けられている。橈側から尺側の順に並べると、

第1トンネル：長母指外転筋腱、短母指伸筋腱
第2トンネル：長橈側手根伸筋腱、短橈側手根伸筋腱
第3トンネル：長母指伸筋腱
第4トンネル：（総）指伸筋腱、示指伸筋腱
第5トンネル：小指伸筋腱
第6トンネル：尺側手根伸筋腱

が通っている。それぞれの腱は腱鞘によって包まれている。

4) 前腕の伸筋（深層）（表14.17）（図14.28）

前腕の伸筋の深層の筋は、**回外筋**（図14.28B）、**長母指外転筋**（図14.28C）、**短母指伸筋**（図14.28D）、**長母指伸筋**（図14.28E）、**示指伸筋**（図14.28F）の順に近位から遠位に並んでいる。自分の肘関節を屈曲し回内位にすると前腕の背側がよくみえる。この時、外側上顆から斜め前方方向（橈骨方向）に手首に向かいこれらの筋が順に並んで走っている。

(4) 手の筋

掌（てのひら）には、母指のつけ根の膨らみ、小指のつけ根の膨らみ、その間の部分がある。母指のつけ根の膨らみを**母指球**（thenar eminence）、小指のつけ根の膨らみを**小指球**（hypothenar eminence）とよぶ。母指球をつくる筋は母指球筋、小指球をつくる筋は小指球筋、その間にある筋は中手筋とよばれる。いずれも手の中にある筋（内在筋（intrinsic muscle））で、細かい手指の運動を可能としている。

《手掌腱膜》

手の皮膚直下には手の皮膚を強く固定している結合組織の膜がある。この結合組織の膜は長掌筋の停止腱が広がってできたもので、母指球と小指球の間を手首から扇状に広がっ

表14.17 前腕の伸筋（深層）

筋 名	起 始	停 止	支配神経	作 用
回外筋 spinator muscle	上腕骨・外側上顆 尺骨・回外筋稜	橈骨（上部外側面）	橈骨神経 (C_6, C_7)	・前腕の回外
長母指外転筋 abductor pollicis longus muscle	尺骨（中部後面） 橈骨（中部後面） 前腕骨間膜	第1中手骨底 大菱形骨	橈骨神経 (C_7, C_8)	・母指の外転（CM関節） ・手の外転
短母指伸筋 extensor pollicis brevis muscle	橈骨（後面） 前腕骨間膜	母指・基節骨底	橈骨神経 (C_7, C_8)	・母指の伸展 （CM, MP関節）
長母指伸筋 extensor pollicis longus muscle	尺骨（中部後面） 前腕骨間膜	母指・末節骨底	橈骨神経 (C_7, C_8)	・母指の伸展（CM, MP, IP関節）
示指伸筋 extensor indicis muscle	尺骨（後面） 前腕骨間膜	第2指・指背腱膜	橈骨神経 (C_7, C_8)	・第2指の伸展（MP, PIP, DIP関節） ・手の伸展（背屈）

（CM関節：手根中手関節、MP関節：中手指節関節、IP関節：指節間関節、PIP関節：近位指節間関節、DIP関節：遠位指節間関節）

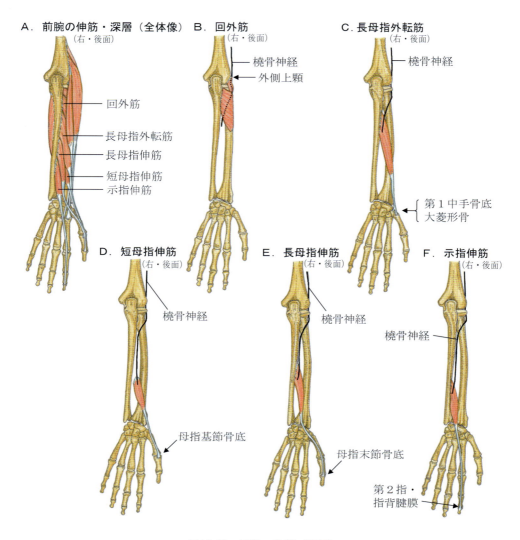

図14.28　前腕の伸筋（深層）

て第2〜5指の基部に付着しており、手掌腱膜とよばれる。
1) **母指球筋**（thenar muscle）（表14.18）（図14.29）

母指球筋には**短母指外転筋**（図14.29B）、**母指対立筋**（図14-29C）、**短母指屈筋**（図14.29D）、**母指内転筋**（図14-29E）がある。正中神経が優位に支配しているので、正中神経麻痺の場合には、母指球の萎縮がみられる。母指球筋のうち、母指内転筋は**尺骨神経**支配である。また、二頭筋である**短母指屈筋**は、正中神経（浅頭を支配）と尺骨神経（深頭を支配）の**二重神経支配**を受ける。

2) **小指球筋**（hypothenar muscle）（表14.19）（図14.30）

小指球筋には、短掌筋（図14.29A）、**小指外転筋**（図14.30B）、**短小指屈筋**（図14.30C）、

表14.18 母指球筋

筋　名	起　始	停　止	支配神経	作　用
短母指外転筋 abductor pollicis brevis muscle	屈筋支帯 舟状骨 大菱形骨	母指・基節骨底 母指・指背腱膜	正中神経 (C_8, T_1)	母指の外転 (CM関節)
母指対立筋 opponens pollicis muscle	大菱形骨 屈筋支帯	第1中手骨	正中神経 (C_8, T_1)	母指の対立 (CM関節)
短母指屈筋 flexor pollicis brevis muscle	浅頭：屈筋支帯 深頭：大菱形骨、小菱形骨、有頭骨	母指・基節骨底	浅頭：正中神経 深頭：尺骨神経 (C_8, T_1)	母指の屈曲 (MP関節)
母指内転筋 adductor pollicis muscle	斜頭：有頭骨 　　　第2、3中手骨底 横頭：第3中手骨	母指・基節骨底	尺骨神経 (C_8, T_1)	母指の内転 (CM関節)

（CM関節：手根中手関節、MP関節：中手指節関節）

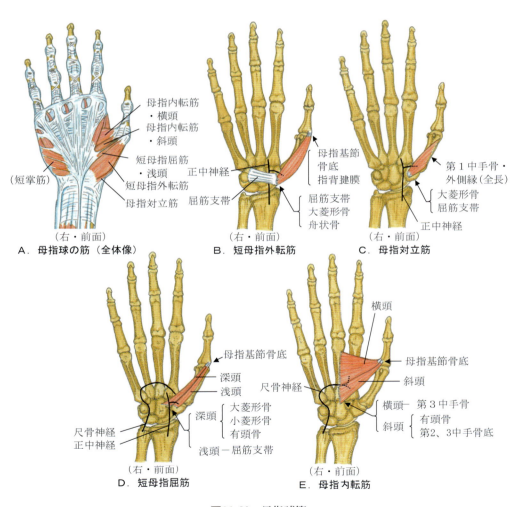

図14.29　母指球筋

表14.19 小指球筋

筋 名	起 始	停 止	支配神経	作 用
短掌筋 palmaris brevis muscle	屈筋支帯 手掌腱膜	手掌の内側縁の皮膚	尺骨神経 (C_8, T_1)	・小指球の皮膚にしわを寄せて、小指球のふくらみを強調し、手掌のくぼみを深くする
小指外転筋 abductor digiti minimi muscle	豆状骨 尺側手根屈筋腱	小指・基節骨底 小指・指背腱膜	尺骨神経 (C_8, T_1)	・小指の外転、屈曲 （MP関節）
短小指屈筋 flexor digiti minimi brevis muscle	有鈎骨の鈎 屈筋支帯	小指・基節骨底 （尺側）	尺骨神経 (C_8, T_1)	・小指の屈曲 （MP関節）
小指対立筋 opponens digiti minimi muscle	有鈎骨の鈎 屈筋支帯	第5中手骨	尺骨神経 (C_8, T_1)	・小指の対立 （CM関節）

（CM関節：手根中手関節、MP関節：中手指節関節）

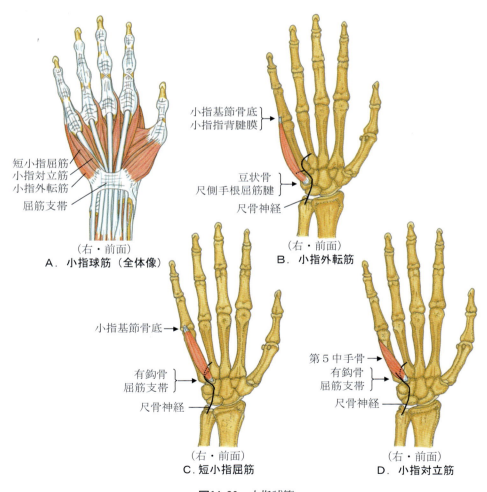

A. 小指球筋（全体像） （右・前面）
B. 小指外転筋 （右・前面）
C. 短小指屈筋 （右・前面）
D. 小指対立筋 （右・前面）

図14.30 小指球筋

表14.20 中手筋

筋　名	起　始	停　止	支配神経	作　用
虫様筋 lumbrical muscles	深指屈筋腱	第2～5指・指背腱膜	第1・2：正中神経 第3：尺骨神経（時に正中神経の二重支配） 第4：尺骨神経 (C_8, T_1)	・第2～5指の屈曲（MP関節） ・第2～5指の伸展（PIP, DIP関節）
掌側骨間筋 palmar interossei muscles	第2・4・5中手骨	第2・4・5指・指背腱膜	尺骨神経 (C_8, T_1)	・第2・4・5指の内転、屈曲（MP関節） ・指の伸展（PIP, DIP関節）
背側骨間筋 dorsal interossei muscles	第1～5中手骨	第2～4指・基節骨底と指背腱膜	尺骨神経 (C_8, T_1)	・第2～4指の外転、屈曲（MP関節） ・指の伸展（PIP, DIP関節）

（MP関節：中手指節関節、PIP関節：近位指節間関節、DIP関節：遠位指節間関節）

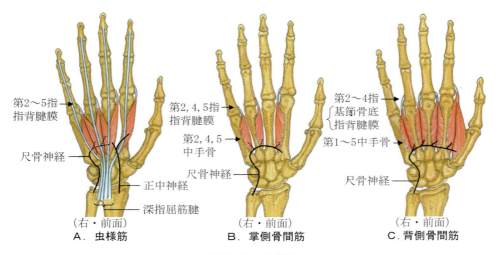

図14.31　中手筋

小指対立筋（図14.30D）がある。すべて**尺骨神経**支配である。

3）　中手筋（表14.20）（図14.31）

中手筋には、**虫様筋**（図14.31A）、**掌側骨間筋**（図14.31B）、**背側骨間筋**（図14.31C）がある。この3つの筋は中手指節関節を屈曲、指節間関節（PIP関節、DIP関節）を伸展する作用がある。また、掌側・背側骨間筋は手指の内・外転を行う。掌側・背側骨間筋は**尺骨神経**支配のため、尺骨神経麻痺では手指の内・外転ができなくなる。

6.8　下肢の筋

下肢の筋には、下肢帯の筋、下肢の筋、下腿の筋、足の筋がある。

（1）　下肢帯の筋

下肢帯の筋は体幹と自由下肢骨（主に大腿骨）をつなぐ筋である。骨盤の内部（寛骨の内側部）にある筋を内寛骨筋、骨盤の後外側部（寛骨の外側部）にある筋を外寛骨筋とよぶ。内閉鎖筋の筋腹は骨盤内にあるが、停止が大転子なので外寛骨筋に含める。同様に梨

表14.21　下肢帯の筋・内寛骨筋

筋　名	起　始	停　止	支配神経	作　用
大腰筋 psoas major muscle	第1～5腰椎・肋骨突起 第12胸椎～5腰椎・椎体	大腿骨・小転子	腰神経叢の枝 （L_1-L_3）	・大腿の屈曲 ・骨盤を前方に曲げる ・腰椎部の前屈
小腰筋 psoas minor muscle	第12胸椎～第1腰椎・椎体（側面）	寛骨・恥骨櫛、腸恥隆起	第1腰神経の前枝（L_1）	・腰椎部の弱い前屈
腸骨筋 iliacus muscle	寛骨・腸骨窩	大腿骨・小転子	大腿神経（L_2,L_3）	・大腿の屈曲 ・骨盤を前方に曲げる

状筋の起始も骨盤内にあるが外寛骨筋に含める。

1）下肢帯の筋（内寛骨筋）（表14.21）（図14.32）

内寛骨筋には、腸腰筋と骨盤底をつくる筋がある。骨盤底をつくる筋は「腹壁と骨盤の筋」の項で記した（p.329）。

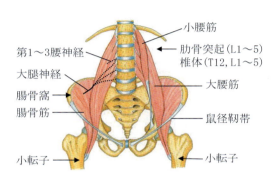

図14.32　下肢帯の筋・内寛骨筋

大腰筋、腸骨筋は並ぶように小転子に停止し、働きが股関節屈曲であるため、両筋を合わせて**腸腰筋**（図14.32）とよぶ。

2）下肢帯の筋（外寛骨筋）（表14.22）（図14.33、図14.34）

寛骨の外側面にある筋は、殿筋と深層の回旋筋に分けられる。殿筋は三層になっていて、最も浅層なのが**大殿筋**（図14.33C）、第二層が**中殿筋**（図14.33D）、第三層が**小殿筋**（図14.33E）である。中殿筋の上外側部は大殿筋に覆われず、直接体表から触れる。中殿筋のすぐ前で、縫工筋のすぐ後ろに**大腿筋膜張筋**（図14.33F）がある。大腿筋膜張筋は大殿筋とともに、大腿の外側部に張っている**腸脛靭帯**に停止する（図14.33A）。小殿筋は全体が中殿筋に覆われる（図14.33B）。

深層の回旋筋は、大転子の内側周辺に停止するが、停止部では上から下へ、**梨状筋**（図14.34B）、**上双子筋**（図14.34C）、**内閉鎖筋**（停止腱）（図14.34D）、**下双子筋**（図14.34C）、**大腿方形筋**（図14.34E）の順に並んでいる。これらの筋はすべて基本的に外旋作用を持っているが、梨状筋、上双子筋、内閉鎖筋、下双子筋については、その外旋作用は股関節伸展（大腿の伸展）時に発揮され、股関節屈曲（大腿の屈曲）時には、大腿の外転に働く。また、これらの筋および恥骨筋、外閉鎖筋といった股関節周囲の小さな筋は、股関節の動きの主動作筋というより、姿勢を維持する筋として、股関節の安定性を図っていると考えられている。

《歩行時の骨盤保持について》

立位では体の重心は正中線上にあるが、歩行時、地面に着いている足の方（立脚側）は

表14.22 下肢帯の筋・外寛骨筋

筋名	起始	停止	支配神経	作用
大殿筋 gluteus maximus muscle	寛骨・腸骨（外面）胸腰筋膜 仙骨（外側縁）尾骨（外側縁）仙結節靱帯	腸脛靱帯 大腿骨・殿筋粗面	下殿神経 (L_5-S_2)	・大腿の伸展、外旋 ・上部線維は、大腿の外転、下部線維は、大腿の内転 ・膝関節の安定化
中殿筋 gluteus medius muscle	寛骨・腸骨（外面）寛骨・腸骨稜 殿筋筋膜	大腿骨・大転子（外側面）	上殿神経 (L_4-S_1)	・大腿の外転、内旋 ・歩行時、反対側の骨盤を持ち上げる
小殿筋 gluteus minimus muscle	寛骨・腸骨（外面）	大腿骨・大転子（前面）	上殿神経 (L_4-S_1)	
大腿筋膜張筋 tensor fascia latae muscle	寛骨・腸骨稜（前部）寛骨・上前腸骨棘 大腿筋膜（内面）	腸脛靱帯	上殿神経 (L_4-S_1)	・下腿の外旋、伸展 ・大腿の外転、内旋 ・立位時、股関節の安定化 ・膝関節の安定化
梨状筋 piriformis muscle	仙骨（前面）	大腿骨・大転子（上縁）	仙骨神経叢の枝 (L_5-S_2)	・伸展した股関節で大腿の外旋 ・屈曲した股関節で大腿の外転
上双子筋 gemellus superior muscle	寛骨・坐骨棘	大腿骨・大転子（内側面）	仙骨神経叢の枝 (L_5-S_2)	
内閉鎖筋 obturator internus muscle	骨盤内面で閉鎖膜とその周囲の骨の部分	大腿骨・大転子（内側面）	仙骨神経叢の枝 (L_5,S_1)	
下双子筋 gemellus inferior muscle	寛骨・坐骨結節	大腿骨・大転子（内側面）	仙骨神経叢の枝 (L_4～S_1)	
大腿方形筋 quadratus femoris muscle	寛骨・坐骨結節	大腿骨・転子間稜	仙骨神経叢の枝 (L_5,S_1)	・大腿の外旋

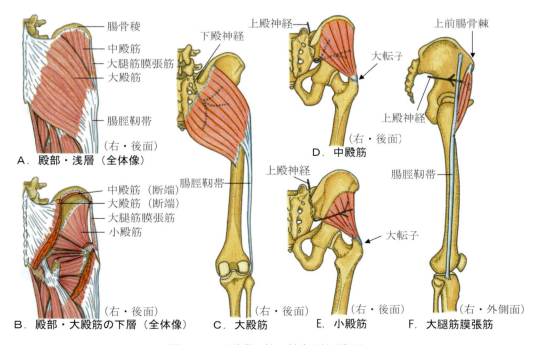

図14.33 下肢帯の筋・外寛骨筋（浅層）

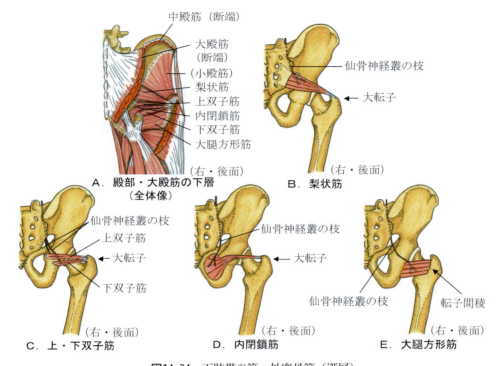

図14.34 下肢帯の筋・外寛骨筋（深層）

正中線上にないので、持ち上げている足の方（遊脚側）にも荷重がかかり、遊脚側の骨盤が下がろうとする。これを防ぐために、立脚側の中殿筋、小殿筋が働いて反対側（遊脚側）の骨盤を持ち上げる。

> 臨床
>
> 中殿筋、小殿筋の支配神経である上殿神経の麻痺が起こると、患側で片足立ちした時、反対側の骨盤を持ち上げられず健側の骨盤が下がってしまう。これをトレンデレンブルグ徴候が陽性という。この時、歩行の際に毎回立脚側に重心がかかるように体を左右に大きく動かす代償がみられる。

(2) 大腿の筋

大腿の筋は、大腿前面の伸筋、内側面の内転筋、後面の屈筋の3つのコンパートメントに分けられる（図14.35A）。伸筋は**大腿神経**支配、内転筋は主に**閉鎖神経**支配、屈筋は**坐骨神経**支配である。

1) 大腿の伸筋（表14.23）（図14.36）

大腿の前面のコンパートメントには、**縫工筋**（図14.36B）、**大腿四頭筋**がある。大腿の前面にあるので膝を伸展するという意味で伸筋とよばれているが、膝関節伸展は大腿四頭筋

第14章 筋系

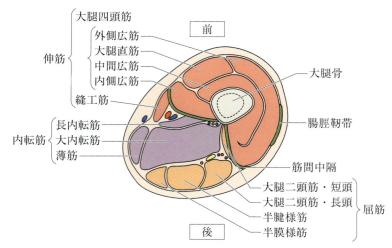

A. 右・大腿中央の断面（上からみた図）

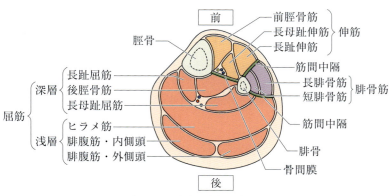

B. 右・下腿中央の断面（上からみた図）

図14.35　下肢の断面

表14.23　大腿の伸筋

筋　名		起　始	停　止	支配神経	作　用
縫工筋 sartorius muscle		寛骨・上前腸骨棘	脛骨 (内側面上部)	大腿神経 (L_2, L_3)	・大腿の屈曲、外転、外旋 ・下腿の屈曲、内旋
大腿四頭筋 quadriceps femoris muscle	大腿直筋 rectus femoris muscle	寛骨・下前腸骨棘	膝蓋骨を介して脛骨粗面	大腿神経 (L_2-S_4)	・下腿の伸展 ・大腿の屈曲
	外側広筋 vastus lateralis muscle	大腿骨体（外側）			・下腿の伸展
	中間広筋 vastus intermedius muscle	大腿骨体（前面）			
	内側広筋 vastus medialis muscle	大腿骨体（内側）			

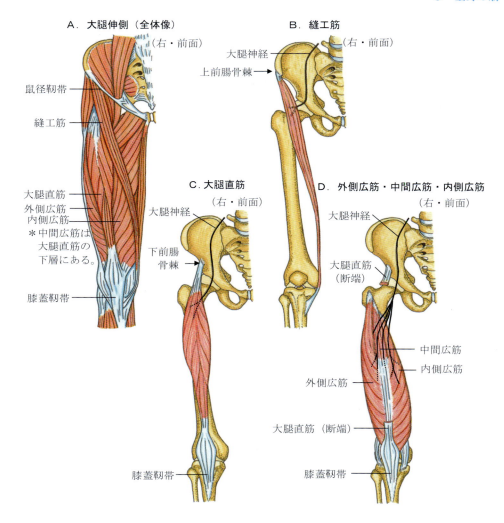

図14.36　大腿の伸筋

の働きである。

　大腿四頭筋は、明確に独立している**大腿直筋**（図14.36C）と、停止部に近くなると区別が不明確となる**外側広筋**、**中間広筋**、**内側広筋**（図14.36D）の3つの広筋によってつくられ、大腿の前面と側面をほとんど占めている強大な筋である。大腿の伸筋群はすべて**大腿神経**支配である。

《**大腿三角（スカルパ三角）**》（図14.37）

　鼠径靱帯、縫工筋の内側縁、長内転筋の内側縁を結ぶ三角形を**大腿三角**（femoral triangle）とよぶ（ただし、大腿三角の内側を、長内転筋の内側縁とするか外側縁とするかははっきりしていない）。三角形の底部は、外側から腸腰筋、恥骨筋、（長内転筋）がつくる。この三角の鼠径靱帯の部位では外側から内側へ、大腿神経、大腿動脈、大腿静脈、リンパ

第14章 筋系

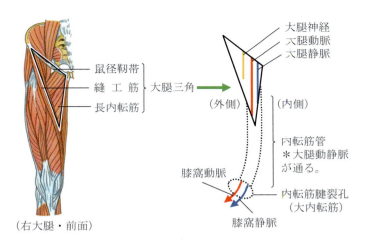

図14.37 大腿三角（スカルパ三角）

管が縦に走り、大腿動静脈と大腿神経の枝である伏在神経は大腿三角の下端に続いている内転筋管[*14]に入る。

2) 大腿の内転筋群（表14.24）（図14.38）

大腿の内側のコンパートメントは、主に寛骨の恥骨から起始して大腿骨または脛骨に停

表14.24 大腿の内転筋

筋 名	起 始	停 止	支配神経	作 用
恥骨筋 pectineus muscle	寛骨・恥骨櫛	大腿骨・恥骨筋線	大腿神経（一部の人は閉鎖神経の枝も受ける）（L_2, L_3）	・大腿の内転、屈曲
長内転筋 adductor longus muscle	寛骨・恥骨結節の下方	大腿骨・粗線	閉鎖神経（L_2-L_4）	・大腿の内転、屈曲
短内転筋 adductor brevis muscle	寛骨・恥骨下枝	大腿骨・粗線	閉鎖神経（L_2, L_3）	・大腿の内転、屈曲
大内転筋 adductor magnus muscle	内転筋部：寛骨・恥骨下枝 寛骨・坐骨枝 ハムストリングス部：寛骨・坐骨結節	内転筋部：大腿骨・殿筋粗面 大腿骨・粗線 ハムストリングス部：大腿骨・内転筋結節	内転筋部：閉鎖神経（L_2-L_4） ハムストリングス部：坐骨神経の脛骨神経部（L_2-L_4）	・大腿の内転 ・内転筋部は大腿屈曲、ハムストリングス部は、大腿伸展
薄筋 gracilis muscle	寛骨・恥骨下枝	脛骨（内側面上部）	閉鎖神経（L_2, L_3）	・下腿の屈曲、内旋 ・大腿の内転
外閉鎖筋 obturator externus muscle	閉鎖膜の外面とその周囲の骨の部分	大腿骨・転子窩	閉鎖神経（L_3, L_4）	・大腿の外旋、内転

*14：内転筋管（ハンター管）（adductor canal）は、内側広筋と長内転筋・大内転筋および広筋内転筋板（内側広筋の内側面と長内転筋・大内転筋の内側縁との間に張っている膜）によって囲まれたトンネルで、上方は大腿三角の三角形の下の頂部から続き、下方は内転筋腱裂孔に開く。この中を、大腿動静脈が膝窩へ向かう。伏在神経は内転筋管に入った後、内転筋管の壁を貫いて膝の内側部に至り、下腿内側を下方に向かう。大腿動脈、大腿静脈は、内転筋腱裂孔を通過すると、膝窩動脈、膝窩静脈と名称を変える。

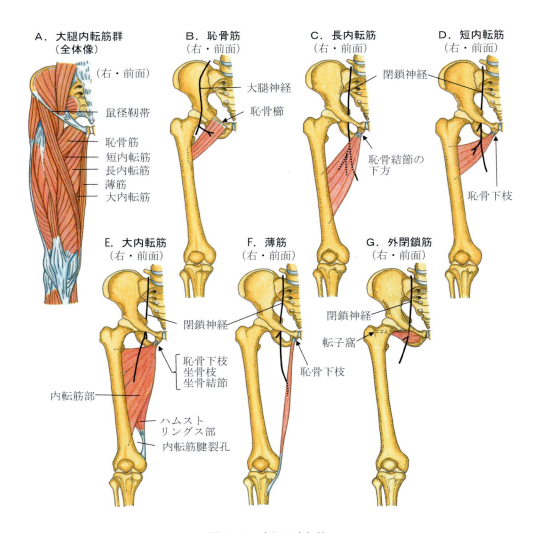

図14.38　大腿の内転筋

止する内転筋群で、主として大腿を内転させる。内転筋は**恥骨筋**（図14.38B）、**長内転筋**（図14.38C）、**短内転筋**（図14.38D）、**大内転筋**（図14.38E）、**薄筋**（図14.38F）および**外閉鎖筋**からなる。大内転筋の上部が小さく分かれている部分を小内転筋とよぶことがある。多くの筋は閉鎖孔を通って下行する**閉鎖神経**によって支配されるが、例外的に恥骨筋は大腿神経の支配を受け、大内転筋は坐骨神経（脛骨神経部）との二重支配を受ける。

3）　大腿の屈筋（表14.25）（図14.39）

大腿後面のコンパートメントには、**大腿二頭筋**（図14.39B）、**半腱様筋**（図14.39C）、**半膜様筋**（図14.39D）の3つの膝関節屈曲筋がある。この3つの筋を総称して**ハムストリングス**（hamstrings）とよぶ。重心が前方に移動するような動きの時（例えば、電車内で立っ

表14.25　大腿の屈筋

筋　名	起　始	停　止	支配神経	作　用
大腿二頭筋 biceps femoris muscle	長頭：寛骨・坐骨結節 短頭：大腿骨・粗線	腓骨頭	長頭：坐骨神経・脛骨神経部 短頭：坐骨神経・総腓骨神経部 (L_5-S_2)	・全体：下腿の屈曲 　　　　下腿の外旋（膝関節屈曲位で） ・長頭：大腿の伸展、大腿の外旋（股関節伸展位で）
半腱様筋 semitendinosus muscle	寛骨・坐骨結節	脛骨（内側面上部）	坐骨神経 脛骨神経部 (L_5-S_2)	・大腿の伸展 ・大腿の内旋（股関節伸展位で）
半膜様筋 semimembranosus muscle	寛骨・坐骨結節	脛骨内側顆（後部）	坐骨神経 脛骨神経部 (L_5-S_2)	・下腿の屈曲 ・下腿の内旋（膝関節屈曲位で）

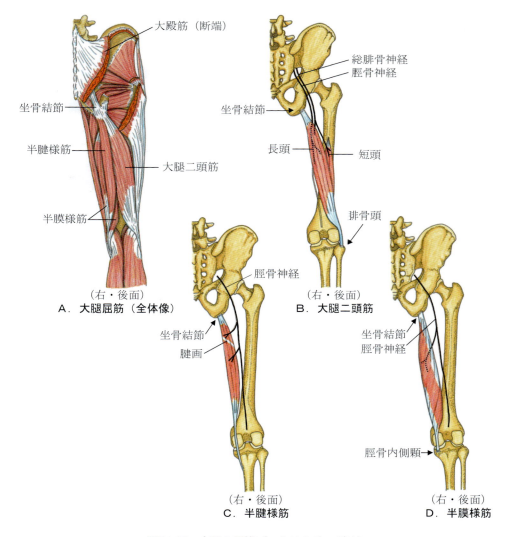

図14.39　大腿の屈筋（ハムストリングス）

ていて足は動かないのに体だけが前方に動揺したりする時）に股関節を伸展させるためすばやくハムストリングスは収縮するが、同じ股関節の伸筋である大殿筋は反応せず大きな力が必要な時に限って収縮する。ハムストリングスの支配神経は基本的には坐骨神経の脛骨神経部だが、大腿二頭筋短頭のみ例外的に坐骨神経の総腓骨神経部の支配を受ける。

《膝関節の内旋と外旋》

膝関節は蝶番関節（異型）（13章 3.8 (2) 膝関節 参照）で、基本的には屈曲、伸展の運動を行う。しかし、屈曲時に若干の内旋、外旋の運動が可能である。膝関節屈曲（下腿屈曲）時の内旋には、脛骨上部の内側面、あるいは内側顆に停止を持つ**半腱様筋**、**半膜様筋**が働き、外旋には腓骨頭に停止する**大腿二頭筋**が働く。これに対して膝関節伸展（下腿伸展）時には、膝関節の内旋、外旋ができなくなるので、これらの筋は股関節に作用する。すなわち、膝関節伸展（下腿伸展）時には半腱様筋、半膜様筋は股関節の内旋に、大腿二頭筋は、股関節の外旋に働く。

(3) 下腿の筋

下腿の筋は、下腿前面の伸筋、外側面の腓骨筋、後面の屈筋の3つのコンパートメントに分けられる（図14.35B）。3つのコンパートメントで支配神経がはっきり分かれ、伸筋は深腓骨神経支配、腓骨筋は浅腓骨神経支配、屈筋は脛骨神経支配である。

1) 下腿の伸筋（表14.26）（図14.40）

下腿前面のコンパートメントには、**前脛骨筋**（図14.40B）、**長母趾伸筋**（図14.40C）、**長趾伸筋**（図14.40D）の伸筋がある。**第三腓骨筋**は、長趾伸筋の下外側部が分かれたものである。足関節の背屈・底屈の軸より前を通って足に向かうので、足関節を背屈する。足関節を背屈しても伸筋腱が浮き上がらないように上・下伸筋支帯が浅層を覆っている。下方を通過する腱は滑液鞘に包まれている（図14.41）。

表14.26 下腿の伸筋

筋名	起始	停止	支配神経	作用
前脛骨筋 tibialis anterior muscle	脛骨・外側顆 脛骨体（外側面） 下腿骨間膜	内側楔状骨 第1中足骨底	深腓骨神経 (L_4, L_5)	・足の背屈、内がえし ・内側縦足弓の支持
長母趾伸筋 extensor hallucis longus muscle	腓骨（内側面） 下腿骨間膜	母趾・末節骨底	深腓骨神経 (L_5)	・母趾の伸展（MP, IP関節） ・足の背屈
長趾伸筋 extensor digitorum longus muscle	腓骨（内側面） 下腿骨間膜 脛骨・外側顆 前下腿筋間中隔	第2～5趾・中節骨底と末節骨底	深腓骨神経 (L_5, S_1)	・第2～5趾の伸展（MP, PIP, DIP関節） ・足の背屈、外がえし
第三腓骨筋 fibularis (peroneus) tertius muscle	腓骨（内側面） 下腿骨間膜 前下腿筋間中隔	第5中足骨底	深腓骨神経 (L_5, S_1)	・足の背屈、外がえし

（MP関節：中足趾節関節、PIP関節：近位趾節間関節、DIP関節：遠位趾節間関節）

第14章　筋系

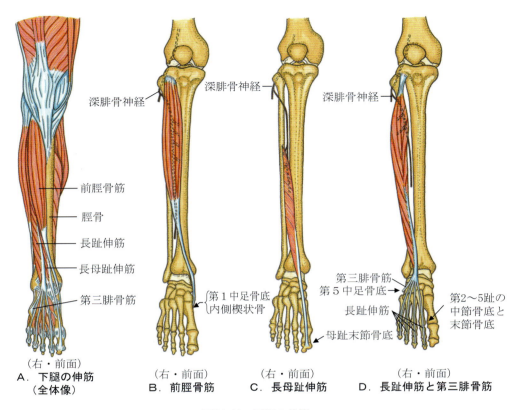

図14.40　下腿の伸筋

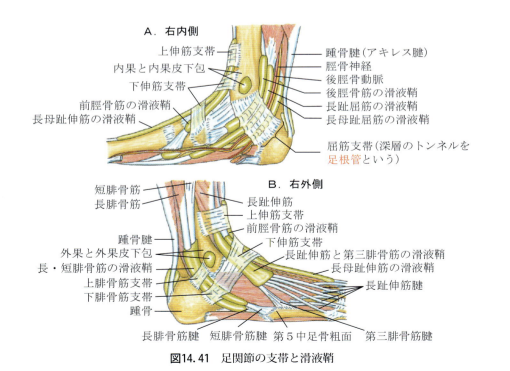

図14.41　足関節の支帯と滑液鞘

2) 下腿の腓骨筋（表14.27）（図14.42）

下腿外側のコンパートメント（腓骨筋）には、**長腓骨筋**（図14.42B）と**短腓骨筋**（図14.42C）がある。いずれも外果の後ろを通り足の外側へ向かうので、足関節で底屈と外がえしを行う。**浅腓骨神経**の支配を受ける。

3) 下腿の屈筋（表14.28）（図14.43、図14.44）

下腿後面のコンパートメント（屈筋）は、筋間中隔により、浅層の**腓腹筋**（図14.43B）、**ヒラメ筋**（図14.43C）、**足底筋**（図14.43D）（浅後コンパートメント）と、深層の**膝窩筋**（図14.44B）、**長趾屈筋**（図14.44C）、**後脛骨筋**（図14.44D）、**長母趾屈筋**（図14.44E）に分けられる（深後コンパートメント）。すべて**脛骨神経**支配である。浅層の腓腹筋（外側頭と内側頭を持つ二頭筋）、深層のヒラメ筋をあわせて**下腿三頭筋**（triceps surae）とよぶ。下腿三頭筋はふくらはぎをつくる筋である。下腿三頭筋の停止腱は一般にアキレス腱（Achilles tendon）（解剖学では**踵骨腱**（calcaneal tendon））とよばれている。下腿の深層の筋は、脛骨側から腓骨側へ長趾屈筋、後脛骨筋、長母趾屈筋の順に並んでいる。深層の筋の中では、後脛骨筋が最も深層にあり、長趾屈筋、長母趾屈筋の間で中央深く位置している。膝窩筋を除けば足関節で足を底屈（屈曲）をするので下腿の屈筋という。

表14.27 下腿の腓骨筋

筋　名	起　始	停　止	支配神経	作　用
長腓骨筋 fibularis (peroneus) longus	腓骨頭 腓骨体（上部・外側面） 下腿筋間中隔	第1中足骨底 内側楔状骨	浅腓骨神経 (L_5, S_1)	・足の底屈、外がえし ・縦足弓と横足弓の支持
短腓骨筋 fibularis (peroneus) brevis	腓骨体（下部・外側面） 下腿筋間中隔	第5中足骨粗面	浅腓骨神経 (L_5, S_1)	・足の底屈、外がえし

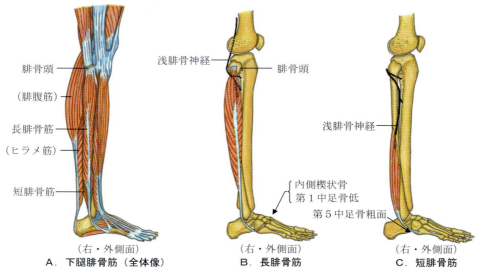

図14.42 下腿の腓骨筋

表14.28 下腿の屈筋

筋　名		起　始	停　止	支配神経	作　用
下腿三頭筋 triceps surae muscle	腓腹筋 gastrocnemius muscle	外側頭：大腿骨・外側顆（外側面） 内側頭：大腿骨・内側顆（上後方部）	踵骨隆起（後面）	脛骨神経 (S_1, S_2)	・足の底屈 ・下腿の屈曲
	ヒラメ筋 soleus muscle	腓骨頭 腓骨体（上部） 脛骨・ヒラメ筋線 脛骨（内側縁中部）	踵骨隆起（後面）	脛骨神経 (S_1, S_2)	・足の底屈
足底筋 plantaris muscle		大腿骨・外側顆	踵骨隆起	脛骨神経 (S_1, S_2)	・下腿三頭筋の補助
膝窩筋 popliteus muscle		大腿骨・外側顆（外側面） 外側半月の外縁	脛骨（後面上部）	脛骨神経 (L_4-S_1)	・下腿の内旋 ・外側半月を後方に引く ・脛骨の過度の外旋防止
長趾屈筋 flexor digitorum longus muscle		脛骨（後面）	第2〜5趾・末節骨底	脛骨神経 (L_5-S_2)	・足の底屈 ・第2〜5趾の屈曲 （MP, PIP, DIP 関節）
後脛骨筋 tibialis posterior muscle		下腿骨間膜（後面） 脛骨（後面の外側部） 腓骨（後面の内側部）	舟状骨 内側楔状骨 中間楔状骨 第2〜4中足骨底	脛骨神経 (L_4, S_5)	・足の底屈、内がえし ・内側縦足弓の支持
長母趾屈筋 flexor hallucis longus muscle		腓骨（後面） 下腿骨間膜 後下腿筋間中隔	母趾・末節骨底	脛骨神経 (L_5-S_2)	・足の底屈 ・母趾の屈曲（MP, IP 関節）

（MP 関節：中足趾節関節、PIP 関節：近位趾節間関節、DIP 関節：遠位趾節間関節）

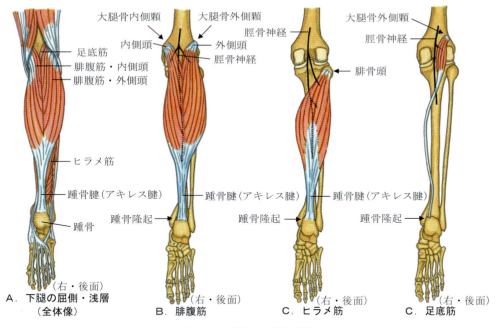

A. 下腿の屈側・浅層（全体像）（右・後面）
B. 腓腹筋（右・後面）
C. ヒラメ筋（右・後面）
C. 足底筋（右・後面）

図14.43 下腿の屈筋・浅層

《膝窩》

大腿二頭筋、半腱様筋・半膜様筋、腓腹筋外側頭・足底筋、腓腹筋内側頭の筋によって囲まれる部分を**膝窩**（popliteal fossa）という。底部の下半には膝窩筋がある。膝窩には膝窩動静脈、脛骨神経、総腓骨神経が通っている。

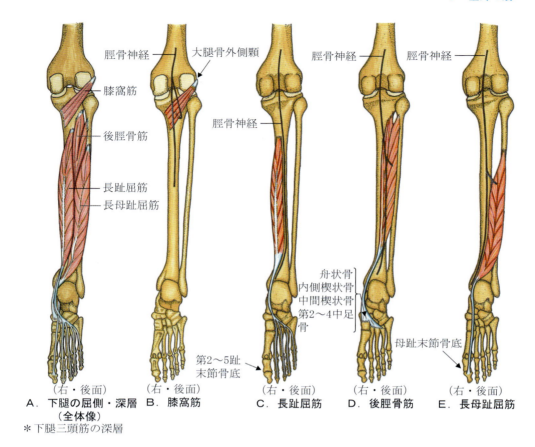

図14.44 下腿の屈筋・深層

《足根管》（図14.41）

　脛骨の内果の後下部に、内果と足底腱膜および踵骨を結んでいる屈筋支帯がある。屈筋支帯から伸びる中隔により、後脛骨筋腱、長趾屈筋腱、長母趾屈筋腱、後脛骨動静脈、内側および外側足底神経（脛骨神経の枝）は個別に包まれている。足根骨と屈筋支帯によって囲まれるトンネルを足根管（tarsal tunnel）という。何らかの理由により足根管で神経が圧迫されて起こる障害を足根管症候群という（脛骨神経は、屈筋支帯の深層で、内側足底神経と外側足底神経に分かれる）。

（4）足の筋

　足の筋には、足の甲（背面）にある筋と足底にある筋がある。

1）足背の筋（表14.29）（図14.45）

　足背には、**短母趾伸筋**と**短趾伸筋**（図14.45）がある。いずれも**深腓骨神経**支配の筋である。足を背屈した時に外果のやや内側前方にぷくっとした膨らみができる。この膨らみが短母趾伸筋と短趾伸筋の筋腹である。

　長趾伸筋腱、長母趾伸筋腱、短趾伸筋腱、短母趾伸筋腱は、各趾の背側部で広がり趾背

表14.29　足背の筋

筋　名	起　始	停　止	支配神経	作　用
短母趾伸筋 extensor hallucis brevis muscle	踵骨（前部、背面）	母趾・基節骨底	深腓骨神経（L_5, S_1）	母趾の伸展の補助（MP関節）
短趾伸筋 extensor digitorum brevis muscle	踵骨（前部、背面と外側面）	第2～4趾・長趾伸筋腱	深腓骨神経（L_5, S_1）	第2～4趾の伸展の補助（MP, PIP, DIP関節）

（MP関節：中足趾節関節、PIP関節：近位趾節間関節、DIP関節：遠位趾節間関節）

腱膜をつくっている。

2) 足底の筋（表14.30～33）（図14.46～49）

足底は、厚い皮膚と皮下脂肪、足底筋膜（中央部は足底腱膜）の深層に、四層に筋が並んでいる。第一層は**母趾外転筋**（図14.46B）、**短趾屈筋**（図14.46C）、**小趾外転筋**（図14.46D）、第二層は**足底方形筋**（図14.47B）、**虫様筋**（図14.47C）、第三層は**短母趾屈筋**（図14.48B）、**母趾内転筋**（図14.48C）、**短小趾屈筋**（図14.48D）、第四層は**底側骨間筋**（図14.49A）と**背側骨間筋**（図14.49B）である。

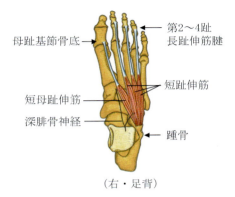

図14.45　足背の筋

他の分類として、手の筋のように母趾球筋、中足筋、小趾球筋に分ける方法もある。2つの分類の仕方を表14.34に示した。

《足底腱膜》

足底は厚い皮膚と皮下脂肪の層がある。特に踵の部分は厚い皮下脂肪によって歩行時のクッションがつくられている。体重がかかることにより脂肪組織が押しつぶされないよう足底の皮下脂肪は丈夫な結合組織によって十分補強されている。皮下脂肪の深層にある深筋膜は、母趾球と小趾球の筋を覆っている部分は比較的に薄いが、中央部は厚くなっている。この中央部は踵骨隆起の内側突起から、きわめて強い縦走線維として第1～5趾に達して、底側靭帯と基節骨に終わっている。この縦走線維の膜を**足底腱膜**（plantar aponeurosis）とよんでいる。足底腱膜は縦足弓を支え、足底の深部を保護している。また、足底の皮膚がずれないように、足底の皮膚はしっかりと足底腱膜につなぎとめられている。

表14.30　足底・第一層の筋

筋　名	起　始	停　止	支配神経	作　用
母趾外転筋 abductor hallucis muscle	踵骨隆起 屈筋支帯 足底腱膜	母趾・基節骨底	内側足底神経（S_1, S_2）	・母趾の屈曲、外転（MP関節）
短趾屈筋 flexor digitorum brevis muscle	踵骨隆起 足底腱膜	第2～5中節骨底	内側足底神経（S_1, S_2）	・第2～5趾の屈曲（MP, PIP関節）
小趾外転筋 abductor digiti minimi muscle	踵骨隆起 踵骨隆起から第5中足骨に斜走する腱膜	小趾・基節骨底	外側足底神経（S_1–S_3）	・小趾の屈曲、外転（MP関節）

（MP関節：中足趾節関節、PIP関節：近位趾節間関節）

表14.31 足底・第二層の筋

筋　名	起　始	停　止	支配神経	作　用
足底方形筋 quadratus plantae muscle	踵骨（内側面）踵骨隆起	長趾屈筋腱	外側足底神経 (S_1-S_3)	・長趾屈筋腱を後方に引く
虫様筋 lumbrical muscles	長趾屈筋腱	第2～5趾・趾背腱膜	第1：内側足底神経 第2～4：外側足底神経 (S_2, S_3)	・第2～5趾の屈曲（MP関節）・第2～5趾の伸展（PIP, DIP関節）

（PIP関節：近位趾節間関節、DIP関節：遠位趾節間関節）

表14.32 足底・第三層の筋

筋　名	起　始	停　止	支配神経	作　用
短母趾屈筋 flexor hallucis brevis muscle	立方骨 外側楔状骨 後脛骨筋腱	母趾・基節骨底	内側足底神経（一部、外側足底神経）(S_1, S_2)	・母趾の屈曲（MP関節）
母趾内転筋 adductor hallucis muscle	斜頭：第2～4中足骨底 長腓骨筋の腱鞘 横頭：第3～5趾の中足骨頭部の靱帯	母趾・基節骨底	外側足底神経 (S_2, S_3)	・母趾の内転、屈曲（MP関節）・歩行時、中足骨頭部の安定化
短小趾屈筋 flexor digiti minimi brevis muscle	第5中足骨底 長腓骨筋の腱鞘	小趾・基節骨底	外側足底神経 (S_2, S_3)	小趾の屈曲（MP関節）

（MP関節：中足趾節関節）

表14.33 足底・第四層の筋

筋　名	起　始	停　止	支配神経	作　用
底側骨間筋 plantar interossei muscles	第3～5中足骨（内側面）	第3～5趾・基節骨底、趾背腱膜	外側足底神経 (S_2, S_3)	・第3～5趾の内転、屈曲（MP関節）・第3～5趾の伸展（PIP, DIP関節）
背側骨間筋 dorsal interossei muscles	第1～5中足骨	第2～4趾・基節骨底、趾背腱膜	外側足底神経 (S_2, S_3)	・第2～4趾の外転、屈曲（MP関節）・第2～4趾の伸展（PIP, DIP関節）

（MP関節：中足趾節関節、PIP関節：近位趾節間関節、DIP関節：遠位趾節間関節）

表14.34 足底の筋の分類（別法）

層（浅層から）	母趾球	中足筋	小趾球筋
第一層	母趾外転筋	短趾屈筋	小趾外転筋
第二層		足底方形筋、虫様筋	
第三層	短母趾屈筋、母趾内転筋		短小趾屈筋
第四層		底側骨間筋、背側骨間筋	

（表で黒色は内側足底神経支配、赤色は外側足底神経支配、両神経支配は緑で示す）

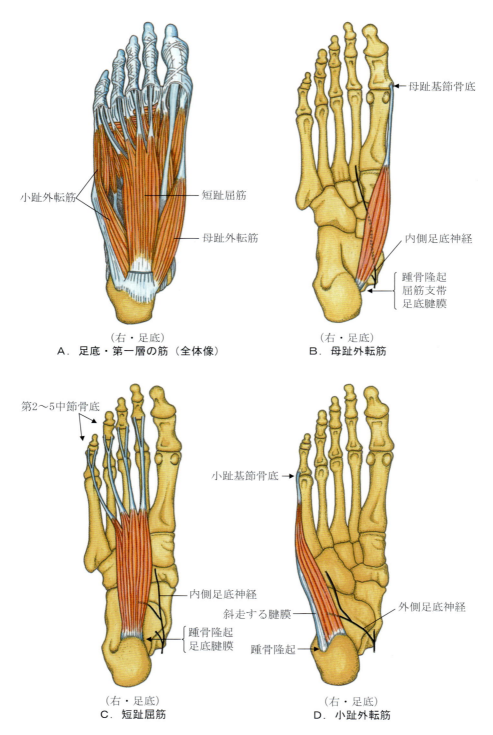

図14.46 足底・第一層の筋

6　全身の筋

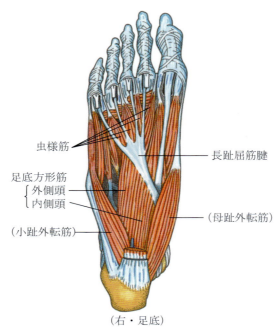

（右・足底）
A．足底・第二層の筋（全体像）
＊短趾屈筋の下層

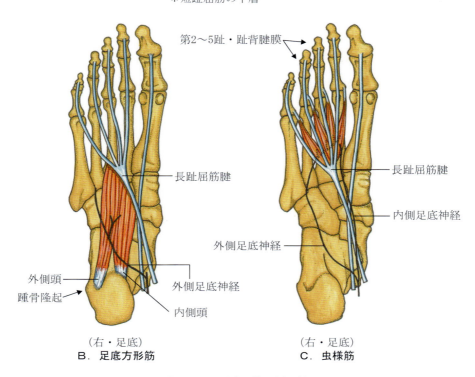

（右・足底）　　　　　　　　（右・足底）
B．足底方形筋　　　　　　　C．虫様筋

図14.47　足底・第二層の筋

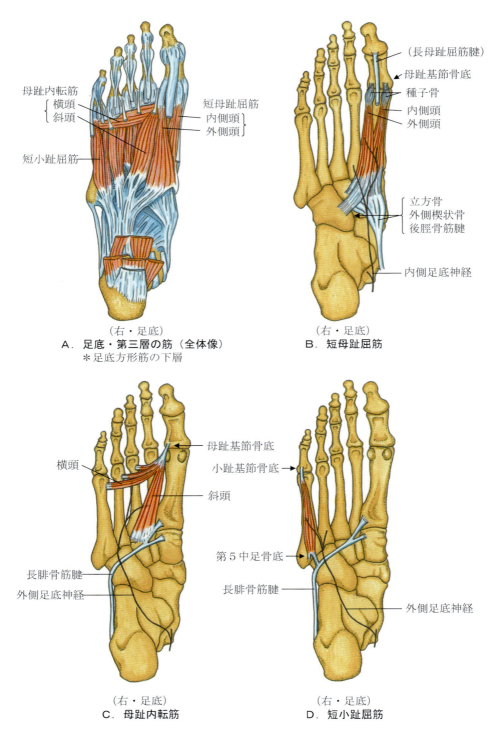

図14.48　足底・第三層の筋

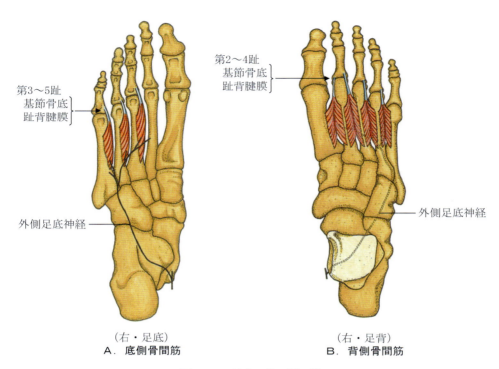

図14.49 足底・第四層の筋

第14章　筋系

問　題

下記の文章の（　）に適する語句を入れよ。

(1) 筋線維（筋細胞）には姿勢維持や持続的運動に適する（　①　）と、瞬発力と力強さに富むが持久力がない（　②　）の2種類がある。

(2) 筋に侵入する体性運動神経のうち（　③　）は筋線維の収縮をつかさどり、（　④　）は筋紡錘の緊張に関与し、筋の伸張反射を促す。

(3) 肩甲骨の烏口突起に起始を持つ筋には（　⑤　）と（　⑥　）があり、停止を持つ筋には（　⑦　）がある。

(4) 固有背筋は（　⑧　）の支配を受ける一群の筋のことで、腸肋筋・最長筋・棘筋からなる（　⑨　）が含まれる。

(5) 前腹壁にある（　⑩　）は（　⑪　）という筋膜によって覆われている。

(6) 側腹壁は浅層より（　⑫　）、（　⑬　）、（　⑭　）の3つの筋からなっている。

(7) 上腕骨の大結節に停止する筋には（　⑮　）、（　⑯　）、（　⑰　）の3つの筋があり、（　⑮　）は肩の外転、（　⑯　）、（　⑰　）は外旋に働く。

(8) 肩関節を補強する回旋筋腱板は（　⑱　）、（　⑲　）、（　⑳　）、（　㉑　）からなる。

(9) 手の短母指屈筋の浅頭は（　㉒　）神経の支配を受け、深頭は（　㉓　）神経の支配を受ける。

(10) 下肢帯の筋のうち（　㉔　）と（　㉕　）は大腿骨の小転子に停止を持ち、股関節への作用として、大腿の屈曲を引き起こす。

(11) 大腿三角（スカルパ三角）は（　㉖　）、（　㉗　）および（　㉘　）に囲まれる三角である。

(12) 下腿三頭筋は（　㉙　）と（　㉚　）からなり、これらの筋は癒合して（　㉛　）となって踵骨に停止する。

第15章

発生学

到達目標

器官を構成する組織の分類と各組織の基本構造、人体の発生の基礎について述べることができる。

学習のポイント

・受精と着床
・胚葉の分化
・心臓の形態形成
・消化管の発生（中腸ループの回転など）
・鰓弓の構造と鰓弓由来の器官・組織
・神経管の形成と脳胞の分化

第15章　発生学

1　ヒト発生の概要と初期発生

　ヒトの発生は**受精**（fertilization）に始まる。受精とは男性生殖子である**精子**（sperm）と女性生殖子である**卵子**（卵細胞）（ovum）とが合一し、**接合子**を形成する過程をさす。発生学では受精日を発生1日とし、その後、前胚子期、胚子期、胎児期の合計約266日を経て出生に至る。発生4〜8週は各器官の基本構造が形成される時期であることから器官形成期とよばれている。器官形成期は胚子が外界からの因子（環境因子；薬物や化学物質など）に影響されやすい時期とされている。

1.1　遺伝子、染色体、ゲノム

　遺伝子（gene）とは次世代に引き継ぐ遺伝形質の情報で、生物の設計図に相当する。ヒトを始めとした多くの生物は、遺伝子の持つ遺伝情報を**デオキシリボ核酸**（**DNA**）の塩基配列として保持している。ある生物が有するすべての遺伝情報を**ゲノム**（genome）とよぶ。各細胞においてDNAは二重らせん構造を呈し、ヒストンとよばれる塩基性タンパク質などと一緒に**染色体**（chromosome）を形成して細胞核内に存在している。染色体の数は生物種によって固有のものであり、ヒトの場合は23対（46本）である。そのうちの22対（44本）は**常染色体**で、1対（2本）は**性染色体**である。性染色体の2本ともが**X染色体**（XX）の場合、その個体は遺伝的に女性となり、**X染色体**と**Y染色体**が1本ずつ（XY）の場合は遺伝的に男性となる。

1.2　生殖細胞と減数分裂による配偶子の形成[*15]

　配偶子（生殖子）は男性では**精子**、女性では**卵子**である。生殖子のもとになる細胞は発生2週に始原生殖細胞（primordial germ cell）として出現する。**始原生殖細胞**は胚盤葉上層で形成されると考えられており、そのあと、卵黄嚢の壁を伝わって**生殖堤**へと侵入する。生殖細胞は**減数分裂**（meiosis）とよばれる様式の細胞分裂を経て精子または卵子へと分化する。
　減数分裂は2回の連続した有糸細胞分裂で、**減数第一分裂**と**減数第二分裂**とからなる。

[*15]：本章においては、細胞に含まれる染色体のセット数を**倍数性**（一倍体や二倍体など）で、DNA量（DNA鎖コピー数）を**N**[Number]（1N、2N、4Nなど）で表す。通常、体細胞は二倍体で2N、生殖子（精子と卵子）は一倍体（半数体）で1Nであるが、例えば、体細胞分裂や一次減数分裂前のDNA合成から分裂するまでの間は二倍体で4Nとなる（染色体数は変わらないが、DNA鎖が複製されて増えるため）。つまり、倍数性とNが常に一致している訳ではない。

1 ヒト発生の概要と初期発生

始原生殖細胞は、体細胞と同様に23対46本（二倍体、2 N）の染色体を持つ。始原生殖細胞は生殖堤へ侵入したあと、体細胞分裂と同様の細胞分裂を繰り返して**卵祖細胞**（oogonium）または**精祖細胞**（spermatogonium）へと分化し、さらに**一次卵母細胞**または**一次精母細胞**になる。この時DNAの複製により、これらの細胞は二倍体、4 Nとなる。そのあと、減数第一分裂が行われ、一次卵母細胞からは1個の**二次卵母細胞**と1個の第一極体が、一次精母細胞からは2個の**二次精母細胞**が形成される。このあと（DNAの複製を経ずに）減数第二分裂が行われ、二次卵母細胞からは1個の**卵子**と1個の第二極体が、1個の二次精母細胞からは2個の**精子細胞**が形成される。また、一次卵母細胞から生じた一次極体からは2個の二次極体を生じる。極体は分裂の際にほとんど細胞質を受け取っておらず、あとに変性する

　減数分裂のタイミングは男性と女性とで大きく異なる。男性では始原生殖細胞は思春期まで休止状態でとどまり、思春期になると精祖細胞へと分化を始める。そのあとは生涯を通じて一次精母細胞への分化と、減数分裂による精子形成を行う。女性では始原生殖細胞は生殖堤へ侵入したあと、速やかに卵祖細胞へと分化する。つまり卵祖細胞への分化は胎児期に行われる。さらに一次卵母細胞へと分化を続け、DNA複製を行って減数第一分裂の前期に突入するが、そのあと、休止状態となる（図15.1）。

　減数分裂においては、男性と女性の違いは分裂のタイミングだけではなく、分裂の結果生じる産物にも違いがある。男性の場合は減数分裂により1個の第一精母細胞から4個の精子が生じるが、女性の場合は、1個の第一卵母細胞から1個の成熟卵細胞と3個の第二極体が生じる（図15.1）。

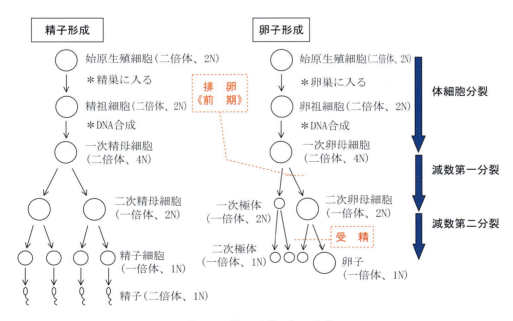

図15.1　精子形成と卵子形成

1.3 卵子の形成

　胎生期にすべての卵祖細胞は通常の細胞分裂（体細胞分裂）を行い、**一次卵母細胞**となる。この一次卵母細胞は減数第一分裂を開始するが途中で一担分裂を停止する。これらの卵母細胞の多くは個別に扁平上皮細胞層に取り囲まれ、原始卵胞となる。この際、一次卵母細胞の周囲に糖タンパク質からなる**透明帯**（zona pellucida）が形成される。出生後、思春期を迎えて性周期が出現すると、下垂体から分泌される卵胞刺激ホルモン（FSH）の影響を受け、原始卵胞が**グラーフ卵胞**（Graafian follicle）（成熟卵胞（mature follicle））へと発育する。この際、透明帯を覆っている卵胞細胞が**放射冠**（corona radiata）に分化する。そのあと、下垂体から分泌される黄体形成ホルモン（LH）の影響により、一次卵母細胞が透明帯と放射冠を伴って成熟卵胞から放出される（排卵）。排卵の直前には、一次卵母細胞は減数第一分裂を再開し、**二次卵母細胞**となる。二次卵母細胞は速やかに減数第二分裂を開始するが、再び分裂を停止する（図15.1）。受精により精子を受け入れると、減数第二分裂を再開し、それが完了することにより卵子と二次極体が形成される。受精されないと排卵後ほぼ24時間で卵母細胞は退化する（図15.1）。

1.4 精子の形成

　精子形成は、思春期に始まる。胎児期に生殖堤に到達した始原生殖細胞は**セルトリ細胞**などで形成される精巣索の中に取り込まれ、分化することなく思春期を迎える。思春期に入ると精巣索は中空となり、精細管系へと分化する。精細管の成熟が進むと、始原生殖細胞は精祖細胞へと分化する。そのあと、精祖細胞はDNAの複製を行って**一次精母細胞**とよばれるようになり、さらに減数第一分裂により**二次精母細胞**へ、減数第二分裂により**精子細胞**へと変化する（図15.1）。精子細胞は先体の形成、核の濃縮、頸部・中片部（中間部）・尾部の形成、および大部分の細胞質の脱落という一連の過程（変形（変態））を経て精子となる。1個の精祖細胞が成熟精子になるまで約64日を要する。

1.5 受精（図15.2）

　受精とは精子と卵子が結合（**接合**）し、**接合子**（zygote）または**受精卵**（fertilizd ovum）を生じることである。受精は、卵管で最も幅の広い部分である**卵管膨大部**（ampulla of uterine tube）で行われる。精子は卵管膨大部に到達するまでの間に**受精能獲得**（精子先体を覆う膜を受精可能状態にする変化）を経て成熟し、卵を取り囲む放射冠の通過が可能となる。受精の第1期では、精子の**放線冠貫入**が起こり、第2期で、放線冠を通過して精子が透明帯に接すると、精子頭部から酵素類が放出され、透明帯に穴をあけ、**透明帯貫入**が起こる。第3期では、**卵子と精子の細胞膜融合**が起こると同時に、**先体反応**（acrosome reaction）が起こり、透明帯の構造を変化させて、他の精子が卵子に侵入できないようにしている（**多精拒否**（polyspermy block））。精子侵入直後に卵子は第二減数分裂を再開し、これを完了する。

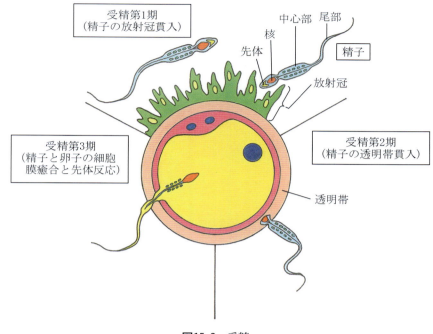

図15.2　受精

1.6　卵割と着床（図15.3）

受精から24時間以内に接合子は大きさを変えずに小さな娘細胞へ細分される。この細胞分裂の過程を**卵割**とよぶ。最初の卵割で2つの娘細胞が、第二卵割により4つの娘細胞が生じ、さらに卵割を繰り返すことによって受精4日目までに**桑実胚**（16〜32の細胞から成る）が形成される。さらに胚の内部に液体で満たされた**胚盤胞腔**とよばれる腔所が生じ、胚は**胚盤胞**（blastocyst）とよばれるようになる。卵割の間、接合子は卵管内を子宮に向かって移動する。受精から5日目には、胚盤胞は透明帯を脱ぎ捨て、子宮内膜へ**着床**できるようになる。

着床は受精後約1週目に起こる。着床した胚盤胞を子宮粘膜側を上にして描いたものを図15.3の右下に示した。子宮粘膜側には胚子の本体となる**内細胞塊**（inner cell mass）があり、その反対側には、**栄養膜**（trophoblast）（外細胞塊）がある。栄養膜は将来、胎盤の一部になる（後述）。

1.7　二層性胚盤と三層性胚盤（図15.4）

着床後の発生2週に入ると、胚盤胞の内細胞塊のうち胚盤胞腔に接する細胞群は**胚盤葉下層**（hypoblast）に、羊膜腔側の細胞群は**胚盤葉上層**（epiblast）になり、両者で**二層性胚盤**（bilaminar germ disc）を形成する。発生15日目（発生3週始め）頃、羊膜腔に接する胚盤葉上葉の表面の尾側正中部に、**原始線条**（primitive streak）とよばれる肥厚が生じる。原始線条から陥入した細胞は、胚盤葉下層の細胞と入れ替わり**内胚葉**（endoderm）とな

第15章　発生学

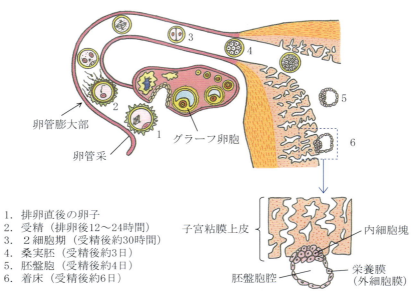

1. 排卵直後の卵子
2. 受精（排卵後12〜24時間）
3. 2細胞期（受精後約30時間）
4. 桑実胚（受精後約3日）
5. 胚盤胞（受精後約4日）
6. 着床（受精後約6日）

図15.3　卵割と着床

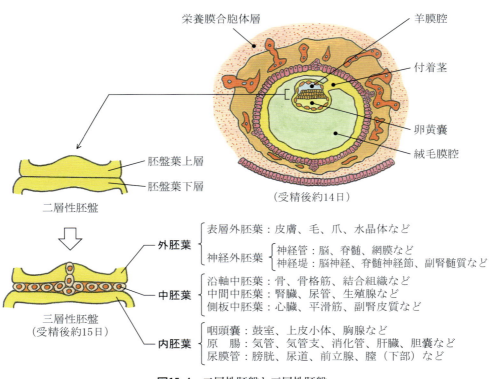

図15.4　二層性胚盤と三層性胚盤

り、引き続いて内胚葉と胚盤葉上層の間に細胞が陥入し、**中胚葉**（mesoderm）となる。陥入せずに胚盤葉上層に残った細胞は**外胚葉**（ectoderm）となる。内胚葉、中胚葉、および外胚葉は**三層性胚盤**（trilaminar germ disc）を形成し、胚盤内にこれら3つの胚葉が形成される過程を**原腸形成**（gastrulation）という。胚子のすべての組織や器官は、三層性胚盤をつくる三胚葉から形成される。各胚葉からつくられる構造を図15.4にまとめた。

1.8 胎盤（図15.5）

受精後約8日目の胚盤胞で栄養膜が子宮内膜に入り込み、絨毛（villus）になる。この絨毛の子宮内膜深層に向いた部分が特に発達して**絨毛膜有毛部**をつくる。反対側の絨毛は伸展されてヒダがなくなり、**絨毛膜無毛部**となる。一方、子宮では子宮内膜の機能層が妊娠に伴い**脱落膜**（decidua）に変化する。脱落膜の絨毛膜有毛部を覆う部分を特に**基底脱落膜**という。妊娠3カ月末（16週頃まで）に絨毛膜有毛部と基底脱落膜があわさり、**胎盤**（placenta）が形成される。

胎盤、あるいは胎盤の原基である絨毛膜からは妊娠を維持するためのホルモンが分泌される。妊娠初期（妊娠10週まで）は、絨毛膜から**ヒト絨毛性ゴナドトロピン（hCG）**が分泌される。hCGは黄体形成ホルモン（LH）と同じ作用を持ち、卵巣の黄体に作用して**プロゲステロン**を分泌させる。プロゲステロンは絨毛膜に作用して妊娠が維持される働きを持つ。妊娠10週以降は、絨毛膜、あるいは胎盤が**プロゲステロン**を分泌するようになり、このプロゲステロンによって妊娠が維持されるようになる。

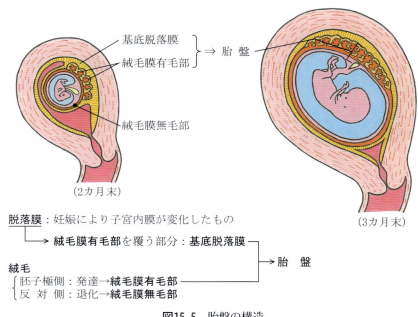

図15.5　胎盤の構造

2 心臓の発生

2.1 心臓原基から原始心筒の形成

胚盤の頭端にある**心臓形成域**とよばれる部分に心臓の原基が形成される。まず、心臓形成域の血管芽細胞が癒合して**外側心内膜筒**が左右に形成される。発生4週に胚子が折りたたまれると、左右の外側心内膜筒が正中線上に並ぶようになり、これらが癒合して**原始心筒**（primitive heart tube）となる。

2.2 原始心筒の分割と屈曲（図15.6）

原始心筒は溝（括れ）により不完全な部屋に分けられる。原始心筒の下端部には右左の**静脈洞**が形成され、その頭側には**原始心房**が形成される。さらに頭側には心室が形成され、最も頭側に**心球**が形成される。その後、心筒は捻じれながらほぼ一回転して屈曲し、発生4週末までに心球は右側かつ下前側に、心室は左側に、原始心房は後側に位置するようになる。心球の上端は心円錐と動脈幹を含んだ**動脈幹円錐**（corotruncus）となっていて、動脈幹からは上行大動脈と肺動脈幹が生じる。心球の下端からは右心室のほとんどの部分が形成される。一方、左心室のほとんどは心室から形成される。原始心房は左右の**心耳**（auricle）として残り、心房の一部を構成するようになる。このような原始心筒の変化の過程で、心筒は発生22日には拍動を開始し、24日までに胚子の中を血液が循環するようになる。

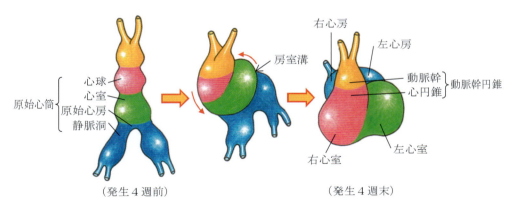

図15.6 原始心筒の分割

2.3 心房中隔の形成（図15.7）

発生28日頃、心房の後上壁から心房内腔に向かって**一次中隔**（septum primum）が伸び出してくる。一次中隔は下方に成長し、左右の心房を次第に分割するようになる。これに伴い左右の心房が交通する部分は縮小し、**一次口**（ostium primum）とよばれるようになる。一次中隔が下方に伸長していくと、房室管の周囲の心内膜に**心内膜床**（endocardial

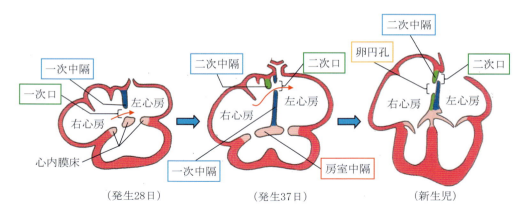

図15.7　心房中隔の形成

cushion)※1とよばれる4つの肥厚部ができる。

　6週の終わりには上・下の心内膜床が癒合して**房室中隔**（atrioventicular septum）を形成し、房室管を左右に分ける。同じ頃、心房にできた一次中隔の下縁は次第に房室中隔に近づくように下方へ伸張し、両者が癒合することで一次口が閉鎖される。これより少し前に一次中隔の上端付近に**二次口**（ostium secundum）が形成される。また同じ頃、一次中隔のすぐ右の右心房天井から**二次中隔**（septum secundum）が心房内に向かって伸び、右心房床との間に**卵円孔**（foramen ovale）ができる。胎性期の間は、右心房に入ってきた血液の多くがこの卵円孔から二次口を経て、左心房へと流入する。出生時には臍帯の血流停止により肺の血管が急激に拡張するため、左心房の圧力が右心房より高くなり、薄い膜様の一次中隔が筋性で硬い二次中隔に押し付けられ、この経路が閉鎖される。この際、閉鎖した卵円孔は、**卵円窩**とよばれる10円玉大の窪みとして心房中隔に残る。

2.4　房室管における中隔の形成

　発生6週の終わりに、房室中隔により左右に分割された房室管で、上・下の**心内膜床**が発達して**房室中隔**を形成することで、房室管はさらに右房室管と左房室管に分けられる。

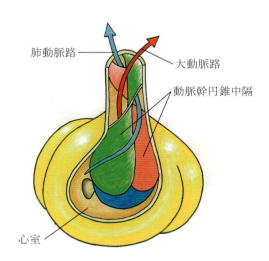

図15.8　動脈管における中隔形成

※1：心内膜床は、上・下・左・右の4部からなり、一次（心房）中隔の下部や心室中隔膜性部、房室弁（三尖弁、僧帽弁）などの形成に関与する。

第15章 発生学

2.5 動脈幹と心円錐における中隔の形成（図15.8）

発生5週後に動脈幹の内腔で2つの隆起（右動脈幹隆起と動脈幹隆起）が出現する。両者は、らせん状に成長しながら癒合して**動脈幹円錐中隔**となる。動脈幹円錐中隔は、肺動脈と大動脈を隔てる壁となるため、右心室から出る肺静脈が前方から捻じれて左側に向かい、左心室から出る大動脈が後方から捻じれて右側に向かって、それぞれ肺循環および体循環につなげられる。

2.6 心室中隔の形成（図15.9）

発生4週の終わりに、球室溝の腹側部が心臓の内腔に突出し、**心室中隔筋性部**（muscular part of interventricular septum）となる。心室中隔筋性部は発生7週までに上端が房室中隔に達することなく伸張が止まり、房室中隔との間に心室間孔をつくる。心室間孔は大動脈幹円錐中隔の完成と、下心内膜隆起の突出により閉鎖され、**心室中隔膜性部**（membranous part of interventricular septum）となる。

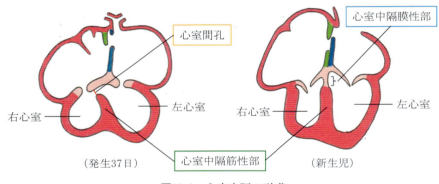

図15.9　心室中隔の形成

3　消化器系の発生

発生4週頃、胚子の屈曲に伴い、卵黄嚢の一部が胚子の体内に取り込まれ、これが消化管の原基である**原始腸管**（primitive gut）となる。原始腸管は**前腸**（foregut）、**中腸**（midgut）、**後腸**（hindgut）の3部に分けられる。中腸は、**卵黄腸管**（viteline duct）によって**卵黄嚢**（yolk sac）と交通する。前腸と後腸はそれぞれ盲端であるが、やがて両者の盲端部が破れることにより、羊膜腔と交通するようになる。前腸の最も頭側の部分は**咽頭腸**（pharyngeal gut）とよばれるが、後にその側壁に**咽頭嚢**（pharyngeal pouch）とよばれるポケット状の突出が形成され、種々の構造へと変化していく（5.2 咽頭嚢から形成される構造　参照）。

3.1 前腸から発生する構造

(1)　食道（図15.10）

発生4週頃に、咽頭腸の下端部付近の腹側壁に**呼吸器憩室**（respiratory diverticulum）

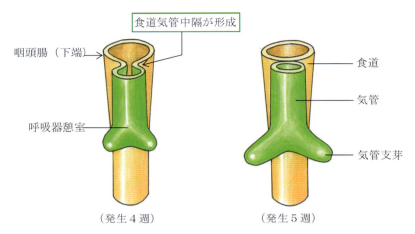

図15.10　前腸からの食道および気管の発生

または**肺芽**（lung bud）が形成される。呼吸器憩室は、**食道気管中隔**（tracheoesophageal septum）により前腸から分離され、**気管**（trochrea）や**気管支**（bronchus）などに分化する。前腸は伸張し、**食道**（esophagus）へと分化する。

(2)　胃（図15.11）

発生4週に前腸の下部が紡錘状に拡張して胃（stomach）の原基となる。7〜8週には、胃は長軸が時計方向に90°回転し、管腔の左側面が前方に、右側面が後方に位置を変える。同時に胃の前後軸の周りも回転するため、胃の入り口である**噴門**（cardia）は左やや下方

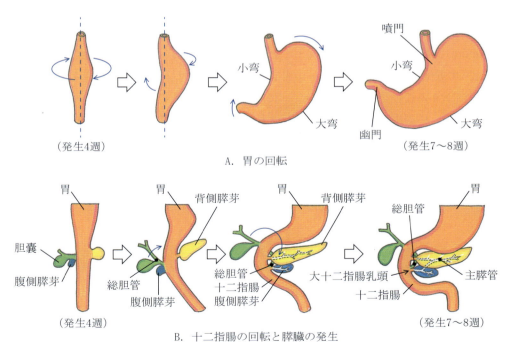

A．胃の回転

B．十二指腸の回転と膵臓の発生

図15.11　胃、十二指腸の回転と膵臓の発生

第15章　発生学

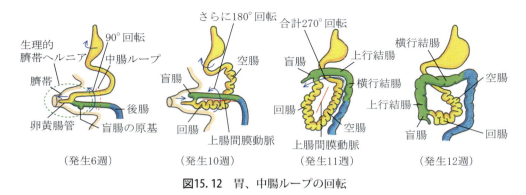

図15.12　胃、中腸ループの回転

に、胃の出口である**幽門**（pyrolus）は右上方へと移動する。

(3)　**十二指腸の発生**（図15.11）

十二指腸（duodenum）は、前腸の末端と中腸の頭方部から形成される。胃の回転に伴い、十二指腸はＣ字形に湾曲し、右側へ移動する。さらに十二指腸は膵臓とともに後腹壁に押し付けられ、二次性の腹膜後器官となる。原始腸管において前腸は**腹腔動脈**（celiac trunk）に、中腸は**上腸間膜動脈**（super mesenteric artery）により血液が供給される領域で、十二指腸は腹腔動脈の枝と上腸間膜動脈の枝の両者を受ける（第８章 循環器系 5.5 腹部の動脈 参照）。

3.2　中腸から発生する構造（図15.12）

中腸からは、上腸間膜動脈により血液が供給される十二指腸の遠位部（既述）、**空腸**（jejunum）、**回腸**（ileum）、**盲腸**（cecum）、**上行結腸**（ascending colon）、**横行結腸**（transverse colon）の近位２/３が形成される。中腸は急速に伸張するが、腹腔内では同時期に肝臓も急激に拡大することから、腹部内臓が一次的に狭い空間に押し込められることになり、発生６週には、中腸ループが臍帯内の胚外体腔に一時的に脱出する。この現象を**生理的臍帯ヘルニア**（physiological umbilical herniation）とよぶ。中腸ループは脱出の際に上腸間膜動脈を軸にして前方からみて時計の針と逆方向に約90°回転する。発生10週になると脱出していた腸ループが腹腔内にもどるが、この際も中腸ループはさらに時計の針と逆方向に約180°回転する。したがって、腸ループは合計約270°時計の針と反対方向に回転することになる。

3.3　直腸・肛門管の発生

後腸は、下腸間膜動脈により血液が供給される領域で**横行結腸の遠位１/３**、**下行結腸**（descending colon）、**S状結腸**（sigmoid colon）、**直腸**（rectum）、**肛門管**（anal canal）が形成される。後腸の下端部は尿膜とともに排泄腔に開いているが、尿膜と後腸の間に**尿直腸中隔**とよばれる構造が伸び出し、排泄腔を**尿生殖洞**（urogenital sinus）と肛門直腸管に

分ける。発生7週の終わりには排泄腔膜が破れ、尿生殖洞と肛門直腸管がそれぞれ羊膜腔に開口する。肛門直腸管からは直腸と肛門管の上半が形成される。肛門管の下半は体表の窪みである肛門窩の外胚葉により形成される。肛門管の上半と下半の境界部、すなわち内胚葉由来の部分と外胚葉由来の部分との境界は**櫛状線**とよばれる。

3.4 肝臓と胆嚢の発生

発生3週の中頃に前腸の末端に**肝芽**（liver bud）とよばれる肝臓（liver）の原基が発生する。肝芽は**横中隔**（septum transversum）とよばれる中胚葉性の板の中に侵入し、急速に増殖する。一方で肝芽と前腸との交通部が狭窄し、胆管が形成される。横中隔に侵入した肝芽は肝細胞索となる。10週頃には肝臓は造血機能を持つようになるが、この機能は次第に減衰する。肝細胞による胆汁の生成は、発生12週頃に始まる。

3.5 膵臓の発生（図15.11）

膵臓（pancreas）の原基は、十二指腸の内胚葉性上皮から形成される**背側膵芽**（dorsal pancreatic bud）と**腹側膵芽**（ventral pancreatic bud）である。腹側膵芽は、十二指腸が胃の回転に伴って右に回転してC字型となる際に右側に移動するが、そのあと、総胆管とともに十二指腸の背側方向から回り込んで背側膵芽の直下に位置するようになる。主膵管は、背側膵芽と腹側膵芽の導管が癒合して形成されるが、腹側膵芽の導管は、総胆管の開口部とともに移動するため、主膵管と総胆管は合流するような形をとり、両者は大十二指腸乳頭で十二指腸に開口することになる。膵臓の内分泌部である膵島は、発生3カ月頃に実質性膵組織から発生し、膵臓全体に点在するようになる。インスリンの分泌は発生5カ月頃から始まる。

4 泌尿器・生殖器系の発生

4.1 前腎と中腎の発生と退化（図15.13）

泌尿器系と生殖器系はともに**中間中胚葉**（intermediate mesoderm）から生じる。発生4週の初めに頸部に**前腎**（pronephros）が発生するが、ヒトにおいては排泄構造として機能することなく24〜25日で消失する。次いで前腎の尾側で上部胸椎から第3腰椎に細長く伸びる**中腎**（mesonephros）が生じる。ヒト胎児の中腎は、腎組織として特徴的な構造を備えており、成人のネフロンを簡略したような排泄単位に分化する。中腎は6〜10週頃まで機能し、少量の尿をつくるが、10週以降は機能しなくなり退化する。中腎はまた、後方に向かって**中腎管**（mesonephric duct）（ウォルフ管（Wolffian duct））を送り出し、その末端は総排泄腔に開口する。

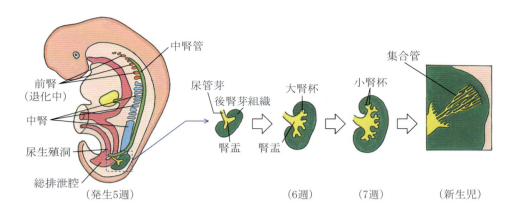

図15.13 　前腎、中腎、後腎の発生

4.2 後腎（永久腎）の発生（図15.13）

　発生28日頃、中腎管の総排泄腔への開口部付近から左右1対の**尿管芽**（ureteral bud）（尿管の原基）が背方に伸張し、32日頃、**後腎芽組織**（metanephric blastema）に進入して二分岐を始める。尿管芽と後腎芽組織の接触により、尿管からは腎内に将来、**腎盂**または**腎盤**（renal pelvis）となる膨大部が形成され、後腎芽組織からは腎の機能的単位であるネフロン（腎単位）（nephron）ができる。

　発生6週には尿管芽の分枝から2〜4個の**大腎杯**（major calyx）が、7週までには**小腎杯**（minor calyx）が、さらに32週までには100万〜300万の分枝が形成され、これらは将来の**集合管**（collecting duct）となる。集合管が形成されると、集合管の先端を取り囲んで、帽子状の後腎芽組織の集合体（**後腎胞**（renal vesicle））が形成される。後腎胞の一端に**糸球体**（glomerulus）ができると、分化した糸球体の近くの管上皮は薄くなり、糸球体を囲むようにボーマン嚢が形成され、後腎胞の他の部分は尿細管となる。

　後腎が骨盤内で形成された時には、背側大動脈の骨盤枝が分布して腎動脈を形成している。しかし、胚子の成長に伴って腎臓が頭方へ上昇し、腎動脈は退化・消失して新たに腰椎域で腎動脈が再形成される。

コラム　羊水

　羊水は最初、羊膜を介しての液体成分の輸送によって生産されるが、16週以降では胎児の尿も羊水を構成する重要な成分となる。胎児が両側腎無形成、あるいは下部尿路の閉塞のために尿を排泄することができない場合は、羊水の量が少なくなり過ぎて（羊水過少症）、その結果、羊膜腔が小さいままとなる。羊膜腔が小さいと、胎児の発育は障害され、特に肺の低形成の原因となる。ヒトでの肺低形成の最も一般的原因は横隔膜ヘルニアだが、もう1つの要因として羊水過小症があげられ、この場合は子宮壁が胎児の胸部に押しあてられることにより肺低形成が生じるとされている。早期破

4.3 生殖器の発生

生殖器系は男性と女性とで大きく異なるが、その違いは性染色体のY染色体に存在する**性決定領域**（sex-determing region on Y：**SRY**）**遺伝子**により生じる。生殖腺の原基は**生殖堤**（genital ridge）の中にあり、男女とも同じ構造をしているのでこの時期の生殖腺を**未分化生殖腺**（indifferent gonad）とよぶ。発生6週に**始原生殖細胞**が生殖堤に侵入すると、未分化生殖腺の**一次生殖索**に包まれるようになる。この際、Y染色体を持つ男性ではSRY遺伝子の影響により一次生殖索の髄質が発達（皮質は退化）して**精巣**（testis）になる。Y染色体を持たない女性では、一次生殖索の皮質が発達（髄質は退化）して**卵巣**（ovary）となる。

(1) 生殖管の形成（図15.14）

中腎より**中腎管**が発生したあと（既述）、発生6週に中腎管のさらに外側に1対の**中腎傍**

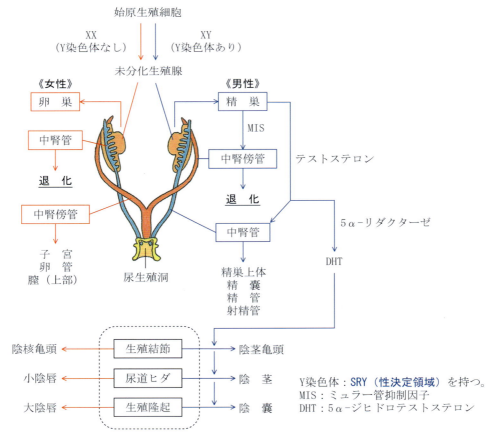

図15.14 生殖腺、内生殖器、外生殖器の発生

管 (paramesonephric ducts)(ミュラー管 (Müllerian duct))が出現する。これらの生殖管は男女ともに形成されるが、SRY遺伝子の有無によって分化の方向が異なってくる。男性ではSRY遺伝子の影響により精巣が分化すると、精巣から**ミュラー管抑制因子**（MIS）が分泌される。MISが生殖管に作用すると、中腎傍管が退化し、中腎管が残る。さらに精巣からはテストステロン（男性ホルモンの一種）が分泌され、テストステロンの影響により中腎管は**精巣上体**（epididymis）、**精嚢**（seminal vesicle）、**精管**（ductus deferens）、**射精管**（ejaculatory duct）などに分化する。女性では卵巣が分化するため、MISもテストステロンも分泌されない。これらのホルモンが作用しないと、中腎傍管は発達して**卵管**（uterine tube）、**子宮**（uterus）や**膣**（vagina）の上部など分化し、中腎管は退化する。

(2) 外生殖器の発生（図15.14）

外生殖器の原基は発生3週から出現し、6週末までに**生殖結節**（genital tubercle）、**尿道ヒダ**（urthral fold）、**生殖隆起**（genital swelling）が形成される。ここまでは男女とも同様に発生する。男性では精巣から分泌される**アンドロゲン**[*2]の影響により、生殖結節が**陰茎亀頭**に、尿道ヒダが**陰茎**に、生殖隆起が**陰嚢**にそれぞれ分化する。女性では、卵巣が分化するため、アンドロゲンの影響を受けず、生殖結節が**陰核亀頭**に、尿道ヒダが**小陰唇**に、

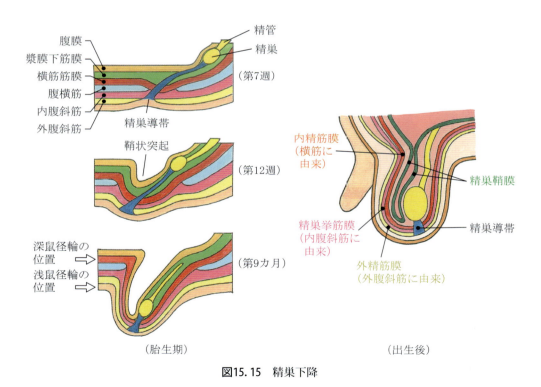

図15.15　精巣下降

[*2]：精巣から分泌されたテストステロンが各外生殖器の原基の細胞内で5α-リダクターゼという酵素で5α-ジヒドロテストステロン（DHT）に変換され、このDHTの作用により外生殖器が男性化する。

生殖隆起が**大陰唇**にそれぞれ分化する。

(3) 生殖腺（精巣・卵巣）の下降（図15.15）

　胎生2カ月の末頃まで精巣と卵巣は中腎とともに尿生殖間膜により後腹壁に付着しているが、徐々に中腎から離れるように下降する。生殖腺の上下に生殖靭帯が形成され、このうち下生殖靭帯は男性では**精巣導帯**（gubernaculum of testis）、女性では**卵巣導帯**（gubernaculum of ovary）となる。

　男性の精巣導帯は、精巣下極から腹壁内を通って下降して生殖隆起に付着する。精巣導帯の腹側に鞘状突起とよばれる腹膜嚢が形成され、精巣は精巣導帯に引かれながら、この鞘状突起に沿って陰嚢内に下降する。精巣は、発生3カ月頃から下降し始め、8カ月末には陰嚢内に納まる。女性では、卵巣下極から大陰唇に伸びる卵巣導帯により卵巣が引かれて骨盤部まで下降する。卵巣導帯は後に子宮上壁と付着することにより二分され、固有卵巣索と子宮円索となる。

5　頭頸部の発生

　頭頸部の発生においては**鰓弓**（branchial arches）（咽頭弓（pharyngeal braines））とよばれる構造が重要な役割を果たす。鰓弓は発生4～5週に出現し、鰓弓から発生する構造には、いわゆる鰓弓神経（第10章 末梢神経系 5.2 鰓弓神経 参照）が分布している。ヒトでは5対の鰓弓が生じ、それぞれに1～4および6の番号が付されていて[*3]、第一鰓弓には三叉神経（第三枝の下顎神経）が、第二鰓弓には顔面神経が、第三鰓弓には舌咽神経が、第四鰓弓には迷走神経がそれぞれ関与する。鰓弓は間葉を芯として外側は**外胚葉**、内側は

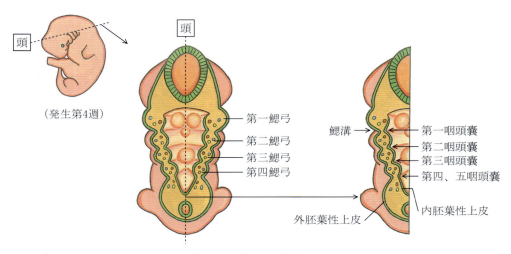

図15.16　鰓弓の横断面図

---

*3：第五鰓弓は形成されても短期間で退縮する。

内胚葉で覆われていて、それぞれに神経堤由来の軟骨要素、中胚葉由来の横紋筋原基とその筋に入力する脳神経、および大動脈弓動脈が含まれる。各咽頭弓の間は、外側面は鰓溝（咽頭裂、咽頭溝）で、内側面は咽頭嚢でそれぞれ分けられる（図15.16）。

5.1 鰓弓から形成される構造

(1) 第一鰓弓

上顎隆起と**下顎隆起**からなり、それぞれ上顎の一部と下顎を形成する。上顎突起には方形軟骨が含まれ、方形軟骨からキヌタ骨が生じる。下顎隆起には**メッケル軟骨**が含まれる。メッケル軟骨の多くは発生の過程で消失するが、一部が残存して**ツチ骨**をつくる。また第一鰓弓からは、三叉神経（第三枝の下顎神経）の支配を受ける咀嚼筋（側頭筋、咬筋、外側翼突筋、内側翼突筋）や顎二腹筋の前腹なども発生する。

(2) 第二鰓弓

ライヘルト軟骨を含み、**アブミ骨**や**側頭骨の茎状突起**などを生じる。また、**顔面神経**の支配を受ける**表情筋**や**アブミ骨筋**、顎二腹筋の後腹なども発生する。

(3) 第三鰓弓

第三咽頭弓に含まれる軟骨要素からは、舌骨の一部が生じる。また、舌咽神経に支配される茎突咽頭筋のみが生じる。

(4) 第四および第六鰓弓

第四および第六鰓弓の軟骨要素からは、喉頭蓋軟骨を除く喉頭軟骨（甲状軟骨、輪状軟骨、披裂軟骨、小角軟骨、楔状軟骨）が生じる。また、第四咽頭弓からは**上喉頭神経**（迷走神経の枝）支配の輪状甲状筋や口蓋帆挙筋、咽頭収縮筋群が生じ、第六鰓弓からは**下喉頭神経**（迷走神経の枝）支配の内喉頭筋群が生じる。

5.2 咽頭嚢から形成される構造

ヒトの咽頭嚢（pharyngeal pouch）は5対形成される（図15.16）。

(1) 第一咽頭嚢

茎状の憩室として耳管鼓室陥凹を形成する。耳管鼓室陥凹の末梢部は拡張して原始鼓室（中耳腔）に、基部は耳管に、先端部は鼓膜にそれぞれ分化する。

(2) 第二咽頭嚢

口蓋扁桃の原基を形成する。

(3) 第三咽頭嚢

背側翼と腹側翼が生じる。発生5週に背側翼から下上皮小体[*4]が、腹側翼からは胸腺が発生する。

[*4]：上皮小体は甲状腺の後面に上下2対に並ぶ小さな内分泌器官である。上皮小体のうち上方に並ぶ1対が上上皮小体、下方に並ぶ1対が下上皮小体である。

(4) 第四咽頭嚢
背側翼が形成され、上上皮小体[*4]となる。

(5) 第五咽頭嚢[*5]
鰓後体を生じる。鰓後体は甲状腺とあわさり、傍濾胞細胞を生じる。

5.3 鰓溝から形成される構造
発生5週頃の胚子では4対の鰓溝（branchial cleft）があり、将来の構造に寄与するのは**第一鰓溝**のみである。第一鰓溝は外耳道になるが、第二、三、四鰓溝は、発達とともに消失する。

5.4 舌の発生
発生4週の終わりから5週にかけて第一鰓弓から**正中舌芽**と**外側舌隆起**が生じ、これらは舌の前2/3を形成する。4週の終わりに第三、四鰓弓の成長により咽頭下隆起が形成される。その後、5～6週の間に、主に第三鰓弓に由来する咽頭下隆起から舌の後1/3ができ[*6]、第四鰓弓に由来する咽頭下隆起から喉頭蓋ができる。

5.5 甲状腺の発生
発生4週に、舌盲孔の先端に内胚葉性の肥厚が形成される。この肥厚の一部が頸部を下降し、発生7週までに喉頭の甲状軟骨の直下部に到達し、甲状腺となる。

5.6 顔面の発生
発生4週末に、5つの顔面隆起（1つの前頭鼻隆起、2つの上顎隆起、2つの下顎隆起）が生じる。前頭鼻隆起の一部から**鼻涙管**ができ、左右の上顎隆起は癒合して**鼻中隔**の原基が形成される。また、上顎隆起と前頭鼻隆起の一部が癒合して上唇が、下顎隆起により下顎と下唇がそれぞれつくられる。

5.7 口蓋の形成
発生7週頃、前頭鼻隆起の下端が後方へ伸び、一次口蓋をつくる。8～9週には、左右の上顎突起から正中方向に口蓋突起が伸び出し、9週末には、一次口蓋と口蓋突起が癒合して二次口蓋をつくる。この過程で上顎隆起によってつくられた鼻中隔（既述）が口蓋の上面と正中で癒合し、左右の**鼻道**を分ける。

[*5]：第四咽頭嚢の一部と考えられている。
[*6]：第一鰓弓由来の舌前2/3（舌体）と第三鰓弓由来の舌後1/3（舌根）の境界は、**分界線**（第4章 消化器系 2.2 舌 参照）として認められる。

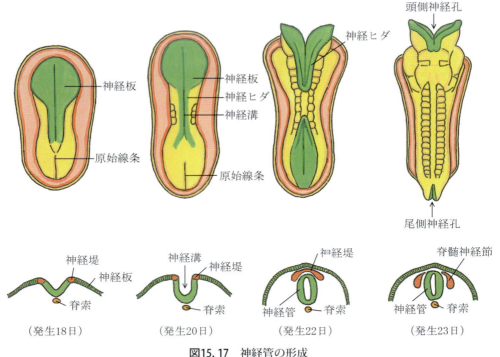

図15.17　神経管の形成

6　神経系の発生

神経系は**中枢神経系**（central nervos system）と**末梢神経系**（peripheral nervous system）とに分けられる。中枢神経系は脳と脊髄からなり、外界からの情報を受け、それに応じた反応や意思決定を行う。末梢神経系は感覚器や皮膚などで受容した情報を中枢神経系に運ぶ神経線維、および中枢神経系からの指令を筋や腺などに伝える神経線維によって構成される。

6.1　中枢神経系の発生
(1)　神経管の形成（図15.17）

中枢神経の形成は発生18日に、二層性胚盤の胚盤葉上層に**神経板**（neural plate）が形成されることにより始まる。神経板は胚子の頭側端に出現し、そこから尾側に向かって分化していく。神経板は頭部では広く、尾側に行くにつれて細くなって頭側は脳の原基に、尾側は脊髄の原基にそれぞれなる。

神経板は発生4週中に神経管形成とよばれる現象により**神経管**（neural tube）へと変化する。まず、神経板上に正中線に沿って**神経溝**（neural groove）が形成され、その両側は隆起して**神経ヒダ**（neural fold）となる。やがて両側の神経ヒダは神経溝の背側で癒着し、神経管が形成される。神経管は最初、頭側神経孔と尾側神経孔で羊膜腔と交通しているが、

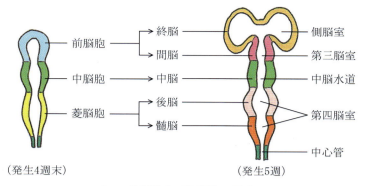

A. 一次脳胞と二次脳胞の形成

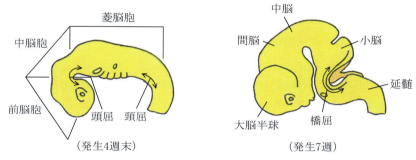

B. 脳胞の屈曲

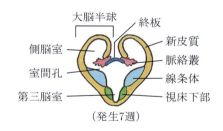

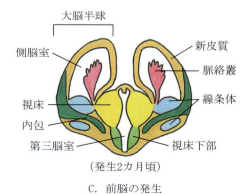

C. 前脳の発生

図15.18　脳の発生

発生25日に頭側が閉鎖し、次いで発生27日に尾側が閉鎖する。
　神経ヒダの外側縁には、特殊な細胞の集団である**神経堤**（neural crest）が形成される。神経堤の細胞は、神経管形成の間に色々な場所に遊走し、多様な構造に分化する。

(2)　一次脳胞と二次脳胞（図15. 18A、18B）

　発生25日頃、頭側の神経管に3つの拡張部分が確認できるようになる。この神経管の膨らみは、頭方から順に、**前脳胞**（prosencephalon）、**中脳胞**（mesencephalon）、**菱脳胞**（rhombencephalon）であり、3つをまとめて**一次脳胞**とよぶ。発生5週にはさらに分割が進み、5つの**二次脳胞**となる。前脳胞が**終脳**（telencephalon）と**間脳**（diencephalon）に、菱脳胞が**後脳**（rhombencephalon）と**髄脳**（myelencephalon）にそれぞれ分割するが、中脳胞は分割せずに残る。各脳胞の内腔である神経管腔は拡張して一次脳室（将来の脳室）となる。一次脳胞が形成される頃、神経管の頭方部は2カ所で屈曲する。1つは菱脳と脊髄の境界での屈曲である**頸屈**（**項屈**）、もう1つは中脳での**頭屈**（**中脳屈**）である。さらに二次脳胞が形成される頃に後脳が折れ曲がる**橋屈**が生じる。

(3)　脊髄の発生

　脊髄（spinal cord）は二次脳胞の髄脳より尾側の神経管から生じる。神経管が閉鎖すると、**神経芽細胞**が生じ、**蓋層**（外套層（mantel layer））が形成される。蓋層は将来、脊髄の**灰白質**（gray mater）となり、蓋層の神経芽細胞から伸び出した神経線維は神経管の最外層で将来、脊髄の**白質**（white mater）となる。

(4)　菱脳の発生

　菱脳は髄脳と後脳から構成される。髄脳は脳胞の最も尾側に形成され、将来の**延髄**（medulla oblongate）となり、後脳は将来の橋（pons）と小脳（cerebellum）になる。

(5)　中脳の発生

　中脳は中脳胞から発生し、その腹側には大脳からの神経線維（錐体路）が通り、**大脳脚**（cerebral peduncle）を形成する。また、背側には4つの隆起が生じ、頭側の1対は**上丘**（superior colliculus）、尾側の1対は**下丘**（inferior colliculus）となる。

(6)　前脳の発生（図15. 18C）

　前脳からは間脳（diencephalon）と終脳（telencephalon）が形成される。間脳は視床と視床下部からなり、その内腔には第三脳室がつくられる。終脳は脳胞の最吻側に形成され、左右2つの**大脳半球**と中央部の**終板**で構成されている。各大脳半球の内腔は側脳室であり、室間孔（モンロー孔）を介して、間脳腔である第三脳室と交通している。発生2カ月頃に大脳半球の基部が急速に成長して肥大すると、この部分が側脳室腔と室間孔の底に突出し、線条体とよばれるようになる。大脳半球の壁は**大脳皮質**として継続的に前方、背方、および下方に成長し、**前頭葉**、**側頭葉**、**後頭葉**が形成される。胎生の末期には大脳皮質が著しく発達し、その体積を増すため、皮質の表面は折り畳まれ、脳溝と脳回を形成する（第11章　中枢神経系　2.3　脳溝と脳回　参照）。

問題

下記の文章の（ ）に適切な語句を入れよ。

(1) ヒトの染色体は（ ① ）対（ ② ）本である。そのうち22対（44本）は（ ③ ）染色体で、1対（2本）は（ ④ ）染色体である。

(2) 男性の配偶子は（ ⑤ ）であり、女性は（ ⑥ ）である。

(3) 配偶子をつくるために生殖細胞で行われる（ ⑦ ）分裂においては、分裂の結果できる細胞における染色体の数は（ ⑧ ）本である。

(4) グラーフ卵胞に含まれる卵母細胞は、減数分裂の（ ⑨ ）期で分裂を休止している。排卵後、分裂は再開するが、（ ⑩ ）となって再び分裂を休止する。（ ⑩ ）は（ ⑪ ）のあとに分裂を再開して、減数分裂を完了する。

(5) 三層性胚盤を構成する胚葉は（ ⑫ ）、（ ⑬ ）、（ ⑭ ）である。

(6) 心房中隔の形成においては、（ ⑮ ）が下方に伸張して房室中隔と癒合することで一次口が閉鎖されるが、それより少し前に（ ⑮ ）の上端付近に（ ⑯ ）が形成される。胎児期には二次中隔の卵円孔と（ ⑯ ）を経由して（ ⑰ ）心房から（ ⑱ ）心房に多くの血液が流れる。

(7) 中腸ループは発生の過程で一時的に胚外体腔に脱出する。この現象を（ ⑲ ）とよぶ。この脱出の際に中腸ループは時計の方向と逆方向に約（ ⑳ ）°回転する。さらに中腸ループが腹腔内に戻る際に、さらに同方向に（ ㉑ ）°回転する。

(8) 腎臓（永久腎）の形成時には、（ ㉒ ）が後腎芽組織に侵入し、二分岐を繰り返す。この（ ㉒ ）からは、尿管、腎盤、大腎杯、小腎杯、および（ ㉓ ）が形成される。

(9) 生殖器系における男女違いは（ ㉔ ）染色体上にあるSRY遺伝子により生じる。

(10) 第一鰓弓から生じる筋の支配神経は（ ㉕ ）、第二鰓弓から生じる筋の支配神経は（ ㉖ ）、第三鰓弓から生じる筋の支配神経は（ ㉗ ）、第四および六鰓弓から生じる筋の支配神経は（ ㉘ ）である。

(11) 一次脳胞は、頭方から順に（ ㉙ ）、（ ㉚ ）、（ ㉛ ）と並ぶ。（ ㉙ ）が終脳と（ ㉜ ）に、（ ㉛ ）が髄脳と（ ㉝ ）に分割されることで、5つの二次脳胞となる。

参考文献

1) 仲村春和、大谷　浩監訳「ラーセン　人体発生学」西村書店
2) 安田峯生訳「ラングマン　人体発生学」メディカル・サイエンス・インターナショナル
3) 白澤信行編著「新発生学」日本医事新報社
4) 坂井建雄、河原克雅著「カラー図解　人体の正常構造の機能　Ⅴ腎・泌尿器」日本医事新報社

【問題解答】

第1章
①細胞　②循環器系　③内分泌系　④⑤消化器系　内分泌系　⑥前頭面（冠状面）　⑦水平面　⑧矢状面　⑨正中矢状面（正中面）　⑩頭蓋腔　⑪脊柱管　⑫第6頚椎（C6）　⑬第4～5胸椎（T4～5）　⑭伸展　⑮屈曲　⑯内転　⑰外転

第2章
①リボゾーム　②（粗面）小胞体　③リソソーム　④ミトコンドリア　⑤⑥⑦⑧上皮組織、支持組織、筋組織、神経組織　⑨移行上皮　⑩線維軟骨　⑪硝子軟骨　⑫⑬心筋、平滑筋　⑭希突起グリア細胞　⑮シュワン細胞　⑯白血球　⑰4,000～8,500個/mm^3　⑱血小板　⑲15万～40万個/mm^3

第3章
①酸素　②二酸化炭素　③気道　④肺　⑤上気道　⑥下気道　⑦鼻中隔　⑧キーゼルバッハ部位　⑨上顎洞　⑩咽頭鼻部　⑪前庭ヒダ　⑫声帯ヒダ　⑬声門（声門裂）　⑭3　⑮2　⑯区域気管支　⑰肺動脈　⑱気管支動脈　⑲⑳肺動脈　肺静脈　㉑胸椎　㉒下　㉓増加　㉔縦隔

第4章
①硬口蓋　②軟口蓋　③三叉神経（下顎神経）　④顔面神経　⑤舌咽神経　⑥耳下腺　⑦顎下腺　⑧舌下腺　⑨20　⑩32　⑪咽頭鼻部　⑫耳管咽頭口　⑬咽頭扁桃（アデノイド）　⑭⑮⑯食道入口部　大動脈交叉部（気管分岐部）　横隔膜貫通部　⑰噴門　⑱幽門　⑲小弯　⑳大弯　㉑副細胞　㉒壁細胞　㉓主細胞　㉔ペプシン　㉕十二指腸　㉖空腸　㉗回腸　㉘結腸ヒモ　㉙結腸膨起　㉚結腸半月ヒダ　㉛腹膜垂　㉜肝門　㉝㉞㉟門脈　固有肝動脈　肝管　㊱総胆管　㊲大十二指腸乳頭（ファーター乳頭）　㊳大腹膜嚢（大嚢）　㊴網嚢（小腹膜嚢または小嚢）　㊵網嚢孔

第5章
①導管　②毛細血管　③標的　④遅　⑤持続　⑥⑦⑧ペプチド、ステロイド、アミン型　⑨漏斗　⑩トルコ鞍　⑪腺性　⑫神経　⑬下垂体門脈　⑭巨人症　⑮末端肥大症　⑯⑰卵胞刺激　黄体形成　⑱バソプレシン（抗利尿ホルモン）　⑲オキシトシン　⑳尿崩症　㉑峡部　㉒甲状腺刺激　㉓カルシトニン　㉔低下　㉕4　㉖上昇　㉗膵島（ランゲルハンス島）　㉘グルカゴン　㉙インスリン　㉚低下　㉛下大　㉜左腎　㉝中　㉞外　㉟球状帯　㊱束状帯　㊲網状帯　㊳電解質コルチコイド（ミネラルコルチコイド）　㊴糖質コルチコイド（グルココルチコイド）　㊵アンドロゲン（男性ホルモン）　㊶㊷アドレナリン　ノルアドレナリン　㊸クロム親和性　㊹ライディッヒ　㊺テストステロン　㊻卵胞　㊼黄体　㊽上昇　㊾メラトニン　㊿減少

第6章
①精巣上体　②前立腺　③精索　④尿道海綿体　⑤精祖細胞　⑥ライディッヒ細胞　⑦セルトリ細胞　⑧前立腺　⑨内陰部動脈　⑩精管膨大部　⑪卵胞閉鎖　⑫卵管膨大部　⑬機能層　⑭腟前庭　⑮尿生殖三角　⑯分泌期　⑰腹大動脈　⑱左腎静脈　⑲ダグラス窩

第7章
①糸球体　②尿細管　③輸入細動脈　④尿細管　⑤膀胱子宮窩（ダグラス窩）　⑥膀胱三角　⑦総腸骨動脈　⑧移行　⑨尿管　⑩尿道　⑪腎静脈　⑫腎杯

第8章
①左静脈角　②左静脈角　③右静脈角　④弾性型動脈　⑤筋型動脈　⑥⑦大動脈弁　僧帽弁　⑧⑨肺動脈弁　三尖弁　⑩⑪僧帽弁　三尖弁　⑫大動脈弁　⑬肺動脈弁　⑭冠状静脈洞　⑮前室間溝　⑯後室間溝　⑰心底　⑱心尖　⑲肺動脈　⑳大動脈弓　㉑左総頚動脈　㉒㉓食道動脈　気管支動脈　㉔㉕㉖腹腔動脈　上腸間膜動脈　下腸間膜動脈　㉗㉘㉙左胃動脈　脾動脈　総肝動脈　㉚腹腔動脈　㉛

上腸間膜動脈 ㉜下腸間膜動脈 ㉝左腎静脈 ㉞前方 ㉟左腎静脈 ㊱上大静脈 ㊲右側

第9章
①白脾髄 ②肝門脈 ③造血 ④一次リンパ器 ⑤扁桃またはワルダイエルの咽頭輪 ⑥パイエル板 ⑦虫垂 ⑧口蓋扁桃 ⑨マクロファージ ⑩黄色骨髄 ⑪胸腺 ⑫粘膜下組織 ⑬ウィルヒョウのリンパ節 ⑭樹状細胞 ⑮髄外造血 ⑯上腸間膜動脈 ⑰M細胞 ⑱巣径部 ⑲ハッサル小体 ⑳腸骨

第10章
①正中 ②筋皮 ③外側 ④⑤橈骨 腋窩 ⑥肩甲背 ⑦肩甲上 ⑧肩甲下 ⑨胸背 ⑩長胸 ⑪⑫大胸筋 小胸筋 ⑬鎖骨下筋 ⑭L4 ⑮大腿 ⑯閉鎖 ⑰坐骨神経 ⑱仙骨 ⑲脛骨 ⑳㉑浅腓骨 深腓骨 ㉒三叉神経 ㉓顔面神経 ㉔三叉神経or下顎神経 ㉕胸鎖乳突筋 ㉖舌咽神経 ㉗迷走神経 ㉘迷走神経 ㉙㉚㉛眼神経 上顎神経 下顎神経 ㉜顔面神経 ㉝顔面神経 ㉞舌咽神経 ㉟迷走神経 ㊱顔面神経 ㊲顔面神経 ㊳舌咽神経 ㊴迷走神経

第11章
①前頭葉 ②頭頂葉 ③側頭葉 ④後頭葉 ⑤海馬 ⑥⑦尾状核 扁桃体 ⑧被殻 ⑨淡蒼球 ⑩外側膝状体 ⑪内側膝状体 ⑫黒質 ⑬パーキンソン病 ⑭後索－内側毛帯（路） ⑮外側脊髄視床（路） ⑯副楔状束核小脳（路） ⑰後脊髄小脳（路） ⑱虫部 ⑲小脳半球 ⑳片葉小節葉 ㉑硬膜 ㉒クモ膜 ㉓軟膜 ㉔脈絡叢 ㉕クモ膜顆粒

第12章
①ケラチノサイト ②メラノサイト ③乳頭層 ④網状層 ⑤立毛筋 ⑥交感 ⑦爪根 ⑧爪母基 ⑨エクリン ⑩アポクリン ⑪マイスネル小体（触覚小体） ⑫角膜 ⑬強膜 ⑭毛様体小帯（チン小帯） ⑮動眼（神経）又は副交感（神経） ⑯動眼（神経）又は副交感（神経） ⑰交感（神経） ⑱錐体（錐状体） ⑲杆体（杆状体） ⑳中心窩 ㉑視神経円板（視神経乳頭） ㉒毛様体突起 ㉓瞳孔 ㉔強膜静脈洞（シュレム管） ㉕眼輪（筋） ㉖顔面（神経） ㉗上眼瞼挙（筋） ㉘動眼（神経） ㉙鼻涙管 ㉚下鼻道 ㉛動眼（神経） ㉜外転（神経） ㉝滑車（神経） ㉞ツチ（骨） ㉟キヌタ（骨） ㊱アブミ（骨） ㊲下顎（神経） ㊳顔面（神経） ㊴㊵㊶蝸牛管 前庭階 鼓室階 ㊷蝸牛管 ㊸㊹球形嚢 卵形嚢 ㊺平衡斑 ㊻膨大部稜 ㊼前庭（神経） ㊽鼓索（神経） ㊾舌咽（神経） ㊿迷走（神経）又は上喉頭（神経）

第13章
①〜④長骨 短骨 扁平骨 不規則骨 ⑤緻密質 ⑥海綿質 ⑦膜内（骨化） ⑧軟骨内（骨化） ⑨前頭蓋窩 ⑩中頭蓋窩 ⑪後頭蓋窩 ⑫頸椎 ⑬胸椎 ⑭腰椎 ⑮仙骨 ⑯頸椎 ⑰胸椎 ⑱胸骨 ⑲肋骨 ⑳鎖骨 ㉑肩甲骨 ㉒前腕骨間膜 ㉓上橈尺関節 ㉔下橈尺関節 ㉕舟状骨 ㉖月状骨 ㉗三角骨 ㉘豆状骨 ㉙大菱形骨 ㉚小菱形骨 ㉛有頭骨 ㉜有鈎骨 ㉝寛骨 ㉞仙骨 ㉟㊱㊲腸骨 恥骨 坐骨 ㊳脛骨 ㊴腓骨 ㊵踵骨 ㊶舟状骨 ㊷楔状骨 ㊸㊹肋骨頭関節 肋横突関節 ㊺腓骨 ㊻距骨滑車 ㊼ラセン関節

第14章
①赤筋線維 ②白筋線維 ③α運動線維 ④γ運動線維 ⑤⑥上腕二頭筋・短頭 烏口腕筋 ⑦小胸筋 ⑧脊髄神経・後枝 ⑨脊柱起立筋 ⑩腹直筋 ⑪腹直筋鞘 ⑫外腹斜筋 ⑬内腹斜筋 ⑭腹横筋 ⑮棘上筋 ⑯⑰棘下筋 小円筋 ⑱⑲⑳㉑棘上筋 棘下筋 小円筋 肩甲下筋 ㉒正中 ㉓尺骨 ㉔㉕大腰筋 腸骨筋 ㉖㉗㉘鼠径靭帯 長内転筋 縫工筋 ㉙㉚腓腹筋 ヒラメ筋 ㉛踵骨腱（アキレス腱）

第15章
①23 ②46 ③常（染色体） ④性（染色体） ⑤精子 ⑥卵子 ⑦減数（分裂） ⑧23 ⑨第二分裂前（期） ⑩二次卵母細胞 ⑪受精 ⑫⑬⑭外胚葉 中胚葉 内胚葉 ⑮一次中隔 ⑯二次口 ⑰右 ⑱左 ⑲生理的臍帯ヘルニア ⑳90 ㉑180 ㉒尿管芽 ㉓集合管 ㉔Y ㉕三叉神経（下顎神経） ㉖顔面

【問題解答】

神経　㉗舌咽神経　㉘迷走神経　㉙前脳胞　㉚中脳胞　㉛菱脳胞　㉜間脳　㉝後脳

索　引

和文索引

数字
1 型糖尿病 ……………………………… 88
2 型糖尿病 ……………………………… 88

アルファベット
A 細胞 ………………………………… 76, 87
B 細胞 ……………………… 28, 76, 154, 155, 156
Betz 錐体細胞 …………………… 207, 221
D 細胞 ………………………………… 76, 87
DIP 関節 ……………………………… 296
GABA 作動性神経 …………………… 222
IP 関節 ………………………………… 296
LH サージ …………………………… 102
M 細胞 ………………………………… 159
MP 関節 ……………………………… 296
NK 細胞 ………………………… 154, 155
Papez 回路 ……………… 211, 212, 213
PIP 関節 ……………………………… 296
S 状結腸 ………………………… 68, 378
S 状結腸動脈 ………………………… 138
S 状静脈洞 …………………………… 142
T 細胞 …………………… 28, 154, 155, 156
type Ⅰ 線維 …………………………… 308
type Ⅱ 線維 …………………………… 308

ローマ字
α 運動細胞 …………………………… 163
α 運動線維 ……………… 172, 314, 315
α 細胞 ………………………………… 76, 87
β 運動線維 …………………………… 315
β 細胞 ………………………………… 76, 87
γ アミノ酪酸 ………………………… 222
γ 運動線維 ……………… 172, 314, 316
δ 細胞 ………………………………… 76, 87
Ⅰa 線維 ……………………………… 316
Ⅰb 線維 ……………………………… 315

あ
アウエルバッハ神経叢 …… 62, 66, 198
アキレス腱 …………………………… 357
アクチンフィラメント ……………… 307
足 ………………………………………… 5
アジソン病 …………………………… 90
アセチルコリン ……………………… 168
アデノイド …………………………… 37
アドレナリン ………………………… 90
アブミ骨 ……………………………… 250
アブミ骨筋 …………………………… 250
アポクリン …………………………… 23
アポクリン汗腺 ……………………… 239
アミン型ホルモン …………………… 81
アランチウス管 ……………………… 150
アルツハイマー病 …………………… 231
アルドステロン ……………………… 89
鞍関節 ………………………………… 285
アンギオテンシン Ⅰ ………………… 89
アンギオテンシン Ⅱ ………………… 89
アンドロゲン ……………………… 89, 96

い
胃 ………………………………… 63, 377
イオドプシン ………………………… 243
移行上皮 ………………………… 21, 116
胃枝 …………………………………… 190
胃十二指腸動脈 ……………………… 137
胃腺 …………………………………… 65
胃体 …………………………………… 63
一次口 ………………………………… 374
一次生殖索 …………………………… 381
一次精母細胞 ………………… 369, 370
一次中隔 ……………………………… 374
一次脳胞 ……………………………… 388
一次卵母細胞 ………………… 369, 370
一次リンパ器官 ……………… 154, 156
一次リンパ小節 ……………………… 157
一般体性運動神経 …………………… 221
一般体性感覚神経
　　　………… 170, 182, 191, 223, 225, 227
一般内臓運動神経 … 170, 182, 187, 190
一般内臓運動線維 …………………… 189
一般内臓感覚神経 …………… 170, 190
一般内臓感覚線維 …………………… 189
胃底 …………………………………… 63
胃底腺 ………………………………… 65
遺伝子 ………………………… 368, 381
陰核 …………………………………… 103
陰核海面体 …………………………… 104
陰核亀頭 ……………………………… 382
陰茎 …………………………… 100, 382
陰茎海綿体 …………………………… 100
陰茎亀頭 ……………………………… 382
インスリン ……………………… 76, 87
咽頭 ……………………………… 36, 59
咽頭挙筋 ……………………………… 60
咽頭溝 ………………………………… 384
咽頭喉頭部 ……………………… 37, 59, 60
咽頭口部 ………………………… 37, 59, 60
咽頭枝 ………………………………… 191
咽頭収縮筋 …………………………… 60
咽頭相 ………………………………… 60
咽頭腸 ………………………………… 376
咽頭嚢 …………………………… 376, 384
咽頭鼻部 …………………………… 37, 59
咽頭扁桃 …………………………… 37, 158
咽頭裂 ………………………………… 384
陰嚢 …………………………… 99, 382
陰部神経 ……………………………… 179
陰部大腿神経 ………………………… 179

う
ウィリス動脈輪 ……………………… 133
ウィルスング管 ……………………… 74
ウイルヒョウのリンパ節 …………… 158
ウエルニッケ野 ……………………… 210
ウォルフ管 …………………………… 379
烏口腕筋 ……………………… 334, 335
烏口肩峰靭帯 ………………………… 292
烏口鎖骨靭帯 ………………………… 291
烏口上腕靭帯 ………………………… 292
烏口突起 ……………………………… 272
右心室 ………………………… 123, 125
右心耳 ………………………………… 125
右心房 ………………………… 123, 125
内がえし ………………………………… 9
項（うなじ） …………………………… 4
右葉 …………………………………… 71
運動終板 ……………………………… 167
運動性失語症 ………………………… 210
運動単位 ……………………………… 316

え
永久歯 ………………………………… 57
栄養孔 ………………………………… 259
栄養膜 ………………………………… 371
会陰 …………………………………… 105
腋窩 …………………………………… 334
腋窩静脈 ……………………………… 144
腋窩神経 ……………………… 175, 176
腋窩動脈 ……………………… 133, 134
液性免疫 ……………………………… 155
エクリン汗腺 ………………………… 239
エストロゲン ………… 91, 96, 97, 102
エナメル質 …………………………… 58
エリスロポエチン …………………… 92
遠位 ……………………………………… 4
遠位曲尿細管 ………………………… 114
遠位指節間関節 ……………………… 296
遠位直尿細管 ………………………… 114
円回内筋 ……………………… 337, 338
嚥下 …………………………………… 60
嚥下のメカニズム …………………… 61

延髄 · 204, 213, 216	外旋 · 8	海綿静脈洞 · 142
延髄根 · 191	回旋筋 · 326, 327	海綿体部 · 100, 117
延髄錐体 · 216	回旋筋腱板 · 332	回盲弁 · 67
お	回旋枝 · 127	外リンパ · 250
オイスタヒ管 · 37	外側 · 4	外肋間筋 · 47, 329
横隔神経 · 46, 175	外側環軸関節 · 289	下咽頭収縮筋 · 60
横隔膜 · 46、329	外側胸筋神経 · 176	カウパー腺 · 100
横行結腸 · 67, 378	外側胸動脈 · 134	顔 · 4
黄色骨髄 · 156	外側楔状骨 · 281	下横隔静脈 · 136, 144
黄色靭帯 · 288	外側口 · 233	下顎窩 · 263
横静脈洞 · 142	外側溝 · 206, 207	下顎管 · 187
横舌筋 · 55	外側広筋 · 350, 351	下顎骨 · 262, 265
横足弓 · 303	外側膝状体 · · · · · · · · · · · · · · · · · · · 182, 212, 229	下顎神経 · 184, 187
横足根関節 · 301	外側縦足弓 · 302	下顎隆起 · 384
黄体 · 98	外側上顆 · 272	下関節突起 · 267
黄体形成ホルモン · · · · · · · 84, 96, 97, 102	外側神経束 · 175	下気道 · 34, 40
黄体ホルモン · 91, 96	外側心内膜筒 · 374	下丘 · 182, 213
横突間筋 · 326, 327, 328	外側脊髄視床路 · 223	蝸牛 · 250
横突起 · 267	外側舌隆起 · 385	蝸牛管 · 250
横突棘筋 · 327	外側仙骨動脈 · 139	蝸牛神経 · 188, 189, 229, 251
横突肋骨窩 · 268	外側側副靭帯 · 292, 299	蝸牛神経核 · 229
横紋筋 · 24	外側大腿皮神経 · 179	蝸牛神経節 · 189
オキシトシン · 85	外側直筋 · 246	蝸牛窓 · 250, 252
オステオン · 259	外側頭直筋 · 322	核 · 16, 18
オッディ括約筋 · 66, 75	外側半規管 · 253	角化 · 237
オトガイ筋 · 318, 319	外側半月 · 299	顎関節 · 287
オトガイ舌筋 · 55	外側皮質脊髄路 · 206	核鎖線維 · 315
オトガイ舌骨筋 · 322	外側腓腹皮神経 · 180	核小体 · 18
オリーブ核 · 216, 218	外側腹側核 · 212	角切痕 · 63
オリーブ小脳路 · 216	外側毛帯 · 229	顎舌骨筋 · 322
か	外側翼突筋 · 59, 320	顎舌骨筋枝 · 187
下 · 4	外弾性板 · 121	核袋線維 · 315
外 · 4	回腸 · 65, 67, 159, 378	顎動脈 · 131
外陰部動脈 · 141	外腸骨静脈 · 145	顎二腹筋 · 322
外果 · 281	外腸骨動脈 · 139, 140	核膜 · 18
回外 · 8	回腸動脈 · 138	角膜 · 241
回外筋 · 342, 343	外転 · 7	隔膜部 · 100, 117
外顆粒層 · 207	外転神経 · 187, 216	下頸神経節 · 196
外眼筋 · 246	外転神経核 · 187	下後鋸筋 · 329
外頸動脈 · 130	外頭蓋底 · 265	下行結腸 · 68, 378
回結腸動脈 · 138	回内 · 8	下行膝動脈 · 141
外後頭隆起 · 265	外尿道括約筋 · 117	下行大動脈 · 129
開口分泌 · 22	外尿道口 · 103, 117	下後腸骨棘 · 277
外肛門括約筋 · 70, 331	海馬 · 206, 211	下喉頭神経 · 191
介在細胞 · 163	外胚葉 · 373, 383	下肢 · 5
介在板 · 25	海馬傍回 · 231	下矢状静脈洞 · 142
外耳 · 248	外鼻孔 · 34	下歯槽神経 · 187
外耳孔 · 249, 263	外腹斜筋 · · · · · · · · · · · · · · · · · · 329, 330, 331, 332	下肢帯 · 5, 275
概日リズム · 212	外分泌 · 22	下斜筋 · 182, 246
外耳道 · 249	外分泌腺 · 80	下尺側側副動脈 · 135
外縦層 · 64	外閉鎖筋 · 352	下縦隔 · 49, 50
外錐体細胞層 · 207	解剖学的嗅ぎタバコ入れ · · · · · · · 135, 340	下縦舌筋 · 55
外舌筋 · 55, 192	解剖頸 · 272	下縦束 · 206
回旋 · 9	外膜 · 121, 241	下小脳脚 · 216, 217, 227
	蓋膜 · 251	下唇下制筋 · 318, 319
	海綿質 · 26, 259	下神経幹 · 175

下神経節 189, 190, 191	感覚神経節 165	**き**
下垂手 177	感覚性失語症 210	キーゼルバッハ部位 36
下膵十二指腸動脈 138	眼窩上孔 185	疑核 189, 191
下垂体 82, 83	肝鎌状間膜 71	器官 2
下垂体後葉 84	肝冠状間膜 72	気管 41
下垂体門脈 83	含気骨 259	器官系 2
下膵動脈 137	眼球血管膜 241	気管支 41
ガストリン 92	眼球結膜 246	気管支縦隔リンパ本幹 147
下制 9	眼球線維膜 241	気管支動脈 44, 129, 136
下前頭回 207	眼球壁 241	気管軟骨 41
下双子筋 347, 348, 349	眼瞼 245	起始 308
肩 5	眼瞼結膜 246	奇静脈 143
下腿 5	寛骨 275	奇静脈系 143
下腿骨間膜 300	寛骨臼 275	基靭帯 103
下腿三頭筋 357, 358	寛骨臼横靭帯 297	基節骨 275, 282
下大静脈 72, 144, 149	間細胞 91, 96	偽単極神経細胞 164, 182
下唾液核 189	肝細胞索 72	拮抗筋 309
下腸間膜静脈 72	肝枝 190	基底層 102
下腸間膜神経節 195, 197	冠状溝 125	基底脱落膜 373
下腸間膜動脈 138	冠状静脈洞 127	基底板 251
下直筋 182, 246	冠状縫合 286	希突起グリア細胞 30
滑液包 313	肝静脈 72, 144	キヌタ骨 250
顎下三角 57	冠状面 6	機能層 102
顎下神経節 188, 198	肝小葉 72	球海綿体筋 331
顎下腺 57, 187, 188	眼神経 184	嗅覚伝導路 231
顎下腺管 57	関節円盤 284	球関節 285
滑車 247, 314	関節窩 283	嗅球 182, 231, 255
滑車神経 182, 214	関節可動域 6	球形嚢 252
滑車神経核 182	関節腔 283	嗅細胞 182, 255
滑車切痕 273	関節唇 291, 297	吸収上皮 22
滑膜性連結 283	関節頭 283	弓状核 212
滑面小胞体 17	関節突起 265	臼状関節 285
下殿神経 179	関節軟骨 283	弓状静脈 115
下殿動脈 140	関節半月 284	弓状線 332
下頭斜筋 326, 327	関節包 283, 291	球状帯 88
下橈尺関節 273, 293	関節面 283	弓状動脈 115
下鼻甲介 35, 262	汗腺 239	旧小脳 216
下鼻道 35	杆体 243	嗅上皮 35, 255
下副腎動脈 88	環椎 267	嗅神経 182, 255
下腹壁動脈 140	環椎横靭帯 289	嗅内野 231
下膀胱動脈 103, 140	環椎後頭関節 267, 288	嗅脳 206
硝子体 244	眼底 244	橋 204, 213, 214
硝子軟骨 25	眼動脈 131	胸横筋 329
顆粒球 27, 155	カントリー線 71	胸郭 45
顆粒細胞 207, 218	間脳 204, 388	胸管 120, 146, 147
顆粒層 217	眼房 245	胸棘筋 326
カルシトニン 86	眼房水 245	頬筋 319
カルシトリオール 86	顔面神経 187, 216	胸腔 5
仮肋 270	顔面神経膝 187	胸腔穿刺 48
下肋骨窩 268	顔面動脈 130	橋屈 388
肝円索 150	肝門 71	胸肩峰動脈 134
肝芽 379	肝門脈 72	頬骨 262
眼窩 262	肝（門脈）三つ組み 72	胸骨 270
眼窩下孔 186	眼輪筋 246, 318, 319	胸骨角 11, 270
眼窩下神経 186		頬骨弓 262
感覚器系 3		胸骨甲状筋 322

頬骨神経	186
胸骨舌骨筋	322
胸骨体	270
胸骨柄	270
胸最長筋	326
胸鎖関節	290
胸鎖乳突筋	47, 191, 322
胸鎖乳突筋枝	130
橋枝	132
橋縦束	214
橋小脳路	215, 218
胸神経	171, 177
胸神経節	197
胸髄	218
胸髄核	227
胸腺	154, 156
頬腺	56
胸大動脈	129, 135
胸椎	268
胸背神経	176
胸膜	48
強膜	241
胸膜腔	46, 48
強膜静脈洞	245
胸腰筋膜	326
胸腰交感系	195
胸腸肋筋	326
協力筋	309
胸肋関節	290
棘下筋	332, 333, 334
棘間筋	326, 327, 328
棘間靱帯	288
棘筋	326, 327
棘孔	265
棘上筋	332, 333, 334
棘上靱帯	288
曲精細管	96
棘突起	267
距骨	281
距骨下関節	301
距骨滑車	281
距踵舟関節	301
挙上	9
距腿関節	281, 300
ギヨン管	339
近位	4
近位曲尿細管	113, 114
近位指節間関節	296
近位直尿細管	114
筋型動脈	122
筋間中隔	311
筋系	3
筋原線維	307
筋細胞	306, 307
筋枝	175
筋支帯	313

筋周膜	307
筋上膜	307
筋線維	306, 307
筋組織	24
筋頭	310
筋突起	265
筋内膜	307
筋尾	310
筋皮神経	175, 176
筋腹	310
筋紡錘	168, 227, 315
筋膜	310
筋裂孔	277

く

区域気管支	40, 41
空腸	65, 67, 378
空腸動脈	138
屈曲	7
屈筋支帯	339
クッシング症候群	90
頸（くび）	4
クモ膜	231
クモ膜下腔	232, 233
クモ膜顆粒	232, 233
クラークの点	13
グラーフ卵胞	97, 370
グリア細胞	30, 163
グリソン鞘	72
クリトリス	104
グルカゴン	76, 87
グルココルチコイド	89
クロマチン	18, 19
クロム親和性細胞	90

け

毛	239
頸横神経	175
頸棘筋	326
頸屈	388
脛骨	280
頸骨神経	181
頸最長筋	326
形質細胞	29
茎状突起	265
頸静脈孔	190, 191, 265
頸神経	171
頸神経叢	174
頸神経ワナ	175
頸心臓枝	191
頸髄	218
頸長筋	322
頸腸肋筋	326
頸椎	267
頸椎横突孔	130
頸動脈管	265

頸動脈洞	189
茎突咽頭筋	60, 189
茎突舌筋	55
茎突舌骨筋	322
茎乳突起	187, 265
頸板状筋	327
脛腓関節	300
脛腓靱帯結合	300
頸膨大	218
外科頸	272
血液	27
血液髄液関門	232
血液尿関門	113
血管裂孔	277
月経	98
月経期	102
月経周期	98
結合組織	25
楔舟関節	301
血漿	27
楔状束	213, 223
楔状束核	213
月状骨	274
楔状軟骨	38
血小板	27
結腸	67, 68
結腸半月ヒダ	69
結腸ヒモ	69
結腸膨起	69
結膜	246
結膜円蓋	246
ゲノム	368
ケラチノサイト	237
ケラチン	237
腱	310
減圧神経	191
腱画	310, 329
肩関節	272, 291
肩甲下筋	332, 333, 334
肩甲下神経	176
肩甲下動脈	134
肩甲挙筋	324, 325, 334
肩甲棘	272
肩甲骨	272, 325
肩甲上神経	175
肩甲舌骨筋	322
肩甲背神経	175
肩鎖関節	290
腱索	125
肩鎖靱帯	291
原始小脳	216
原始心筒	374
原始心房	374
原始線条	371
原始腸管	376
腱鞘	313

剣状突起……………………270	後枝………………………173, 174	肛門洞……………………………70
原始卵胞………………………97, 370	後耳介神経………………………187	肛門三角…………………………105
減数第一分裂……………368, 369	後耳介動脈………………………130	肛門柱……………………………69
減数第二分裂……………368, 369	後室間溝…………………………125	肛門直腸管………………………378
減数分裂…………………………368	後室間枝…………………………127	後野………………………………212
腱中心……………………………46	後斜角筋…………………………322	後葉………………………………83
原腸形成…………………………373	後十字靱帯………………………299	抗利尿ホルモン…………………85
原発性アルドステロン症………90	後縦靱帯…………………………288	口輪筋……………………318, 319
瞼板………………………………245	抗重力筋…………………………308	口裂………………………………54
瞼板腺……………………………246	甲状頸動脈………………………134	交連線維…………………………206
肩峰………………………………272	甲状舌骨筋………………………322	股関節……………………………297
腱紡錘………………168, 227, 316	甲状腺……………………………85	呼吸器系…………………………2
腱膜………………………………310	甲状腺機能亢進症………………86	呼吸器憩室………………………376
	甲状腺機能低下症………………86	呼吸細気管支………………40, 41
こ	甲状腺刺激ホルモン……………84	呼吸上皮…………………………22
	甲状腺ホルモン…………………86	黒質………………………214, 221
後…………………………………4	鉤状束……………………………206	黒質線条体線維…………………222
後胃動脈…………………………137	甲状軟骨…………………………38	鼓索神経………………188, 198, 254
好塩基球……………………27, 155	後上腕回旋動脈…………………134	腰…………………………………4
口蓋………………………………54	後腎………………………………380	鼓室………………………………249
口蓋咽頭弓………………………55	後腎芽組織………………………380	鼓室階……………………………250
口蓋咽頭筋………………………60	後神経束…………………………175	孤束核……………………191, 230
口蓋骨……………………………262	口唇腺……………………………56	骨格筋……………………24, 306
口蓋垂……………………………55	項靱帯……………………………288	骨格系……………………………3
口蓋舌弓…………………………55	後腎胞……………………………380	骨芽細胞…………………259, 260
口蓋舌筋…………………………55	後膵動脈…………………………137	骨化中心…………………………260
口蓋腺……………………………56	後脊髄小脳路……………218, 227	骨幹………………………………258
後外側裂…………………………216	後尖………………………125, 126	骨口蓋……………………………265
口蓋扁桃……………………37, 55, 158	後仙骨孔…………………………268	骨髄…………………28, 154, 156, 259
効果器………………162, 167, 168	後大腿皮神経……………………180	骨髄芽球…………………………28
岬角………………………………268	後大脳動脈………………………133	骨髄系幹細胞……………………28
後角………………………219, 227	好中球……………………………27	骨組織……………………………26
口角下制筋………………318, 319	後腸………………………………376	骨端………………………………258
後下小脳動脈……………………132	交通枝……………………173, 174	骨単位……………………………259
交感神経…………………………172	後頭顆……………………………265	骨端線……………………………258
交感神経幹………………………195	後頭下筋………………327, 327, 328	骨盤隔膜…………………103, 105
交感神経系………………………194	後頭下三角………………………326	骨盤下口…………………………277
交感神経節………………………194	喉頭………………………………38	骨半規管…………………………253
後眼房……………………………245	喉頭蓋軟骨………………………38	骨盤腔…………………………6, 277
口峡………………………………54	後頭骨……………………………262	骨盤上口…………………………6, 277
咬筋…………………………59, 320	後頭前頭筋………………318, 319	骨盤内臓神経……………………199
口腔………………………………54	後頭動脈…………………………130	骨膜………………………………259
口腔咽頭口………………………54	後頭葉……………………………206	骨迷路……………………………250
口腔前庭…………………………54	喉頭隆起…………………………11	ゴナドトロピン………………84, 96
口腔相……………………………60	後脳………………………………388	古皮質……………………………206
後屈………………………………7	広背筋……………………324, 325, 334	鼓膜………………………………249
項屈………………………………388	後半規管…………………………253	鼓膜張筋…………………………250
広頸筋……………………318, 322	後半月弁…………………………126	固有胃腺…………………………65
後脛骨筋……………357, 358, 359	後鼻孔……………………………34	固有肝動脈………………………137
後脛骨動脈………………………142	後腹側核…………………………225	固有口腔…………………………54
硬口蓋……………………………54	後腹膜臓器……………………68, 76	固有背筋…………………………326
後交通動脈………………………132	硬膜………………………………231	固有卵巣索……………………103, 383
後根………………………167, 171, 172	硬膜枝……………………173, 174	孤立リンパ小節…………………157
虹彩………………………182, 241	硬膜静脈洞………………142, 232	ゴルジ腱器官……………………316
後索………………………219, 227	肛門管……………………67, 69, 378	ゴルジ装置………………………17
後索核……………………………223	肛門挙筋…………………………331	ゴル束……………………………223
好酸球………………………27, 155		

コルチ器		251
コルチゾル		89
コレシストキニン		92
コンパートメント		313, 353, 355

さ

細気管支	40, 41
鰓弓	383
鰓弓神経	192
鰓溝	384, 385
鰓後体	385
最上胸動脈	134
臍静脈	148, 150
最長筋	326, 327
臍動脈	140, 148, 150
細動脈	122
最内肋間筋	47, 329
細胞	2, 16
細胞骨格	17
細胞質	16
細胞質基質	16
細胞傷害性T細胞	156
細胞小器官	16
細胞性免疫	155
細胞膜	16, 18
サイロキキシン	86
鎖骨	271
坐骨	275
坐骨海綿体筋	331
鎖骨下筋	323, 324
鎖骨下筋神経	176
鎖骨下静脈	144
鎖骨下動脈	133
坐骨棘	277
坐骨結節	277
鎖骨上神経	175
坐骨神経	180
左心耳	125
左心室	123, 126
左心室後静脈	127
左心房	123, 125
左心房斜静脈	127
左房室管	375
左葉	71
猿手	177
三角間膜	72
三角筋	332, 333, 334
三角骨	274
三角靭帯	300
三叉神経	182, 216
三叉神経運動核	184, 221
三叉神経主知覚核	225
三叉神経脊髄路	214, 226
三叉神経脊髄路核	191, 214, 225, 226
三叉神経節	182
三叉神経毛帯	225, 226

三尖弁	125
三層性胚盤	371, 373
サントリーニ管	74

し

耳介	248
耳介筋	248
耳介側頭神経	187
視覚伝導路	227
耳下腺	57, 189
耳下腺管	57
歯冠	57
耳管	249
耳管咽頭筋	60
耳管咽頭口	37, 59
耳管扁桃	37, 159
子宮	101, 382
子宮円索	103, 383
子宮峡部	101
子宮頸横靱帯	103
子宮頸部	101
子宮広間膜	102
糸球体	112
子宮体	101
四丘体	213
糸球体嚢	112
子宮膣部	101
子宮底	101
子宮動脈	103, 140
軸索	29, 163
軸椎	268
歯頸	57
刺激伝導系	126
始原生殖細胞	368, 381
歯後隙	55
視交叉	227
視交叉上核	212
篩骨	262
篩骨洞	36
自己分泌	22
歯根	57
歯根管	58
視索	229
視索上核	212
視索前核	82, 212
示指伸筋	342, 343
支持組織	25
脂質二重層	18
視床	211
視床下部	80, 82, 211, 212
耳小骨	249, 250
糸状乳頭	55, 254
茸状乳頭	55, 254
視床皮質路	207
矢状縫合	286
矢状面	6

視神経	182, 227, 240
視神経円盤	244
視神経管	182, 262, 264
耳神経節	189, 198
歯髄腔	58
耳垂	248
(手の)指節間関節	296
脂腺	239
舌	55
痔帯	70
膝窩	358
膝窩筋	357, 358, 359
膝窩動脈	141
膝蓋骨	280, 300, 314
膝蓋靱帯	299, 300
膝関節	280, 298
櫛状線	70, 379
膝神経節	187
室傍核	212
耳道腺	239, 249
歯突起	268
シナプス	30, 163, 165, 166
視放線	229
脂肪被膜	111
斜角筋	322
斜角筋群	47
尺側手根屈筋	337, 338, 340, 341
車軸関節	284
射精	99
射精管	96, 100, 382
尺屈	8
尺骨	273
尺骨静脈	144
尺骨神経	175, 177
尺骨動脈	133, 135
斜裂	43
縦隔	45, 48, 49
縦隔枝	136
集合管	115
集合リンパ小節	68, 157
舟状骨	274, 281
自由上肢骨	272
自由神経終末	238, 240
重層円柱上皮	21
重層扁平上皮	21
終動脈	123
十二指腸	65, 66, 378
十二指腸空腸曲	66
十二指腸提筋	65, 66
終脳	204, 388
終板	388
終末細気管支	40, 41
終末神経節	66, 198
絨毛	373
絨毛膜無毛部	373
絨毛膜有毛部	373

主気管支……………………………40	上行腰静脈……………………143	上殿動脈………………………140
手根管……………………274, 338, 339	踵骨………………………………281	上頭斜筋…………………326, 327
手根間関節……………………295	踵骨腱……………………………357	上橈尺関節………………273, 293
手根骨……………………………274	小骨盤……………………………277	小内臓神経……………………197
手根中央関節…………………295	小坐骨孔…………………………279	小脳………………………………204
手根中手関節……………274, 295	小坐骨切痕…………………277, 279	小嚢………………………………76
主細胞……………………………65	上肢………………………………5	小脳核……………………217, 227
種子骨……………………………314	小指外転筋………………343, 345	小脳視床路……………………227
手掌…………………………………	小趾外転筋………………360, 362	小脳赤核路……………………227
樹状突起…………………29, 163	小指球……………………………342	小脳半球………………………216
主膵管……………………………74	上矢状静脈洞………142, 232, 233	小脳皮質………………………217
受精………………………368, 370	小指伸筋…………………340, 341	上鼻甲介…………………………35
受精卵……………………………370	上歯槽神経……………………186	上皮小体…………………………86
主動作筋…………………………309	上肢帯……………………………5, 271	踵腓靱帯………………………300
受動輸送…………………………18	小指対立筋………………343, 345	上皮組織…………………………19
受容器……………………………162	上斜筋……………………182, 246	上鼻道……………………………35
シュレム管……………………245	上尺側側副動脈………………134	小伏在静脈……………………145
シュワン細胞……………30, 163	上縦隔………………………49, 50	上副腎動脈………………………88
シュワン鞘………………………30	上縦舌筋…………………………55	小胞体……………………………17
循環器系…………………………2	上縦束……………………………206	漿膜………………………………23
上…………………………………4	小十二指腸乳頭……………66, 75	静脈………………………120, 122
小陰唇…………………………103, 382	小循環……………………………128	静脈角…………………………120
上咽頭収縮筋……………………60	上小脳脚…………………214, 217	静脈管…………………………149, 150
小円筋……………………332, 333, 334	上小脳動脈……………………133	静脈管索………………………150
正円孔……………………185, 265	上唇挙筋…………………318, 319	静脈弁…………………………123
上横隔動脈……………………136	上神経幹………………………175	小網………………………………63
上オリーブ核…………………229	上神経節…………………189, 191	睫毛……………………………245
消化器系…………………………2	小心(臓)静脈…………………127	小葉間静脈……………………115
上顎骨……………………………262	小腎杯……………………………380	小葉間胆管………………………72
上顎神経…………………184, 185	上唇鼻翼挙筋……………318, 319	小腰筋…………………………347
上顎洞……………………………36	上膵十二指腸動脈……………137	踵立方関節……………………301
小角軟骨…………………………38	小錐体神経……………………198	小菱形筋………………324, 334
上顎隆起…………………………384	小舌下腺管………………………57	小菱形骨………………………274
松果体……………………………91	常染色体…………………………19	上肋骨窩………………………268
上眼窩裂……………182, 262, 264	上前腸骨棘……………………277	小弯………………………………63
上眼瞼挙筋………………182, 246	上前頭回………………………207	上腕………………………………5
上関節突起……………………267	小泉門……………………………287	上腕筋…………………………334, 335
上気道……………………………34	上双子筋…………………347, 348	上腕骨…………………………272
上丘………………………………213	掌側外転…………………………9	上腕三頭筋……………………336
小胸筋……………47, 323, 324, 334	掌側骨間筋……………………346	上腕静脈………………………144
小頬骨筋…………………318, 319	上側頭回………………………207	上腕深動脈……………………134
笑筋………………………318, 319	上側頭溝………………………207	上腕動脈………………133, 134
掌屈………………………………7	掌側内転…………………………9	上腕二頭筋……………………334, 335
小グリア細胞……………………30	上大静脈………………………142	食道……………………………376
上頸神経節……………………196	小唾液核………………………198	食道アラカシア…………………63
小結節……………………………272	上唾液核………………………198	食道気管中隔…………………377
小結節稜………………………272	小唾液腺……………………56, 187	食道枝…………………………137
上行咽頭動脈…………………130	小腸………………………………65	食道神経叢……………………190
上後鋸筋………………………329	上腸間膜静脈……………………72	食道相……………………………60
上行結腸………………………67, 387	上腸間膜神経節………………195, 197	食道動脈………………129, 136
上甲状腺動脈…………………130	上腸間膜動脈…………………138	食道裂孔……………11, 47, 190
上行大動脈……………………129	上直筋……………………182, 246	鋤骨……………………………262
上後腸骨棘……………………277	上直腸動脈……………………138	ショパール関節………………301
小後頭神経……………………174	小殿筋……………………347, 348	自律神経系………………80, 194
上喉頭神経………………191, 255	小転子……………………………280	自律神経節……………………165
小後頭直筋………………326, 327	上殿神経…………………………179	シルビウス溝…………………206

深	4
腎盂	110, 112, 380
深会陰横筋	105, 331
心外膜	123
心球	374
心筋	24
伸筋支帯	340
心筋層	123
深筋膜	310
腎筋膜	111
神経回路網	165
神経下垂体	83
神経管	386
神経系	3
神経溝	386
神経膠細胞	30, 163
神経細胞	29, 163
神経終末	163, 166, 168
神経頭蓋	260, 262
神経節細胞	182, 243
神経叢	168
神経堤	388
神経伝達物質	167
神経板	386
神経ヒダ	386
心血管系	120
心耳	374
深指屈筋	338, 339
心室中隔	123, 376
心室中隔筋性部	124, 376
心室中隔膜性部	124, 376
腎小体	112
深掌動脈弓	135
新小脳	216
腎静脈	115, 144
腎錐体	112
心尖	124
心臓	92, 120
腎臓	92, 110
靭帯	284
靭帯結合	282
腎単位	112
深腸骨回旋動脈	140
心底	124
伸展	7
腎洞	110
腎動脈	115, 138
心内膜	123
心内膜床	374, 375
腎乳頭	112
腎盤	380
真皮	237, 238
深腓骨神経	180
新皮質	206
真皮乳頭	238
心房性ナトリウム利尿ペプチド	92
心房中隔	123, 374
心膜枝	136
腎門	110
真肋	270

す

随意筋	24, 306
錘外筋線維	315
髄腔	259
髄質	156
髄鞘	30
水晶体	244
膵臓	74, 87
膵体	74
錐体	243, 265
錐体外路系	221
錐体筋	331
錐体細胞	207
錐体路	221
垂直舌筋	55
膵頭	74
膵島	87
髄脳	388
膵尾	74
膵尾動脈	137
水平外転	9
水平屈曲	8
水平伸展	8
水平内転	8
水平面	6
水平裂	43
髄膜	231
皺眉筋	319
スカルパ三角	351, 352
ステロイドホルモン	81

せ

背	4
精液	100
精管	96, 99, 382
精管動脈	103, 140
精管膨大部	99
制御性T細胞	156
性決定領域	381
精索	99
精子	96, 368
精子形成	96, 370
精子細胞	96, 369, 370
成熟卵胞	97
星状グリア細胞	30
星状神経節	196
生殖器系	2
生殖結節	382
生殖細胞	96
生殖腺	90, 96
生殖堤	381
生殖隆起	382
生殖路	96
性腺刺激ホルモン	84, 96
性腺静脈	145
性染色体	19
性腺動脈	139
精巣	91, 96, 381
精巣間質	96
精巣挙筋	331
精巣上体	99, 382
精巣上体管	96
精巣静脈	145
精巣導帯	383
精巣動脈	139
精巣白膜	96
精巣輸出管	96, 99
精祖細胞	96, 369
声帯ヒダ	38
正中環軸関節	289
正中口	233
正中矢状面	6
正中神経	175, 177
正中舌芽	385
正中仙骨動脈	136
正中仙骨稜	268
正中面	6
正中隆起	212
成長ホルモン	83
精嚢	100, 382
正のフィードバック	97
精母細胞	96
声門	38
声門裂	38
生理的狭窄部位	63, 115
生理的臍帯ヘルニア	378
赤核	214
赤筋線維	308
赤色骨髄	156
脊髄円錐	12
脊髄根	191
脊髄視床路	223
脊髄小脳	216
脊髄小脳路	227
脊髄神経	162, 171
脊髄神経節	172
脊髄毛帯	223
赤体	98
脊柱	266
脊柱管	6, 267
脊柱起立筋	326, 327, 328
赤脾臓	158
セクレチン	92
舌咽神経	189, 198, 216, 254
舌下小丘	57
舌下神経	191
舌下神経核	191

舌下神経管…………………192, 265	浅指屈筋…………………337, 338	線毛上皮……………………………21
舌下腺……………………57, 187, 188	前室間溝………………………125	前野…………………………………212
赤血球…………………………………27	前室間枝………………………127	前葉……………………………………83
接合子………………………………370	前斜角筋………………………322	前立腺………………………………100
節後線維……………………………194	前十字靱帯……………………299	前立腺部…………………100, 117
舌骨…………………………262, 265	前縦靱帯………………………288	前腕……………………………………5
舌骨下筋……………………………321	線条体……………………206, 222	前腕骨間膜……………………293
舌骨上筋……………………………321	線条体黒質線維………………222	前腕正中皮静脈…………………144
舌骨舌筋……………………………55	線条体淡蒼球線維……………222	**そ**
舌根……………………………………55	浅掌動脈弓……………………135	総肝動脈…………………………137
舌神経………………………187, 198	腺上皮……………………………22	双極神経細胞………165, 188, 189
舌正中溝……………………………55	前上腕回旋動脈…………………134	総頸動脈…………………………129
節前線維……………………………194	染色質………………………18, 19	象牙質………………………………58
舌尖……………………………………55	染色体……………………18, 19, 368	造血幹細胞………………………28
舌体……………………………………55	前腎……………………………379	総腱輪………………………………247
接着斑………………………………19	仙髄……………………198, 218	(総)指伸筋…………………340, 341
舌動脈………………………………130	腺性下垂体………………………83	桑実胚………………………………371
舌乳頭…………………………55, 254	前脊髄視床路…………………223	増殖期………………………………102
舌背……………………………………55	前脊髄動脈……………………132	臓側腹膜……………………………76
節分節………………………………173	前尖…………………………125, 126	総胆管………………………………74
舌扁桃……………………………37, 158	前仙骨孔………………………268	総腸骨静脈………………………145
舌盲孔………………………………55	浅側頭動脈……………………130	総腸骨動脈…………12, 129, 139
セメント質…………………………58	前大脳動脈……………………132	相同染色体…………………………19
セルトリ細胞…………91, 96, 370	先体反応………………………370	総腓骨神経………………………180
浅………………………………………4	前腸……………………………376	総鼻道………………………………35
前………………………………………4	仙腸関節………………………296	僧帽筋…………191, 324, 325, 334
線維性結合組織……………………25	浅腸骨回旋動脈………………141	僧帽弁………………………………126
線維性連結…………………………282	前庭……………………………252	側索…………………………………219
線維軟骨……………………………26	前庭階…………………………250	束状帯………………………………88
線維軟骨結合………………………283	前庭器…………………………254	足底……………………………………5
線維被膜……………………………111	前庭球…………………………104	足底弓………………………………301
浅会陰横筋…………………………331	前庭小脳………………………217	足底筋………………………357, 358
前角…………………………………219	前庭小脳路……………………218	足底腱膜……………………………360
前核群………………………………212	前庭神経…………………188, 253	足底方形筋………360, 361, 363
前下小脳動脈………………………132	前庭神経節……………………188	側頭窩………………………………263
前眼房………………………………245	前庭窓…………………………250	側頭筋…………………………59, 320
浅胸筋………………………………323	前庭ヒダ…………………………38	側頭骨………………………………262
前鋸筋……………………323, 324, 334	先天性副腎過形成………………90	側頭葉………………………………206
仙棘筋………………………………327	前頭骨…………………………262	側脳室………………………………233
仙棘靱帯……………………………296	前頭神経………………………185	足背……………………………………5
前距腓靱帯…………………………300	前頭直筋………………………322	側副血管……………………………123
浅筋膜………………………238, 310	前頭洞……………………………36	鼠径管…………………………99, 105
前屈……………………………………7	前頭縫合………………………286	鼠径靱帯…………………277, 296
前脛骨筋……………………355, 356	前頭面……………………………6	組織……………………………………2
前脛骨動脈…………………………142	前頭葉…………………………206	咀嚼筋…………………………59, 318
仙結節靱帯…………………………296	前脳胞…………………………388	咀嚼筋神経………………………187
前交通動脈…………………………132	浅背筋…………………………324	側角…………………………………219
前交連………………………………206	前半規管………………………253	側屈……………………………………9
仙骨…………………………………268	前半月弁………………………125	足根管………………………………359
前骨間神経…………………………177	浅腓骨神経……………………180	足根骨………………………………281
仙骨頸靱帯…………………………103	前腹側核………………………212	足根中足関節……………………301
仙骨神経……………………171, 198	浅腹壁動脈……………………141	外がえし……………………………9
仙骨神経叢…………………………179	腺房………………………………75, 87	ソマトスタチン………………76, 87
前根………………………167, 171, 172	腺房細胞…………………………75	粗面小胞体…………………………17
前索…………………………………219	腺房中心細胞……………………75	
前枝…………………………………173	前脈絡叢動脈…………………132	

401

た

第一咽頭嚢	384
第一鰓弓	384
第一鰓溝	385
第一裂	216
大陰唇	103, 383
大円筋	332, 333, 334
体幹	4
大胸筋	323, 324, 334
大頬骨筋	318, 319
体腔	6
台形体	229
大結節	272
大結節稜	272
第五咽頭嚢	385
大後頭孔	265
大後頭神経	174
大後頭直筋	326, 327
対光反射	242
大骨盤	277
大坐骨孔	279
大坐骨切痕	277, 279
第三咽頭嚢	384
第三鰓弓	384
第三脳室	233
第三腓骨筋	355
体肢	4
胎児	368
大耳介神経	174
胎児循環	147
大十二指腸乳頭	66, 74, 75
体循環	129
大循環	129
帯状回	207
帯状溝	207
苔状線維	218, 227
大静脈孔	11, 47
大静脈裂孔	11
大心(臓)静脈	127
大腎杯	380
大錐体神経	188, 198
大膵動脈	137
体性感覚	236
大舌下腺管	57
大前庭腺	103
大泉門	286
大腿	5
大腿筋膜張筋	347, 348
大腿骨	279
大腿骨頸	280
大腿骨頭	279
大腿骨頭靭帯	297
大腿三角	351, 352
大腿膝蓋関節	300
大腿神経	179
大腿深動脈	141
大腿直筋	350, 351
大腿動脈	140
大腿二頭筋	353, 354, 355
大腿方形筋	347, 348, 349
大腿四頭筋	349, 350
大唾液腺	56
大腸	67
大殿筋	347, 348
大転子	280
大動脈弓	129
大動脈洞	127
大動脈弁	126
大動脈裂孔	47
タイト結合	19
大内臓神経叢	197
大内転筋	352, 353
第二咽頭嚢	384
第二鰓弓	384
大脳	204
大嚢	76
大脳基底核	206, 221
大脳脚	214
大脳動脈輪	133
大脳半球	204
大脳皮質	206
大脳辺縁系	211
胎盤	92, 148, 373
体部位局在	210
大伏在静脈	145
大網	63
大腰筋	347
第四咽頭嚢	385
第四鰓弓	384
第四脳室	213, 214, 233
対立	10
大菱形筋	324, 334
大菱形骨	274
第六鰓弓	384
大弯	63
唾液腺	56
楕円関節	285
多極神経細胞	164
ダグラス窩	76, 105
ダグラス窩穿刺	105
多形細胞層	207
たこ足細胞	113
多精拒否	370
脱落膜	373
田原の結節	126
多裂筋	326, 327
多列上皮	21
多列線毛上皮	21
短胃動脈	137
単関節筋	309
単球	27
短骨	259
短趾屈筋	360, 362
短趾伸筋	359, 360
胆汁	74
短掌筋	345
短小指屈筋	343, 345
短小趾屈筋	360, 361, 364
胆膵管膨大部	75
胆膵管膨大部括約筋	66
弾性型動脈	122
弾性軟骨	26
男性ホルモン	89
単層円柱上皮	21
単層円柱線毛上皮	21
淡蒼球	206, 222
単層扁平上皮	20
単層立方上皮	21
短橈側手根伸筋	340, 341
短内転筋	352, 353
胆嚢	74
胆嚢管	74
胆嚢動脈	137
短腓骨筋	357
短母指外転筋	343, 344
短母趾屈筋	360, 361, 364
短母指屈筋	343, 344
短母趾伸筋	359, 360
短母指伸筋	342, 343

ち

遅延型T細胞	156
置換骨	260
恥骨	275, 277
恥骨下枝	277
恥骨筋	352, 353
恥骨頸靭帯	103
恥骨結合	296
恥骨上枝	277
膣	103, 382
膣口	103
膣前庭	103
膣動脈	103
緻密質	26, 259
緻密斑	114
緻密部	222
着床	371
中咽頭収縮筋	60
中隔尖	125
中間楔状骨	281
中間腱	310
中間広筋	350, 351
中間神経	187
肘関節	292
中間中胚葉	379
中間尿細管	114
肘筋	341
中頸神経節	196

中結腸動脈	138	
中硬膜枝	185	
中耳	249	
中耳炎	37	
中斜角筋	322	
中手間関節	295	
中手指節関節	274, 296	
中小脳脚	214, 217	
中腎	379	
中心窩	243	
中心管	233	
中腎管	379, 381	
中神経幹	175	
中心溝	206, 207	
中心後回	207	
中心静脈	72	
中心前回	207	
中心(臓)静脈	127	
中心体	17	
中心灰白質	214	
中腎傍管	381	
虫垂	68, 154, 159	
虫垂動脈	138	
中枢神経系	162	
肘正中皮静脈	144	
中節骨	275, 282	
中前頭回	207	
中足間関節	301	
中足骨	282	
中足指節関節	301	
中大脳動脈	132	
中腸	376, 378	
中腸ループ	378	
中直腸動脈	140	
中殿筋	347, 348	
肘頭	273	
中脳	204, 213	
中脳屈	388	
中脳水道	214, 233	
中脳胞	388	
中胚葉	373	
中鼻甲介	35	
中鼻道	35	
虫部	216	
中副腎動脈	88, 138	
中膜	121	
虫様筋	346, 360, 361, 363	
中輪層	64	
腸肝循環	74	
長胸神経	175	
鳥距溝	207, 229	
蝶形骨	262	
蝶形骨洞	36	
腸脛靱帯	347	
長後索路	223	
長骨	258	
腸骨	275, 277
腸骨下腹神経	179
腸骨筋	347
腸骨鼠径神経	179
腸骨大腿靱帯	297
腸骨稜	12, 275
長趾屈筋	357, 358, 359
長趾伸筋	355, 356
長掌筋	337, 338
長橈側手根伸筋	340, 341
長内転筋	352, 353
蝶番関節	284
長腓骨筋	357
聴放線	230
長母指外転筋	342, 343
長母趾屈筋	357, 358, 359
長母指屈筋	338, 339
長母趾伸筋	355, 356
長母指伸筋	342, 343
腸腰筋	347
腸腰靱帯	296
腸腰動脈	139
跳躍伝導	166
腸リンパ本幹	147
腸肋筋	326, 327
直細静脈	115
直細動脈	115
直静脈洞	142
直腸	67, 69, 378
直腸子宮窩	76, 105
直腸静脈叢	70
直腸膀胱窩	76, 105, 116
直腸膨大部	69
チン小帯	241

つ

椎間円板	287
椎間孔	171, 173, 267
椎弓	266
椎孔	267
椎骨動脈	129, 132, 133
椎前筋	322
脊前神経節	195
椎体	266
脊傍神経節	195
ツェンカー憩室	62
ツチ骨	249, 250
爪	239

て

手	5
底屈	7
停止	308
釘植	282
底側骨間筋	360, 361, 365
テストステロン	84, 91, 96
デヒドロエピアンドロステロン	89
電解質コルチコイド	89
転子窩	280
転子間稜	280
テント枝	184
臀部	5

と

島	206
頭蓋	260
頭蓋冠	262
頭蓋腔	6
動眼神経	182, 198
動眼神経核	182
動眼神経副核	182
頭棘筋	326
頭屈	388
橈屈	7
瞳孔括約筋	198, 242
瞳孔散大筋	242
橈骨	273
橈骨手根関節	273, 294
橈骨静脈	144
橈骨神経	175, 177
橈骨動脈	133, 135
橈骨輪状靱帯	293
頭最長筋	326
糖質コルチコイド	89
投射線維	206
豆状骨	274
動静脈吻合	122
頭側	4
橈側手根屈筋	337, 338
頭長筋	322
頭頂後頭溝	206
頭頂骨	262
頭頂葉	206
糖尿病	87
頭板状筋	327
頭部	4
洞房結節	126
動脈	120, 121
動脈管	128, 149, 150
動脈幹	376
動脈幹円錐	374
動脈幹円錐中隔	376
動脈管索	128, 150
動脈弁	124
動脈網	122
透明帯	370
透明帯貫入	370
洞様毛細血管	72
ドーパミン	222
ドーパミン作動性神経	222
特異的防御	155

特殊感覚	236	
特殊体性感覚神経	170, 188	
特殊内臓運動神経	170, 182, 187, 189, 191	
特殊内臓感覚神経	170, 182, 187, 189, 191	
登上線維	216, 218	
トライツ靱帯	65, 66	
トリヨードサイロニン	86	
トルコ鞍	264	

な

内	4
内陰部動脈	140
内果	281
内顆粒層	207
内胸動脈	134
内頸動脈	130, 131
内肛門括約筋	70, 331
内細胞塊	371
内耳	250
内耳孔	265
内耳神経	188, 216, 247
内斜層	63
内錐体細胞層	207
内舌筋	55, 192
内旋	8
内臓運動神経	165
内臓感覚	236
内臓感覚神経	165
内臓神経節	165
内臓頭蓋	260
内側	4
内側胸筋神経	176
内側楔状骨	281
内側広筋	350, 351
内側膝状体	212, 229
内側縦足弓	301
内側上顆	272
内側神経束	175
内側側副靱帯	292, 299
内側直筋	182, 246
内側半月	299
内側毛帯	214, 216, 223, 230
内側翼突筋	59, 320
内弾性板	121
内腸骨静脈	145
内腸骨動脈	139
内転	7
内転筋管	352
内頭蓋底	262, 263
内尿道括約筋	117
内尿道口	116
内胚葉	371, 384
内皮細胞	121
内腹斜筋	329, 330, 331, 332

内分泌	22
内分泌系	2, 80
内分泌腺	80
内閉鎖筋	347, 348, 349
内膜	121, 243
内リンパ	250
内肋間筋	47, 329
ナチュラルキラー細胞	155
軟口蓋	54
軟骨結合	282
軟骨性骨	260
軟骨性連結	282
軟骨組織	25
軟骨内骨化	260
軟膜	231

に

二関節筋	309
二次口	375
二次精母細胞	369, 370
二次中隔	375
二次的腹膜後器官	68, 76
二次脳胞	388
二次卵胞	97
二次卵母細胞	369, 370
二次リンパ器官	154, 157
二次リンパ小節	157
二尖弁	126
二層性胚盤	371
乳歯	57
乳腺	104, 240
乳頭管	112
乳頭筋	126
乳頭孔	112
乳頭層	238
乳頭体	213
乳頭突起	268
乳ビ槽	147
乳様突起	265
ニューロン	163, 165, 166, 168
ニューロン説	165, 166
尿管	110, 115
尿管芽	380
尿管口	116
尿細管	112, 113
尿細管極	113
尿生殖隔膜	103, 105, 117
尿生殖三角	105
尿生殖洞	378
尿直腸中隔	378
尿道	100, 110, 117
尿道海綿体	100
尿道括約筋	331
尿道球腺	100
尿道ヒダ	382
妊娠黄体	98

ね

ネフロン	112
粘膜	23

の

脳回	207
脳幹	204, 213
脳溝	207
脳神経	162, 182
脳神経節	165
脳脊髄液	232
脳底動脈	130, 132
脳頭蓋	6
能動輸送	18
脳梁	206
ノルアドレナリン	90

は

歯	57
パーキンソン病	222
肺	43
パイエル板	67, 154, 159
肺胸膜	43, 48
肺区域	44
背屈	7
肺根	43
胚子	368
肺循環	128
肺静脈	128
肺小葉	44
肺神経叢	190
肺尖	43
背側	4
背側骨間筋	346, 360, 361, 365
背側膵芽	379
肺底	43
肺動脈	44, 128
肺動脈弁	125
背内側核	212
排尿路	115
灰白交通枝	196
灰白質	204
胚盤胞	371
胚盤葉下層	371
胚盤葉上層	371
排便のメカニズム	70
排便反射	70
肺胞	41
肺胞管	40, 42
肺胞嚢	40, 42
肺門	43
排卵	97
バウヒン弁	67
薄筋	352, 353
白筋線維	308
白交通枝	195

白交連	223
白質	204
薄束	213, 223
白体	98
白内障	244
白脾臓	158
麦粒軟骨	38
破骨細胞	86, 260
バセドウ病	86
バソプレシン	85
白血球	27
ハッサル小体	156
薄束核	213
鼻	255
ハバース管	26, 259
馬尾	218
ハムストリングス	353
腹	4
パラトルモン	86
バルサルバ洞	127
バルトリン腺	103
破裂孔	265
反回神経	191
半規管	253
半奇静脈	143
半棘筋	326, 327
半腱様筋	353, 354, 355
伴行静脈	123
板状筋	326, 327, 328
ハンチントン病	222
半膜様筋	353, 354, 355

ひ

被蓋細胞	113
被殻	206, 222
皮下組織	237, 238
皮筋	318
鼻筋	318, 319
鼻腔	34
鼻甲介	35
腓骨	281
鼻骨	262
尾骨	268
尾骨筋	331
尾骨神経	171, 181
尾骨神経叢	181
鼻根筋	318, 319
皮質	156
皮質脊髄路	221
尾状核	206, 222
脾静脈	72
尾状葉	71
尾髄	218
ヒス束	126
鼻前庭	34
脾臓	154, 158

尾側	4
左	4
左胃大網動脈	137
左胃動脈	137
左冠状動脈	127
左頸リンパ本幹	147
左結腸曲	68
左結腸動脈	138
左鎖骨下動脈	129
左鎖骨下リンパ本幹	147
左総頸動脈	129, 130
左半月弁	125, 126
鼻中隔	34, 262
鼻道	35
脾動脈	137
非特異的防御	155
ヒト絨毛性ゴナドトロピン	92, 373
泌尿器系	2
腓腹筋	357, 358
腓腹神経	180
皮膚	236, 237
皮膚腺	239
皮膚分節	173
肥満細胞	155
鼻毛様体神経	185
表情筋	318
標的細胞(器官)	81
表皮	237
ヒラメ筋	357, 358
鼻涙管	36, 246, 262
披裂軟骨	38

ふ

ファーター乳頭	66, 75
ファーター膨大部	75
ファーテル・パチニ小体	238, 240
フォルクマン管	26, 259
付加骨	260
不規則骨	259
腹横筋	329, 330, 331, 332
腹腔	5
腹腔神経節	195, 197
腹腔動脈	136
副楔状束核	227
副楔状束核小脳路	218, 227
副交感神経	172
副交感神経系	194
副交感神経節	194
副甲状腺	86
副細胞	65
副腎	88
副神経	191, 216
副腎静脈	145
副腎髄質	88, 90, 197
副腎皮質	88

副腎皮質刺激ホルモン	84
副膵管	74
輻輳反射	242
腹側	4
腹側核群	212
腹側膵芽	379
腹大動脈	129
腹直筋	329, 330, 331
腹直筋鞘	329
副突起	268
腹内側核	212
副半奇静脈	143
副鼻腔	36
腹膜	76
腹膜後器官	110
腹膜垂	69
腹膜内器官	76
不随筋	25
不対神経節	197
ブドウ膜	241
負のフィードバック	82
浮遊肋	270
プルキンエ細胞	217
プルキンエ細胞層	217
プルキンエ線維	126
ブローカ野	210
プロゲステロン	84, 91, 96, 102, 373
プロラクチン	84
分界溝	55
分界線	277
吻合	122
分子層	207, 217
分泌期	102
噴門	63
噴門腺	65
噴門部	63

へ

平滑筋	25
平衡砂	253
平衡砂膜	252
平行線維	218
平衡斑	252
閉鎖管	279
閉鎖孔	277, 279
閉鎖神経	179
閉鎖動脈	139
閉鎖膜	279, 296
平面関節	286
ペースメーカー	126
壁細胞	65
壁側胸膜	48
壁側腹膜	76
ペプチドホルモン	81
ベル・マジャンディーの法則	172

ペルオキシソーム･･････････18
ヘルパーT細胞･････････156
ヘルマン線･･･････････････70
辺縁葉･･････････････････211
扁桃････････････････････154
扁桃体･･････････････206, 211
扁平骨･･････････････････259
片葉小節葉･････････････216
辺縁葉･････････････････206
ヘンレ係蹄･･････････････114

ほ

方形回内筋･･････････338, 339
方形葉･･････････････････71
縫合･･････････････260, 282, 286
膀胱･･････････････････110, 115
縫工筋･･････････････349, 350, 351
膀胱三角･･･････････････116
膀胱子宮窩･･････････76, 116
膀胱尖･･････････････････116
膀胱体･････････････････116
膀胱底･････････････････116
傍糸球体細胞･･･････････114
傍糸球体装置･･･････････114
房室管･････････････････375
房室結節･･･････････････126
房室束･････････････････126
房室中隔･･･････････････375
房室弁･････････････････124
放射冠･････････････････370
放射冠貫入･････････････370
胞状卵胞･････････････････97
膨大部･････････････････253
膨大部稜･･･････････････253
傍分泌･･････････････････22
傍濾胞細胞･･････････････86
ボーマン嚢･････････････112
母趾外転筋･･････････360, 362
母指球･････････････････342
母指球筋･･･････････････343
母指対立筋･･････････343, 344
母趾内転筋･･････････360, 361, 364
母指内転筋･････････343, 344
補助筋･････････････････309
補助呼吸筋･･････････････47
ボタロー管･･････････128, 150
ホルネル症候群･･････････242
ホルモン････････････････80
ホロクリン･･･････････････22

ま

マイスネル小体････････238, 240
マイスネル神経叢･････････62, 66
マイボーム腺･･･････････246
膜性骨･････････････････260
膜内骨化･･･････････････260

膜半規管････････････････253
膜迷路･････････････････250
マクロファージ･･････28, 154, 155
マジャンディ孔･････････233
マスト細胞･････････････155
末梢神経系･････････････162, 168
末節骨････････････････275, 282

み

ミエリン鞘･･････････････30
ミオシンフィラメント･････307
右･････････････････････4
右胃大網動脈･･･････････137
右胃動脈･･･････････････137
右冠状動脈･････････････127
右頸リンパ本幹････････147
右結腸曲････････････････68
右結腸動脈･････････････138
右鎖骨下動脈･･･････････190
右鎖骨下リンパ本幹･････147
右総頚動脈･････････････129
右半月弁･････････････125, 126
右リンパ本幹･･･････････147
味孔･･････････････････254
ミトコンドリア･･････････17
ミネラルコルチコイド･････89
未分化生殖腺･･･････････381
耳･･･････････････････247
脈絡叢･････････････････232, 233
脈絡膜･････････････････241
ミュラー管･････････････382
ミュラー管抑制因子･････382
味蕾･････････････････55, 254

む

無漿膜野････････････････72
無髄線維･･･････････････163
胸･･･････････････････････4

め

眼･････････････････････240
迷走神経･････････････190, 198, 216
迷走神経幹･････････････190
迷走神経背側核･･････190, 198
メサンギウム細胞･･････114
メッケル軟骨･･･････････384
メラトニン･･････････････91
メラニン細胞刺激ホルモン･･84
メラノサイト･･･････････237
メルケル小体･･･････････240
免疫グロブリン･････････156
免疫系････････････････････2

も

毛細血管･････････････120, 122
毛細胆管････････････････72

毛細リンパ管････････120, 146
網状説･････････････････165
網状層･････････････････238
網状帯･･････････････････88
毛帯交叉･･･････････････223
盲腸･････････････67, 68, 378
盲点･･････････････････244
網嚢･･･････････････････76
網嚢孔････････････････76
盲斑･･････････････････244
網膜･････････････182, 227, 243
網膜視部･･･････････････243
網膜盲部･･･････････････243
網様体････････････182, 215, 216, 241
網様部･････････････････222
毛様体筋･･････････････198, 241
毛様体小帯･････････････241
毛様体神経節･････････182, 198
毛様体突起････････････241, 245
門脈循環･･･････････････145

や

ヤコビー線･･････････････12

ゆ

有郭乳頭･･････････････55, 254
有鈎骨･････････････････274
有髄線維･･･････････････163
有頭骨･････････････････274
幽門･･･････････････････63
幽門管･････････････････63
幽門腺･････････････････65
幽門洞･････････････････63
輸出細動脈･････････････112
輸入細動脈･････････････112

よ

葉間静脈･･･････････････115
葉間動脈･･･････････････115
葉間裂･･････････････････43
葉気管支･･･････････････40, 41
葉状乳頭･･････････････55, 254
腰神経･････････････････171
腰神経叢･･･････････････177
洋水･･････････････････380
腰髄･･････････････････218
腰仙関節･･･････････････296
腰仙骨神経幹･･･････････179
腰腸肋筋･･･････････････326
腰椎･･････････････････268
腰椎穿刺････････････････12
腰静脈･････････････････144
腰動脈･････････････････136
腰方形筋････････････329, 331
腰膨大･････････････････218
腰リンパ本幹･･･････････147

翼口蓋神経	186
翼口蓋神経節	188, 198
翼状突起	265
翼突管神経	188

ら

ライディッヒ細胞	91, 96
ラセン関節	285
ラセン器	251
ラムダ縫合	286
卵円窩	125, 150, 375
卵円孔	125, 149, 150, 265, 375
卵黄腸管	376
卵黄嚢	376
卵割	371
卵管	101, 382
卵管峡部	101
卵管采	101
卵管子宮部	101
卵管膨大部	101
卵管漏斗	101
卵形嚢	252
ランゲルハンス島	75, 87
卵子	96, 369, 370
卵子形成	97
卵巣	91, 96, 97, 381
卵巣周期	98
卵巣静脈	145
卵巣提索	103
卵巣導帯	103, 383
卵巣動脈	139
卵祖細胞	97, 369
ランビエの絞輪	163, 166
卵胞刺激ホルモン	84, 96, 97
卵胞ホルモン	91, 96

り

梨状筋	347, 348, 349
梨状筋下孔	279
梨状筋上孔	279
梨状口	262
リスフラン関節	301
リソソーム	17
立方骨	281
リボソーム	17
リモデリング	260
隆起核	212
隆椎	268
菱形窩	213
菱形筋	325
菱脳	388
菱脳胞	388
緑内症	245
輪状溝	206
輪状軟骨	38
輪状ヒダ	65

鱗状縫合	286
輪帯	297
リンパ管	120
リンパ管系	120
リンパ球	27, 28, 154, 155
リンパ系	146
リンパ系幹細胞	28
リンパ小節	154, 157
リンパ節	120, 154, 157
リンパ本幹	120, 146, 147
リンパ濾胞	157

る

涙骨	262
涙小管	246
涙腺	187, 246
涙腺枝	184
涙点	246
涙囊	246
ルシュカ孔	233
ルフィニ小体	240

れ

レイマー三角	62
レニン-アンギオテンシン-アルドステロン系	89
連合線維	206
レンズ核	206

ろ

漏斗	83
漏斗核	82, 212
ローランド溝	206
肋横突関節	290
肋鎖靱帯	291
肋椎関節	290
肋下筋	329
肋下神経	177
肋下動脈	136
肋間神経	177
肋間動脈	129, 136
肋頸動脈	134
肋骨	270
肋骨横隔洞	48
肋骨弓	270
肋骨挙筋	329
肋骨頭関節	290
肋骨突起	268
ロドプシン	243
濾胞	86
濾胞細胞	86

わ

鷲手	177
ワルダイエルの咽頭輪	37, 159
腕尺関節	292

腕神経叢	175
腕橈関節	273, 293
腕橈骨筋	340, 341
腕頭静脈	142
腕頭動脈	129

英文索引

A

abdomen	4
abdominal aorta	129
abdominal cavity	5
abducent nerve	187
abduction	7
abductor digiti minimi muscle	345, 360
abductor hallucis muscle	360
abductor pollicis brevis muscle	344
abductor pollicis longus muscle	342
absorptive epithelium	22
accessory cuneate nucleus	227
accessory nerve	191
accessory pancreatic duct	74
acetabulum	275
acinar cell	75
acinus	75, 87
acromioclavicular joint	290
acromioclavicular ligament	291
acromion	272
acrosome reaction	370
adduction	7
adductor brevis muscle	352
adductor hallucis muscle	361
adductor longus muscle	352
adductor magnus muscle	352
adductor pollicis muscle	344
adenohypophysis	83
adenoids	37
adrenal cortex	88
adrenal medulla	88
afferent glomerular arteriole	112
aggregated lymphatic nodules	157
alveolar duct	40
alveolar sac	40
alveolus	41
ampulla	101, 253
ampulla of vas deferens	99
ampullary crest	253
amygdaloid complex	206
anal canal	67
anal column	69
anal sinus	70
anal triangle	105
anastomosis	122
ansa cervicalis	175

anterior ··································4	atrioventricular valve ···············124	**C**
anterior cerebral artery ···········132	auditory ossicles ·······················249	calcaneus ·································281
anterior chamber ······················245	Auerbach's plexus ············62, 198	calcarine sulcus ···············207, 229
anterior choroidal artery ·········132	auricle ·······································248	capillary ···································120
anterior circumflex humeral artery	auricular lobule ························248	capitate ····································274
··134	auricularis muscle ····················248	cardia ···63
anterior cruciate ligament ······299	autocrine ····································22	cardiac muscle ··························24
anterior fasciculus ···················219	autonomic ganglion ·················165	cardiovascular system ············120
anterior fontanelle ···················286	autonomic nervous system	carotid canal ····························265
anterior horn ····························219	···80, 194	carpal tunnel ····················274, 338
anterior inferior cerebellar artery 132	axillary artery ··················133, 134	carpometacarpal joint ·············295
anterior interventricular branch ··127	axillary nerve ···························175	cartilage tissue ··························25
anterior lobe ······························83	axis ··268	caudal ···4
anterior longitudinal ligament	axon ···································29, 163	caudate lobe ······························71
··288	azygos vein ······························143	caudate nucleus ·······················206
anterior rams ····························173		cecum ································67, 159
anterior semicircular canal ·····253	**B**	celiac ganglion ·························195
anterior spinal artery ···············132	B lymphocyte ·····················28, 76	celiac trunk ······························136
anterior thalamocortical tract ·····223	back ··4	cell ·······································2, 16
anterior tibal artery ··················142	Bartholin's gland ······················103	cell membrane ····················16, 18
anterir communicating artery	basal ganglia ···························206	central nervous system ··········162
··132	base of heart ····························124	central sulcus ···························206
aortic arch ································129	base of lung ·······························43	central tendon ····························46
aortic sinus ······························127	basilar artery ····························130	central vein ·······························72
aortic valve ·······························124	bending ··9	centroacinar cell ························75
apex of bladder ·······················116	biceps brachii muscle ··············335	centrosome ·······························17
apex of heart ····························124	biceps femoris muscle ············354	cerebellar cortex ·····················217
apex of lung ·······························43	bilaminar germ disk ·················371	cerebellar hemisphere ············216
apocrine ····································23	blastocyst ·································371	cerebellorubral tract ················227
apocrine sweat gland ·············239	blood ··27	cerebellothalamic tract ···········227
arachnoid ·································231	blood - cerebrospinal fluid barrier	cerebellum ·······························204
archicerebellum ·······················216	··232	cerebral aqueduct ···················233
arcuate arteries ·······················115	blood-urine barrier ···················113	cerebral arterial circle ·············133
arcuate veins ····························115	body cavity ···································6	cerebral cortex ························206
arm ··5	body of bladder ························116	cerebral hemisphere ···············204
arteior interventricular sulcus	bone marrow ················28, 154, 259	cerebral peduncle ···················214
··125	bony labyrinth ·························250	cerebrum ·································204
arterial plexus ··························122	bony tissue ·································26	ceruminous gland ···················239
arterialcircle of Willis ···············133	Bowman's capsule ···················112	cervical cord ····························218
arteriole ····································122	brachial artery ·························133	cervical enlargement ··············218
arteriolovenular anastomosis ······122	brachial plexus ························175	cervical nerve ··························171
artery ··120	brachialis muscle ····················335	cervical plexus ·························174
artery to ductus deferens ········140	brachiocephalic trunk ··············129	cervical vertebrae ···················267
articular disk ····························284	brachiocephalic vein ···············142	cervix ···4
arytenoid cartilage ·····················38	brachioradialis muscle ············341	chamber ··································245
ascending aorta ·······················129	brainstem ································204	chest ··4
ascending colon ·······················67	branchial arches ·····················383	choana ··34
ascending lumbar vein ············143	branchial nerve ························192	choroid ·····································241
ascending pharyngeal artery ·····130	Broca's area ····························210	choroid plexus ·························232
associative fiber ······················206	bronchial arteries ·····················136	chromatin ···························18, 19
astrocyte ····································30	bronchial artery ···············44, 129	chromosome ·····················18, 368
atlantooccipital joint ·················288	bronchiole ··································40	ciliary body ······························241
atlas ··267	bronchomediastinal trunk ········147	ciliary ganglion ························198
atrioventicular septum ············375	buccinator muscle ···················319	ciliary process ·························241
atrioventricular bundle ············126	bulbar conjunctiva ····················246	ciliary zonule ···························241
atrioventricular node ···············126	bulbourethral gland ·················100	ciliated epithelium ·····················21

cingulate gyrus ·······················207	costocervical trunk ···················134	dural venous ····························232
cingulate sulcus ······················207	costovertebral joints ················290	dural venous sinuses ···············142
circular sulcus ·························206	Cowper's gland ·························100	
circulation system ·······················2	coxa ··275	**E**
circumflex branch ···················127	cranial cavity ································6	eccrine sweat gland ················239
cisterna chyli·····························147	cranial ganglion ························165	ectoderm····································373
clavicle ·······································271	cranial nerve ·····························162	efferent glomerular arteriole····112
climbing fiber ···························218	cremaster muscle	ejaculatory duct ··························96
clitoris ··103	···331	elastic artery·····························122
coccygeal cord·························218	cricoid cartilage ·························38	elastic cartilage ·························26
coccygeal nerve ··············171, 181	cuboid bone ·····························281	elevation······································9
coccygeus muscle····················331	cuneate fasciculus ···················223	endocardial cushion ················374
cochlear duct····························250	cuneate nucleus ·······················213	endocardium·····························123
cochlear ganglion ····················189	cuneatus fascicle ·····················213	endochondral ossification ·········260
cochlear nerve ················188, 251	cuneiform cartilage····················38	endocrine ····································22
cochlear nucleus ·····················229	cuneocerebellar tract ···············227	endocrine glands ·······················80
cochlear window······················250	cytoplasm····································16	endocrine system ·················2, 80
collateral vessel ·······················123	cytoskeleton·······························17	endoderm··································371
collecting tube ··························115	cytosol ··16	endoplasmic reticulum ··············17
colon ··67		endothelium·······························121
commissural fiber·····················206	**D**	entorhinal cortex·······················231
common bile duct······················74	deep ··4	epiblast······································371
common carotid artery ············129	deep cerebellar nucleus ··········217	epicardium·································123
common hepatic artery·············137	deep circumflex iliac artery ·······140	epidermis···································237
common iliac artery ·················139	deep femoral artery ·················141	epiglottic cartilage ······················38
common iliac vein····················145	deep palmar arch ····················135	epiphyseal line·························258
common nasal meatus ··············35	deep peroneal nerve ···············180	epiphysis···································258
compact bone ····························26	deltoid muscle ··························333	epiploic appendix ······················69
conducting system of heart·······126	dendrites ····························29, 163	epithelial tissue··························19
cone ···243	depression····································9	erythrocyte ·································27
connective tissue························25	depressor anguli oris muscle·······319	esophageal arteries·················136
conoid ligament ·······················291	depressor labii inferioris muscle ·319	esophageal artery····················129
convoluted seminiferous tubule	dermis··237	esophageal branches···············137
···96	descending aorta·····················129	ethmoid bone ···························262
coracoacromial ligament·········292	descending colon ······················68	ethmoidal sinus··························36
coracobrachialis muscle··········335	descending genicular artery ······141	eustachian tonsil······················159
coracohumeral ligament ·········292	desmosome ·······························19	eustachian tube·························37
coracoid process ·····················272	diaphragm ································329	eversion··9
corniculate cartilage ··················38	diaphysis···································258	exocrine ······································22
corona radiata ··························370	diencephalon····························204	exocrine glands·························80
coronal plane ·······························6	digastric muscle ······················322	exocytosis···································22
coronal suture ··························286	digestive system ··························2	extension······································7
coronary sinus·························127	distal ··4	extensor carpi radialis brevis muscle
coronary sulcus ·······················125	distal convoluted tubule···········114	···341
corotruncus·······························374	dorsal ···4	extensor carpi radialis longus muscle
corpus albicans ·························98	dorsal column nucleus·············223	···341
corpus cavernosum clitoridis	dorsal interossei muscles ······346, 361	extensor carpi ulnaris muscle
···104	dorsal pancreatic bud ··············379	···341
corpus luteum ····························98	dorsal scapular nerve ··············175	extensor digiti minimi muscle
corpus rubrum····························98	dorsiflexion···································7	···341
corpus spongiosum··················100	ductulus efferentes ···················96	extensor digitorum brevis muscle 360
corpus spongiosum penis ·········100	ductus arteriosus·············128, 149	extensor digitorum longus muscle 355
corpuscle of Vater - Pacini ······238	ductus epididymidis ···················96	extensor digitorum muscle ········341
corrugator supercilii muscle ······319	ductus venosus ·······················148	extensor hallucis brevis muscle ···360
corticospinal tract ····················221	duodenum ··································65	extensor hallucis longus muscle ··355
Corti's organ ·····························251	dura mater ································231	extensor indicis muscle············342

extensor pollicis brevis muscle ·············342	foramen of Luschka ············233	great splanchnic nerve ·············197
extensor pollicis longus muscle ···342	foramen of Magendie ············233	greater auricular nerve ·············174
external ············4	foramen ovale············125, 149	greater curvature ·············63
external abdominal oblique muscle ·············331	forearm ············5	greater occipital nerve·············174
external acoustic foramen ·········263	foregut ············376	greater omentum ·············63
external auditory canal ·············249	fossa ovalis ············125	greater sciatic foramen ·············279
external carotid artery ·············130	fourth ventricle ············213, 233	greater sciatic notch·············277
external iliac vein ·············145	fovea centralis ············243	greater trochanter ·············280
external intercostals muscle ···47, 329	free nerve ending ············238	gubernaculum of ovary·············383
external pudendal arteries·············141	frontal bone ············262	gubernaculum of testis ·············383
external rotation ·············8	frontal lobe ············206	Guyon's canal ·············339
external urethral orifice ·············103	frontal plane ············6	
extrapyramidal system ·············221	frontal sinus ············36	**H**
extremity·············4	frontal suture ············286	hair ·············239
eyelashes·············245	fundus ············63	hamate·············274
eyelid·············245	fundus of bladder ············116	hand ·············5
	fundus of eye············244	hard palate ·············54, 265
	fungiform papilla ············254	haustra coli ·············69
F		Haversian canal ·············26, 259
face ············4	**G**	head ·············4
facial artery·············130	gallbladder ············74	heart ·············120
facial nerve ·············187	ganglion cell············243	hematopoietic stem cell ·············28
femoral artery·············140	gastic corpus ············63	hemorrhoidal zone ·············70
femoral nerve ·············179	gastic gland············65	Henle's loop ·············114
femur ············5	gastrocnemius muscle ············358	hepatic lobule ·············72
fertilization ············368	gemellus inferior muscle············348	hepatic portal vein ·············72
fertilized ovum············370	gemellus superior muscle············348	hepatic veins ·············144
fetus ············368	gene ············368	Hermann's line ·············70
fibrous cartilage ············26	general somatic afferent ············170	hilum kidney ·············110
fibula ············281	general somatic efferent ············170	hilum of lung ·············43
fibularis (peroneus) brevis·········357	general visceral afferent ············170	hindgut ·············376
fibularis (peroneus) longus·········357	general visceral efferent ············170	hip ·············5
fibularis (peroneus) tertius muscle ·············355	geniohyoid muscle············322	hip joint ·············297
	genital ridge ············381	hippocampus·············206
filiform papilla ············254	genital swelling ············382	His bundle ·············126
fimbria ············101	genital tubercle ············382	holocrine ·············22
flat bone ············259	genitofemoral nerve············179	horizontal abduction ·············8
flexion ············7	genome ············368	horizontal adduction ·············9
flexor carpi radialis muscle·······338	germ cell ············96	horizontal extension ·············8
flexor carpi ulnaris muscle·······338	glandular epithelium ············22	horizontal flexion ·············8
flexor digiti minimi brevis muscle ·············345, 361	globus pallidus ············206	horizontal plane ·············6
	glomerular capsule ············112	hormone ·············80
flexor digitorum brevis muscle····360	glomerulus ············112	humeroradial joint ·············293
flexor digitorum longus muscle···358	glossopharyngeal nerve ············189	humeroulnar joint ·············292
flexor digitorum profundus muscle ·············338	gluteus maximus muscle ············348	humerus·············272
	gluteus medius muscle ············348	hyaline cartilage·············25
flexor digitorum superficialis muscle ·············338	gluteus minimus muscle ············348	hymus gland ·············154
	Golgi complex ············17	hyoid bone ·············262
flexor hallucis brevis muscle·······361	Graafian follicle ············97, 370	hypoblast ·············371
flexor hallucis longus muscle·····358	gracile fasciculus············213, 223	hypoglossal nerve ·············191
flexor pollicis brevis muscle·······344	gracile nucleus ············213	hypophysial portal vein ·············83
flexor pollicis longus muscle·····338	gracilis muscle ············352	hypothalamus·············80, 211
flocculonodular lobe ·············216	granulocyte ············27	
foliate papilla ············254	gray communicating branch·······196	**I**
foot ············5	gray matter ············204	ifundibulum ·············101
	great cardiac vein ············127	ileocecal valve ·············67

iliac crest	12	
iliacus muscle	347	
iliocostalis muscles	327	
iliohypogastric nerve	179	
ilioinguinal nerve	179	
iliolumbar artery	139	
ileum	275	
immune system	2	
incus	250	
indifferent gonad	381	
inferior	4	
inferior articular process	267	
inferior cerebellar peduncle	216	
inferior cervical ganglion	196	
inferior constrictor of pharynx	60	
inferior epigastric artery	140	
inferior ganglion	189	
inferior gluteal artery	140	
inferior gluteal nerve	179	
inferior mesenteric artery	138	
inferior mesenteric ganglion	195	
inferior nasal concha	35	
inferior nasal meatus	35	
inferior oblique muscle	246	
inferior phrenic arteries	136	
inferior phrenic veins	144	
inferior rectus muscle	246	
inferior ulnar collateral artery	135	
inferior vena cava	144	
inferior vesical artery	140	
infraspinatus muscle	333	
infundibular nucleus	82, 212	
infundibulum	83	
inguinal canal	99	
inguinal ligament	277	
inner cell mass	371	
innermost intercostals muscle	329	
insula	206	
interatrial septum	123	
intercarpal joint	295	
intercostal artery	129	
interlobar arteries	115	
interlobar veins	115	
interlobular veins	115	
intermediate mesoderm	379	
intermembranous ossification	260	
intermetacarpal joint	295	
internal	4	
internal abdominal oblique muscle	331	
internal acoustic meatus	265	
internal carotid artery	130	
internal iliac vein	145	
internal intercostals muscle	47, 329	
internal pudendal artery	140	
internal rotation	8	
internal thoracic artery	134	
interosseous membrane of forearm	293	
interphalangeal joint	296	
interspinal ligament	288	
interspinales muscles	327	
interstitial cell	91	
interstitial tissue of testis	96	
intertransversarii muscles	327	
interventricular septum	123	
intervertebral disc	287	
intervertebral foramen	267	
intestinal trunk	147	
inversion	9	
involuntary muscle	25	
irregular bone	259	
ischial tuberosity	277	
ischium	277	
islets of Langerhans	75, 87	
isthmus	101	
isthmus of uterus	101	
J		
Jacoby line	12	
jejunum	65	
jugular foramen	265	
juxtaglomerular apparatus	114	
juxtaglomerular cells	114	
K		
kidney	110	
Kisselbach area	36	
knee joint	298	
L		
labia majora	103	
labia minora	103	
lacerated foramen	265	
lacrimal bone	262	
lacrimal canal iculus	246	
lacrimal gland	246	
lacrimal punctum	246	
lacrimal sac	246	
lacuna musculorum	277	
lacuna vasorum	277	
lambdoid suture	286	
lamina elastica externa	121	
lamina elastica interna	121	
laryngeal part of pharynx	37	
laryngeal prominence	11	
larynx	38	
lateral	4	
lateral atlantoepistrophic joint	289	
lateral cuneiform bone	281	
lateral epicondyle	272	
lateral fasciculus	219	
lateral femoral cutaneous nerve	179	
lateral fissure	206	
lateral geniculate nucleus	212, 229	
lateral horn	219	
lateral malleolu	281	
lateral pectoral nerve	176	
lateral pterygoid muscle	320	
lateral rectus muscle	246	
lateral sacral artery	139	
lateral semicircular canal	253	
lateral thalamocortical tract	223	
lateral thoracic artery	134	
lateral ventricle	233	
latissimus dorsi muscle	324	
left	4	
left atrium	123	
left auricle	125	
left common carotid artery	129	
left coronary artery	127	
left gastric artery	137	
left jugular trunk	147	
left lobe	71	
left subclavian artery	129	
left subclavian trunk	147	
left ventricle	123	
leg	5	
lentiform nucleus	206	
lesser curvature	63	
lesser occipital nerve	174	
lesser omentum	63	
lesser sciatic foramen	279	
lesser sciatic notch	277	
lesser splanchnic nerve	197	
lesser trochanter	280	
leukocyte	27	
levator ani muscle	331	
levator labii superioris alaeque nasi muscle	319	
levator labii superioris muscle	319	
levator scapulae muscle	324	
levatores costarum muscles	329	
Leydig cell	91, 96	
liac crest	275	
ligament	284	
ligamentum arteriosum	128	
limbic cortex	206	
lingual artery	130	
lingual tonsil	158	
liver but	379	
liver cell cord	72	
lobar bronchus	40	

long bone ····················258	medial pectoral nerve ·············176	myelin sheath ····················30
long thoracic nerve ···············175	medial pterygoid muscle ···········320	myeloblast ······················28
longissimus muscles ··············327	medial rectus muscle ··············246	myeloid stem cell ·················28
longus capitis muscle ·············322	median eminence ·················212	mylohyoid muscle ················322
longus colli muscle ···············322	median nerve ····················175	myocardium ····················123
low back ·······················4	median plane ·····················6	
lower limb ······················5	median sacral artery ··············136	**N**
lumbal arteries ··················136	mediastinal branches ··············136	nail ···························239
lumbal trunk ···················147	mediastinum ·····················45	nasal bone ·····················262
lumbar cord ····················218	medulla oblongata ················204	nasal part of pharynx ··············37
lumbar enlargement ··············218	meibomian gland ·················246	nasal septum ····················34
lumbar nerve ···················171	meiosis ························368	nasal vestibule ···················34
lumbar plexus ···················177	Meissner's plexus ·················62	nasalis muscle muscle ············319
lumbar veins ····················144	Meissner's tactile corpuscle ········238	nasolacrimal duct ·········36, 246, 262
lumbar vertebrae ················268	membrane semicircular duct	navicular bone ··················281
lumbosacral joint ················296	····························253	neocerebellum ···················216
lumbrical muscles ············346, 361	membranous labyrinth ············250	neocortex ······················206
lunate ························274	membranous part of interventricular	nephron ·······················112
lung···························43	septum························376	nervous system ····················3
lymph follicle ···················157	meninges ·······················231	neural crest ····················388
lymph node ················120, 154	menstruation ····················98	neural fold ·····················386
lymphatic capillary ···········120, 146	mentalis muscle ··················319	neural groove ···················386
lymphatic duct ··················120	Merkel's tactile corpuscle ·········240	neural plate ····················386
lymphatic trunks ············120, 146	mesangial cell····················	neural tube ·····················386
lymphocyte ················28, 154	mesencephalon ··················388	neurocranium ················6, 262
lymphoid nodule ·················154	mesoderm ······················373	neuroglia ···················30, 163
lymphoid stem cell················28	mesonephric duct ················379	neurohypophysis ·················83
lymphoid system ·················120	mesonephros ····················379	neuron ························29
lysosome ·······················17	metacarpophalangeal joint ·········296	neutonn ·······················163
	metatarsal bone ·················282	neutrophil ······················27
M	microglia ·······················30	nigrostriatal tract ················222
macrophage ····················28	midbrain ······················204	node of Ranvier ·················163
macrophage ················28, 154	midcarpal joint ·················295	nostril ························34
macula densa ···················114	middle cardiac vein ···············127	nucha ·························4
macula of membranous labyrinth 252	middle cerebellar peduncle········214	nuchal ligament ·················288
main bronchus ···················40	middle cerebral artery ············132	nuclear envelope ·················18
major duodenal papilla ·······66, 74	middle cervical ganglion ··········196	nucleus ····················16, 18
major vestibular gland ············103	middle constrictor of pharynx ·····60	
malleus ························250	middle cuneiform bone ···········281	**O**
mammary gland ·················104	middle nasal concha ··············35	oblique vein of left atrium ·······127
mandibular fossa ·················263	middle nasal meatus ··············35	obliquus capitis inferior muscle ···327
mandibular nerve ············184, 187	middle rectal artery ··············140	obliquus capitis superior muscle··327
mandible ·······················262	Middle suprarenal artery ·········138	obturator artery ·················139
masseter muscle ·················320	milk tooth ·····················57	obturator cannal ·················279
maxilla ·························262	minor duodenal papilla ·····66, 75	obturator externus muscle ········352
maxillary artery ··················131	mitochondria ····················17	obturator foramen ···············279
maxillary nerve ··················184	mitral valve ····················126	obturator internus muscle ········348
maxillary sinus ···················36	mossy fiber ····················218	obturator nerve ·················179
medial···························4	mucous membrane ···············23	occipital artery ··················130
medial atlantoaxial joint ··········289	mudgut ························376	occipital bone ··················262
medial cuneiform bone ··········281	multifidus muscles ···············327	occipital external protuberance ···265
medial epicondyle ···············272	muscular artery ·················122	occipital lobe ···················206
medial geniculate nucleus	muscular part of interventricular	occipitofrontalis muscle ·········319
·························212, 229	septum························376	oculomotor nerve ···············182
medial lemniscus·················214	muscular system ··················3	odontoid process ················268
medial malleolus ················281	musculocutaneous nerve ········175	olfactory bulb ·············231, 255

olfactory cell	255	
olfactory epithelium	35, 255	
olfactory nerve	182, 255	
oligodendrocyte	30, 163	
omohyoid muscle	322	
oogonium	97, 369	
opening for aorta	11, 47	
opening for esophagus	11, 47	
opening for inferior vena cava	11, 47	
openings of papillary ducts	112	
ophthalmic artery	131	
ophthalmic nerve	184	
opponens digiti minimi muscle	345	
opponens pollicis muscle	344	
opposition	10	
optic cannal	262	
optic chiasma	227	
optic disc	244	
optic nerve	182	
optic radiation	229	
optic tract	229	
oral cavity	54	
oral cavity proper	54	
oral part of pharynx	37	
oral vestibule	54	
orbicularis oculi muscle	319	
orbicularis oris muscle	319	
orbit	262	
organ	2	
organ system	2	
organelle	16	
ostium primum	374	
ostium secundum	375	
otic ganglion	189, 198	
ovarian arteries	139	
ovarian veins	145	
ovary	96	
ovisac	101	
ovulation	97	
ovum	96, 368	

P

palate · · · · · · 54
palatine bone · · · · · · 262
palatine tonsil · · · · · · 158
palatopharyngeus muscle · · · · · · 60
paleocerebellum · · · · · · 216
paleocortex · · · · · · 206
palmar abduction · · · · · · 9
palmar adduction · · · · · · 9
palmar interossei muscles · · · · · · 346
palmaris brevis muscle · · · · · · 345
palmaris longus muscle · · · · · · 338
palmerflexion · · · · · · 7
palpebral conjunctiva · · · · · · 246
pancreas · · · · · · 74
pancreatic duct · · · · · · 74
papillary ducts · · · · · · 112
paracrine · · · · · · 22
parafollicular cell · · · · · · 86
parahippocampal gyrus · · · · · · 231
paramesonephric ducts · · · · · · 381
paranasal sinuses · · · · · · 36
parasympathetic ganglion · · · · · · 194
parasympathetic nervous system
· · · · · · 194, 198
paraventricular nucleus · · · · · · 212
parietal bone · · · · · · 262
parietal lobe · · · · · · 206
parietal pleura · · · · · · 48
parietooccipital sulcus · · · · · · 206
parotid gland · · · · · · 57
patella · · · · · · 280
patellofemoral joint · · · · · · 300
pectinate line · · · · · · 70
pectineus muscle · · · · · · 352
pectoral girdle · · · · · · 5
pectoralis major muscle · · · · · · 324
pectoralis minor muscle · · · · · · 47, 324
pelvic cavity · · · · · · 6
pelvic diaphragm · · · · · · 103
pelvic girdle · · · · · · 5
pelvic splanchnic nerve · · · · · · 199
pericardial branches · · · · · · 136
perineum · · · · · · 105
periosteum · · · · · · 259
peripheral nervous system · · · 162, 168
peritoneal cavity · · · · · · 76
permanent tooth · · · · · · 57
peroxisome · · · · · · 18
Peyer's patch · · · · · · 67, 154
pharyngeal gut · · · · · · 376
pharyngeal orifice of auditory tube 37
pharyngeal pouch · · · · · · 376
pharyngeal tonsil · · · · · · 158
pharynx · · · · · · 36
phlorus · · · · · · 63
phrenic nerve · · · · · · 46, 175
pia mater · · · · · · 231
pineal body · · · · · · 91
piriform aperture · · · · · · 262
piriformis muscle · · · · · · 348
pituitary fossa · · · · · · 264
placenta · · · · · · 148, 373
plantar interossei muscles · · · · · · 361
plantaris muscle · · · · · · 358
planter flexion · · · · · · 7
plasma · · · · · · 27
plasma cell · · · · · · 29
platelet · · · · · · 27
platysma muscle · · · · · · 322
pleural cavity · · · · · · 46
pneumatic bone · · · · · · 259
podocyte · · · · · · 113
polyspermy block · · · · · · 370
pons · · · · · · 204
pontine arteries · · · · · · 132
pontine longitudinal fasciculus · · · · 214
popliteal artery · · · · · · 141
popliteus muscle · · · · · · 358
porta hepatis · · · · · · 71
postcentral gyrus · · · · · · 207
posterio tibial artery · · · · · · 142
posterior · · · · · · 4
posterior auricular artery · · · · · · 130
posterior cerebral artery · · · · · · 133
posterior chamber · · · · · · 245
posterior circumflex humeral artery
· · · · · · 134
posterior communicating artery · 132
posterior cruciate ligament · · · · · · 299
posterior fasciculus · · · · · · 219
posterior femoral cutaneous nerve
· · · · · · 180
posterior fontanelle · · · · · · 287
posterior horn · · · · · · 219
posterior inferior cerebellar artery
· · · · · · 132
posterior interventricular branch 127
posterior interventricular sulcus · · 125
posterior lobe · · · · · · 83
posterior longitudinal ligament · · · 288
posterior ramus · · · · · · 173
posterior semicircular canal · · · · · · 253
posterior spinocerebellar tract
· · · · · · 227
posterior vein of left ventricle · · · · · 127
postganglionic fiber · · · · · · 194
pouch of Douglas · · · · · · 105
precentral gyrus · · · · · · 207
preganglionic fiber · · · · · · 194
preoptic nucleus · · · · · · 82, 212
primary lymphatic nodule · · · · · · 157
primitiv gut · · · · · · 376
primitive heart tube · · · · · · 374
primitive streak · · · · · · 371
primordial follicle · · · · · · 97
procerus muscle · · · · · · 319
profunda brachii artery · · · · · · 134
projection fiber · · · · · · 206
pronation · · · · · · 8
pronator quadratus muscle · · · · · · 338
pronator teres muscle · · · · · · 338
pronephros · · · · · · 379
proper ligament of ovary · · · · · · 103
prosencephalon · · · · · · 388
proximal · · · · · · 4
proximal convoluted tubule · · · · · · 113

proximal radioulnar joint ·········293
pseudostratified epithelium ·········21
psoas major musle ·········347
psoas minor muscle ·········347
pterygoid process ·········265
pterygopalatine ganglion ·········198
pubic symphysis ·········296
pubis ·········277
pudendal nerve ·········179
pulmonary artery ·········44
pulmonary lobule ·········44
pulmonary pleura ·········43
pulmonary trunk ·········128
pulmonary valve ·········125
pulmonary veins ·········128
pupillary dilator muscle ·········242
pupillary sphincter muscle ·········242
Purkinje cell ·········217
Purkinje's fibres ·········126
putamen ·········206
pyramid of medulla oblongata
·········216
pyramidal tract ·········221
pyramidalis muscle ·········331

Q

quadrate lobe ·········71
quadratus femoris muscle ·········348
quadratus lumborum muscle
·········331
quadratus plantae muscle ·········361
quadriceps femoris muscle ·········350

R

radial artery ·········133
radial collateral ligament
·········292, 299
radial deviation ·········7
radial nerve ·········175, 177
radius ·········273
Range of Motion ·········6
rectal ampulla ·········69
rectal venous plexus ·········70
rectouterine pouch ·········105, 116
rectovesical pouch ·········105
rectovesical pouch ·········116
rectum ·········67
rectus abdominis muscle ·········331
rectus capitis anterior muscle
·········322
rectus capitis lateralis muscle
·········322
rectus capitis posterior major muscle
·········327
rectus capitis posterior minor muscle
·········327

rectus femoris muscle ·········350
red bone marrow ·········156
renal artery ·········115
renal artery ·········138
renal papilla ·········112
renal pelvis ·········110
renal pyramids ·········112
renal sinus ·········110
renal vein ·········115, 144
renal vesicle ·········380
reproductive system ·········2
respiratory bronchiole ·········40
respiratory diverticulum ·········376
respiratory epithelium ·········22
respiratory system ·········2
reticular formation ·········215
rhinencephalon ·········206
rhombencephalon ·········388
rhomboideus major muscle ·········324
rhomboideus minor muscle ·········324
ribosome ·········17
right ·········4
right atrium ·········123
right auricle ·········125
right common carotid artery ·········129
right coronary artery ·········127
right jugular trunk ·········147
right lobe ·········71
right lymphatic duct ·········147
right subclavian trunk ·········147
right ventricle ·········123
rima glottidis ·········38
risorius muscle ·········319
rod ·········243
Rolandic sulcus ·········206
root of lung ·········43
rostral ·········4
rotation ·········9
rotatores muscles ·········327
round ligament of uterus ·········103
Ruffini corpuscle ·········240

S

saccule ·········252
sacral cord ·········218
sacral nerve ·········171
sacral plexus ·········179
sacroiliac joint ·········296
sagittal plane ·········6
sagittal suture ·········286
salivary gland ·········56
salpingopharyngeus muscle ·········60
saltatory conduction ·········166
sartorius muscle ·········350
scala tympani ·········250
scala vestibuli ·········250

scalene muscles ·········47
scalenus anterior muscle ·········322
scalenus medius muscle ·········322
scalenus posterior muscle ·········322
scaphoid ·········274
scapula ·········272
Schlemm's canal ·········245
Schwann cell ·········30, 163
Schwann's sheath ·········30
sciatic nerve ·········180
scleral venous sinus ·········245
secondary follicle ·········97
secondary lymphatic nodule ·······157
segmental bronchus ·········40
Seltori cell ·········91, 96
semensperm ·········100
semicircular canal ·········253
semilunar cartilage ·········284
semilunar folds of colon ·········69
semimembranosus muscle ·········354
seminal vesicle ·········100
semispinalis muscles ·········327
semitendinosus muscle ·········354
sensory ganglion ·········165
sensory system ·········3
septum primum ·········374
septum secundum ·········375
serous membrane ·········23
serratus anterior muscle ·········324
serratus posterior inferiormuscle
·········329
serratus posterior superior muscle
·········329
sex-determing region on Y ·········381
short bone ·········259
shoulder ·········5
sigmoid colon ·········68
simple columnar epithelium ·········21
simple cuboidal epithelium ·········21
simple squamous epithelium ·········20
sinus of Valsalva ·········127
sinusoid ·········72
skeletal muscle ·········24
skeletal system ·········3
skin ·········236
small cardiac vein ·········127
smooth muscle ·········25
soft palate ·········54
soleus muscle ·········358
solitary lymphatic nodule ·········157
solitary nucleus ·········230
special somatic afferent ·········170
special visceral afferent ·········170
special visceral efferent ·········170
sperm ·········96, 368
spermatic cord ·········99

spermatid ··· 96	subscapular nerve ···························· 176	taste pore ·· 254
spermatocyte ···································· 96	subscapularis muscle ······················ 333	Tawara's node ································· 126
spermatogonium ····················· 96, 369	substatia nigra ································· 214	temporal bone ································· 262
sphenoid bone ································· 262	superficial··4	temporal fossa ································· 263
sphenoidal sinus ······························ 36	superficial circumflex iliac artery 141	temporal lobe ·································· 206
spinal ganglion ································ 172	superficial epigastric artery ··········· 141	temporal styloid process ··············· 265
spinal lemniscus······························ 223	superficial palmar arch ··················· 135	temporalis muscle ···························· 320
spinal nerve ····································· 162	superficial peroneal nerve ·············· 180	tendinous cords ······························· 125
spinal nucleus of trigeminal nerve 214	superficial temporal artery ············· 130	tensor fascia latae muscle············· 348
spinal tract of trigeminal nerve ····· 214	superior··· 4	tensor tympani muscle ···················· 250
spinalis muscles ······························ 327	superior articular process ·············· 267	teres major muscle ························· 333
spinator muscle ······························· 342	superior cerebellar artery················ 133	teres minor muscle ·························· 333
spine of scapula ······························ 272	superior cerebellar peduncle	terminal arteries ······························ 123
spinocerebellar tract ······················ 227	·· 214	terminal bouton ······························ 163
spinocerebellum ······························ 216	superior cervical ganglion ············· 196	terminal bronchiole ·························· 40
spinous process ······························ 267	superior constrictor of pharynx ····· 60	terminal ganglion ···························· 198
spiral organ······································· 251	superior ganglion ···························· 189	testis ·· 96
spleen ·· 154	superior gluteal artery ····················· 140	thalamocortical tract ······················· 223
splenic artery ··································· 137	superior gluteal nerve ····················· 179	thalamus ··· 211
splenic red pulp ······························· 158	superior mesenteric artery ············ 138	thighbone ·· 279
splenic white pulp ··························· 158	superior mesenteric ganglion	third ventricle··································· 233
splenius capitis muscle ·················· 327	·· 195	thoracic aorta ·································· 129
splenius cervicis muscle················ 327	superior nasal concha ······················ 35	thoracic cavity ·····································5
spongy bone······································· 26	superior nasal meatus ······················ 35	thoracic cord ···································· 218
squamous suture ····························· 286	superior oblique muscle·················· 246	thoracic duct ··························· 120, 146
stapes ·· 250	superior orbital fissure ···················· 262	thoracic nerve ·························171, 177
stemocleidomastoid muscle ··········· 47	superior pelvic aperture····················· 6	thoracic vertebrae ··························· 268
sternal angle ······································ 11	superior phrenic arteries··············· 136	thoraco-acrominal artery··············· 134
sternoclavicular joint ······················ 290	superior rectus muscle ···················· 246	thoracodorsal nerve ························ 176
sternocleidomastoid branch ········ 130	superior sagittal sinus ····················· 232	thorax ··· 45
sternocleidomastoid muscle ········ 322	superior temporal sulcus ··············· 207	thymic cortex ··································· 156
sternohyoid muscle ························ 322	superior thoracic artery ·················· 134	thymic medulla ································ 156
sternothyroid muscle ····················· 322	superior thyroid artery ···················· 130	thyrocervacal trunk ························· 134
sternum ··· 270	superior ulnar collateral artery···· 134	thyrohyoid muscle··························· 322
stomach ·· 63	superior vena cava·························· 142	thyroid cartilage······························· 38
straight arteriores ··························· 115	supination·· 8	thyroid follicle ··································· 86
straight venules ······························ 115	suprachiasmatic nucleus··············· 212	thyroid follicular cell ························ 86
stratified columnar epithellium	supraclavicular nerves···················· 175	tibia··· 280
·· 21	supraoptic nucleus ·························· 212	tibialis anterior muscle ··················· 355
stratified squamous epithelium	suprarenal veins······························ 145	tibialis posterior muscle··················· 358
·· 21	suprascapular nerve ······················· 175	tight junction···································· 19
striated muscle ·································· 24	supraspinal ligament······················· 288	tissue ··· 2
striatonigral tract ···························· 222	supuraspinatus muscle ··················· 333	tongue ··· 55
striatopallidal tract ·························· 222	Sylvian fisuure ································ 206	tonsil ·· 154
striatum ··· 206	sympathetic ganglion ····················· 194	tooth ·· 57
stylohyoid muscle···························· 322	sympathetic nervous system ········ 194	tracheal cartilage ······························ 41
stylopharyngeus muscle················· 60	sympathetic trunk ···························· 195	tracheoesophageal septum ········· 377
subarachnoid space ························ 232	synapse ·· 30	transitional epithelium ····················· 21
subclavian nerve ····························· 176		transverse cervical nerve ·············· 175
subclavius muscle ·························· 324	**T**	transverse colon······························· 67
subcostal artery ······························ 136	T lymphocyte ····································· 28	transverse process·························· 267
subcostal muscles ·························· 329	taeniae coil ··· 69	transversus abdominis muscle
sublingual gland ······························· 57	talus ··· 281	·· 331
submandibular ganglion ··············· 198	tarsal bones ····································· 281	transversus thoracis muscles
submandibular gland ······················· 57	tarsal gland ······································· 246	·· 329
subscapular artery··························· 134	tarsus ··· 245	trapeoid ··· 274

trapezium	274
trapezius muscle	324
trapezoid body	229
triceps brachii muscle	336
triceps surae muscle	358
tricuspid valve	125
trigeminal lemniscus	225
trigeminal nerve	182
trigone of bladder	116
trilaminar germ disk	373
triquetrum	274
triticeous cartilage	38
trochlear nerve	182
trophoblast	371
trunk	4
tunica albuginea testis	96
tunica externa	121
tunica intima	121
tunica media	121
tympanic cavity	249
tympanic membrane	249

U

ulna	273
ulnar artery	133
ulnar collateral ligament	292
ulnar deviation	8
ulnar nerve	175, 177
umbilical artery	140, 148
umbilical vein	148
uncus of hippocampus	231
upper limb	5
ureter	110
ureteral bud	380
urethra	110
urinary bladder	110
urinary pole	113
urinary system	2
urogenital diaphragm	103
urogenital triangle	105
urthral fold	382
uterine artery	140
uterine body	101
uterine cervix	101
uterine fundus	101
utricule	252

V

vaginal opening	103
vaginal portion of cervix	101
vaginal vestibule	103
vagus nerve	190
vallate papilla	254
vas deferens	96
vastus intermedius muscle	350
vastus lateralis muscle	350

vastus medialis muscle	350
Vater's papilla	66
vein	120
vena comitans	123
venous valve	123
ventral	4
ventral anterior nucleus	212
ventral lateral nucleus	212
ventral pancreatic bud	379
vermiform appendix	68, 154
vermis	216
vertebra prominens	268
vertebral artery	129
vertebral canal	6
vesicular follicle	97
vestibular bulb of vagina	104
vestibular fold	38
vestibular ganglion	188
vestibular nerve	188, 253
vestibular window	250
vestibulocerebellum	217
vestibulocochlear nerve	188, 247
Virchow's lymph node	158
visceral ganglion	165
viscerocranium	262
viteline duct	376
vitreous body	244
vocal fold	38
Volkmann canal	26, 259
voluntary muscle	24
vomer	262

W

Waldeyer's ring	159
Wernick's area	210
white communicating branch	195
white matter	204
Wolffian duct	379
wrist joint	294

Y

yellow bone marrow	156
yellow ligament	288
yolk sac	376

Z

Zinn's zonule	241
zona fasciculata	88
zona gromerulosa	88
zona pellucida	370
zona reticularis	88
zygomatic arch	262
zygomatic bone	262
zygomaticus major muscle	319
zygomaticus minor muscle	319

コメディカル専門基礎科目シリーズ
解剖学

2015年2月18日 初版第1刷発行	
2016年2月24日 初版第2刷発行	
2019年3月5日 初版第3刷発行	編著者　澤　田　和　彦
2020年4月1日 初版第4刷発行	坂　田　ひろみ

検印省略

発行者　柴　山　斐呂子

発行所　理工図書株式会社

〒102-0082　東京都千代田区一番町27-2
電話03 (3230) 0221 (代表)
FAX03 (3262) 8247
振替口座　00180-3-36087番
http://www.rikohtosho.co.jp

©澤田和彦、坂田ひろみ　2015　Printed in Japan　ISBN978-4-8446-0817-2
印刷・製本　丸井工文社

＊本書のコピー、スキャン、デジタル化等の無断複製は著作権法上の例外を除き禁じられています。本書を代行業者等の第三者に依頼してスキャンやデジタル化することは、たとえ個人や家庭内の利用でも著作権法違反です。

★自然科学書協会会員★工学書協会会員★土木・建築書協会会員